胃癌X線読影法

ネガ像，ポジ像の対比による難読影
103症例の解析

中村 信美 大阪中央病院　大阪胃腸会（銀杏会）
NPO法人日本消化器がん検診精度管理評価機構・基準撮影法指導講師

医療科学社

序　文

　確か6年前にも序文を書かせて頂いた記憶がある。そのときは『症例からみた胃X線読影法』というタイトルであったが，タイトルと内容に少し解離があった気がする。そのことに気付いたかどうかを話し合ったことはないが，今回はその点を彼なりの方法で工夫し，克服している。そのきっかけに"馬場塾"との出会いがあったと記載されているが，少しでもお役に立てたことは有り難い。文中には彼の真直ぐで真面目な気質を随所に伺うことができる。

　胃癌のX線診断に求められることは，まず撮影では肉眼所見が忠実に表現されているかどうか，次に読影では診断目的に応じて，必要な所見が的確に読み取られているかどうかである。読影の目的には，診断に必要な所見を拾い上げるだけでなく，画像の精度を評価し，手技の向上を計ることにもある。X線診断をより正確に行うには，我が国の胃X線診断学を築いた多くの諸先輩が行ってきた独自の研究手法を踏襲すべきであろう。それは，X線所見と切除標本の肉眼所見および組織所見との比較対比を繰り返し行う作業である。もちろん，当時はそれぞれの分野の専門家が集まって行われている。この基本作業を繰り返すことによって，手技が洗練され，読影が強化された。しかし，現在では比較検討する資料が揃わず，またその機会も極端に少なくなったことは残念である。

　ところで，小生が癌研究会病理部で消化管病理診断学を指導して頂いた中村恭一先生からお叱りを受けることは，胃癌個々の症例について詳細に検討しても，それはそれだけのことであって，治療や転移・再発などに広く役立つ診断を考えなくてはならない，ということである。どうすればこの問題に答えることができるか，その一つは中村恭一先生の癌組織発生を基盤に考え出された胃癌組織分類法（分化型癌と未分化型癌に2分類する方法）を基本に，胃癌の肉眼ならびにX線所見を整理し，分析することである。これによってX線的な良・悪性判読の指標を明確にすることができるだけでなく，広く転移形式まで関連した診断を行うことができることになる。

　ひるがえって，本音のところは胃癌の肉眼像は多種多様で症例によっては微妙な所見の違いがあるので，個々の所見を詳細に分析し，その差を読み取り，診断することがやはり楽しいのである。質的診断の指標を明確にするといってもなかなか難しい面があり，また深達度診断でも未解決の分野がたくさん残されているので，楽しみが多いことも事実である。本書には，これらの側面を垣間見ることができ，自身のレベルアップに努力されていることが伺われる。

　近年，X線装置のデジタル化に伴い，デジタル画像を読影する機会が随分多くなった。憶測に過ぎないが，今回，彼が執筆を決心したのは，おそらく次のような経緯があったからであろう。すなわち，デジタル撮影装置ではリアルタイムで容易にネガ像をポジ像へ変換できることが長所であるが，これまで経験してきたフィルム・スクリーン撮影装置のアナログ写真（ネガ像）にはかなわないと考えたのであろう。ところが，ネガ像とポジ像のX線所見について肉眼像を対比しているうちに，ネガ像では黒くつぶれた所見がポジ像では表れていることに気付いた。これを読影に生かすことはできないかと思ったことが起点となっているようである。

　この点について，彼に質問したことがある。それは次のようなことであったと思う。ポジ像の優れた面をもう少しはっきりしてみてはどうだろうかということである。すなわち，1）経験的にポジ像は切除標本に近い像であり，切除標本の肉眼所見と対比しやすい。2）ポジ像はネガ像に比べると濃度域が広く，高濃度域のガンマーカーブは緩やかであるので，ネガ像で濃度が高くつぶれた部でも，ポジ像ではわずかな濃度差として観察される。おそらく，両方が関与しているのであろう。3）これからはポジ像に慣れる人が増えることが予想されるので，これにも対応する必要があることなどである。このようなことが背景にあったのであろう。新たな観点から早期胃癌103例を検討している。

中村信美君との付き合いは25年ほどである。私のところ（当時は癌研究会附属病院内科に在籍）へ上京した頃を思えば，当時彼が勤務していた施設では指導医が既におられたようである。初対面はある医師に依頼され，彼の施設で精密検査の実技を行ったときである。帰京する際，彼から見学の申し出があったが，指導医に申し訳ないのでお断りした経緯がある。

　ところが帰京する際，お断りしたにもかかわらず新幹線のホームで立ったまま，いつまでも帰ろうとはしない。これには参った。普通は諦める人が多いが，よほどの思い込みというか，何かがそうさせたのであろう。そこで1日でも一緒に仕事をすれば，その辛さから二度と上京しないだろうと思い，一度だけそうしたことがあった。ところが，どうした訳か，それが今でも続いているのである。

　彼は相変わらず謙虚で，黙々と仕事をしている。寡黙で身体も決して頑丈ではない。日常の業務をこなし，コツコツと資料を集め，検討を繰り返す。どこにそのエネルギーの源があるか分からないが，要は胃X線検査が好きなのであろう。前回の序文に"本書は彼にとって一つの道標に過ぎない"と書いたが，今回の書も一つの道標に過ぎない。終わりのない旅であることを知り，自分で道標を立てているのだから，傍から見ていると楽しそうにも見える。次の道標を知りたいものである（2009年6月22日，馬場塾の研究室にて）。

早期胃癌検診協会中央診療所　所長
馬場　保昌

自　序

　　消化管造影X線検査は，十数年前からアナログX線映像法に変わりデジタルX線映像法が主流へと変革してきた．その変革に対して問題が生じなければ，この流れに逆らうこともあるまい．しかし，この流れは実状を検討した後，実際の現場で何が起こっているのか思考すれば自ずと問題提議が生じよう．

　　実状からみると，反転画像の重要性を認識したのは，バリウム斑が椎体に重なり，見逃した小さいニッシェの存在であった．内視鏡医に"この内視鏡写真の陰影所見はニッシェですよね？"と問われ，見れば明らかに小さい潰瘍が写し出されていた．再度，X線画像（骨白写真；以下，ネガ像と略）を見直したが，明らかな所見は見られなかった．

　　最近では，FPD（flat panel detector），DR（digital radiography）による撮影・読影が主流をなしている．また，読影の大部分はX線フィルムでは行わず，医療画像表示ディスプレイ（高精細モニター）による画像の読影がその中心である．ある日，後輩の勧めで，ネガ像と反転画像（以下，ポジ像と略）の二画面で読影を行った．しかし，正直をいうとポジ像の追加読影には消極的であった．その根拠は，今までのX線写真による読影である程度行われており，ポジ像の追加読影は時間と労力の無駄と感じていたからである．

　　そこで，改めて上記したネガ像で見逃した症例を再度，ポジ像をも含めて検討した．そうすると，ポジ像では椎体上に小さいニッシェが描出されていた．要は，ネガ像がもつ白色，黒色，灰色（コントラスト）を基盤とした画像情報とポジ像がもつ明るい輝度を有する白色，黒色，灰色（輝度を有するコントラスト）を基盤とした画像情報とは，視覚的に少なからず異なることを知ったわけである．しかし，基本的にはポジ像はネガ像の画像情報を超えることは少ないと考えられるが，専門的には視覚的にいくつか異なる要因があるのかもしれない．

　　消化管X線画像の精度は，装置の分解能，鮮鋭度，コントラスト，粒状性に影響される．したがって，濃度は基本的に画像精度には影響を及ぼさない．しかし，読影の現場では，視覚的に写真濃度が気がかりとなることも確かである．ネガ像とポジ像の本質的な差は何か？　おそらく，コントラストの差ではないだろうか．結局，ネガ像で白くつぶれている部分がポジ像ではわずかな濃度差として現れるのであろう．

　　話は変わるが，新たな行動を起こすにはいくつかの原因があることが多い．屈辱から起こす行動とか精進（前進）から起こす行動などである．今回，上記したことは屈辱を原因として起こした行動である．自己満足の裏には落とし穴があり，自信と過信も紙一重である．傲慢（自惚れ）と謙虚も一見，隔たっているようにもみえるが筆者の浅い経験では紙一重であると考えられる．

　　本論に戻るが，過去に読影した，『胃X線撮影法Ⅰ，Ⅱ，Ⅲ』，『胃X線読影法』（上巻，下巻の一部）の早期癌症例を中心に，X線写真をすべてポジ像に変換させて再検討したのが本書である．少し重複している可能性はあるが，約10,000枚のネガ像をポジ像と比較することで，アナログ画像（X線フィルム）による情報に劣らないような読影を行いたいわけである．そのためには，デジタル画像によるネガ像にポジ像を追加して，少しでも多くの情報を補いたい，それが本書の目的である．従来のアナログ画像（X線フィルム）とデジタル画像のネガ像のみの比較では，デジタル，ネガ像が劣っていることは自明である．ポジ像を追加読影しても大きく補えるとは考えていない．しかし，上記したようにポジ像で発見できる病変のあることも事実である．

　　反転画像（ポジ像）からみたX線写真を思考するとき，ネガ像の質の良否が大きく関与することはいうまでもない．ネガ像の質の悪いX線写真は，ポジ像に変換してみても，ネガ像の質の悪さを超えて読影できることはきわめてまれであろう．しかし，ポジ像に手を加えれば，少しは見やすいX線写真に修正することも可能であるが，本書ではポジ像に大きな修正を加えないことにした．な

ぜなら，通常のX線検査後の読影ではポジ像を修正してみることは少ないからである．また，現在のX線検査は"簡単に，早く，正確に"に主眼がおかれ，時間的な問題，制約を前提に行われていることからも理解できよう．

本書は，最初にネガ像を読影し，その後ポジ像を読影し，ネガ像で見逃し，ポジ像で現れた所見を集積することによって，ポジ像の"わかりやすさ"を記述することにした．しかし，ポジ像で現れた所見は，再度，ネガ像で注意深く読影すれば現れていることは必然である．基本的にはネガ像で見逃した変化所見を，ポジ像をみて再度，追認するようなことは行っていない．なぜなら，そのような方法では，初心者に対して有用と思わないからである．また，最初の読影は多くの点でネガ像が基本となるからである．

本書にはいくつかの問題点がある．それは大部分がアナログ画像（X線フィルム）をポジ像に置き換えて検討したものであり，一部，FPD，DR画像を反転した症例があっても，その数が少ないことである．しかし，客観的な視点にたてば，致命的なデメリットとは言い難いと思われる．現在ではDR画像（ネガ像）に反転画像（ポジ像）を追加して読影を行っているが，ある程度同様な傾向があることは明らかであり，大部分に整合性があろう．

もう一点は，恩師の馬場保昌先生が常に指摘されている，X線写真と切除標本および組織像との対比検討の問題である．これについては，病理報告書を詳細に把握し，検討を行ったが，組織像のない症例が大部分である．すなわち，X線写真と組織像との一対一の対応ができず，推定の域を脱しない変化所見が多くみられる事実は否めない．しかし，それについては馬場先生に長年にわたり指導を受け，多くの症例を拝見し，X線写真と組織像との一対一の対応ができるように現在も指導を受けているところであり，大部分の症例に組織像がないことについての批判は甘んじて受けるつもりである．

最後に，全国を調査したわけではなく，一部の地域の施設をみると，FPD，DR装置を使用されている施設は少なくない．しかし，DR画像（ネガ像）を反転画像（ポジ像）に変換して二画面で読影する術者はきわめて少ないと思われる．現在，ポジ像の有用性を理解しつつも行われていないことから，今後，さらにポジ像が有用であるのかどうか症例を集積して検討し続けたいと考えている．

本書の目的はネガ像とポジ像との所見の現れかたに着目して，それぞれの所見の現れかたを詳細に検討し，見逃しの少ない読影をするにはどのように行えばよいか，また，初心者がFPD，DR画像の読影をするには，どのような点に注意すればよいのか，早期癌103症例を中心に解析するとともに要点を含めて記述した．今後の胃X線撮影，読影の一助となれば幸いである．

大阪中央病院　大阪胃腸会（銀杏会）
中村　信美

目　次

序文　馬場　保昌
自序

症例 1. Ⅰ型早期癌　　m tub 1 ··· 2
症例 2. Ⅰ型早期癌　　m tub 2 ··· 5
症例 3. Ⅰ型早期癌　　m tub 1 ··· 8
症例 4. Ⅱa型早期癌　　m tub 1 ·· 12
症例 5. Ⅱa型早期癌　　m pap ·· 15
症例 6. Ⅱa集簇型早期癌　　m tub 1，異型上皮巣 ·· 19
症例 7. 異型上皮巣 ·· 23
症例 8. 3つの異型上皮巣 ·· 26
症例 9. 表層拡大型のⅡb類似Ⅱa型早期癌　　m pap ·· 30
症例 10. Ⅱc型早期癌　　sm sig ··· 34
症例 11. Ⅱc型早期癌　　m tub 1 ··· 37
症例 12. Ⅱc型早期癌　　m sig ·· 40
症例 13. Ⅱc型早期癌　　m sig ·· 43
症例 14. Ⅱc型早期癌　　m tub 1 ··· 46
症例 15. Ⅱc型早期癌　　m sig ·· 50
症例 16. Ⅱc型早期癌　　sm tub 2 ·· 53
症例 17. Ⅱc型早期癌　　m tub 1 ··· 56
症例 18. Ⅱc型早期癌　　m tub 1 ··· 59
症例 19. Ⅱc型早期癌　　m tub 2 ··· 62
症例 20. Ⅱc型早期癌　　m tub 1，小Ⅱc型早期癌　　m tub 2 ·· 65
症例 21. Ⅱc型早期癌　　m tub 2 ··· 68
症例 22. Ⅱc型早期癌　　m tub 1 ··· 71
症例 23. Ⅱc型早期癌　　m tub 1 ··· 74
症例 24. Ⅱc型早期癌　　m tub 1 ··· 78
症例 25. Ⅱc型早期癌　　m tub 1 ··· 81
症例 26. Ⅱc型早期癌　　sm tub 1 ·· 85
症例 27. Ⅱc型早期癌　　m sig ·· 88
症例 28. Ⅱc型早期癌　　sm sig ··· 92
症例 29. Ⅱc型早期癌　　m tub 1 ··· 96
症例 30. Ⅱc型早期癌　　sm sig ··· 99
症例 31. Ⅱc型早期癌　　sm tub 2＞sig ·· 103
症例 32. Ⅱc型早期癌　　m tub 1 ·· 107
症例 33. Ⅱc型早期癌　　m por ·· 111
症例 34. Ⅱc型早期癌　　m por ·· 115
症例 35. Ⅱc型早期癌　　sm por ··· 119
症例 36. Ⅱc型早期癌　　m tub 1＞pap ·· 122
症例 37. Ⅱc型早期癌　　sm-1 tub 2＞tub 1 ·· 126
症例 38. 表層拡大型のⅡc型早期癌　　m por＞tub 2 ·· 130

vii

症例 39. Ⅱc型早期癌（ul-Ⅱs） sm-1 por	134
症例 40. Ⅱc型早期癌 m tub 2	139
症例 41. 表層拡大型のⅡc型早期癌 m tub 2 ＞por＞sig	142
症例 42. 小Ⅱc型早期癌 sm tub 1	148
症例 43. 小Ⅱc型早期癌 sm tub 1	152
症例 44. 小Ⅱc型早期癌 m tub 2	155
症例 45. 小Ⅱc型早期癌 m tub 1	159
症例 46. 小Ⅱc型早期癌 m tub 2	162
症例 47. 小Ⅱc型早期癌 sm tub 1	165
症例 48. 小Ⅱc型早期癌 m sig	168
症例 49. 小Ⅱc型早期癌 m tub 1	172
症例 50. 小Ⅱc型早期癌 m tub 1	176
症例 51. 微小Ⅱc型早期癌 m tub 1	180
症例 52. 微小Ⅱc型早期癌 m tub 1，Ⅱc型早期癌 m tub 1	184
症例 53. 微小Ⅱc型早期癌 m tub 1	188
症例 54. 微小Ⅱc型早期癌 m tub 1	192
症例 55. 微小Ⅱc型早期癌 m por 2	195
症例 56. 微小Ⅱc型早期癌 m sig	199
症例 57. 微小Ⅱc型早期癌 m tub 1	202
症例 58. 微小Ⅱc型早期癌 m sig	206
症例 59. Ⅱc類似進行癌 mp tub 2	210
症例 60. Ⅱc類似進行癌 ss por	213
症例 61. Ⅱc類似進行癌 mp sig	216
症例 62. Ⅱc類似進行癌 ss tub 2 ＞por ul-Ⅳs	220
症例 63. Ⅲ型早期癌 sm por	223
症例 64. Ⅲ型早期癌 m sig	226
症例 65. Ⅰ＋Ⅱa＋Ⅱc型早期癌 sm-2 pap＞tub 1 ＞tub 2	229
症例 66. Ⅱa＋Ⅱc型早期癌 sm-3 tub 2	233
症例 67. Ⅱa＋Ⅱc型早期癌 sm tub 2	237
症例 68. Ⅱa＋Ⅱc型早期癌 sm tub 2	241
症例 69. Ⅱa＋Ⅱc型早期癌 m tub 2	245
症例 70. Ⅱa＋Ⅱc型早期癌 sm tub 2	250
症例 71. Ⅱa＋Ⅱc型早期癌 sm-3 por 1	253
症例 72. Ⅱa＋Ⅱc型早期癌 m tub 1	257
症例 73. Ⅱa＋Ⅱc＋Ⅲ型早期癌 sm tub 2	261
症例 74. Ⅱa＋Ⅱc＋Ⅲ型早期癌 sm por	265
症例 75. Ⅱa＋Ⅲ＋Ⅱc類似進行癌（ul-Ⅱs） mp por＞sig	273
症例 76. 表層拡大型のⅡb＋Ⅱc類似進行癌 se tub 2	277
症例 77. Ⅱc＋Ⅱa型早期癌 m tub 1	280
症例 78. Ⅱc＋Ⅱa型早期癌 sm-3 sig＞por	284
症例 79. Ⅱc＋Ⅱa型早期癌 sm tub 2	289
症例 80. Ⅱc＋Ⅱa類似進行癌 ss por 1	294
症例 81. Ⅱc＋Ⅱb型早期癌 m tub 2	298
症例 82. Ⅱc＋Ⅲ型早期癌 sm tub 2	301

症例 83. Ⅱc＋Ⅲ型早期癌　sm por ……………………………………………………………304
症例 84. Ⅱc＋Ⅲ型早期癌　sm tub 1 …………………………………………………………307
症例 85. Ⅱc＋Ⅲ型早期癌　m sig＞por ………………………………………………………310
症例 86. Ⅱc＋Ⅲ型早期癌（ul-Ⅲs）m por 1 …………………………………………………314
症例 87. Ⅱc＋Ⅲ型早期癌（ul-Ⅳs）m tub 2，腺腫 …………………………………………319
症例 88. Ⅱc＋Ⅲ類似進行癌　mp tub 2 ………………………………………………………324
症例 89. Ⅲ＋Ⅱb型早期癌　m sig ……………………………………………………………326
症例 90. Ⅲ＋Ⅱb型早期癌　m tub 1 …………………………………………………………329
症例 91. Ⅲ＋Ⅱc型早期癌　m por ……………………………………………………………332
症例 92. Ⅲ＋Ⅱc型早期癌　m tub 2 …………………………………………………………336
症例 93. Ⅲ＋Ⅱc型早期癌　sm por ……………………………………………………………339
症例 94. Ⅲ＋Ⅱc型早期癌（ul-Ⅲ）sm-1 sig …………………………………………………343
症例 95. Ⅲ＋Ⅱc類似進行癌　ssβ pap ………………………………………………………348
症例 96. 2型進行癌　mp tub 2 …………………………………………………………………352
症例 97. 2型進行癌　se tub 2 ……………………………………………………………………355
症例 98. 2型進行癌　mp por ……………………………………………………………………359
症例 99. 3型進行癌　s por ………………………………………………………………………363
症例100. 3型進行癌　ss por ……………………………………………………………………366
症例101. 3型進行癌（ul-Ⅳ）se por ……………………………………………………………369
症例102. 4型進行癌　por ………………………………………………………………………374
症例103. 多発性潰瘍＋多発性潰瘍瘢痕例 ……………………………………………………378

参考文献 ……………………………………………………………………………………………383
索　　引 ……………………………………………………………………………………………384
おわりに ……………………………………………………………………………………………387

胃癌X線読影法
―ネガ像，ポジ像の対比による難読影103症例の解析―

症例 1　Ⅰ型早期胃癌　60歳・男性

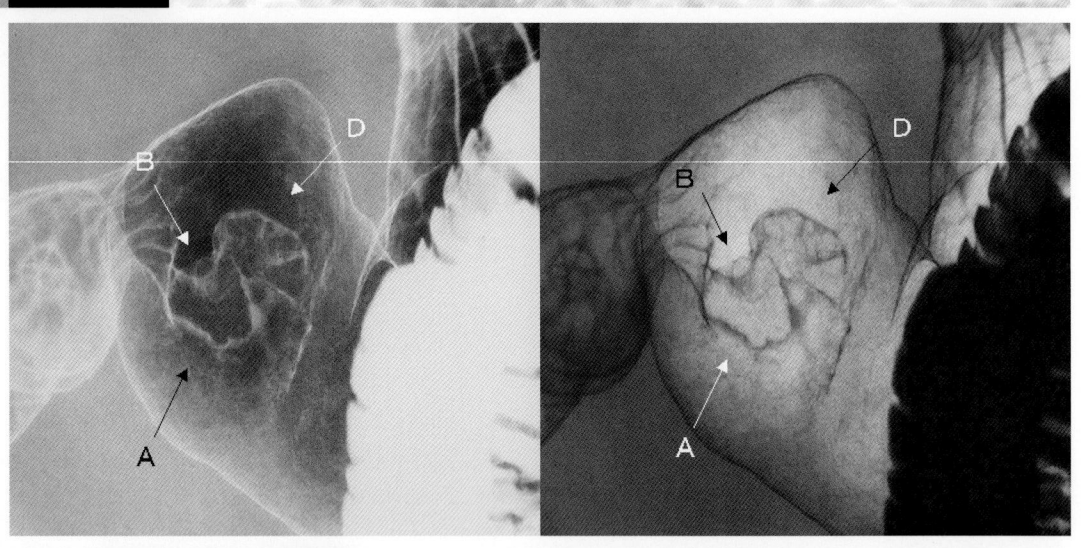

Fig. 1　背臥位第1斜位二重造影像

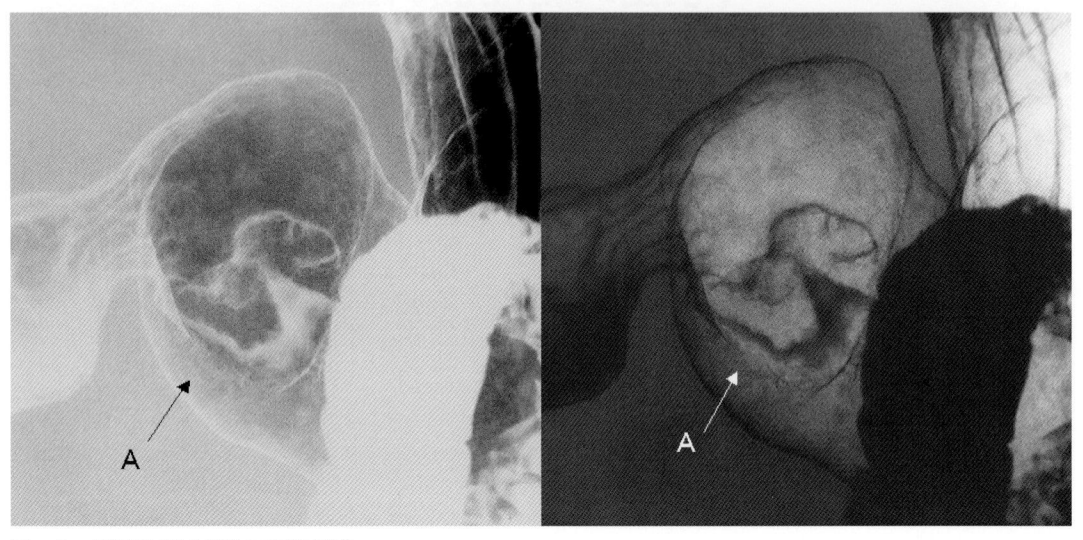

Fig. 2　背臥位第1斜位二重造影像

　Fig. 1，2，3のネガ像，ポジ像では，前庭部後壁中央に隆起輪郭の形が中心部から外側へ向かって凸状で不規則な，立ち上がりが急峻な不整形の隆起像（はじき像）（矢印A）がみられる。

　隆起起始部の形はⅡからⅢ型である。隆起の大きさは約23×21mmである。隆起表面の形態は小顆粒・顆粒像および数か所に不規則な形の小さいバリウム斑（矢印B，C，D）がみられる。隆起輪郭の形は中心部から外側へ向かって凸状で不規則である。隆起の高低差は高度である。

　それぞれの不規則な形の小さい陥凹（矢印B，C，D）の境界は不明瞭である。陥凹面（底部）は微細顆粒像が認められる。びらん，萎縮粘膜とⅡc病変との鑑別が難しい。矢印C部の不規則な形のバリウム斑は**Fig. 3**のネガ像，ポジ像では，隆起部よりはみ出しているようにみられるが，蠕動によって隆起部も小さくみられ，隆起部の表面と読影しても整合性があろう。

　Fig. 1，2，3のネガ像，ポジ像では，隆起部の小弯側は隆起起始部でバリウムがせき止められ，大弯側は二重輪郭を呈している。その二重輪郭の外側の接線像より内側にバリウムが入っている所見がみられることから，前者はⅡ型であり，後者はⅢ型に近い形状であろう。

　背景粘膜は幽門腺領域であろう。周囲粘膜は網状陰影がみられず，萎縮変化はみられない。

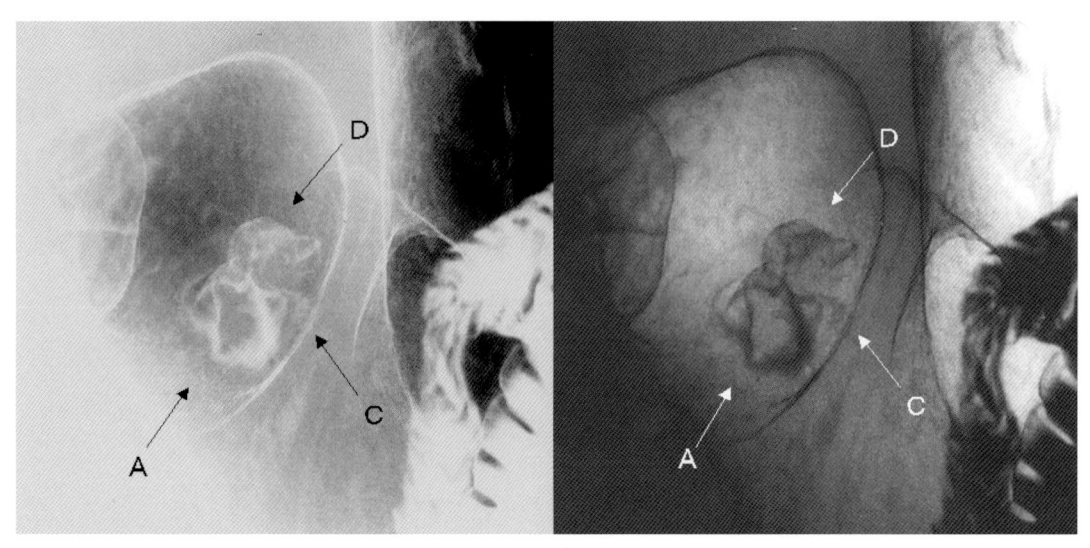

Fig. 3 背臥位第1斜位二重造影像

要　約

　隆起起始部の形はⅡからⅢ型，隆起の大きさは約23×21mm，隆起表面の形態は小顆粒・顆粒像および数か所に不規則な形の小さいバリウム斑，隆起輪郭の形は中心部から外側へ向かって凸状で不規則，隆起の高低差は高度などの所見である。

　これらの隆起起始部の形，隆起の大きさ，隆起表面の形態，隆起輪郭の形，隆起の高低差などの所見から，分化型癌のⅠ型早期癌と読影した。

　深達度は厚みと硬さ（凹凸と伸展性）で行うが，癌の粘膜下以深への浸潤によって生じた所見（因果関係に基づく所見）として挙げられている変化所見は，陥凹内のSMT様所見，周提様の隆起，粘膜ひだ先端の肥厚・融合，陥凹辺縁の隆起，胃辺縁の硬化像，陰影欠損像，ひだの走行や形状変化の異常，ひだ間の狭小化，局所的な深い陥凹，粗大結節状隆起，輪郭が不明瞭な粘膜下腫瘍様の隆起像（はじき像）などがある。

　本例では，癌の粘膜下以深への浸潤によって生じた所見（因果関係に基づく所見）はみられず，癌の深部浸潤と関係がある所見（相関関係に基づく所見），局所部位，癌組織型，肉眼型，大きさ，潰瘍合併の有無などを思考しても，顕微鏡的な微小浸潤を考慮しなければm癌と読影できよう。

考　察

　隆起型癌は陥凹型癌に比べ，読影する根拠に明確さが乏しい点が問題であろう。いわゆる読影に確実性が陥凹型癌より少ないことである。これらのことは従来から多くの先駆者がすでに述べられているが，いまだ解決には至っていない。病理組織学的な所見を考慮しながら，読影根拠の陰影所見にもう少し的確性があればよいと思うのだが。例えば，隆起表面の形態である不規則な形の小さいバリウム斑の性状などからであるが，今後の検討が重要である。

　隆起起始部にバリウムがせき止められた状態は，ポジ像で強調されている。コントラストが強調されて，隆起部は浮き島のように現れている。しかし，隆起表面の微細な陰影斑の性状はネガ像のほうがわかりやすい。

ポジ像とネガ像の本質的な差は何か？
1) 経験的にポジ像は切除標本に近い像であり，切除標本の肉眼所見を推測しやすい。
2) ポジ像はネガ像に比べると濃度域が広く，コントラストが低い。ネガ像で濃度が高い部でも，ポジ像ではガンマーカーブはねており，濃度差が少ない。ネガ像で濃度が高くつぶれた部でも，

ポジ像ではわずかな濃度差として観察される。おそらく，両方が関与しているのであろう。切除標本との対比を十分に経験した人でなければ，ポジ像の利点は理解が難しい。DR撮影装置ではリアルタイムにポジ像をつくることができるところに，利点がある。しかし，それもポジ像を理解している人に限られるのかもしれない。

◆**病理組織診断**　Ⅰ型早期癌　m　tub1　23×21mmである。

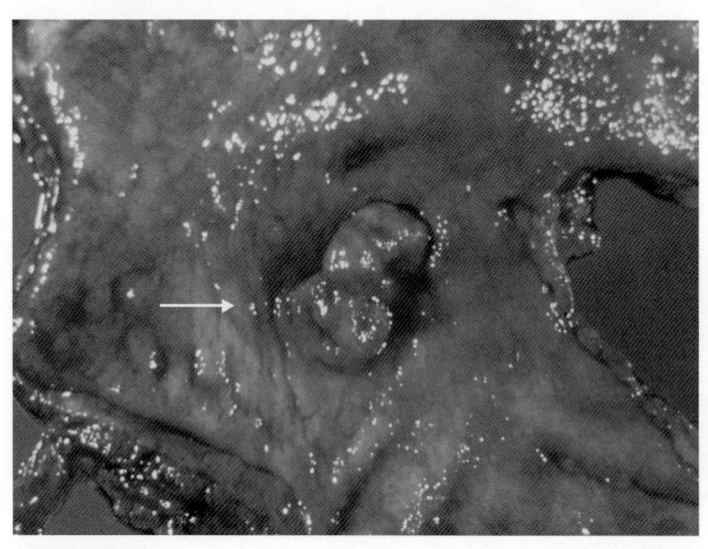

新鮮切除標本

症例 2　Ⅰ型早期胃癌　62歳・男性

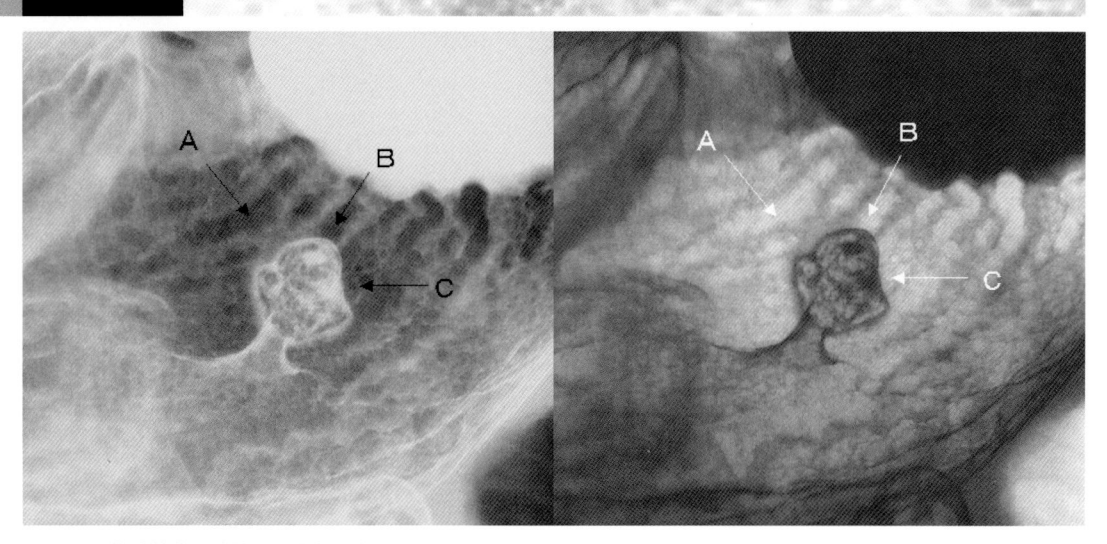

Fig. 4　背臥位第2斜位二重造影像

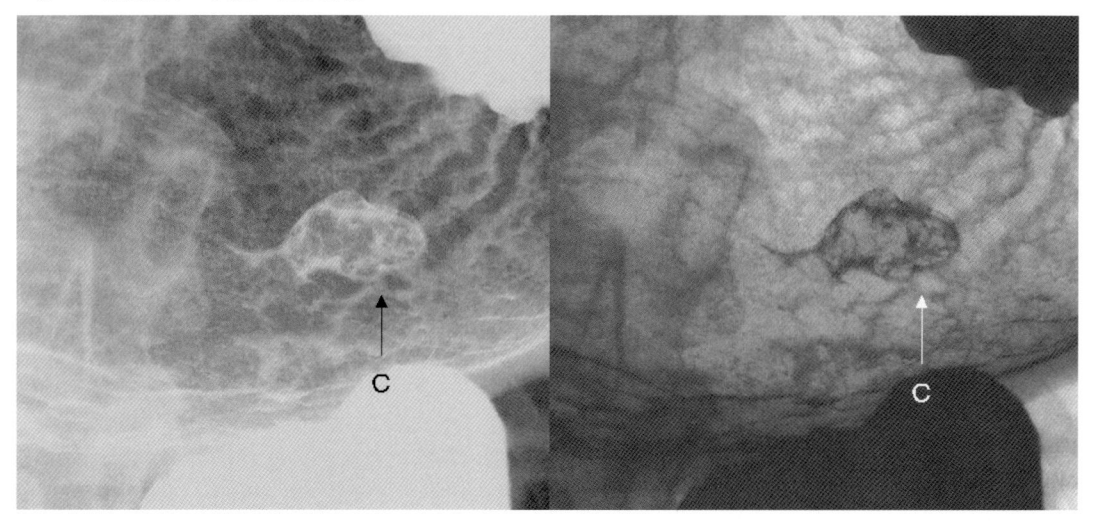

Fig. 5　背臥位第2斜位二重造影像

　Fig. 4, 5, 6のネガ像，ポジ像では，体上部後壁やや大弯寄りに隆起輪郭の形が中心部から外側へ向かって凸状で不規則な，不整形の隆起像（はじき像）（矢印A）がみられる。

　隆起起始部の形はⅣ型である。隆起の大きさは約18×18mmである。隆起表面の形態は不整形な多数の小さく淡いバリウム斑および小顆粒・顆粒像がみられる。隆起輪郭の形は中心部から外側へ向かって凸状で不規則である。隆起の高低差は高度である。

　圧迫のできない胃上部の隆起性病変では，隆起起始部の決定は，隆起部を左右，上下に移動させて茎部のみられることを証明し，また，隆起部に可動性があることを描出することが大切である。

　Fig. 4, 5, 6のネガ像，ポジ像では，隆起表面の形態は，不整形な多数の小さく淡いバリウム斑（矢印B, C）および小顆粒・顆粒像がみられ，それらの変化所見はネガ像で十分に読影できるが，ポジ像では濃淡差のある適度なコントラストがみられ，陰影所見が強調されている。

　不整形な多数の小さく浅い陥凹（矢印B, C）の境界は比較的明瞭である。それぞれの陥凹面（底部）には微細顆粒像が認められる。

　筆者は，このような場合，不整形な小さく浅い陥凹（矢印B, C）の境界，面（底部）にⅡc病変としての特徴が備わっていれば，Ⅱc病変と読影する。そうでない場合，萎縮，びらんと一定の読影基準を設けている。

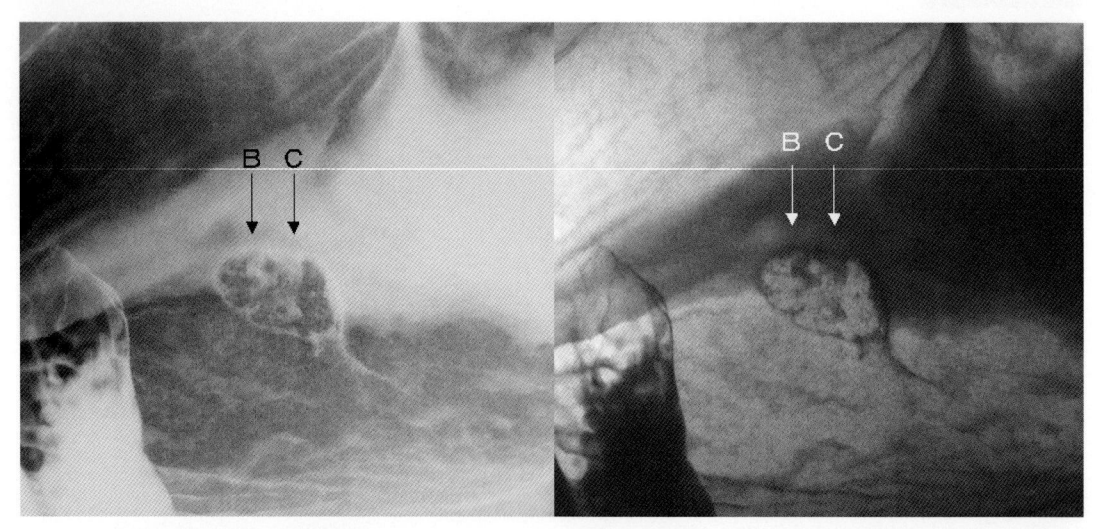

Fig. 6　半臥位第2斜位二重造影像

　このようなことから，本例における不整形な小さく浅い陥凹（矢印B, C）の変化所見は，組織像との対比がより一層必要となるのであろう。病理組織報告書では，Ⅰ型早期癌と診断されている。
　背景粘膜は腺境界領域であろう。周囲粘膜は小顆粒像がみられるが，顆粒間の開大した所見がみられず，軽度から中等度な萎縮変化が推定される。

要　約

　隆起起始部の形はⅣ型，隆起の大きさは約18×18mm，隆起表面の形態は不整形な多数の小さく淡いバリウム斑および小顆粒・顆粒像，隆起輪郭の形は中心部から外側へ向かって凸状で不規則，隆起の高低差は高度などの所見である。
　以上の隆起起始部の形，隆起の大きさ，隆起表面の形態，隆起輪郭の形，隆起の高低差などの所見から分化型癌のⅠ+Ⅱc型早期癌と読影した。
　深達度は厚みと硬さ（凹凸と伸展性）で行うが，癌の粘膜下以深への浸潤によって生じた所見（因果関係に基づく所見）はみられず，癌の深部浸潤と関係がある所見（相関関係に基づく所見）を思考しても，顕微鏡的な微小浸潤を考慮しなければm癌と読影できよう。

考　察

　隆起型癌は陥凹型癌に比べ，読影する根拠に明確さが乏しい点が問題であろう。いわゆる読影に陥凹型癌より確実性が少ないことである。隆起型癌の良・悪性の鑑別の1つに，隆起表面の不整形な小さく淡いバリウム斑の性状（陥凹の性状からの良・悪性判別）が関連づけされると，少しは読影に幅が広がるのであろう。すなわち，質の良いX線写真を撮影し，隆起表面の小さい陥凹の有無および性状が良・悪性病変のポイントとなればよいのだが，今後の検討課題である。
　隆起起始部でバリウムがせき止められた形状は，ポジ像では濃淡差のある適度なコントラストがみられ，陰影所見が強調されている。コントラストの強調された隆起部は浮き島のように現れている。しかし，隆起表面の微細な陰影斑の性状はネガ像のほうがわかりやすい。Ⅰ型早期癌では，隆起表面の形態変化である不整形な小さく淡いバリウム斑および小顆粒・顆粒像の読影は，ポジ像では輝度の関係から所見が強調されてみえると同時に，読影も比較的容易である。
　隆起起始部の形，隆起の大きさ，隆起表面の形態，隆起輪郭の形，隆起の高低差などの所見からⅠ型早期癌と読影できるが，Ⅰ+Ⅱc病変と読影しても整合性があろう。

◆**病理組織診断**　Ⅰ型早期癌　m　tub2　18×18mmである。

症例2．I型早期胃癌

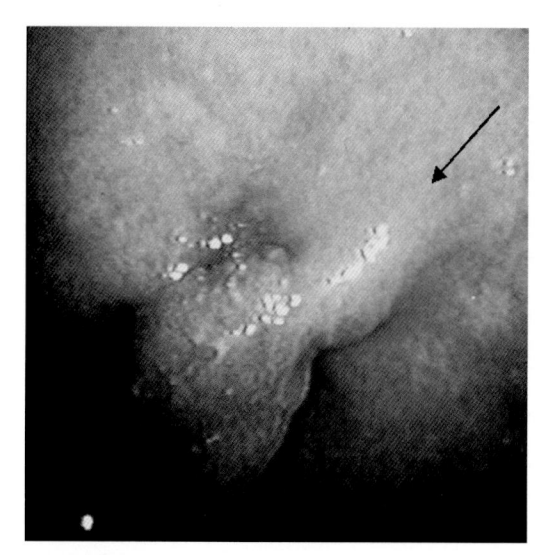

内視鏡写真

症例 3　Ⅰ型早期胃癌　65歳・女性

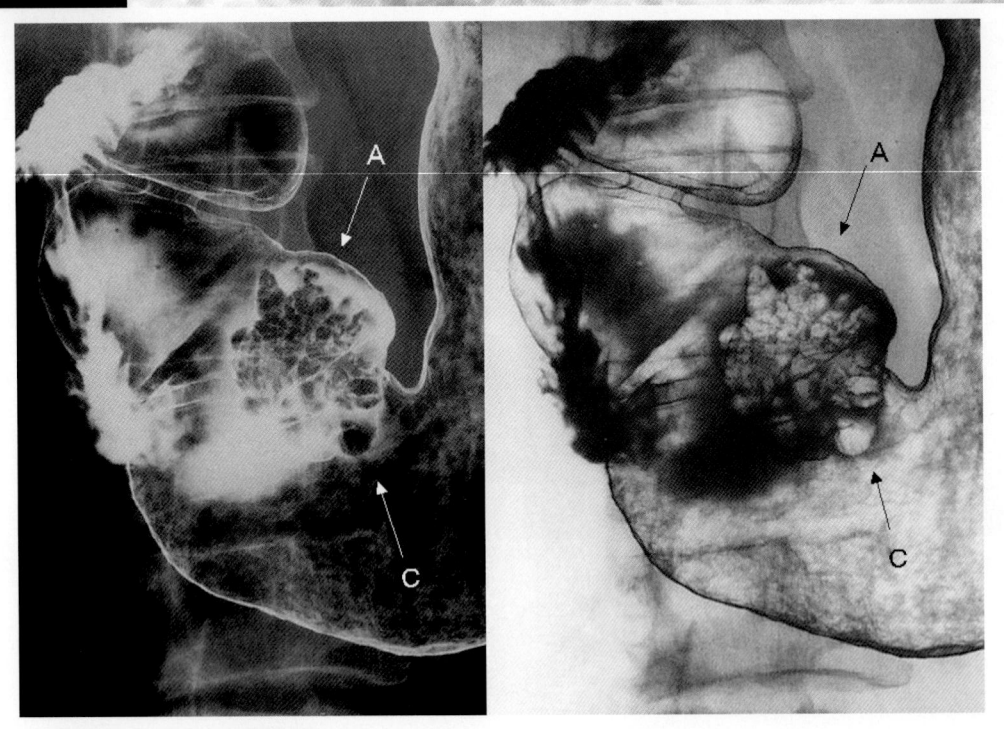

Fig. 7　背臥位第1斜位二重造影像

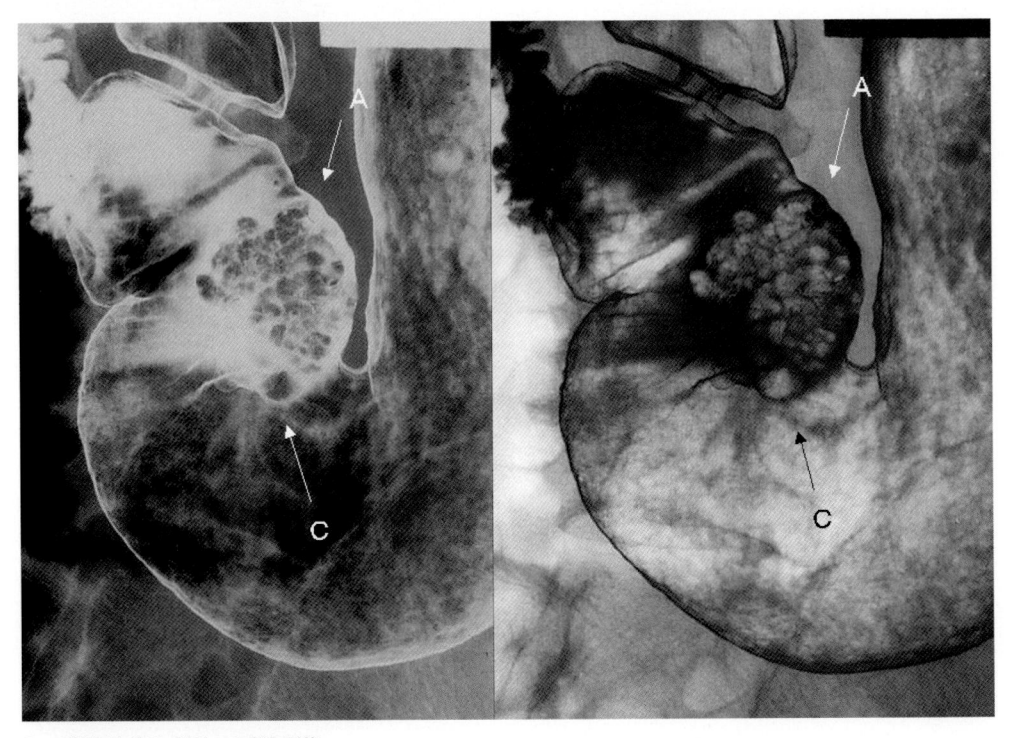

Fig. 8　背臥位第1斜位二重造影像

症例3．Ⅰ型早期胃癌

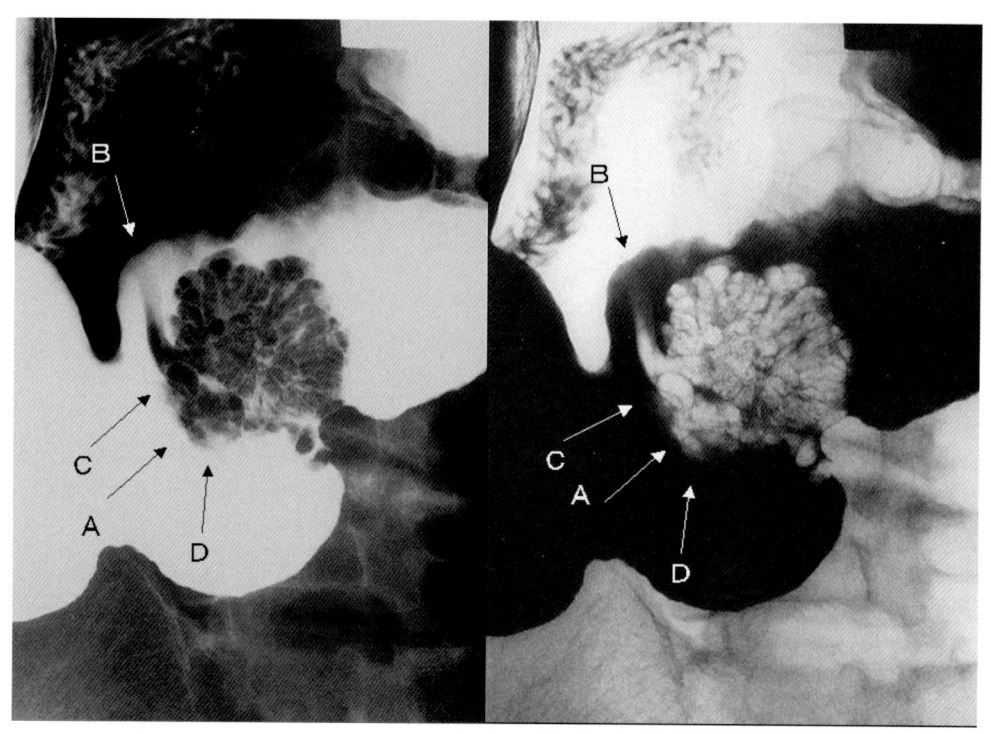

Fig.9　腹臥位圧迫像

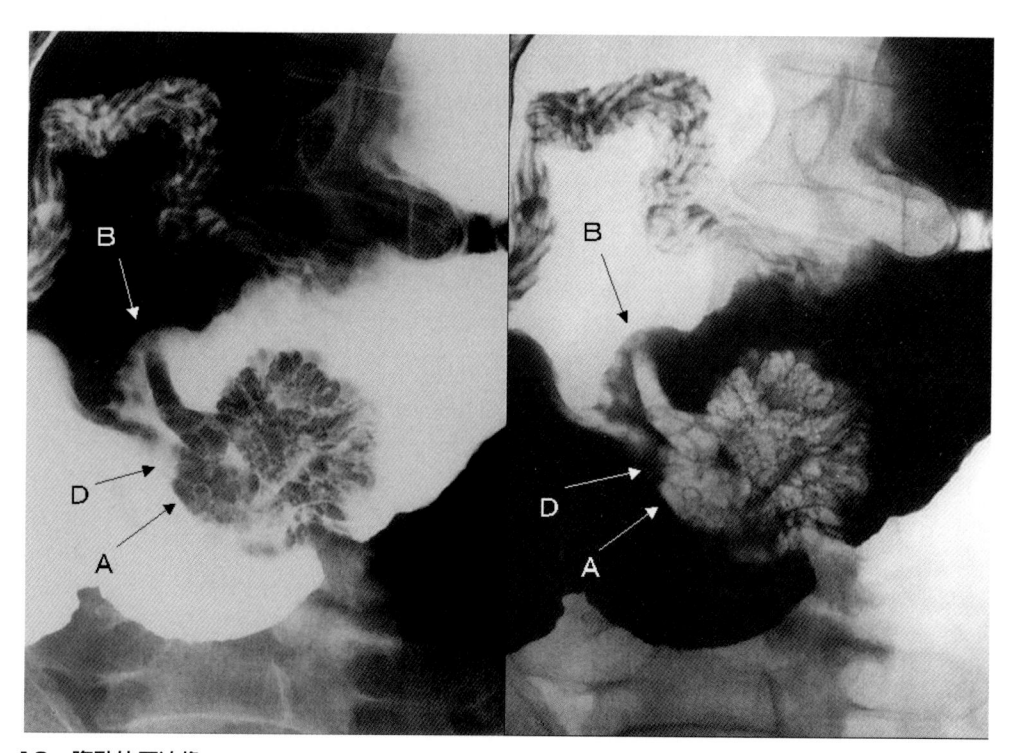

Fig.10　腹臥位圧迫像

9

本例は，約20～25年前に吉田健吾先生（元岸和田徳州会病院）のご厚意で，症例の作成，使用について快諾を受け，大阪胃腸会（銀杏会）の前身である胃X線撮影技術研究会において検討された症例である．
　Fig. 7，8，9，10のネガ像，ポジ像では，前庭部後壁小弯寄りに隆起輪郭の形が中心部から外側へ向かって凸状で不規則な，不整形の隆起像（はじき像）（矢印A）がみられる．バリウムによるはじき像が著明であり，隆起表面はX線像に特徴的な微細で微小な線状および点状の陰影所見が明瞭に認められる．ことに，圧迫像のX線像がよく現れている．
　Fig. 7，8のネガ像，ポジ像では，不整形な隆起像（はじき像）（矢印A）が認められる．不整形な隆起像（はじき像）の隆起起始部の形はIV型であるが，隆起起始部の決定は二重造影像のみでは検討しても読影できないことがある．そのような場合，立位，腹臥位圧迫像を含めて検討すると決定できる．二重造影像では隆起起始部の形は不明瞭であり，Fig. 9の圧迫像のネガ像，ポジ像では，隆起部は小弯側から中央部にみられ，Fig. 10の圧迫像のネガ像，ポジ像では，隆起部は中央部から大弯側へ移動している．すなわち，可動性がある．また，圧迫像では茎部（矢印B）が現れていることからIV型と決定できる．
　隆起の大きさは約35×25mmである．隆起表面の形態は微細顆粒像，小顆粒・顆粒像，粗大結節像（矢印C），多数の微細な点状のバリウム斑および数個の不整形な小さく淡いバリウム斑（矢印D）などが認められる．隆起輪郭の形は中心部から外側へ向かって凸状で不規則である．隆起の高低差は高度である．
　Fig. 9，10のネガ像，ポジ像では，不整形の隆起像（はじき像）（矢印A）がみられる．隆起起始部の形は茎部が現れており，IV型である．隆起表面の形態は微細顆粒像，小顆粒・顆粒像，粗大結節像（矢印C），多数の微細な点状のバリウム斑，数個の不整形な小さく淡いバリウム斑（矢印D）などが認められ，それぞれの顆粒間溝陰影がより明瞭にみられる．
　不整形な小さく浅い陥凹（矢印D）の境界はギザギザ，トゲトゲした鋸歯状および棘状陰影である．陥凹面（底部）は多数の微細顆粒像がみられ，微小IIc病変に類似している．IIc病変と読影しても矛盾はなかろう．隆起輪郭の形は中心部から外側へ向かって凸状で不規則である．隆起の高低差は高度である．
　背景粘膜は幽門腺領域であろう．周囲粘膜は小顆粒像がみられるが，顆粒間の開大した所見がみられず，軽度から中等度な萎縮変化が推定される．

要　約

　隆起起始部の形はIV型，隆起の大きさは約35×25mm，隆起表面の形態は微細顆粒像，小顆粒・顆粒像，粗大結節像，多数の微細な点状のバリウム斑および数個の不整形な小さく淡いバリウム斑，隆起輪郭の形は中心部から外側へ向かって凸状で不規則，隆起の高低差は高度などの所見である．
　上記の事柄を考慮し，隆起起始部の形，隆起の大きさ，隆起表面の形態，隆起輪郭の形，隆起の高低差，陥凹の性状などの所見から分化型癌のI病変と読影した．I＋IIc病変でも整合性があろう．
　深達度は厚みと硬さ（凹凸と伸展性）で行うが，癌の粘膜下以深への浸潤によって生じた所見（因果関係に基づく所見）はみられず，癌の深部浸潤と関係がある所見（相関関係に基づく所見）を思考しても，顕微鏡的な微小浸潤を考慮しなければm癌と読影できよう．

考　察

　多数の微細な点状のバリウム斑，数個の不整形な小さく淡いバリウム斑および多数の微細顆粒像は，ポジ像ではネガ像に比べると濃度域が広く，コントラストが低い．ネガ像で濃度の高い部でも，ポジ像ではガンマーカーブはねており，濃度差が少ない．ネガ像で濃度が黒くつぶれた部でもわずかな濃度差として観察されることから，それらの陰影所見はポジ像がわかりやすい．逆に，隆起表

面の性状である，淡く微細な陰影斑の変化所見はネガ像がわかりやすい。

◆**病理組織診断**　Ⅰ型早期癌　m　tub1　35×25mmである。

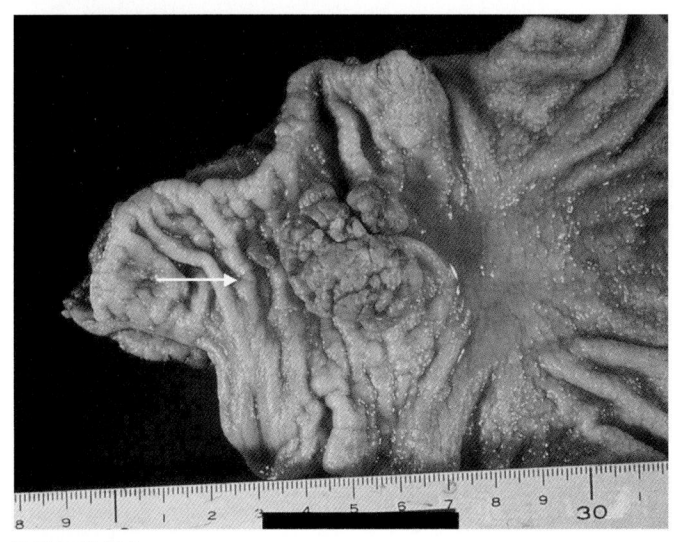

固定切除標本

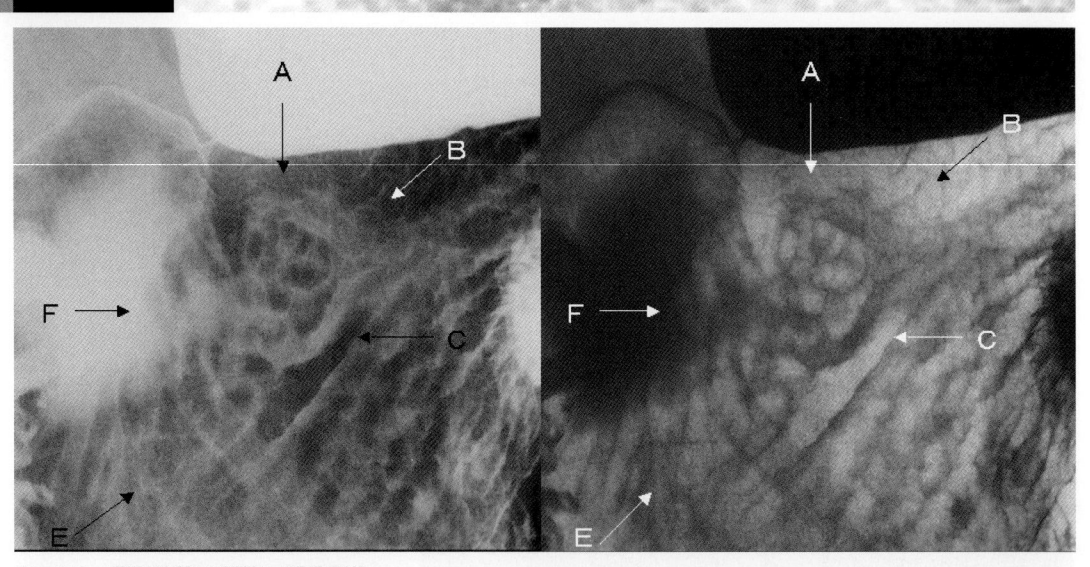

症例 4 Ⅱa型早期胃癌 51歳・女性

Fig.11 背臥位第1斜位二重造影像

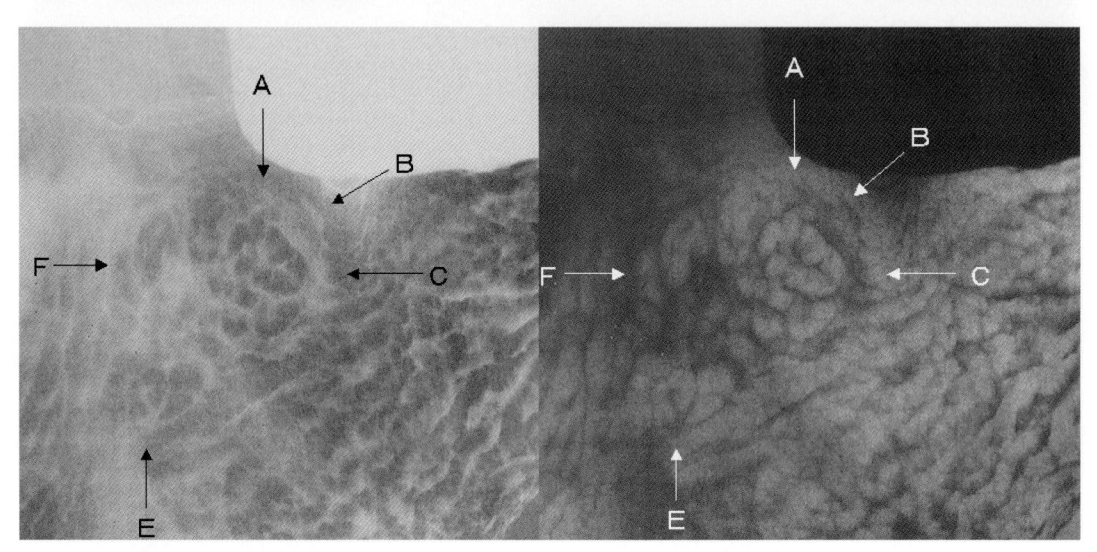

Fig.12 背臥位第1斜位二重造影像

　Fig.11, 12, 13, 14のネガ像，ポジ像では，前庭部後壁小弯寄りに隆起輪郭の形が中心部から外側へ向かって凸状で不規則な，立ち上がりが急峻な不整形の隆起像（はじき像）（矢印A）がみられる。Fig.11, 12, 13のポジ像で強調されている変化所見は，不整形な隆起像（はじき像）の口側から大弯側に局面をもつ，半月状の淡いバリウム斑（矢印B, C）である。

　不整形な隆起像（はじき像）の形状・性状のみに着目し，周囲粘膜の性状まで読影していなかったことが今回のネガ像，ポジ像の比較検討で明らかである。

　Fig.11, 12, 13のネガ像，ポジ像では，不整形な隆起像（はじき像）がみられ，その隆起起始部の形はⅡ型である。隆起の大きさ（矢印A, B, C, E, F）は約35×32mmである。隆起表面の形態は粗大顆粒像，顆粒像がみられる。隆起輪郭の形は中心部から外側へ向かって凸状で不規則である。隆起の高低差は軽度である。

　Fig.11, 12, 13のネガ像，ポジ像では，隆起部の口側には，局面をもつ半月状の淡いバリウム斑（矢印B, C）がみられる。半月状の浅い陥凹（矢印B, C）の境界は平滑である。陥凹面（底部）

症例4．Ⅱa型早期胃癌

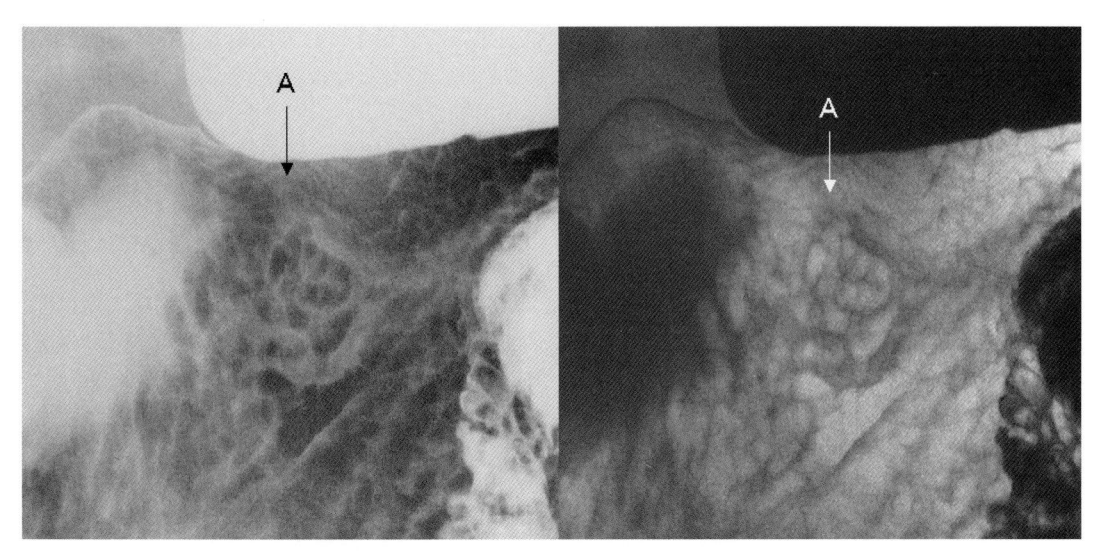

Fig.13　背臥位第1斜位二重造影像

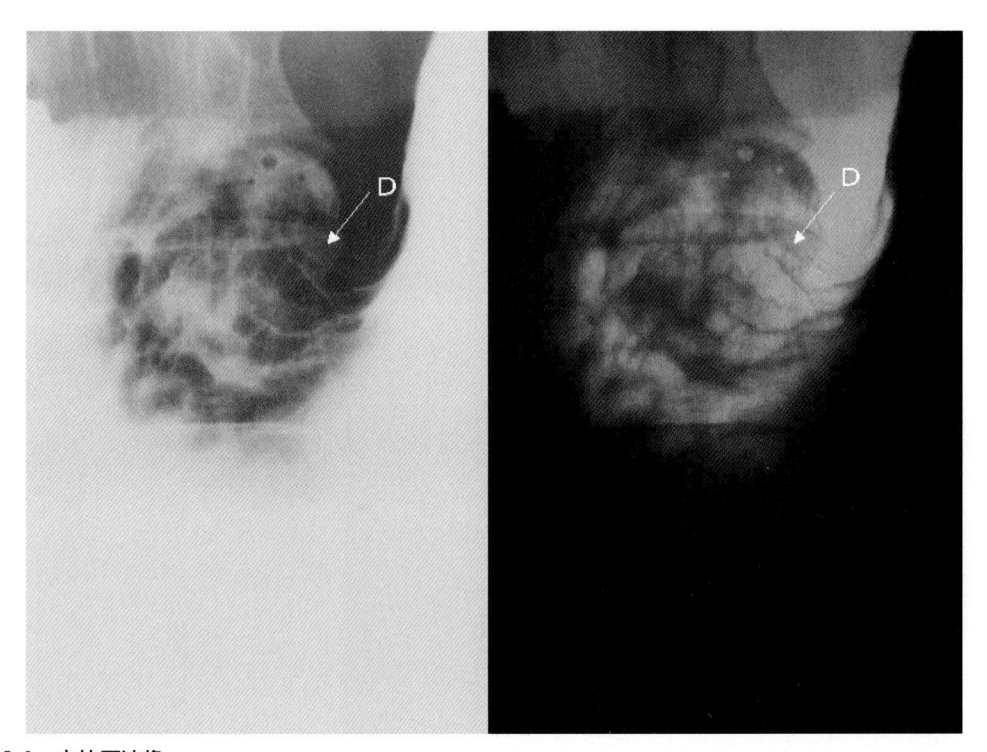

Fig.14　立位圧迫像

は明らかな小顆粒・顆粒像はみられない。陥凹の辺縁には隆起変化所見は認められない。これらの所見から，萎縮粘膜と推定される。比較的珍しい変化所見である。

　また，本例で問題なのは隆起の大きさ，すなわち，浸潤範囲であろう。Fig.14の圧迫像では，Ⅱa病変の口側小弯寄りの一部の不整形な隆起像（はじき像）のみを中心に圧迫している。その大きさは約15×11mm（矢印D）である。二重造影像と大きさが異なる原因は検査前の精査に問題がある。しかし，詳細に再度検討すれば，不整形な隆起像（はじき像）の周囲には軽度の透亮像がみられ，Ⅱa病変が推定されるが，描出が不十分である。

二重造影像で，隆起の大きさを切除標本，病理組織報告書を参考にして再検討すれば，**Fig.11**, **12**のネガ像，ポジ像では，矢印A，B，C，E，F部の範囲に認められる。周囲粘膜とわずかに高低差のみられるⅡa病変の撮影，読影は容易でないことが示唆される。

背景粘膜は幽門腺領域であろう。周囲粘膜は小顆粒像がみられるが，顆粒間の開大した所見がみられず，軽度から中等度な萎縮変化が推定される。

要　約

隆起起始部の形はⅡ型，隆起の大きさは約35×32mm，隆起表面の形態は粗大顆粒像，顆粒像，隆起輪郭の形は中心部から外側へ向かって凸状で不規則，隆起の高低差は軽度，半月状の浅い陥凹の境界は平滑などの所見である。

これらの隆起起始部の形，隆起の大きさ，隆起表面の形態，隆起輪郭の形，隆起の高低差などの所見から分化型癌のⅡa病変と読影した。

深達度は厚みと硬さ（凹凸と伸展性）で行うが，癌の粘膜下以深への浸潤によって生じた所見（因果関係に基づく所見）はみられず，癌の深部浸潤と関係がある所見（相関関係に基づく所見）を思考しても，顕微鏡的な微小浸潤を考慮しなければm癌と読影できよう。

考　察

Ⅱa病変では，隆起の形状・性状のみを検討するのではなく，周囲粘膜の形状変化を読影することが大切である。ネガ像では萎縮粘膜が描出されているが，保護色（隠蔽色）に関係し，当時の読影では見逃している。ポジ像では隆起周囲の萎縮粘膜は明瞭な灰色で現れており，その変化所見の読影はポジ像がわかりやすい。

萎縮粘膜部にバリウムが溜まった形状は，ポジ像では濃淡差のある適度なコントラストがみられ，陰影所見が強調されている。しかし，隆起表面の微細な陰影斑の性状はネガ像のほうがわかりやすい。

◆**病理組織診断**　Ⅱa型早期癌　m　tub1　35×32mmである。

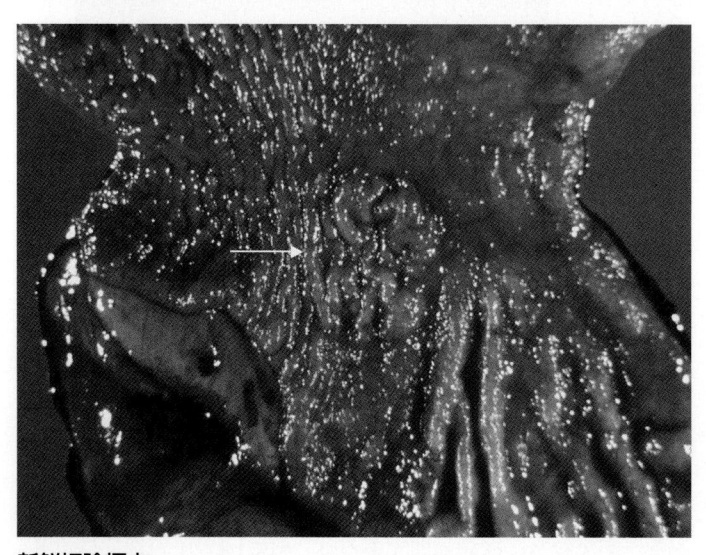

新鮮切除標本

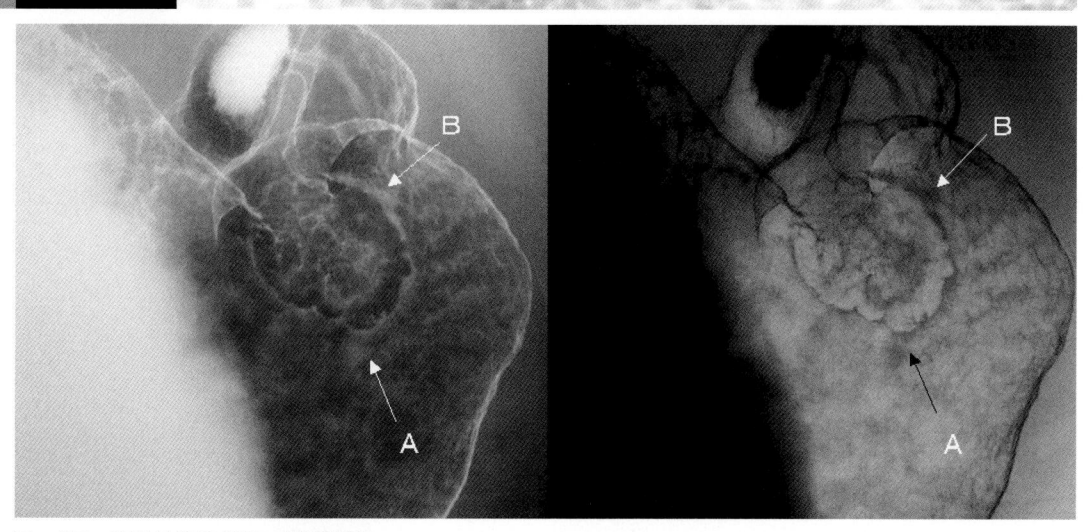

症例 5　Ⅱa型早期胃癌　62歳・男性

Fig.15　腹臥位第2斜位二重造影像

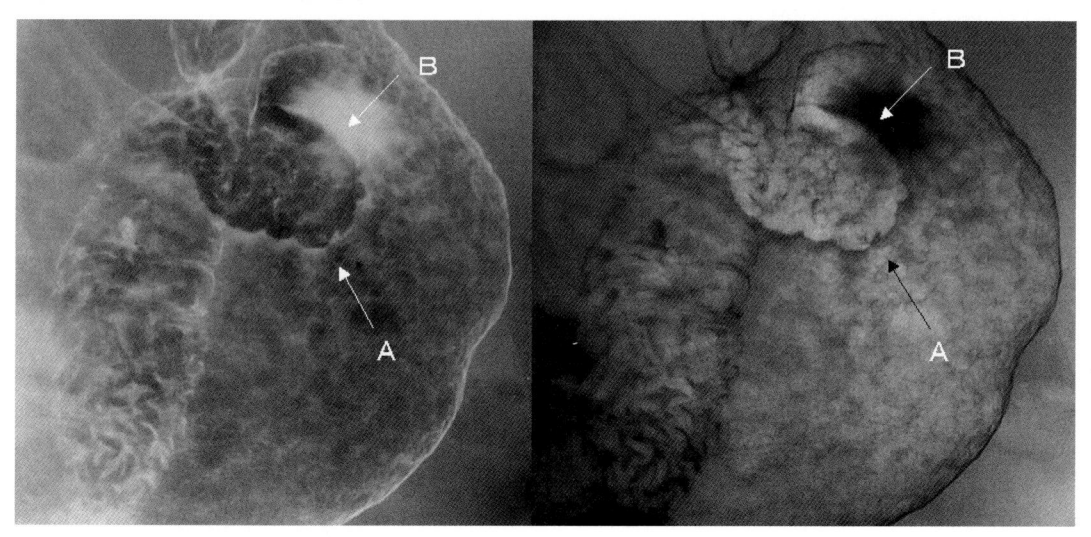

Fig.16　腹臥位第2斜位二重造影像

　本例は，約1〜2年前に弘生会病院・桑田英樹先生のご厚意で，症例の作成，使用について快諾を受け，大阪胃腸会（銀杏会）において検討された症例である。

　Fig.15，16，17，18，19のネガ像，ポジ像では，胃角部肛門側前壁小弯寄りから前庭部前壁小弯寄りに隆起輪郭の形が中心部から外側へ向かって凸状で不規則な，立ち上がりの急峻な不整形の隆起像（はじき像）（矢印A）がみられる。

　Fig.15，16，17のネガ像，ポジ像では，不整形の隆起像（はじき像）（矢印A）がみられる。

　不整形な隆起像（はじき像）の隆起起始部の形はⅡ型である。隆起の大きさは約27×22mmである。隆起表面の形態は微細顆粒像，小顆粒・顆粒像などが認められる。隆起輪郭の形は中心部から外側へ向かって凸状で不規則である。隆起の高低差は軽度から中等度である。

　本例は，Ⅱa病変としては少なからず問題がある。それは，隆起表面の性状は約5mm幅の狭い範囲であり，その部から中央部では粘膜模様の性状が異なっている。通常，Ⅱa病変では隆起部と隆起表面の性状は，その変化所見に類似性があり，微細顆粒像，小顆粒・顆粒像，極微細顆粒像，不規則な形の線状陰影，不規則な形の小さく淡いバリウム斑，濃淡差のある不規則な形の淡い陰影斑な

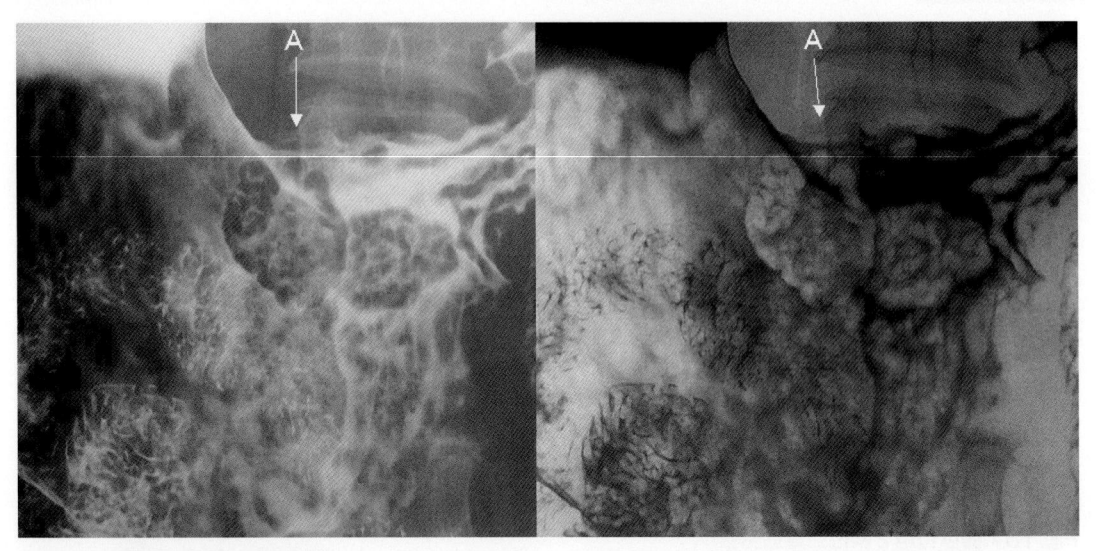

Fig.17 腹臥位正面二重造影像

どと大きな"かけ離れ"がみられないことが多い。
　約5mm幅の狭い隆起を除いて，隆起中央部の変化所見は，小顆粒・顆粒像，微細顆粒像，極微細顆粒像，不規則な形の線状陰影，不規則な形の小さく淡いバリウム斑，濃淡差のある不規則な形の淡い陰影斑（矢印B）などが散在している。それらの所見は，萎縮粘膜様のⅡc病変の面（底部）の変化所見に類似した陰影所見である。
　Fig.18，19のネガ像，ポジ像では，隆起の立ち上がりの比較的急峻な約5mm幅の狭い透亮像（矢印C）がみられる。隆起の小弯側はボヤーとして立ち上がりの緩やかな部および急峻な透亮像がみられ，肛門側は立ち上がりの急峻な透亮像が認められる。隆起中央部は明らかな凹凸差，濃淡差がみられる。また，隆起輪郭の形が中心部から外側へ向かって凸状で不規則な形状が明瞭に現れている。
　隆起起始部の形，隆起の大きさ，隆起表面の形態，隆起輪郭の形，隆起の高低差などの所見からⅡa病変と読影できるが，上記した検討所見からはⅡa+Ⅱc病変でも整合性があろう。
　本病変は，ESD（endoscopic submucosal dissection）が施行された。
　背景粘膜は幽門腺領域であろう。周囲粘膜は小顆粒像がみられるが，顆粒間の開大した所見がみられず，軽度から中等度な萎縮変化が推定される。

要　約

　隆起起始部の形はⅡ型，隆起の大きさは約27×22mm，隆起表面の形態は微細顆粒像，極微細顆粒像，小顆粒・顆粒像，隆起輪郭の形は中心部から外側へ向かって凸状で不規則，隆起の高低差は軽度から中等度。
　隆起中央部の変化所見は，小顆粒像・顆粒像，微細顆粒像，極微細顆粒像，不規則な形の線状陰影，不規則な形の小さく淡いバリウム斑，濃淡差のある不規則な形の淡い陰影斑など，萎縮粘膜様のⅡc病変の面（底部）の変化所見に類似した陰影所見である。
　これらの隆起起始部の形，隆起の大きさ，隆起表面の形態，隆起輪郭の形，隆起の高低差などの所見から分化型癌のⅡa+Ⅱc病変と読影した。結果的に病理組織学的にはⅡa型早期癌と記載されている。
　深達度は厚みと硬さ（凹凸と伸展性）で行うが，癌の粘膜下以深への浸潤によって生じた所見（因果関係に基づく所見）はみられず，癌の深部浸潤と関係がある所見（相関関係に基づく所見）を

症例5．Ⅱa型早期胃癌

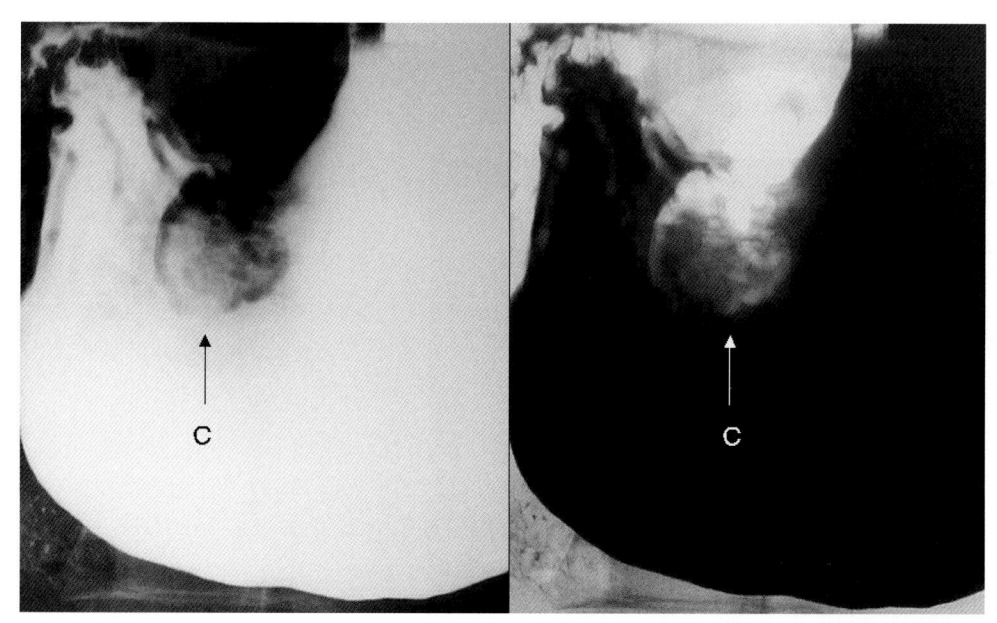

Fig.18　立位圧迫像

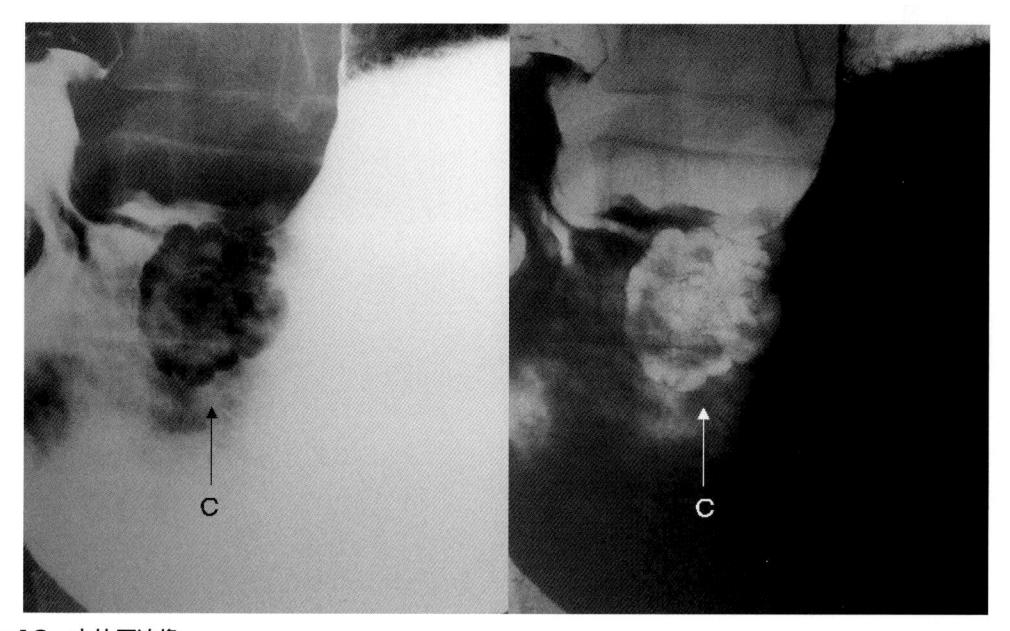

Fig.19　立位圧迫像

思考しても，顕微鏡的な微小浸潤を考慮しなければm癌と読影できよう。

考　察
　本病変は隆起表面に小顆粒・顆粒像，微細顆粒像，極微細顆粒像，不規則な形の線状陰影，不規則な形の小さく淡いバリウム斑，濃淡差のある不規則な形の淡い陰影斑などがみられ，ネガ像を中心にポジ像をも含めて詳細に解析することが大切である。
　Ⅱa病変とⅡa＋Ⅱc病変との鑑別では，隆起表面の性状と隆起表面の陥凹部の性状に"かけ離れ"がみられなければ，Ⅱa病変と読影することになろう。Ⅱa病変の表面に濃淡差のある萎縮粘膜様の

17

変化所見が明瞭にみられ，"かけ離れ"がみられれば，Ⅱc病変と識別できる．本例では，それらの変化所見はポジ像がわかりやすく，微細な淡い陰影斑の性状の読影はネガ像がわかりやすい．

◆**病理組織診断**　Ⅱa型早期癌　m　pap　27×22mmである．

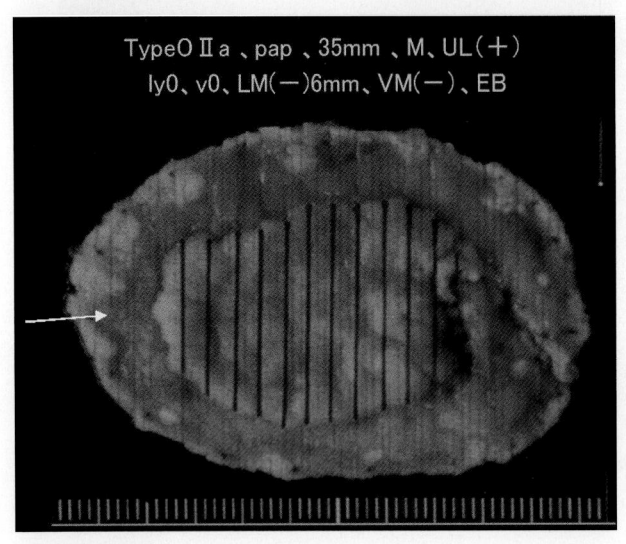

TypeO Ⅱa 、pap 、35mm 、M、UL（＋）
ly0、v0、LM（−）6mm、VM（−）、EB

新鮮切除標本

症例 6　Ⅱa集簇型早期胃癌，異型上皮巣　79歳・男性

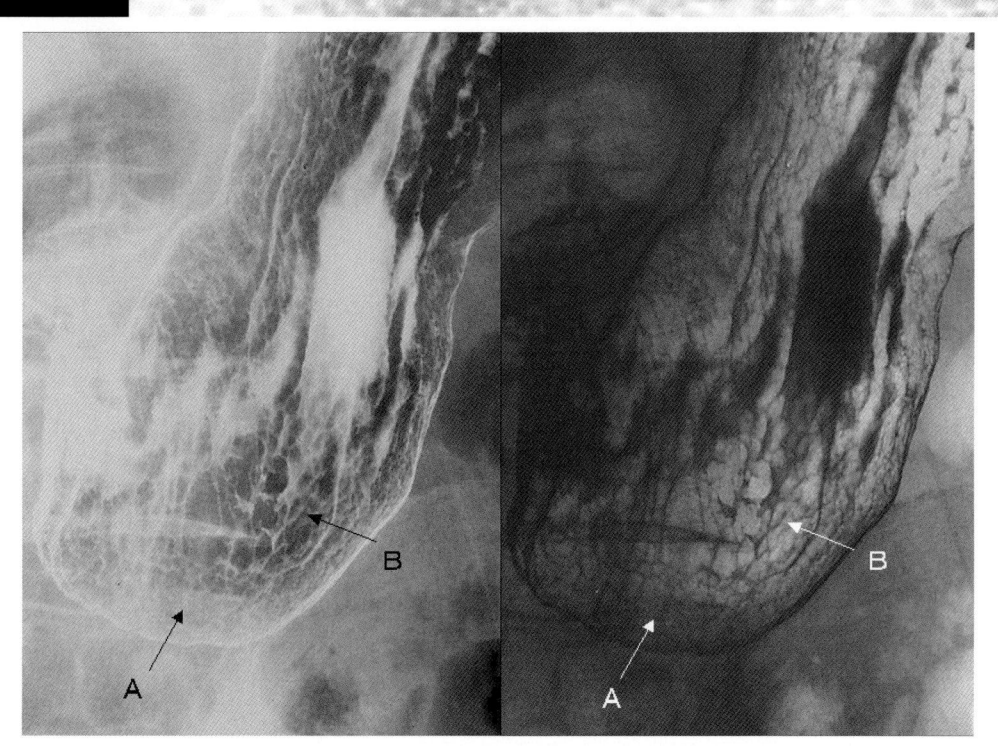

Fig.20　背臥位正面二重造影像

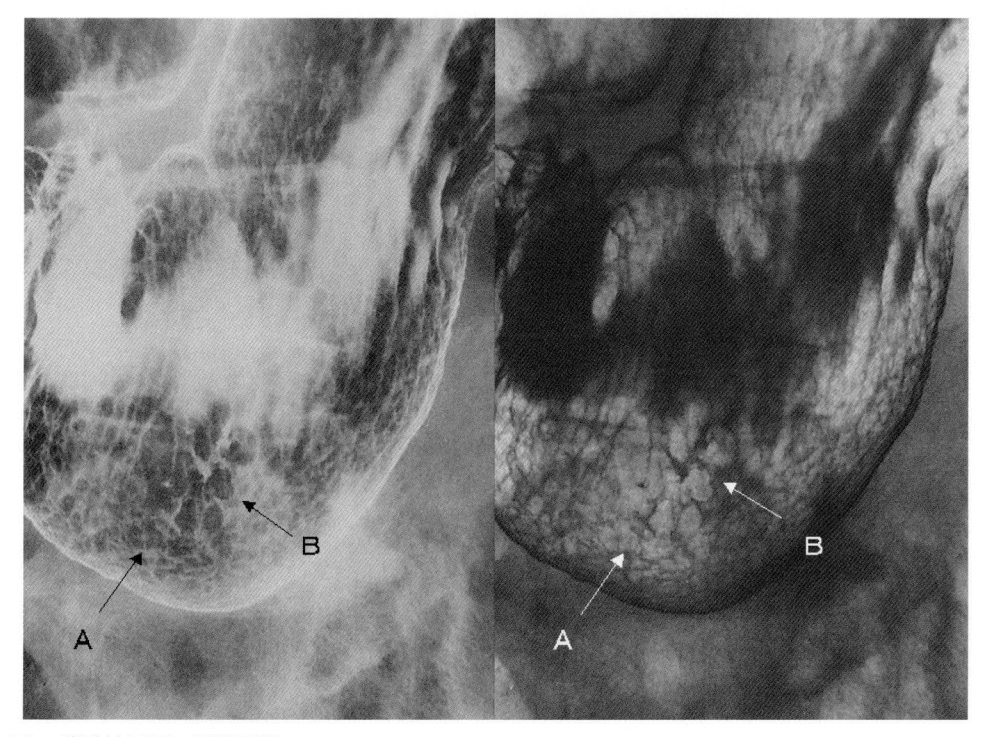

Fig.21　背臥位正面二重造影像

胃癌X線読影法

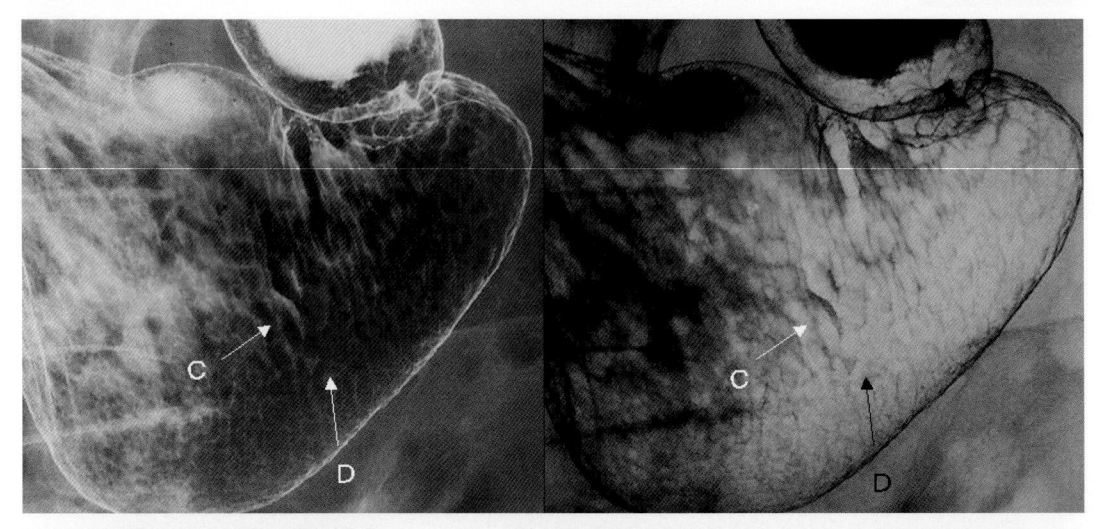

Fig.22 腹臥位第2斜位二重造影像

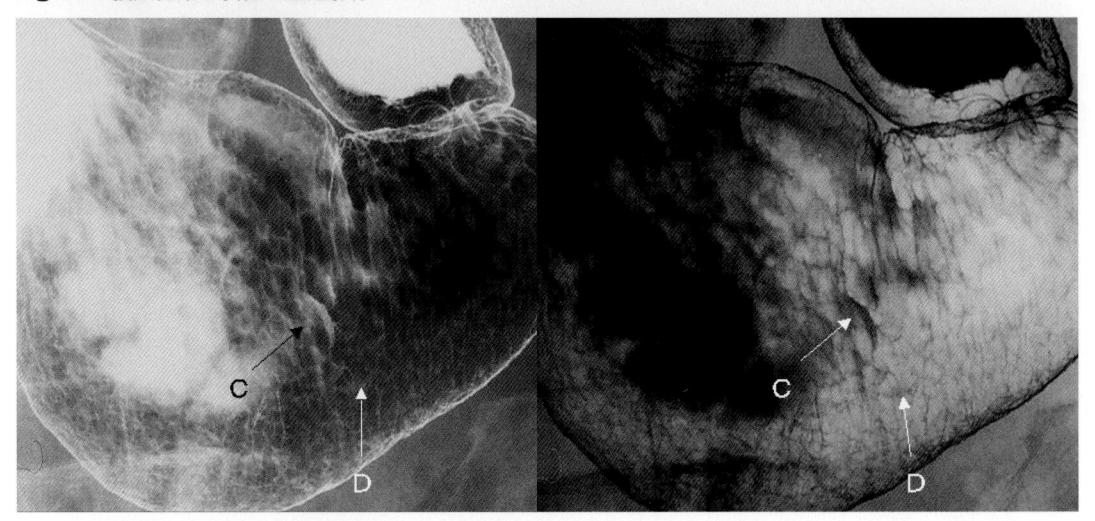

Fig.23 腹臥位第2斜位二重造影像

　Fig.20, 21, 22, 23, 24のネガ像，ポジ像では，胃角部肛門側後壁大弯寄りおよび胃角部肛門側前壁大弯寄りに隆起輪郭の形が中心部から外側へ向かって凸状で不規則な，立ち上がりの急峻な不整形の隆起像（はじき像）（矢印A）および不規則な形の丈の低い隆起像（はじき像）（矢印D）がみられる。

　Fig.20, 21のネガ像，ポジ像では，不整形な顆粒の集簇像（矢印A）が認められる。隆起起始部の形はそれぞれの顆粒の大部分はⅡ型であり，集簇像を全体的にみてもⅡ型である。隆起の大きさは約28×17mmである。隆起表面の形態は小顆粒・顆粒像がみられ，不規則な形の微細なバリウム斑および不整形な数個の淡いバリウム斑（矢印B）も認められる。隆起輪郭の形は中心部から外側へ向かって凸状で不規則である。隆起の高低差は軽度である。

　不規則な形の微細なバリウム斑および不整形な数個の淡いバリウム斑（矢印B）は，胃の長軸に沿って，集簇顆粒像のほぼ中心部にみられる。不整形な数個の浅い陥凹および不規則な形の微細な陥凹（矢印B）の境界は比較的明瞭である。それぞれの陥凹面（底部）は微細顆粒像が認められる。それらの浅い陥凹はほぼ連続している。これらの境界，面（底部）の所見からはⅡc病変であろう。

　Fig.22, 23のネガ像，ポジ像では，2個のやや局面をもつ線状陰影（矢印C）の肛門側には，不規則な形の丈の低い隆起像（はじき像）（矢印D）がみられる。

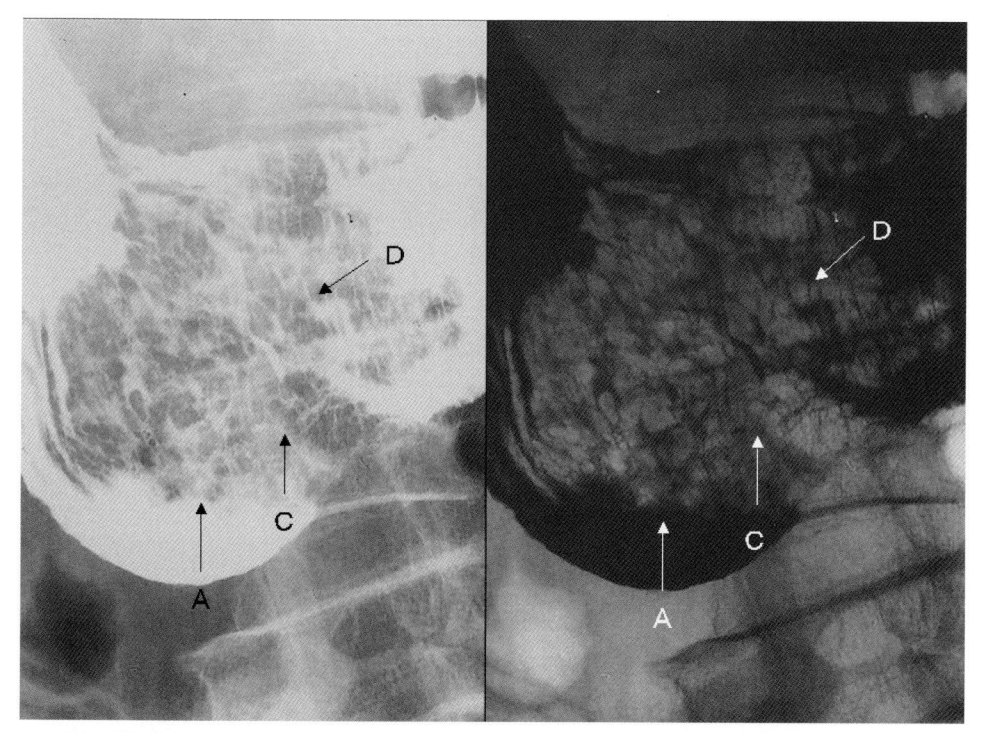

Fig.24 腹臥位圧迫像

　隆起起始部の形はⅠ～Ⅱ型である。隆起の大きさは約18×10mmである。隆起表面の形態は，周囲粘膜の網状陰影と比較すると，網状陰影の粗大化および部分的な消失が認められる。隆起輪郭の形は不明瞭である。隆起の高低差は軽度である。2個のやや局面をもつ線状陰影はアーチファクトであろう。

　Fig.24のネガ像，ポジ像は腹臥位圧迫像である。それぞれの隆起性病変は丈が低く，二重造影像と対比してみると，不整形な透亮像（矢印A），不規則な形の丈の低い透亮像（矢印D）が指摘できる。

　背景粘膜（矢印A）は腺境界領域であろう。周囲粘膜は小顆粒像がみられるが，顆粒間の開大した所見がみられず，軽度から中等度な萎縮変化が推定される。

要　約　1

　隆起起始部の形はⅡ型，隆起の大きさは約28×17mm，隆起表面の形態は小顆粒・顆粒像，不規則な形の微細なバリウム斑および不整形な数個の淡いバリウム斑，隆起輪郭の形は中心部から外側へ向かって凸状で不規則，隆起の高低差は軽度などの所見である。

　上記の事柄を考慮し，隆起起始部の形，隆起の大きさ，隆起表面の形態，隆起輪郭の形，隆起の高低差，不整形な数個の浅い陥凹，不規則な形の微細な陥凹などの所見から分化型癌のⅡa＋Ⅱc病変と読影した。結果的には肉眼型はⅡa型早期癌と病理組織報告書とは異なったが，EMR（endoscopic mucosal resection）が施行された。

　深達度は厚みと硬さ（凹凸と伸展性）で行うが，癌の粘膜下以深への浸潤によって生じた所見（因果関係に基づく所見）はみられず，癌の深部浸潤と関係がある所見（相関関係に基づく所見）を思考しても，顕微鏡的な微小浸潤を考慮しなければm癌と読影できよう。

　背景粘膜（矢印D）は幽門腺領域であろう。周囲粘膜は小顆粒像がみられるが，顆粒間の開大した所見がみられず，軽度から中等度な萎縮変化が推定される。

要約 2

　隆起起始部の形はⅠ～Ⅱ型，隆起の大きさは約18×10mm，隆起表面の形態は，周囲粘膜の網状陰影と比較すると，網状陰影の粗大化および部分的な消失，隆起輪郭の形は不明瞭，隆起の高低差は軽度などの所見である。

　これらの隆起起始部の形，隆起の大きさ，隆起表面の形態，隆起輪郭の形，隆起の高低差などの所見から分化型癌のⅡa病変と読影した。病理組織学的には異型上皮巣である。本病変もEMR（endoscopic mucosal resection）が施行された。

考　察

　Ⅱa集簇病変では，隆起表面の形態変化である，小顆粒・顆粒像の輪郭はポジ像がわかりやすい。また，不規則な形の微細なバリウム斑，不整形な数個の淡いバリウム斑および陥凹面（底部）の濃淡差の読影もポジ像がわかりやすい。しかし，淡い陰影斑部の性状の読影はネガ像がわかりやすい。

◆**病理組織診断**　Ⅱa集簇型早期癌　m　tub1　28×17mmと異型上皮巣　18×10mmである。

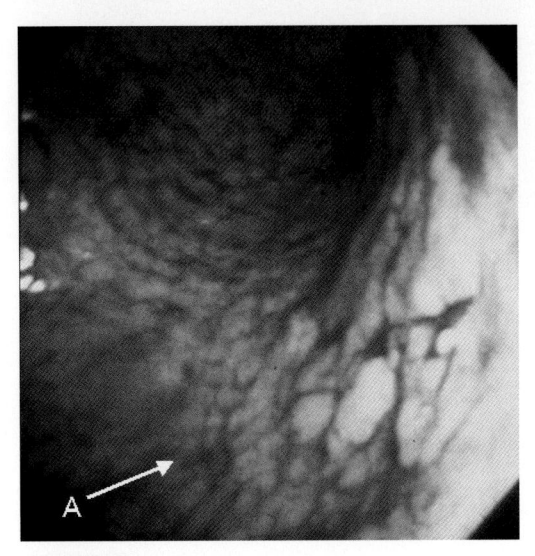

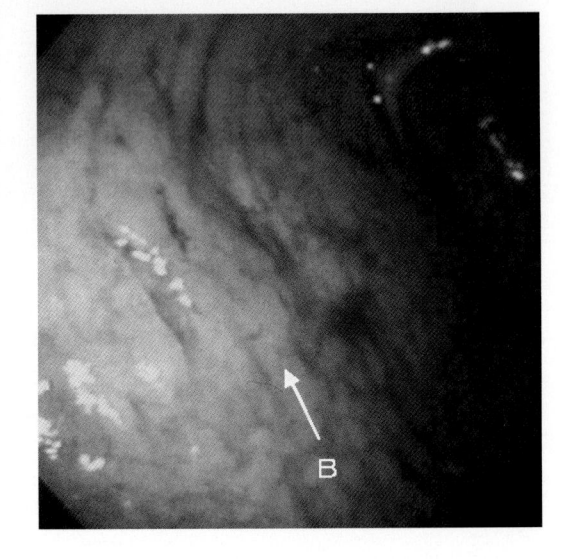

内視鏡写真

症例 7 　異型上皮巣　74歳・男性

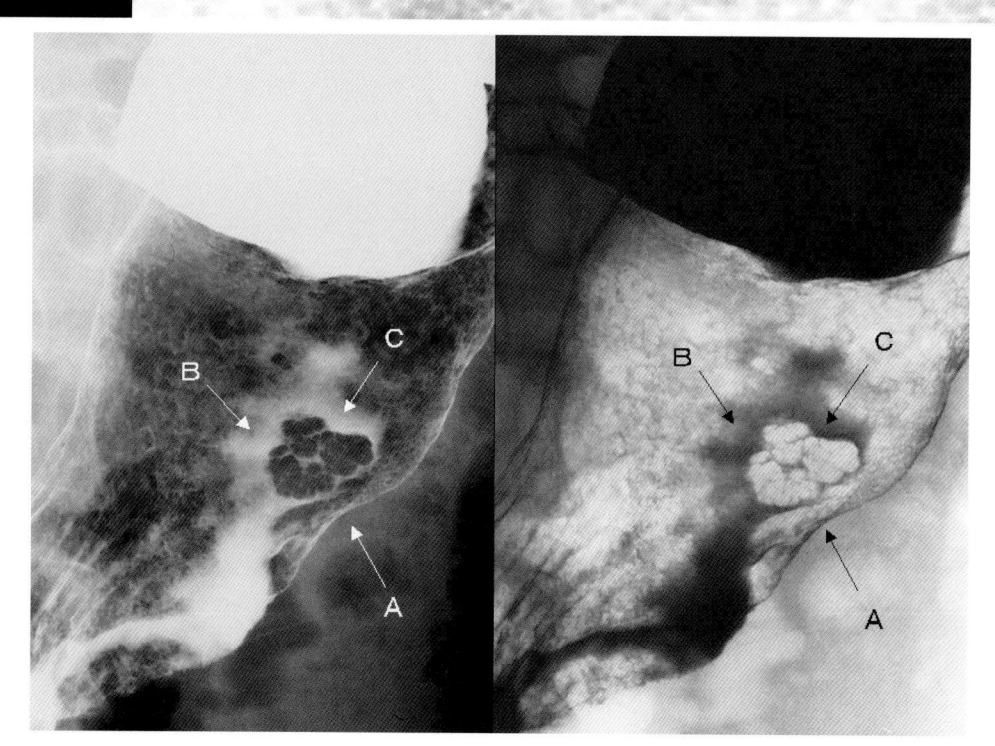

Fig.25　背臥位正面二重造影像

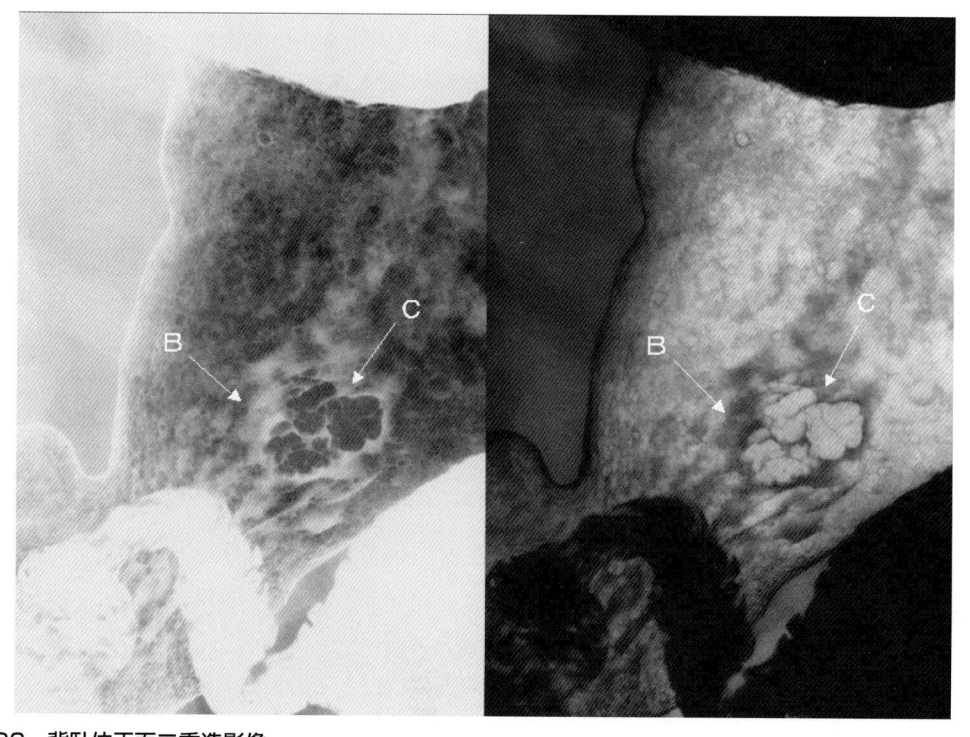

Fig.26　背臥位正面二重造影像

23

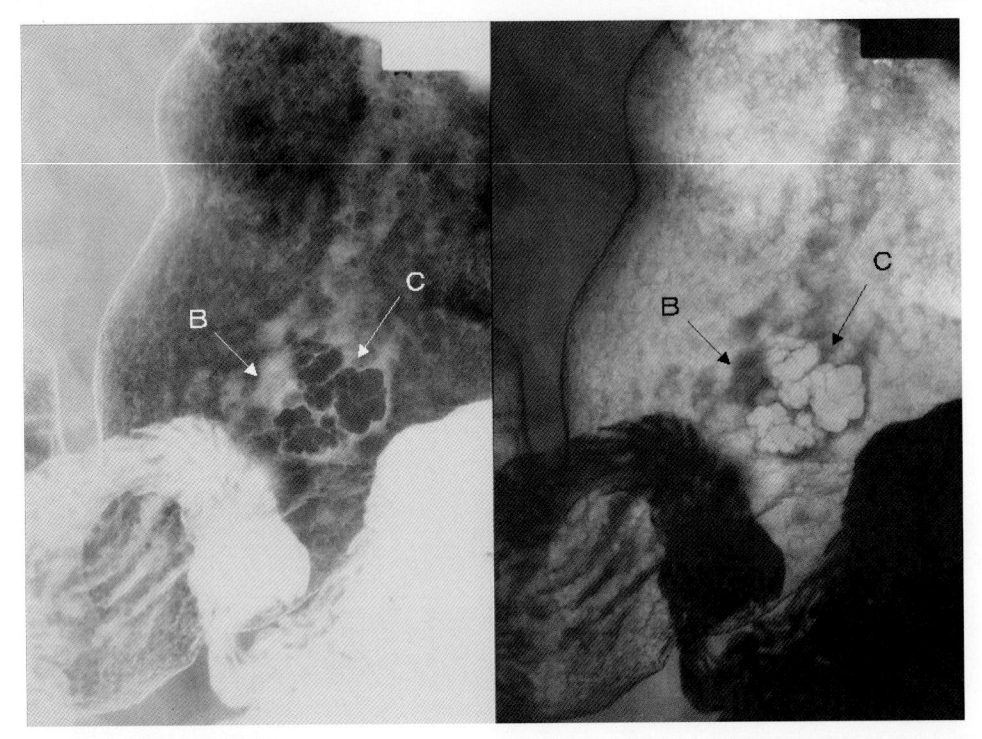

Fig.27　背臥位正面二重造影像

　　Fig.25，26，27のネガ像，ポジ像では，体下部後壁大弯寄りに隆起輪郭の形が中心部から外側へ向かって凸状で不規則な，立ち上がりが急峻な不整形の隆起像（はじき像）（矢印A）がみられる。
　　隆起起始部の形はⅡ型である。隆起の大きさは約18×14mmである。隆起表面の形態は小顆粒・顆粒像および不整形な小さいバリウム斑がみられる。隆起輪郭の形は中心部から外側へ向かって凸状で不規則である。隆起の高低差は中等度である。
　　Fig.25のネガ像，ポジ像では，隆起の性状が詳細に読影できる。**Fig.26，27**のネガ像およびポジ像では，隆起の小弯側に不規則な形の小さいバリウム斑（矢印B）がみられる。不規則な形の小さいバリウム斑の小弯側の辺縁には軽度な隆起像（はじき像）（矢印B）が認められる。しかし，本所見は当時の読影では見逃しており，今回のネガ像，ポジ像の比較検討で読影できたものである。
　　また，隆起の中心部には不整形な小さいバリウム斑（矢印C）がみられる。不規則な形の小さいバリウム斑（矢印B）は不整形な小さいバリウム斑（矢印C）に連続するように認められる。
　　不整形な小さい陥凹（矢印C）の境界は比較的鮮明である。陥凹面（底部）は微細顆粒像がみられる。不規則な形の小さい陥凹（矢印B）の境界は比較的平滑である。陥凹面（底部）はバリウムが溜まって性状は不明瞭である。不規則な形の小さい陥凹の小弯側の辺縁には軽度な隆起像（はじき像）が認められる。
　　組織学的な検索が不十分なため，不整形な小さいバリウム斑および不規則な形の小さいバリウム斑は萎縮，びらんとⅡc病変との鑑別が難しく，詳細は不明である。
　　背景粘膜は切除標本を参考にすれば，病変部の周囲には白色の小顆粒・顆粒像がみられ，胃底腺領域に豊富な粘膜ひだは大部分がみられず，中等度から高度の萎縮型であり，腺境界領域から幽門腺領域であろう。F境界線は大弯側へ大部分が経時的に移動していることが想定される。X線的には周囲粘膜はわずかに小顆粒像がみられるが，萎縮の有無の識別は難しい。しかし，前記したことを考慮すれば中等度から高度な萎縮変化が推定される。

要　約

　隆起起始部の形はⅡ型，隆起の大きさは約18×14mm，隆起表面の形態は小顆粒・顆粒像および不整形な小さいバリウム斑，不規則な形の小さいバリウム斑，隆起輪郭の形は中心部から外側へ向かって凸状で不規則，隆起の高低差は中等度などの所見である。

　上記の事柄を考慮し，隆起起始部の形，隆起の大きさ，隆起表面の形態，隆起輪郭の形，隆起の高低差などの所見から分化型癌のⅡa病変と読影した。病理組織学的には異型上皮巣である。

考　察

　本例のような隆起性病変は，ポジ像では，低濃度域の低コントラスト部の，白くつぶれた部の淡い陰影斑の性状は，読影が難しく，ネガ像では比較的わかりやすい。ただし，濃淡差のあるコントラストのみられる部ではポジ像がわかりやすい。本例のように微細な凹凸病変の読影は，ネガ像を中心にポジ像をも含めて検討することが大切である。

　隆起性病変では，表面の微細な陰影斑の性状はネガ像がわかりやすく，濃度がやや低い部の表面の模様像もネガ像がわかりやすい。

　隆起表面に不規則な形の小さいバリウム斑および不整形な小さく淡い陰影斑がみられれば，陥凹の性状を読影することが大切である。

◆**病理組織診断**　異型上皮巣　18×14mmである。

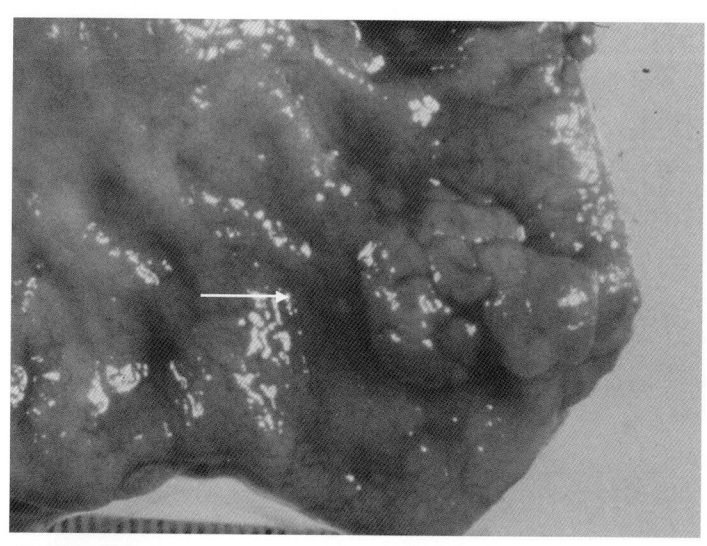

新鮮切除標本

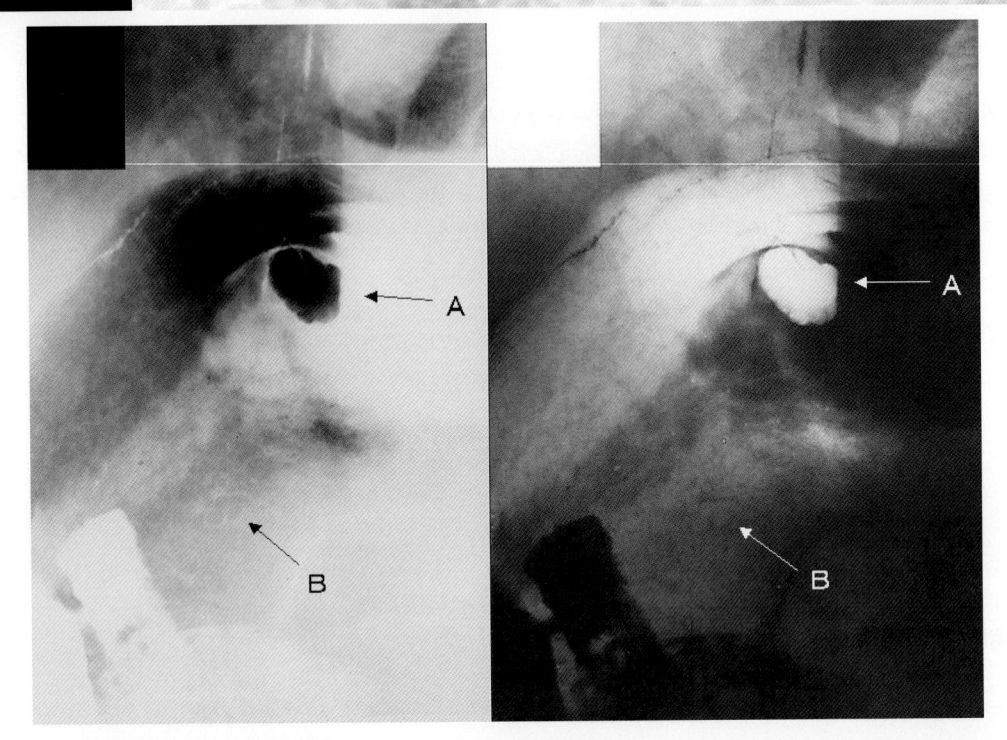

症例 8 　3つの異型上皮巣　67歳・男性

Fig.28　半臥位第2斜位二重造影像

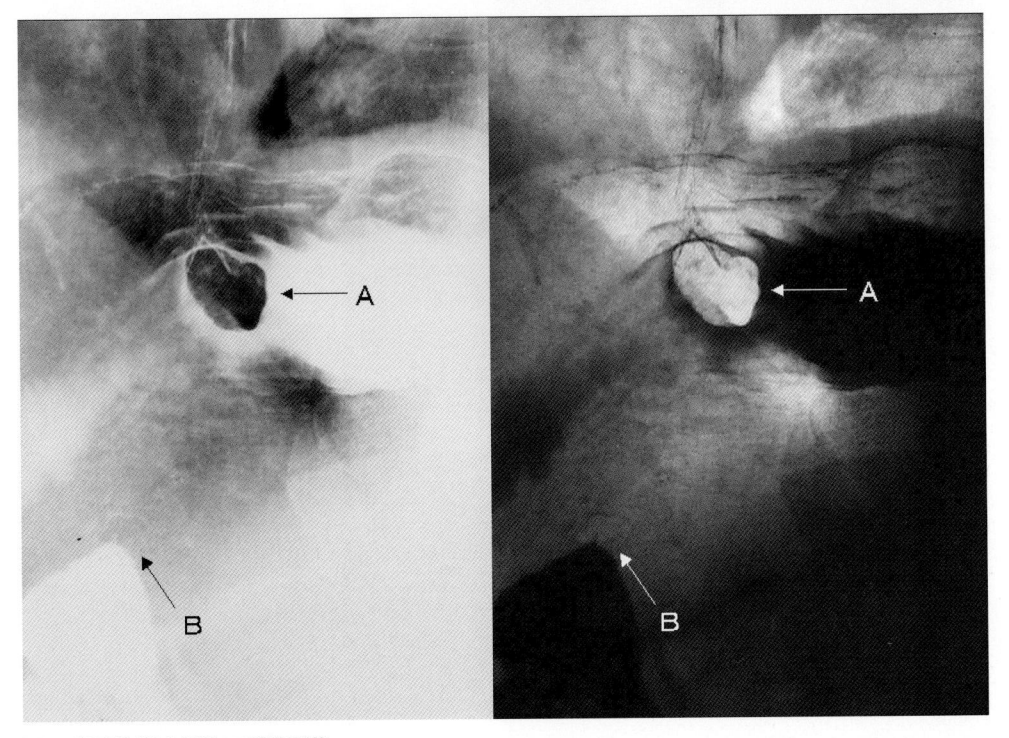

Fig.29　半臥位第2斜位二重造影像

症例8．3つの異型上皮巣

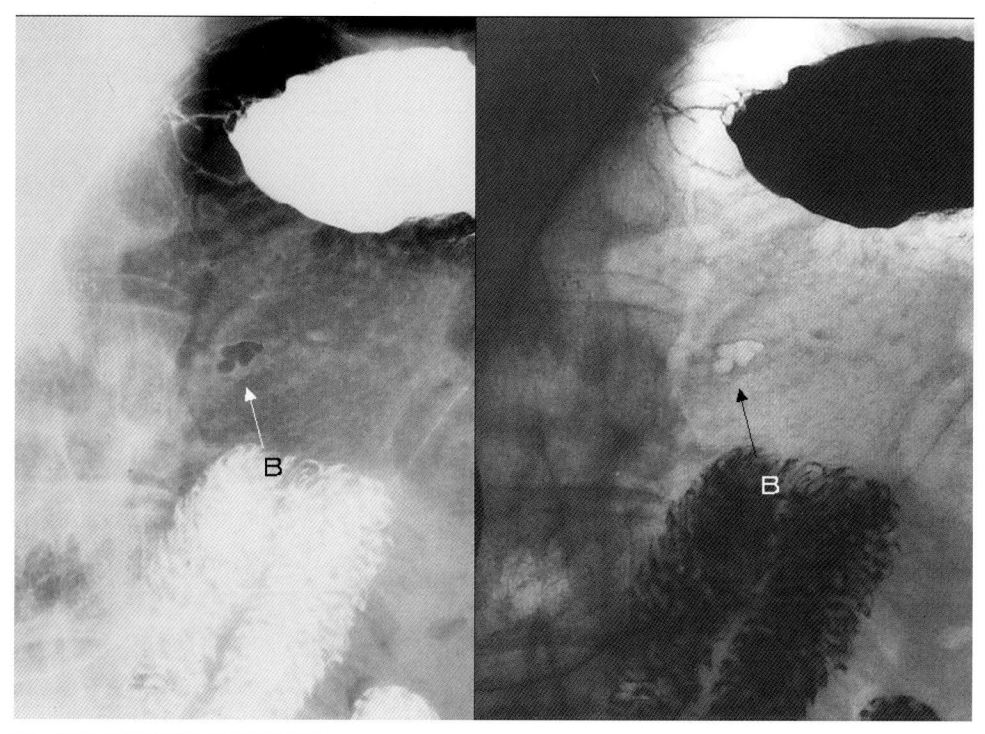

Fig.30 背臥位第2斜位二重造影像

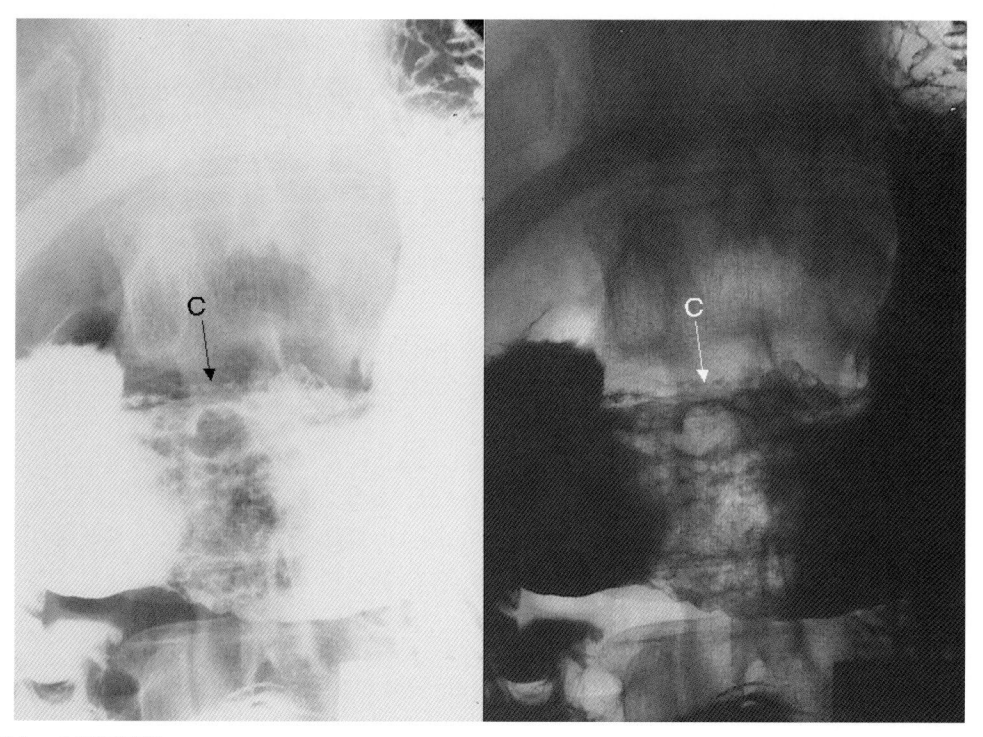

Fig.31 立位圧迫像

Fig.28，29，30，31のネガ像，ポジ像では，噴門部後壁小弯寄り，体上部後壁小弯寄り，前庭部後壁小弯寄りに隆起輪郭の形が中心部から外側へ向かって凸状で不規則な，立ち上がりが急峻な不規則な形の隆起像（はじき像）（矢印A），（矢印B）および不規則な形の透亮像（矢印C）がみられる。

Fig.28，29のネガ像，ポジ像では，不規則な形の隆起像（はじき像）（矢印A）が認められる。隆起起始部の形はⅡ型である。隆起の大きさは約15×11mmである。隆起表面の形態は数個の微細なバリウム斑および多数の極微細顆粒像が認められる。隆起輪郭の形は中心部から外側へ向かって凸状で不規則である。隆起の高低差は中等度である。

Fig.30のネガ像，ポジ像では，不規則な形の隆起像（はじき像）（矢印B）がみられる。隆起起始部の形はⅡ型（平盤状隆起）である。隆起の大きさは約9×6mmである。隆起表面の形態は粘膜模様が微細で均一であり，周囲の粘膜模様と大差はない。隆起輪郭の形は中心部から外側へ向かって凸状で不規則である。隆起の高低差は軽度である。

Fig.31のネガ像，ポジ像では，不規則な形の透亮像（矢印C）が認められる。隆起起始部の形はⅡ型である。隆起の大きさは約11×8mmである。隆起表面の形態は粘膜模様が微細で均一であり，周囲の粘膜模様と大差はない。隆起輪郭の形は中心部から外側へ向かって軽度に凸状で不規則である。隆起の高低差は軽度である。

背景粘膜（矢印A）は噴門腺領域であろう。周囲粘膜は網状陰影がみられず，萎縮変化はみられない。

要　約　1

隆起起始部の形はⅡ型，隆起の大きさは約15×11mm，隆起表面の形態は数個の微細なバリウム斑および多数の極微細顆粒像，隆起輪郭の形は中心部から外側へ向かって凸状で不規則，隆起の高低差は中等度などの所見である。

これらの隆起起始部の形，隆起の大きさ，隆起表面の形態，隆起輪郭の形，隆起の高低差などの所見から分化型癌のⅡa病変と読影した。病理組織学的には，異型上皮巣である。

背景粘膜（矢印B）は胃底腺領域から腺境界領域であろう。周囲粘膜は網状陰影がみられず，萎縮変化はみられない。

要　約　2

隆起起始部の形はⅡ型（平盤状隆起），隆起の大きさは約9×6mm，隆起表面の形態は粘膜模様が微細で均一，隆起輪郭の形は中心部から外側へ向かって凸状で不規則，隆起の高低差は軽度などの所見である。

以上の隆起起始部の形，隆起の大きさ，隆起表面の形態，隆起輪郭の形，隆起の高低差などの所見から分化型癌のⅡa病変と読影した。病理組織学的には，異型上皮巣である。

背景粘膜（矢印C）は幽門腺領域であろう。周囲粘膜は小顆粒像がみられるが，顆粒間の開大した所見がみられず，軽度から中等度な萎縮変化が推定される。

要　約　3

隆起起始部の形はⅡ型，隆起の大きさは約11×8mm，隆起表面の形態は粘膜模様が微細で均一，隆起輪郭の形は中心部から外側へ向かって軽度に凸状で不規則，隆起の高低差は軽度などの所見である。

上記の事柄を考慮し，隆起起始部の形，隆起の大きさ，隆起表面の形態，隆起輪郭の形，隆起の高低差などの所見から分化型癌のⅡa病変と読影した。病理組織学的には，異型上皮巣である。

考　察

　それぞれの隆起起始部の形，隆起の大きさ，隆起表面の形態，隆起輪郭の形，隆起の高低差などの所見からⅡa病変あるいは異型上皮巣と推定できる。病理組織学的には3つの異型上皮巣である。このような症例からみると，Ⅱa病変と異型上皮巣との鑑別はますます難しそうである。

　異型上皮巣（矢印A）は，ネガ像では隆起表面の形態は数個の微細なバリウム斑がみられ，ポジ像では数個の微細なバリウム斑および多数の極微細顆粒像が認められる。ポジ像では濃度域が広く，コントラストが低い。ネガ像で濃度が高くつぶれた部でもわずかな濃度差として観察されるため，本例においては，隆起表面の形態はポジ像がややわかりやすい。

　ネガ像では，低濃度域の淡い陰影斑の形状・性状が現れ，わかりやすい。ポジ像では高濃度域，低濃度域の白くつぶれた部の淡い陰影斑は，わずかな濃淡差としてみられるが，読み取りが難しい。濃淡差は一見すると，ポジ像のほうがよく現れているようにみえるが，ネガ像を中心にポジ像をも含めて検討することが大切である。ネガ像のX線写真の濃度がアンダーの場合，ポジ像のほうが詳細な変化所見をとらえることができる。

◆**病理組織診断**　3つの異型上皮巣　15×11mm　9×6mm　11×8mmである。

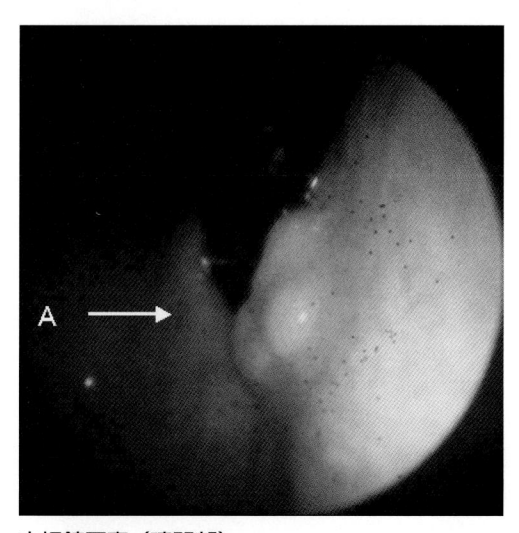

内視鏡写真（噴門部）

症例 9 — Ⅱb類似Ⅱa型早期胃癌　72歳・男性

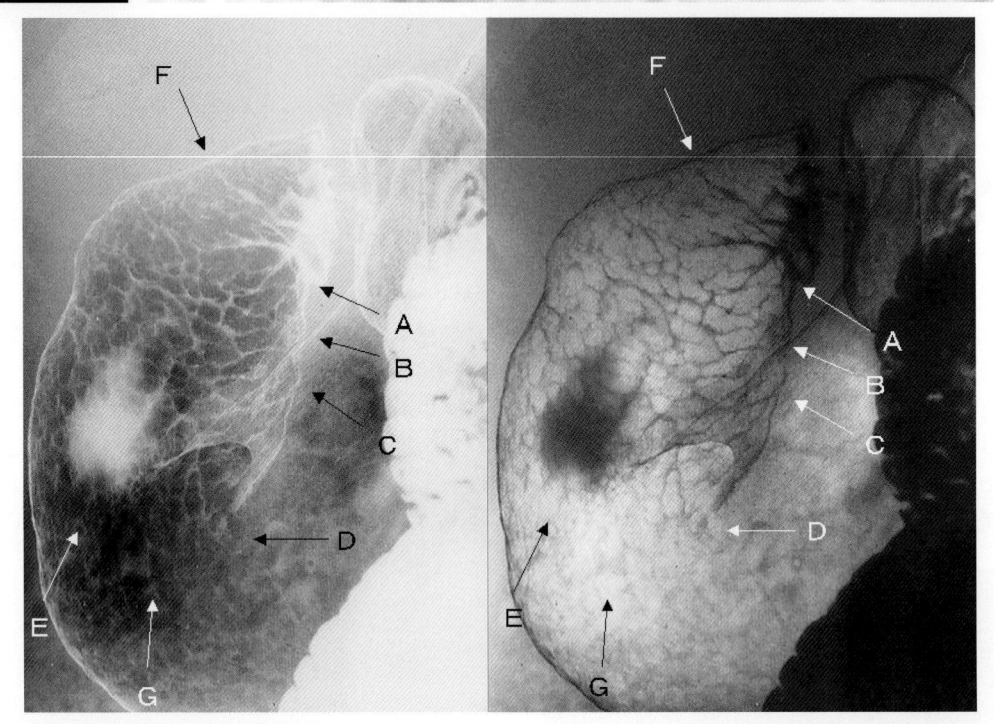

Fig.32　背臥位第2斜位二重造影像

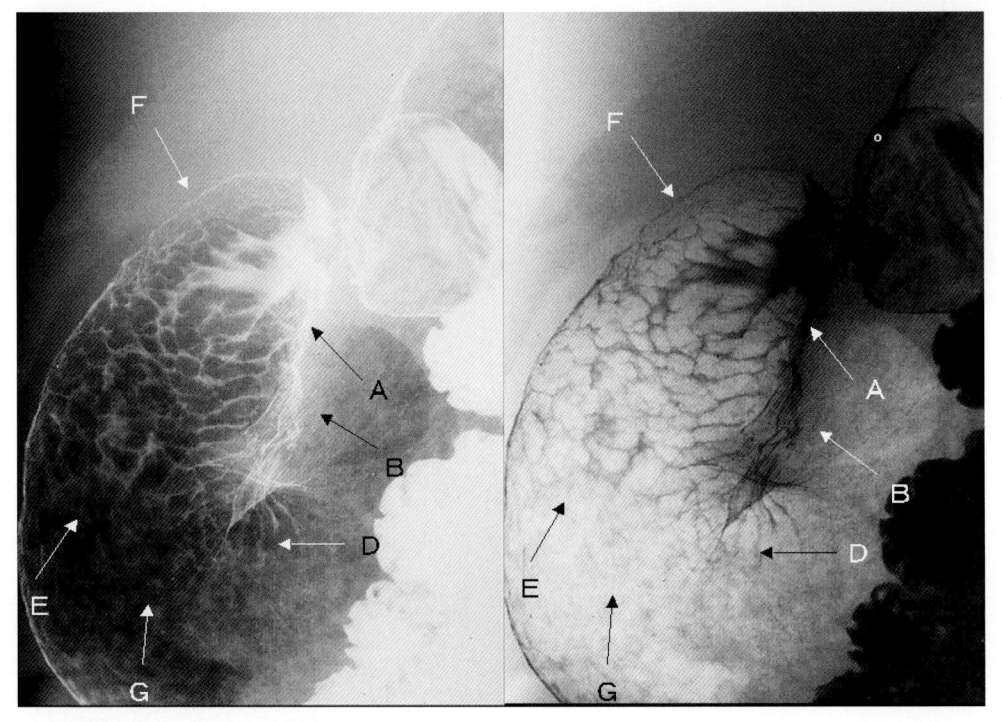

Fig.33　背臥位第2斜位二重造影像

症例9．Ⅱb類似Ⅱa型早期胃癌

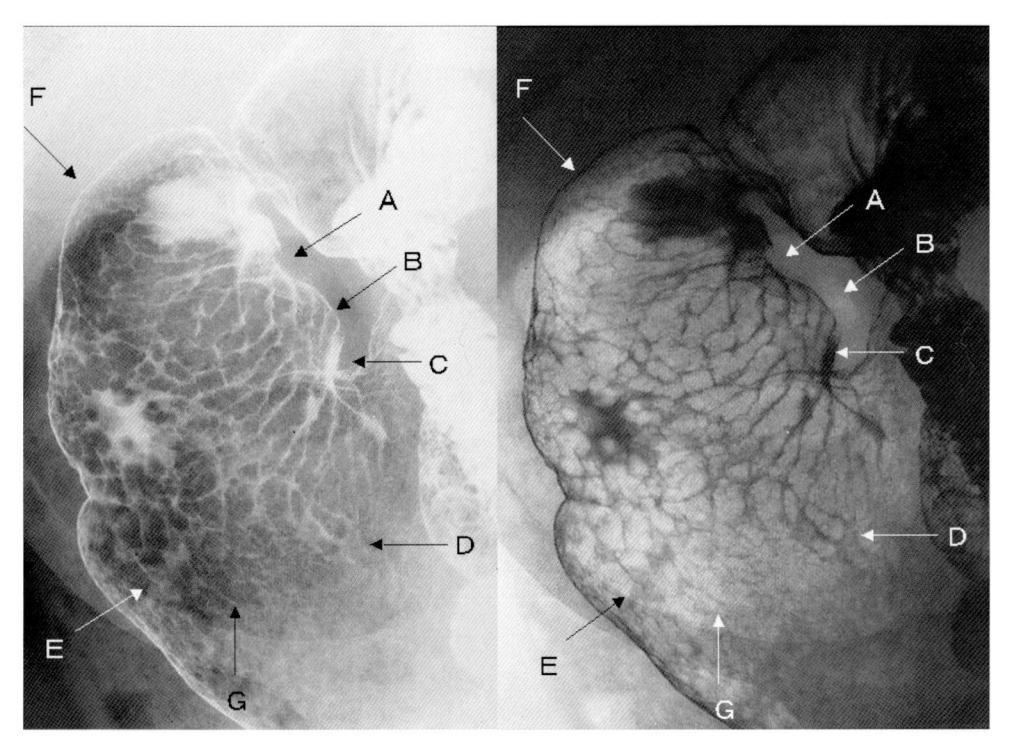

Fig.34　背臥位第2斜位二重造影像

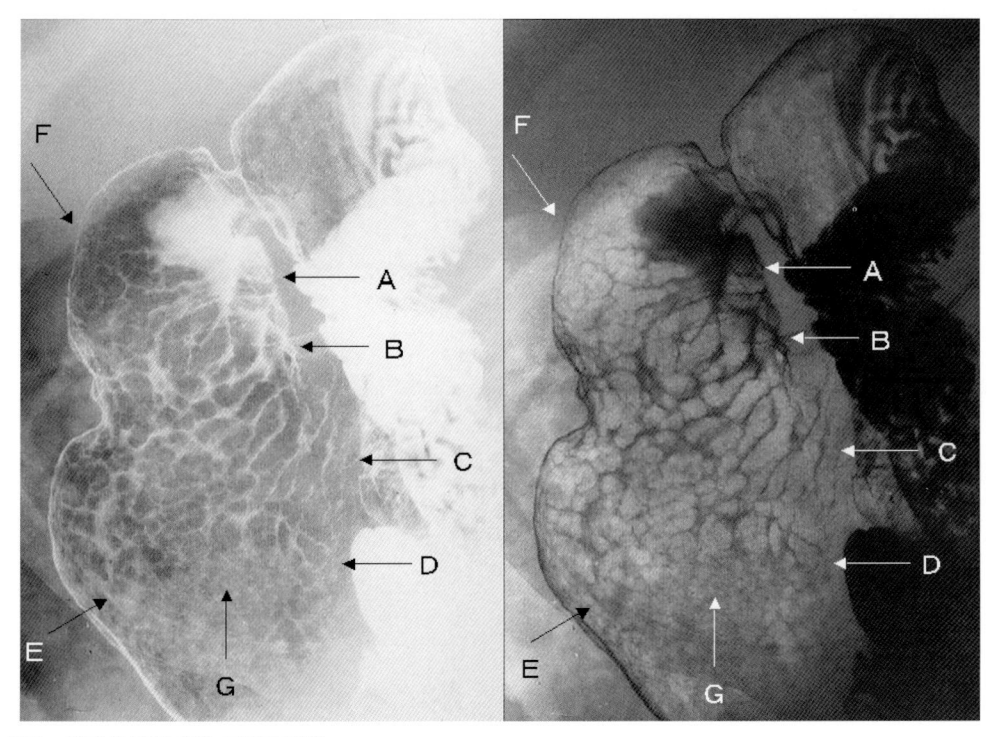

Fig.35　背臥位第2斜位二重造影像

31

本例は，約20～25年前に大阪中央病院・藤井　要先生のご厚意で，症例の作成，使用について快諾を受け，大阪胃腸会（銀杏会）の前身である胃X線撮影技術研究会において検討された症例である。

　Fig.32，33，34，35のネガ像，ポジ像では，胃角部肛門側から幽門前部のほぼ全周性に不整形な小顆粒・顆粒像および網状陰影（矢印A～G）がみられる。

　本例のポイントは新鮮切除標本，固定切除標本および病理組織報告書を参考にして，下記に述べる。

1）胃角部肛門側から幽門前部口側の前壁側には後壁同様の不整形な小顆粒・顆粒像および網状陰影が認められる。
2）幽門前部口側の前・後壁から幽門部の一部の領域（矢印Fの肛門側）には，不整形な小顆粒・顆粒像および網状陰影（矢印F）はみられない。
3）通常，胃炎は通常型（肛門側から口側へ向かって凸状）を呈することが多いが（例として肉眼的なF境界線は通常型；口側へ向かって凸状である），本例の境界部の形状は直線的（矢印D，G）である。また，胃炎の境界部の粘膜模様像は周囲粘膜へ漸次移行していることが多いのに対し，本例では明瞭な漸次移行のみられない直線的（矢印D，G）な境界部所見である。

　Fig.32，33，34，35のネガ像，ポジ像の粘膜変化所見を解析すると，大きさ，形，配列は大小不揃い，不規則，乱れのある小顆粒・顆粒像，粗大顆粒像および網状陰影，粗大網状陰影（矢印A～G）がみられる。幅（大小），深さ（濃淡）は大小不同，不均等，形，輪郭，配列が不規則，乱れのある小顆粒・顆粒間溝，粗大顆粒間溝および網状間溝，粗大網状間溝（矢印A～G）が認められる。病変の大きさは，後壁側では約66×63mmである。

　明らかに大きい粗大顆粒像および粗大網状陰影を計測すると，Fig.32，33のネガ像，ポジ像では，矢印A～D部（X線的には後壁中央から小弯側）に大きさ約8.4×4.2mm，7.0×4.2mm，9.1×3.5mm，8.4×3.5mmの粗大顆粒像および粗大網状陰影がみられる。Fig.34，35のネガ像，ポジ像では，矢印A～D部（X線的には後壁中央から小弯側）に大きさ約14.0×4.9mm，11.2×4.9mm，8.4×4.9mmの粗大顆粒像および粗大網状陰影が認められる。

　約20年前にこれらの大きさの粗大顆粒像および粗大網状陰影が胃炎像にみられるか否か検討，計測したことがあるが，該当する症例はみられなかった。

　新鮮切除標本，固定切除標本および病理組織報告書を参考にすると，広範囲に丈の低い隆起がみられるが，X線的には圧迫像がないために高低差は読影できなかった。大きさをみると，病変部すべての小顆粒・顆粒像および網状陰影が大きいわけではなく，胃炎像でもみられる，小顆粒・顆粒像および網状陰影もみられる。また，形状は類円形，類楕円形，類長楕円形，不規則な形など多彩な形状である。

　新鮮切除標本および固定切除標本では，幽門前部前・後壁から幽門部に大きさ約25×20mmの非癌粘膜が認められる。

　本例のような病変は経験がなく，明らかな悪性所見の読影は難しい。

　背景粘膜は幽門腺領域であろう。周囲粘膜は小顆粒像がみられるが，顆粒間の開大した所見がみられず，軽度から中等度な萎縮変化が推定される。

要　約

　大きさ，形，配列は大小不揃い，不規則，乱れのある小顆粒・顆粒像，粗大顆粒像および網状陰影，粗大網状陰影（矢印A～G），幅（大小），深さ（濃淡）は大小不同，不均等，形，輪郭，配列が不規則，乱れのある小顆粒・顆粒間溝，粗大顆粒間溝および網状間溝，粗大網状間溝（矢印A～G）などの所見である。

　上記の事柄を考慮し，不整形な小顆粒・顆粒像，粗大顆粒像および網状陰影，粗大網状陰影，不

整形な小顆粒・顆粒間溝，粗大顆粒間溝および網状間溝，粗大網状間溝などの所見から，新鮮切除標本および固定切除標本および病理組織報告書をも参考にして，分化型癌のⅡb類似Ⅱa病変と読影した。

新鮮切除標本および固定切除標本および病理組織報告書を参考にしてみると，深達度は厚みと硬さ（凹凸と伸展性）で行うが，癌の粘膜下以深への浸潤によって生じた所見（因果関係に基づく所見）はみられず，癌の深部浸潤と関係がある所見（相関関係に基づく所見）を思考しても，顕微鏡的な微小浸潤を考慮しなければm癌と読影できよう。

考　察

本例のように微細顆粒像，小顆粒・顆粒像，粗大顆粒像および網状陰影，粗大網状陰影の軽微な変化所見の読影はネガ像，ポジ像ともに比較検討することが大切である。

Ⅱb類似Ⅱa病変では，小顆粒・顆粒像，粗大顆粒像および網状陰影，粗大網状陰影，また小顆粒・顆粒間溝，粗大顆粒間溝および網状間溝，粗大網状間溝の変化所見は適度なコントラストがみられ，ポジ像がわかりやすい。ことに，小顆粒・顆粒間溝，粗大顆粒間溝および網状間溝，粗大網状間溝の形状・性状および濃淡差の読影はポジ像がわかりやすい。しかし，軽微な淡い陰影斑の性状はネガ像がわかりやすい。

◆**病理組織診断**　表層拡大型のⅡb類似Ⅱa型早期癌　m　pap　105×55mmである。

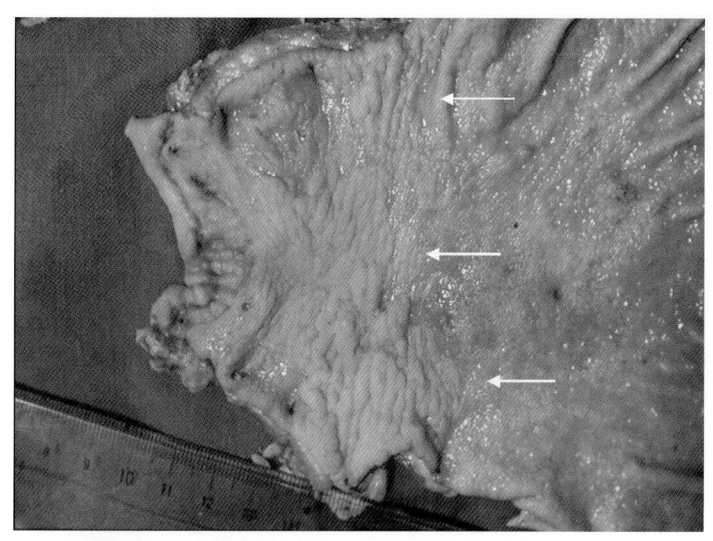

固定切除標本

症例 10 　Ⅱc型早期胃癌　41歳・男性

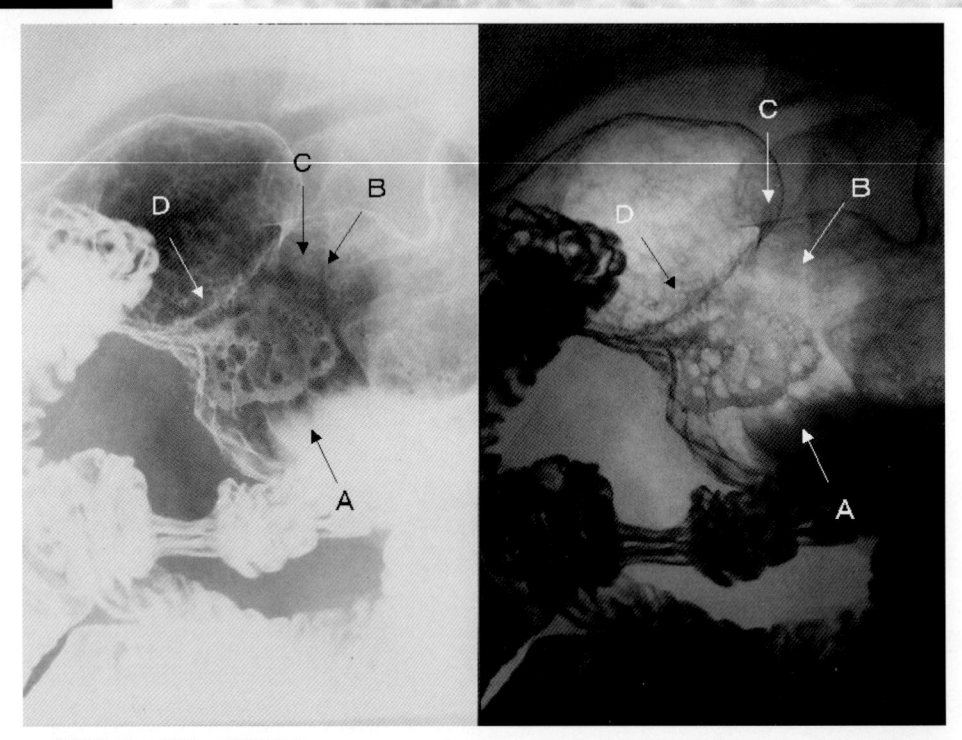

Fig.36　背臥位第2斜位二重造影像

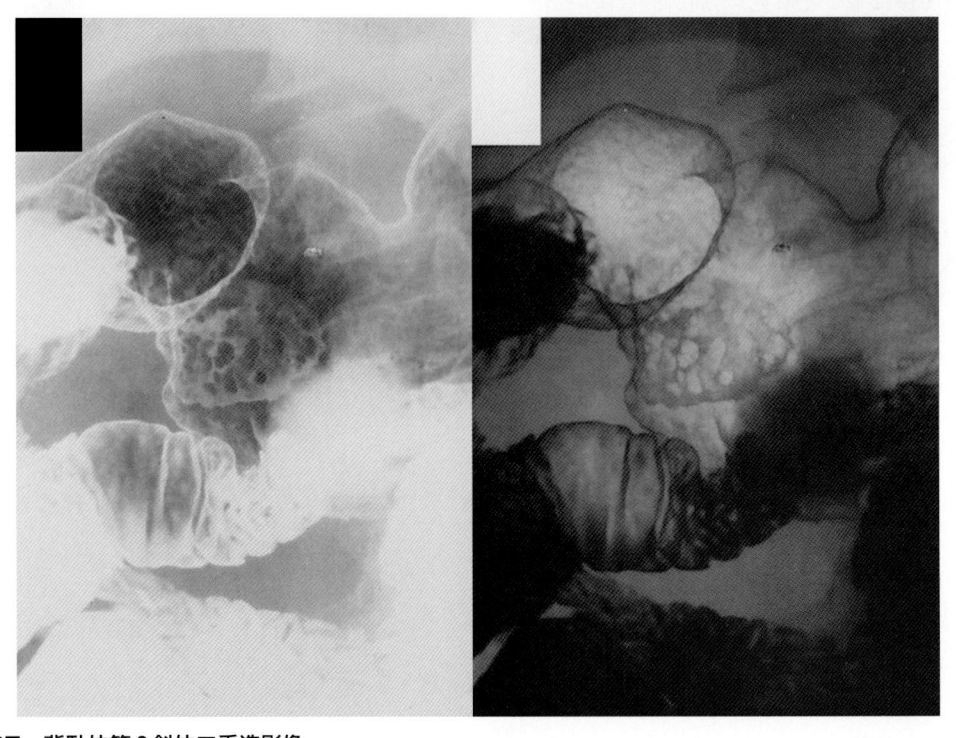

Fig.37　背臥位第2斜位二重造影像

Fig.36，37のネガ像，ポジ像では，前庭部後壁大弯寄りに不整形な淡い陰影斑（矢印A）がみられる。未分化型癌のⅡc病変の典型像である。

不整形な淡い陰影斑は，陥凹中央部と境界部ではバリウム陰影濃度が異なり，中央部では濃く深いが，境界部では淡く浅い陰影濃度である。X線像からみた相対的な意味合いの陥凹の深さである。また，境界部は小弯側では淡い陰影斑部としてみられるが，それは陥凹部に十分バリウムを溜めて体位変換を行わず，付着が不十分なことから生じた変化所見の可能性がある。病変の大きさは約34×29mmである。

不整形な浅い陥凹（矢印A）の境界は鮮明およびギザギザした鋸歯状陰影である。陥凹面（底部）は一言で表現すれば，大小不揃いの顆粒状陰影としてみなされるが，顆粒の大きさは比較的整っている感がある。また，陥凹の大きさに比し，大小不揃いの顆粒状陰影はそれほど多くはみられず，陥凹に厚みがあるような（陥凹部は比較的深さのある）変化所見である。

陥凹面（底部）の肛門側には，不整形な比較的濃いバリウム斑（矢印D）がみられ，局所的な深い陥凹が認められる。陥凹の辺縁には立ち上がりの緩やかな隆起像（はじき像）がみられる。

背景粘膜は幽門腺領域と推定され，周囲粘膜は網状陰影がみられず，萎縮変化はみられない。

要　約

不整形な浅い陥凹の境界は鮮明およびギザギザした鋸歯状陰影，陥凹面（底部）は大小不揃いの顆粒状陰影，陥凹の辺縁には立ち上がりの緩やかな隆起像（はじき像）などの所見である。

以上の境界，面（底部），辺縁の所見から未分化型癌のⅡc病変と読影した。

深達度は厚みと硬さ（凹凸と伸展性）で行うが，癌の粘膜下以深への浸潤によって生じた所見（因果関係に基づく所見），局所的な深い陥凹，癌の深部浸潤と関係がある所見（相関関係に基づく所見），局在部位，癌組織型，肉眼型，大きさ，潰瘍合併の有無などから推定してsm癌と読影できよう。

考　察

Fig.36のポジ像では陥凹の小弯側の境界は不明瞭（矢印B）であり，陥凹の辺縁の立ち上がりの緩やかな隆起像（はじき像）も小弯側では不明瞭（矢印C）である。ネガ像では比較的明瞭に現れている。

Fig.37のポジ像では陥凹の境界（矢印B）は比較的明瞭に現れているが，陥凹の辺縁の立ち上がりの緩やかな隆起像（はじき像）は小弯側では不明瞭（矢印C）である。ネガ像では両所見が比較的明瞭に現れている。

基本的にネガ像では，低濃度域の淡い陰影斑の所見は比較的明瞭にみられることが多い。ポジ像の不明瞭な点は反転時の黒色から白色の輝度およびコントラストが影響して，低濃度域の淡い陰影斑が白くつぶれ，濃淡差としてみられなかったことが影響している。

◆**病理組織診断**　Ⅱc型早期癌　sm　sig　28×24mmである。

胃癌X線読影法

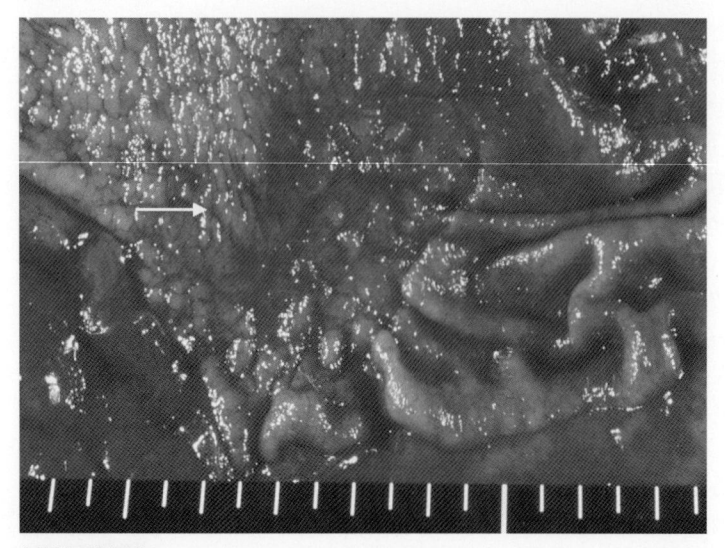

新鮮切除標本

症例 11　IIc型早期胃癌　61歳・男性

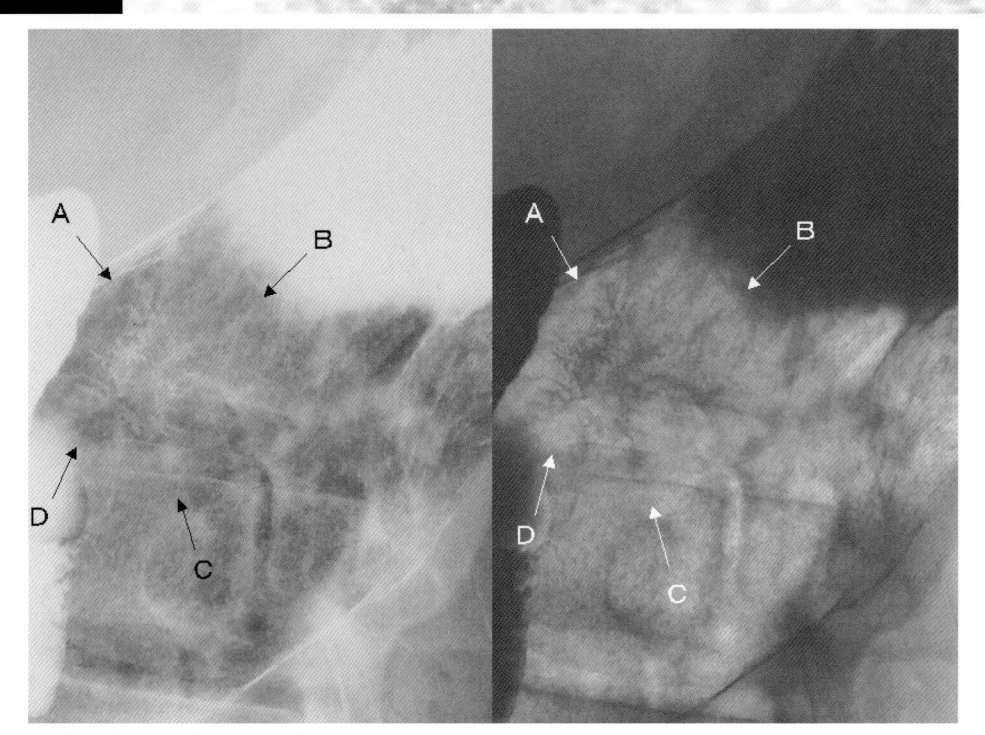

Fig.38　背臥位第2斜位二重造影像

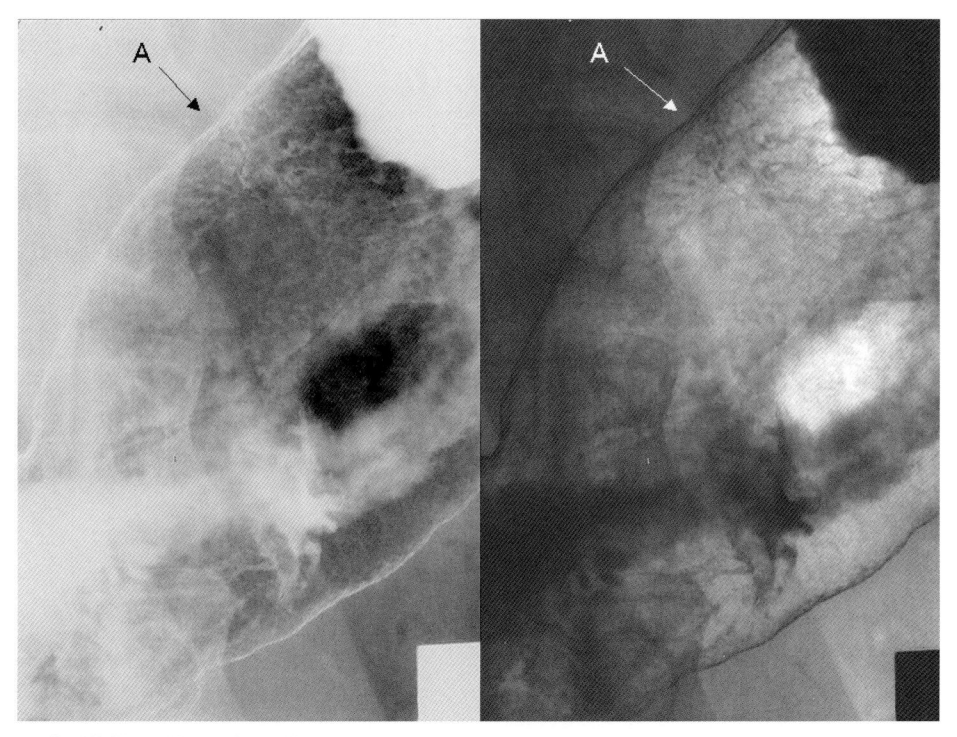

Fig.39　背臥位第2斜位二重造影像

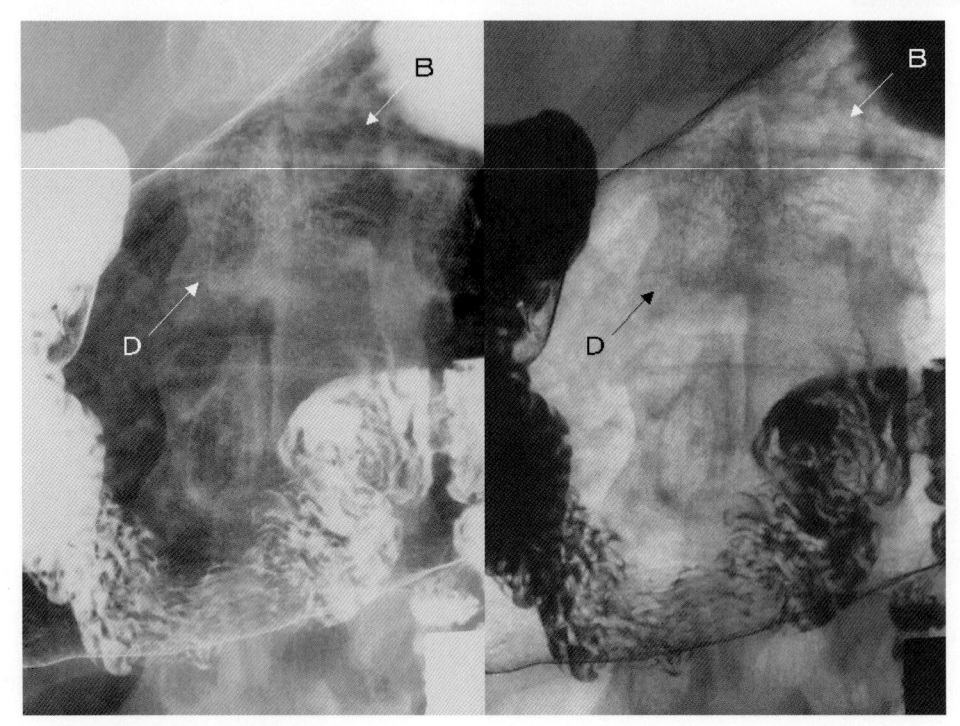

Fig.40　背臥位第2斜位二重造影像

　Fig.38，39，40のネガ像，ポジ像では，体中部後壁小弯寄りの椎体上に不整形な多数の淡い線状のバリウム斑が面（領域）（矢印A）として認められる。

　病変部を面（領域）としてとらえた場合，周囲粘膜（背景粘膜）の形態と異なる粘膜模様がある大きさ（面積）を占めている。上皮性増殖は認められ，境界は比較的明瞭である。周囲の粘膜模様との形態的な"かけ離れ"の程度は軽度から中等度である。これらの所見は周囲粘膜（背景粘膜）へ漸次移行は認められない。すなわち，不整形な面（領域）が認められ，境界は明瞭で，周囲粘膜（背景粘膜）へ自然な移行が認められない，ということになる。

　不整形な多数の淡い線状陰影は，"氷を割ってヒビの入ったような形状または樹氷"をイメージさせる。

　不整形な多数の淡い線状陰影（矢印A）を面（領域）としてとらえると，その境界部は，口側の矢印B部ではトゲトゲした棘状陰影である。小弯側（矢印A）は，微細な線状陰影，点状陰影が比較的明瞭に認められる。大弯側（矢印C）ではトゲトゲした棘状陰影がみられる。肛門側（矢印D）は萎縮粘膜様であり，比較的不明瞭である。病変の大きさは約35×31mmである。

　Fig.38のネガ像，ポジ像では，不整形な濃淡差のみられる線状陰影の集合像は，中心部では線状陰影の不明瞭な部が認められる。Fig.39，40のネガ像，ポジ像では，不整形な淡いバリウム斑は面（領域）としてみられ，中心部の線状陰影には連続性が認められる。また，不整形な多数の淡い線状陰影の面（領域）内には多数の微細顆粒像がみられる。大弯側では，不整形な多数の淡い線状陰影の辺縁には立ち上がりの緩やかな軽度の隆起像（はじき像）が認められる。

　背景粘膜は切除標本を参考にすれば，病変部周囲には白色の小顆粒・顆粒像が多くみられ，胃底腺領域に豊富な粘膜ひだは大部分がみられず，中等度から高度の萎縮型であり，腺境界領域であろう。F境界線は大弯側へ大部分が経時的移動していることが想定される。X線的には周囲粘膜は小顆粒像がみられないが，前記したことを考慮すれば中等度から高度な萎縮変化が推定される。

症例11．Ⅱc型早期胃癌

要　約

　不整形な多数の淡い線状陰影を面（領域）としてとらえると，境界部は口側ではトゲトゲした棘状陰影，小弯側は微細な線状陰影，点状陰影が比較的明瞭，大弯側ではトゲトゲした棘状陰影，肛門側は萎縮粘膜様で比較的不明瞭，陥凹面（底部）は多数の微細顆粒像，不整形な多数の浅い線状陰影の辺縁には立ち上がりの緩やかな軽度の隆起像（はじき像）などの所見である。

　上記の事柄を考慮し，境界，面（底部），辺縁の所見から分化型癌のⅡc病変と読影した。

　深達度は厚みと硬さ（凹凸と伸展性）で行うが，癌の粘膜下以深への浸潤によって生じた所見（因果関係に基づく所見）はみられず，癌の深部浸潤と関係がある所見（相関関係に基づく所見）を思考しても，顕微鏡的な微小浸潤を考慮しなければm癌と読影できよう。

考　察

　椎体上のわずかに濃淡差のある，不整形な多数の淡い線状陰影はネガ像では保護色（隠蔽色）に関連すると，見逃されやすい（コントラストが関与している）。本例のように，椎体上の微細病変の発見および病変の性状の読影はポジ像を中心にネガ像をも含めて検討することが大切であろう。

　軽微な粘膜模様主体の変化所見を解析する場合，ネガ像で読影できる変化所見はネガ像で読影し，その読影が難しければポジ像を参考にする。逆に，ポジ像で読影できる変化所見はポジ像で読影し，その読影が難しければネガ像を参考にする。それぞれの微細な変化所見の形状・性状を検討することによって，肉眼型，深達度，浸潤範囲が読影できる。

◆**病理組織診断**　Ⅱc型早期癌　m　tub1　32×28mmである。

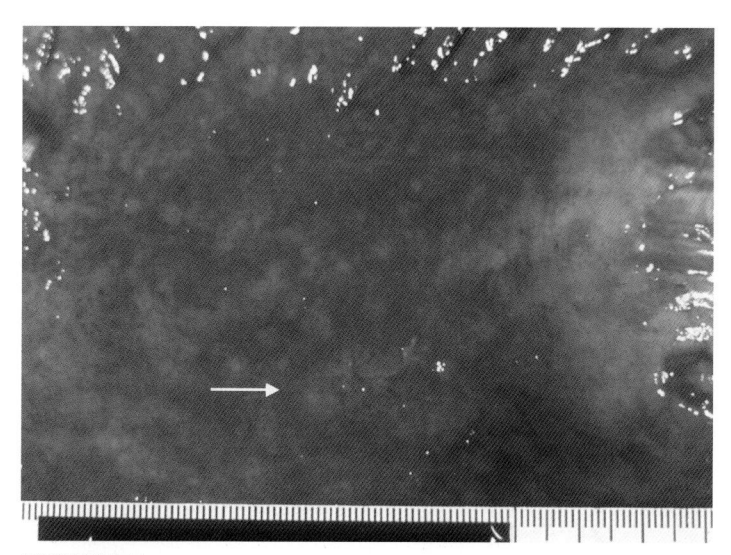

新鮮切除標本

症例 12 Ⅱc型早期胃癌　44歳・男性

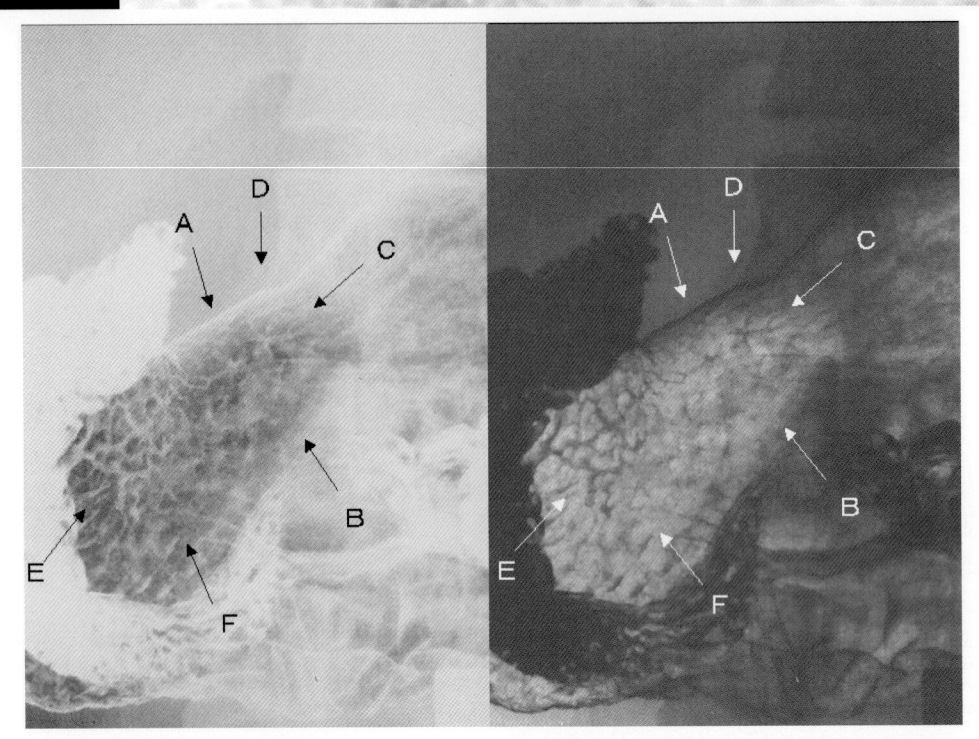

Fig.41　背臥位第2斜位二重造影像

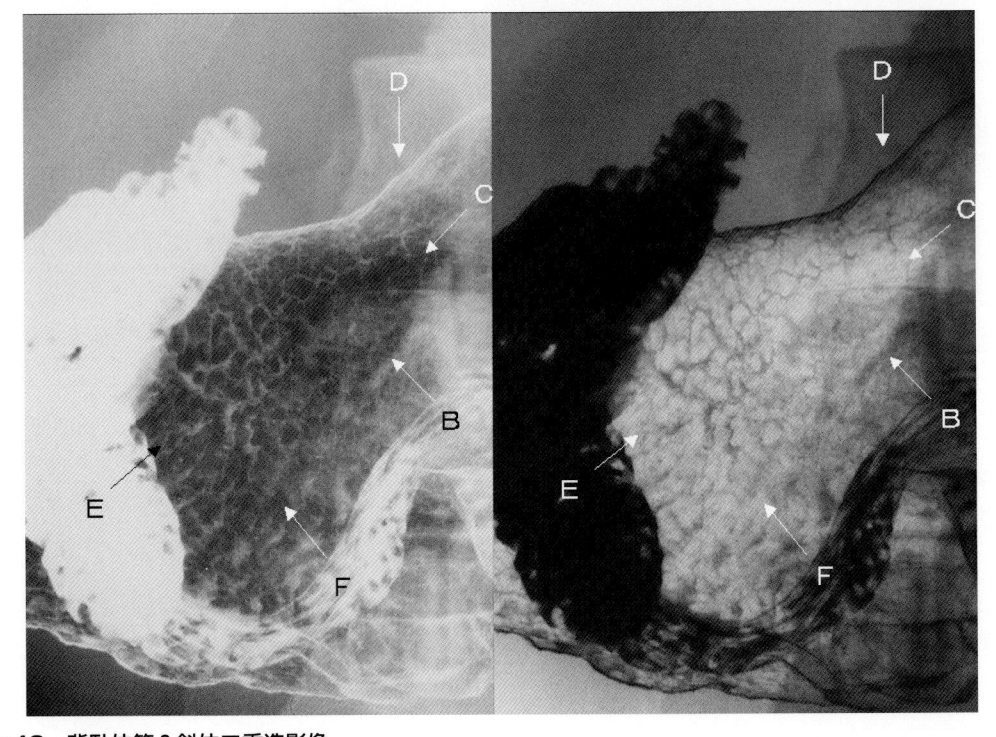

Fig.42　背臥位第2斜位二重造影像

症例12．IIc型早期胃癌

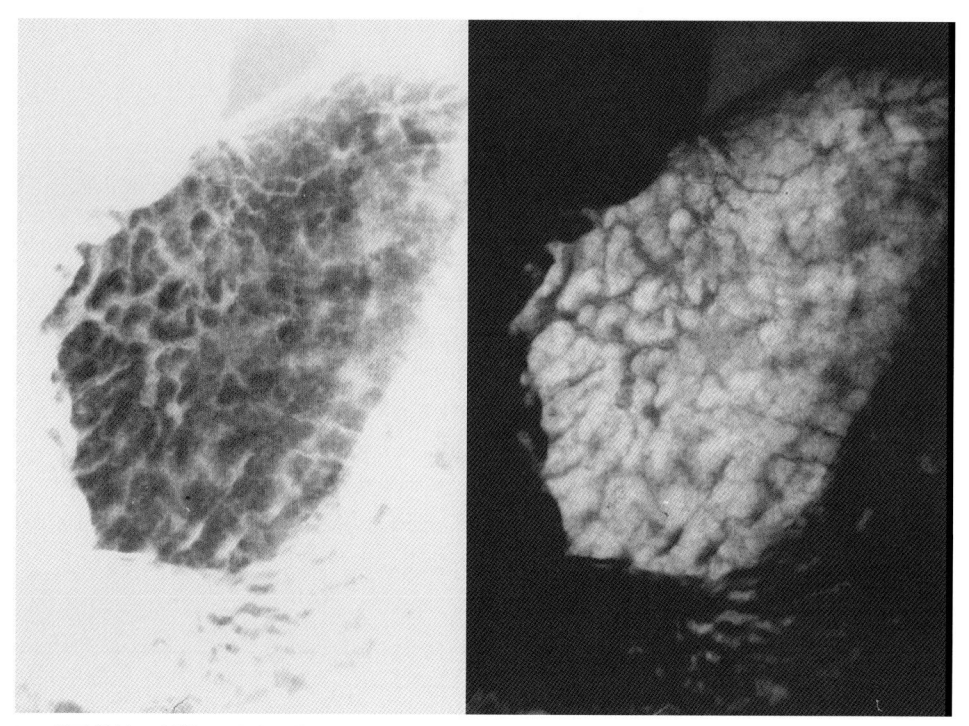

Fig.43 背臥位第2斜位二重造影像

　Fig.41，42，43のネガ像，ポジ像では，胃角部後壁小弯寄りに小顆粒・顆粒像および網状陰影が，不規則な形の面（領域）（矢印A～C，E，F）としてみられ，矢印A部の口側には粘膜集中（矢印D）が認められる。
　病変部を面（領域）としてとらえた場合，周囲粘膜（背景粘膜）の形態と異なる粘膜模様がある大きさ（面積）を占めている。上皮性増殖は認められ，境界は比較的明瞭である。周囲の粘膜模様との形態的な"かけ離れ"の程度は軽度から中等度である。これらの所見は周囲粘膜（背景粘膜）へ漸次移行は認められない。すなわち，不整形な面（領域）が認められ，境界はやや明瞭で，周囲粘膜（背景粘膜）へ自然な移行が認められない，ということになる。
　また，同部には大きさ，形，配列は大小不揃い，不規則，乱れのある小顆粒・顆粒像および網状陰影（矢印A～C，E，F）がみられる。幅（大小），深さ（濃淡）は大小不同，不均等，形，輪郭，配列が不規則，乱れのある小顆粒・顆粒間溝および網状間溝（矢印A～C，E，F）が認められる。しかしながら，IIc病変と読影することは容易ではない。
　Fig.41，42，43のネガ像，ポジ像では，不規則な形の小顆粒・顆粒像と小顆粒・顆粒間溝および不規則な形の網状陰影，網状間溝（矢印A～C，E，F）がみられる。Fig.43のネガ像，ポジ像のやや拡大写真では，不規則な形の小さいバリウム斑が散在し，多発びらんおよび萎縮粘膜が推定される。
　不規則な形の小顆粒・顆粒像，網状陰影の大弯側には，不整形な淡い陰影斑（矢印B，Fの範囲）が比較的強調されて認められる。大部分が広範囲な萎縮粘膜であろう。未分化型癌のIIc病変が明らかな陥凹としてみられる以前の形態変化の所見であろうが，小顆粒・顆粒像，網状陰影のみの検討ではいまだ不十分であり，これらの陰影所見では良・悪性の鑑別が難しい。病変の大きさは約39×30mmである。
　粘膜集中の先端部および粘膜集中間の線状陰影の変化所見は不明瞭である。
　背景粘膜は腺境界領域の近傍粘膜と推定され，このような領域に存在するIIc病変の大部分は未分

化型癌が想定されるが，これはあくまでも統計的な確実事象[1]によるものである。周囲粘膜は網状陰影がみられ，軽度な萎縮変化が推定される。

要　約

　大きさ，形，配列は大小不揃い，不規則，乱れのある小顆粒・顆粒像，および網状陰影，幅（大小），深さ（濃淡）は大小不同，不均等，形，輪郭，配列が不規則，乱れのある小顆粒・顆粒間溝および網状間溝，広範囲な萎縮粘膜などの所見である。

　上記の事柄を考慮し，未分化型癌のIIc病変と読影できるのであろうが，明らかな根拠を述べるのは難しい。しかしながら，胃炎性の変化所見とは異なり，広範囲な萎縮粘膜（非癌性）とも異なる陰影所見であることから，未分化型癌のIIc病変が明らかな陥凹としてみられる以前の形態変化である，小顆粒・顆粒像，網状陰影および萎縮粘膜（癌性）として，パターン認識することが重要であろう。

　深達度は厚みと硬さ（凹凸と伸展性）で行うが，癌の粘膜下以深への浸潤によって生じた所見（因果関係に基づく所見）はみられず，癌の深部浸潤と関係がある所見（相関関係に基づく所見）を思考しても，顕微鏡的な微小浸潤を考慮しなければm癌と読影できよう。

考　察

　未分化型癌のIIc病変に伴う所見はびらん，再生，萎縮と表現されるが，これらの変化所見は本例のような場合，ネガ像を中心にポジ像をも含めて検討することが大切である。

　小顆粒・顆粒像，網状陰影および小顆粒・顆粒間溝，網状間溝の変化所見には適度なコントラストがみられ，その性状を解析するには，ポジ像がわかりやすい。中間濃度域から低濃度域の淡い陰影斑の性状はネガ像がわかりやすい。比較的広範囲の萎縮粘膜の変化所見はネガ像がわかりやすいが，わずかな濃淡差はポジ像を参考しながら読影することが重要である。

◆**病理組織診断**　　IIc型早期癌　m　sig　35×25mmである。

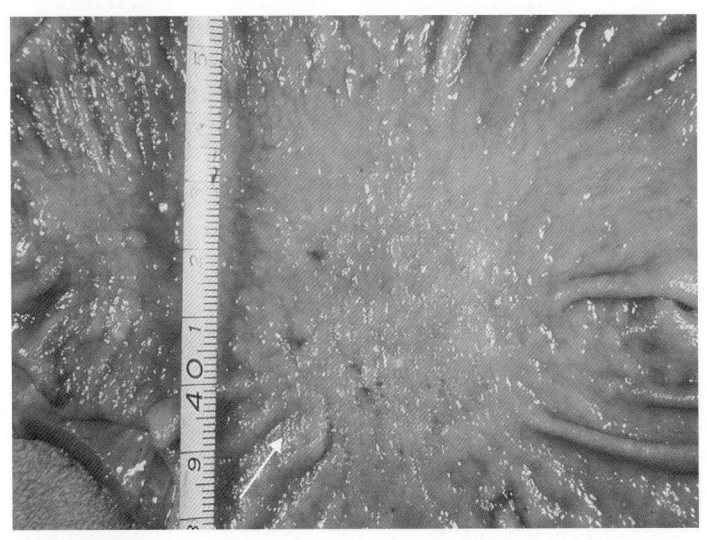

新鮮切除標本

症例 13　Ⅱc型早期胃癌　38歳・男性

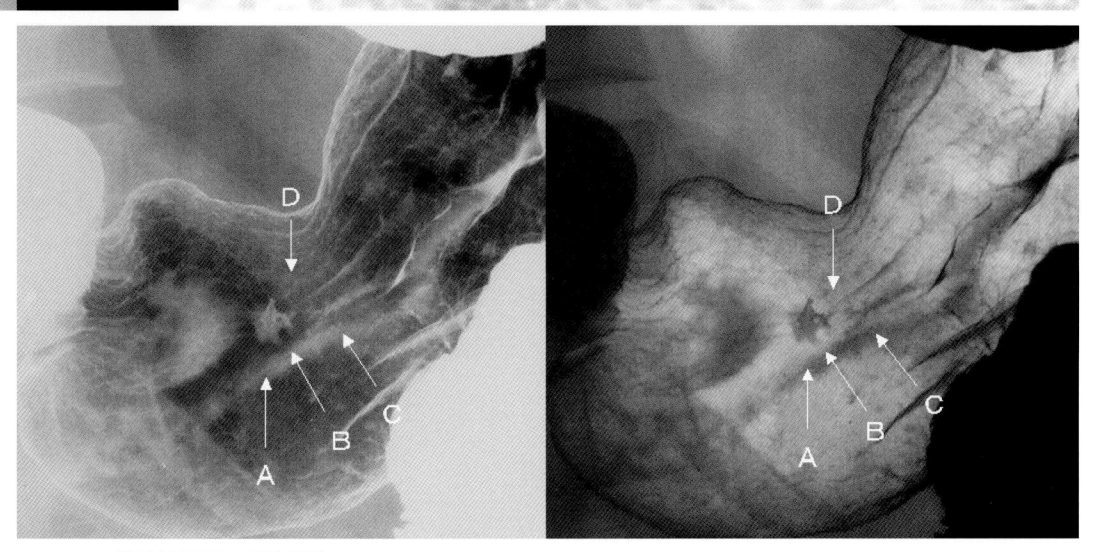

Fig.44　背臥位正面二重造影像

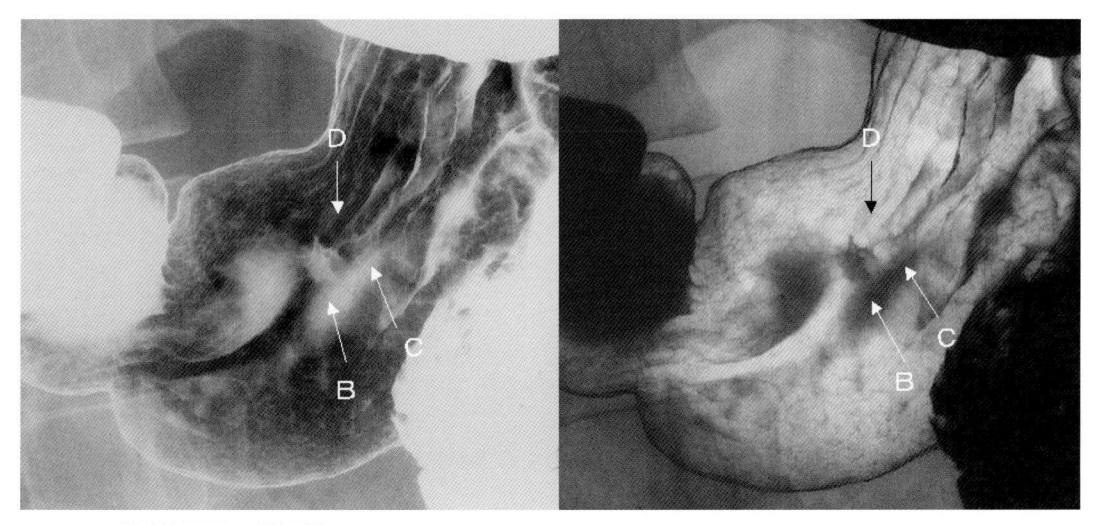

Fig.45　背臥位正面二重造影像

　Fig.44，45，46のネガ像，ポジ像では，胃角部後壁中央に粘膜ひだ集中を伴う不整形な小さく淡い陰影斑（矢印A）がみられる。病変の大きさは約13×8mmである。

　不整形な小さく浅い陥凹（矢印A）の境界は鮮明である。陥凹面（底部）は数個の微細顆粒像がみられる。陥凹の辺縁には立ち上がりの緩やかな隆起像（はじき像）が認められる。典型的な未分化型癌のⅡc病変であろう。

　Fig.44，45，46のネガ像，ポジ像では，不整形な小さく淡い陰影斑（矢印A）がみられ，陥凹面（底部）には濃淡差（矢印B）が認められる。詳細にみると，陥凹の口側にはわずかに局面をもつ線状のはみ出し状陰影（矢印D）がみられ，その口側では粘膜ひだ集中の先端部に浸潤増殖像の所見が認められる。粘膜ひだ集中の先端部の性状からみれば蚕喰像（矢印C）と読影でき，それらの変化所見はネガ像およびポジ像にみられる。

　これらの変化所見からは，Ⅱc病変の浸潤範囲は陥凹部だけではなく，粘膜ひだ集中の先端部までが癌浸潤範囲（矢印C）である。粘膜ひだ間の線状陰影には狭小化，濃淡の差の所見が認められる。

　背景粘膜は胃底腺領域から腺境界領域の近傍粘膜と推定され，このような領域に存在するⅡc病変

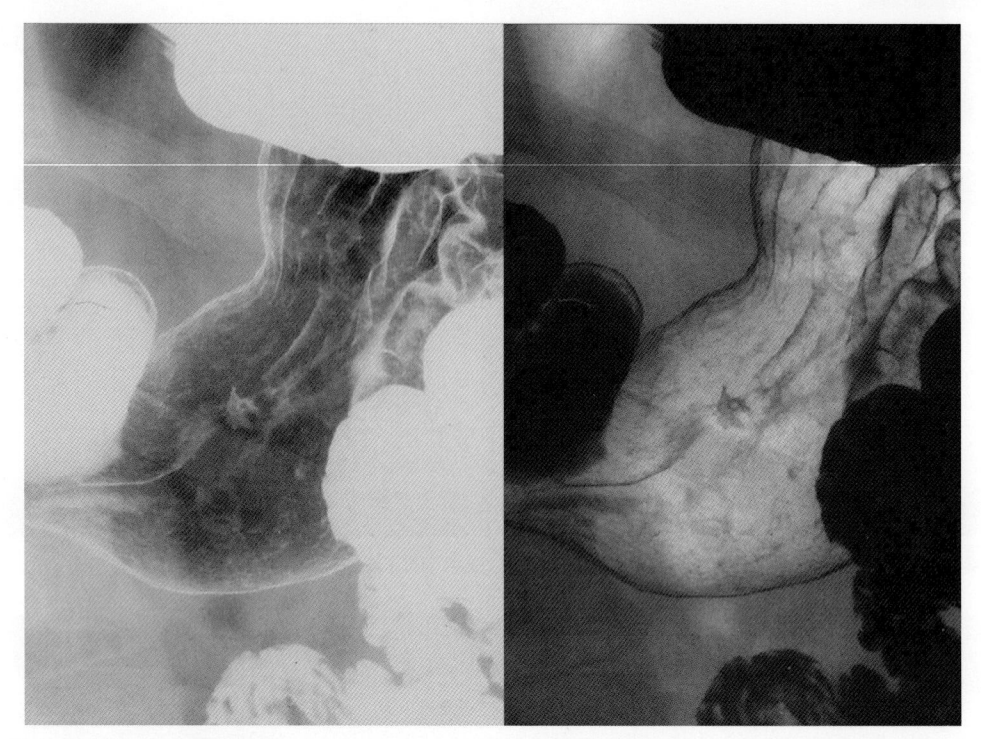

Fig.46　背臥位正面二重造影像

の大部分は未分化型癌が想定される。周囲粘膜は網状陰影がみられず，萎縮変化はみられない。

要　約

　不整形な小さく浅い陥凹の境界は鮮明，陥凹面（底部）は数個の微細顆粒像，陥凹の辺縁には立ち上がりの緩やかな隆起像（はじき像），粘膜ひだ集中の先端部は蚕喰像，粘膜ひだ間の線状陰影は狭小化，濃淡の差などの所見である。

　以上の境界，面（底部），辺縁，粘膜ひだ集中の先端部，粘膜ひだ間の線状陰影などの所見から未分化型癌の小さいⅡc病変と読影した。

　深達度は厚みと硬さ（凹凸と伸展性）で行うが，癌の粘膜下以深への浸潤によって生じた所見（因果関係に基づく所見）はみられず，癌の深部浸潤と関係がある所見（相関関係に基づく所見）を思考しても，顕微鏡的な微小浸潤を考慮しなければm癌と読影できよう。

考　察

　小さいⅡc病変でも適度なコントラストがみられ，濃淡差のある変化所見であれば，読影はポジ像がわかりやすい。粘膜ひだ集中を伴うⅡc病変では，Ⅱc部の境界が比較的典型的な変化所見であっても，粘膜ひだ集中の先端部および粘膜ひだ間の線状陰影の性状は詳細に読影する必要がある。粘膜ひだ集中の先端部および粘膜ひだ間の線状陰影には適度なコントラストがみられ，濃淡差のある変化所見であり，ポジ像がわかりやすい。しかし，陥凹境界の淡い陰影斑の性状はネガ像がわかりやすい。

◆**病理組織診断**　　Ⅱc型早期癌　m　sig　11×7mmである。

症例13. IIc型早期胃癌

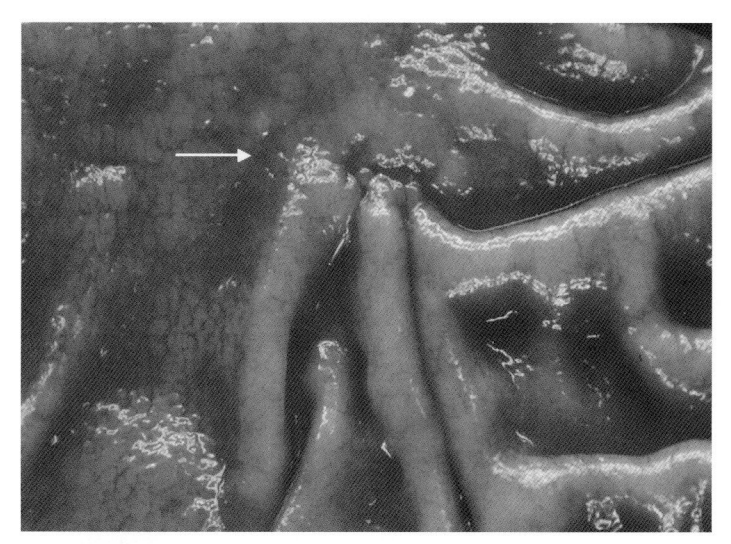

新鮮切除標本

症例 14　IIc型早期胃癌　49歳・男性

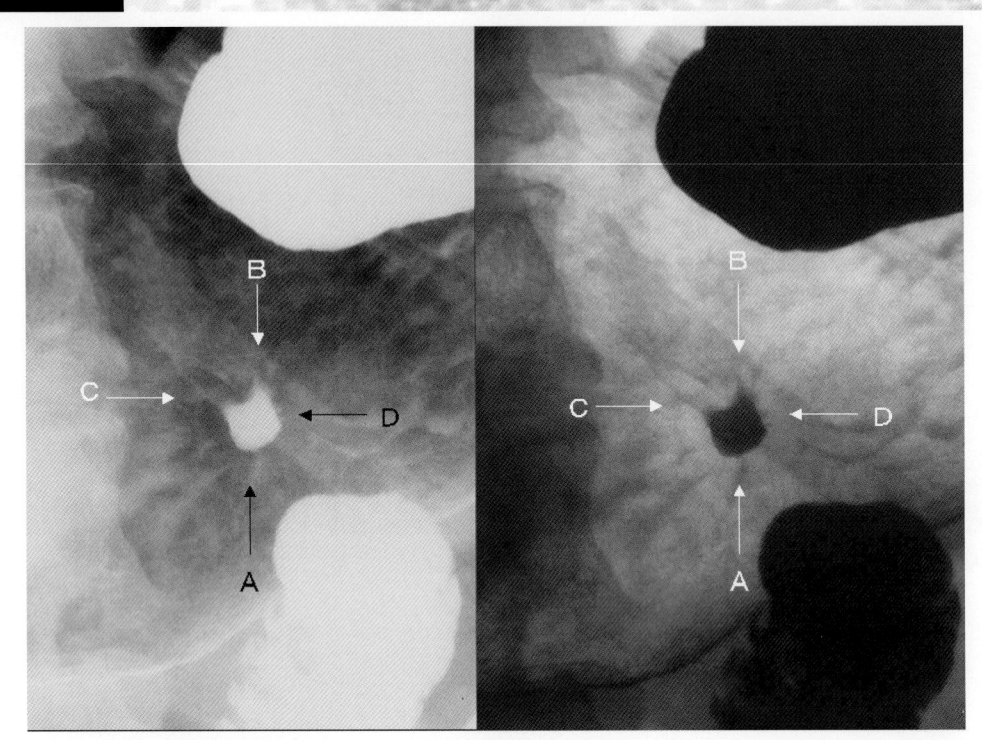

Fig.47　背臥位第2斜位二重造影像（ルーチン検査写真）

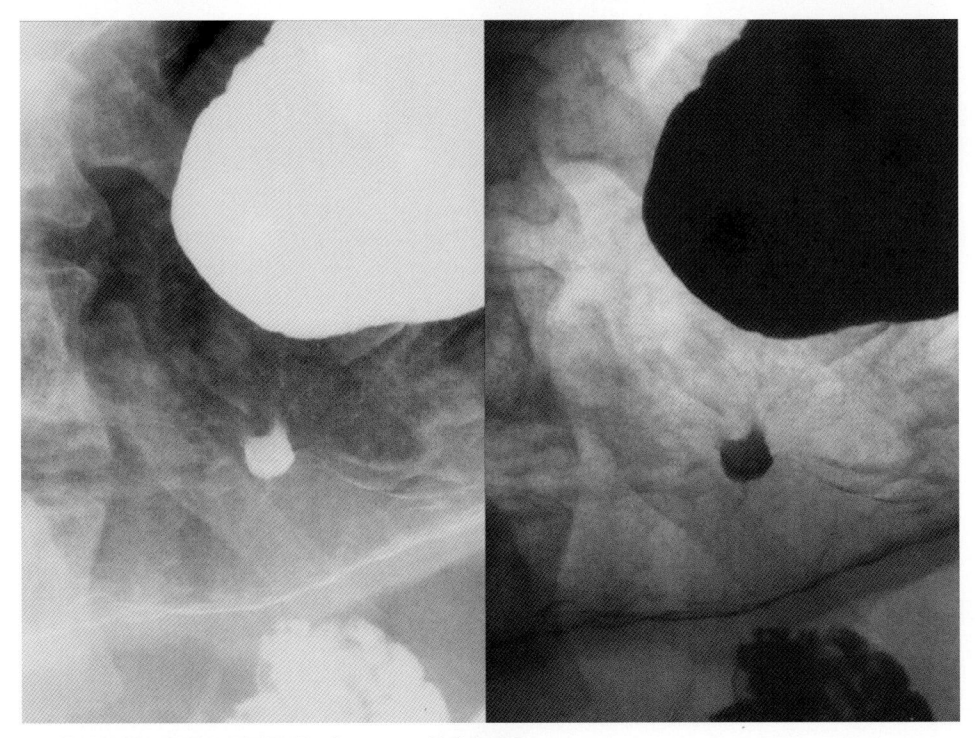

Fig.48　背臥位第2斜位二重造影像（ルーチン検査写真）

症例14．Ⅱc型早期胃癌

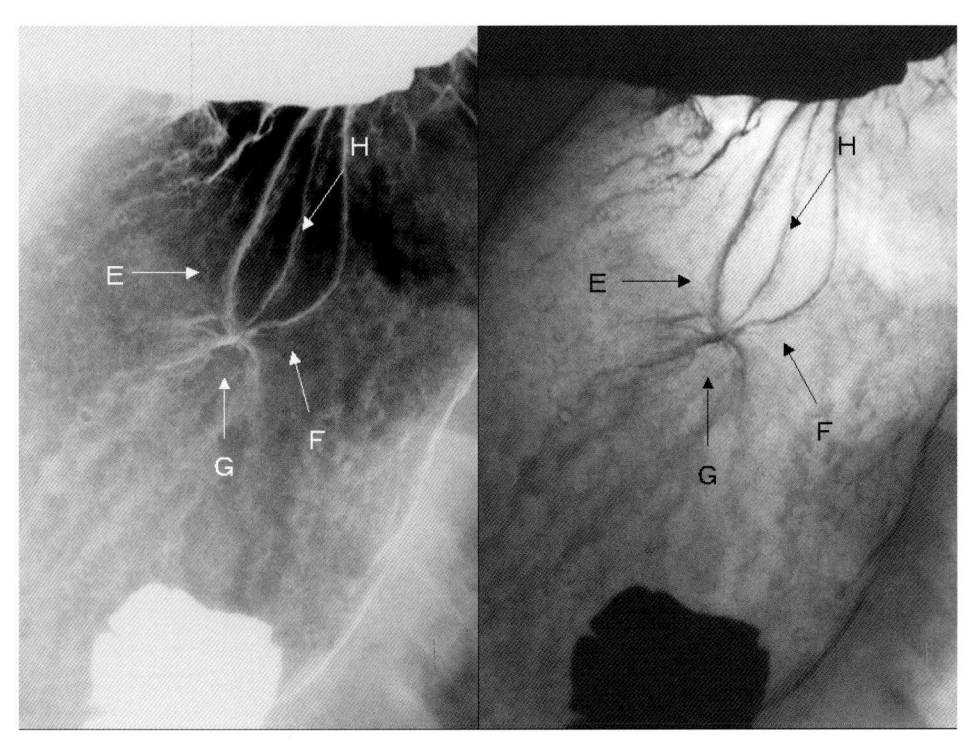

Fig.49　背臥位第1斜位二重造影像（精密検査写真）

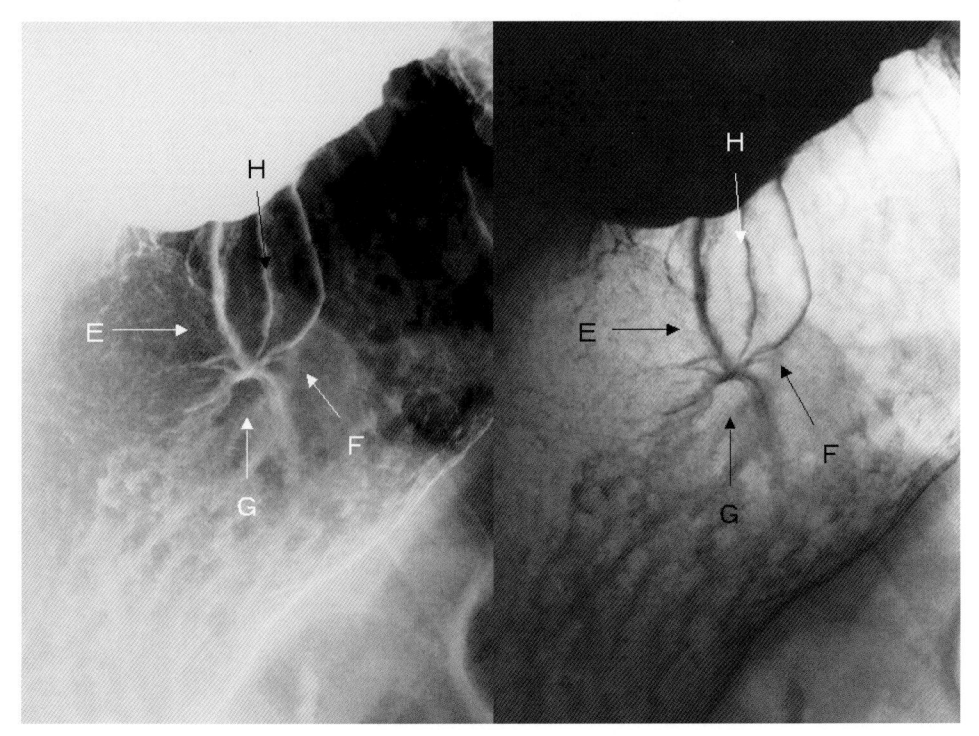

Fig.50　背臥位第1斜位二重造影像（精密検査写真）

47

Fig.47，48のネガ像，ポジ像はルーチン検査写真である。Fig.47，48のネガ像，ポジ像では，体中部後壁大弯寄りに粘膜ひだ集中を伴う不規則な形のバリウム陰影（矢印A）がみられる。不規則な形のバリウム陰影（矢印A）はニッシェである。

ニッシェ（矢印A）の境界は大部分が平滑である。詳細にみれば，ニッシェの口側（矢印B），小弯側（矢印C）の境界はトゲ状であり，大弯側（矢印D）は2個の点状の境界部所見である。ニッシェの面（底部）はバリウムが溜まって性状は不明瞭である。ニッシェの辺縁には立ち上がりの緩やかな隆起像（はじき像）がみられ，炎症性浮腫性壁肥厚が推定される。

粘膜ひだ集中の先端部はニッシェの辺縁で消失している。粘膜ひだ間の線状陰影は狭小化，不整開大，濃淡の差などの明らかな所見はみられない。

病変の大きさは約12×11mmである。以上の境界，面（底部），辺縁，粘膜ひだ集中の先端部，粘膜ひだ間の線状陰影などの所見から潰瘍と読影した。内視鏡によるbiopsy前の診断は潰瘍である。biopsyの結果はGroupⅤであった。

Fig.49，50のネガ像，ポジ像はルーチン検査より3週間後の精密検査写真である。

Fig.49，50のネガ像，ポジ像では，体中部後壁大弯寄りに粘膜ひだ集中を伴う不整形な淡い陰影斑（矢印E〜G）がみられる。粘膜ひだ集中の先端部には線状のやや濃いバリウム斑（矢印G）が認められる。線状のやや濃いバリウム斑は潰瘍の治癒期の変化所見であり，線状の開放性潰瘍の可能性が推定される。病変の大きさは約17×17mmである。

粘膜ひだ集中の先端部にはなだらかなヤセ（矢印H）がみられる。粘膜ひだ間の線状陰影は狭小化，不整開大，濃淡の差（矢印E〜G）などの所見がみられ，それらの変化所見から分化型癌のⅡc病変と読影した。潰瘍瘢痕に類似した病変である。不整形な淡い陰影斑（矢印E〜G）はⅡc病変の境界，面（底部）のそれぞれが現れている。

背景粘膜は胃底腺領域から腺境界領域であろう。周囲粘膜は網状陰影がみられず，萎縮変化はみられない。

要　約

粘膜ひだ集中の先端部にはなだらかなヤセ，粘膜ひだ間の線状陰影は狭小化，不整開大，濃淡の差などの所見である。

上記の事柄を考慮し，粘膜ひだ集中の先端部，粘膜ひだ間の線状陰影の所見から分化型癌のⅡc病変と読影した。

深達度は厚みと硬さ（凹凸と伸展性）で行うが，癌の粘膜下以深への浸潤によって生じた所見（因果関係に基づく所見）はみられず，癌の深部浸潤と関係がある所見（相関関係に基づく所見）を思考しても，顕微鏡的な微小浸潤を考慮しなければm癌と読影できよう。

考　察

粘膜ひだ集中を伴うⅡc病変の場合，潰瘍瘢痕に類似した分化型癌のⅡc病変では，粘膜ひだ集中の先端部のなだらかなヤセ，粘膜ひだ間の線状陰影の狭小化，不整開大，濃淡の差などの所見から良・悪性を判定しなければならないが，難しいことが多い。粘膜ひだ集中の先端部および粘膜ひだ間の線状陰影の変化所見は適度なコントラストがみられ，ポジ像がわかりやすい。粘膜ひだ間の線状陰影の微細な陰影斑の変化所見はネガ像がわかりやすい。

◆**病理組織診断**　Ⅱc型早期癌　m　tub1　14×14mmである。

症例14. Ⅱc型早期胃癌

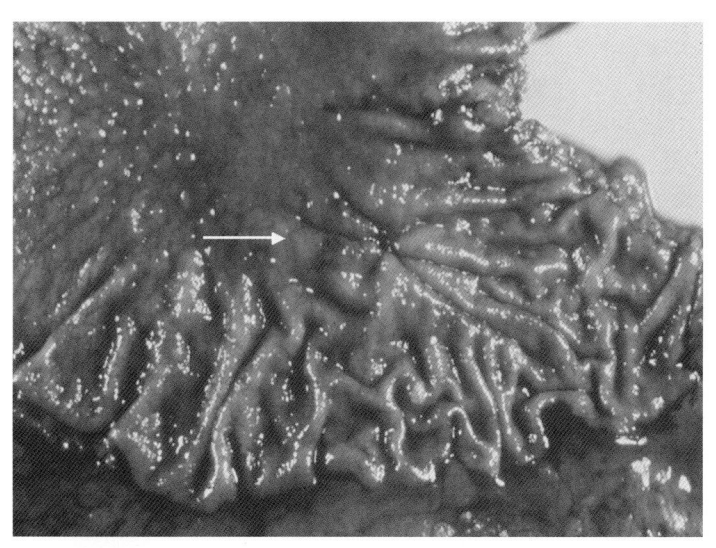

新鮮切除標本

49

症例 15　Ⅱc型早期胃癌　58歳・男性

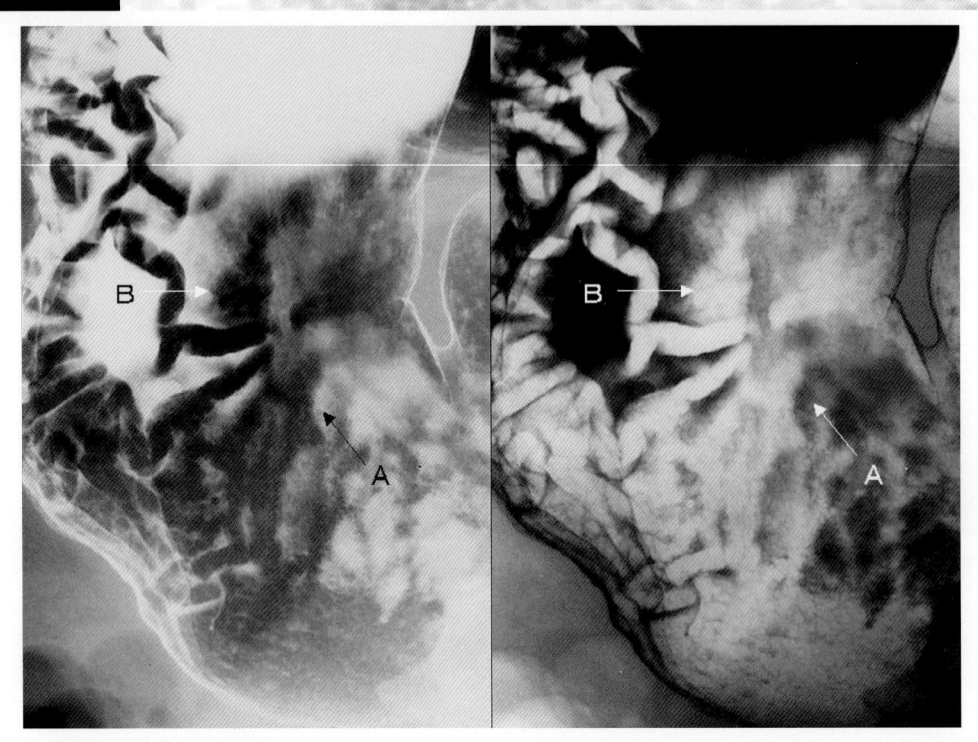

Fig.51　腹臥位正面二重造影像

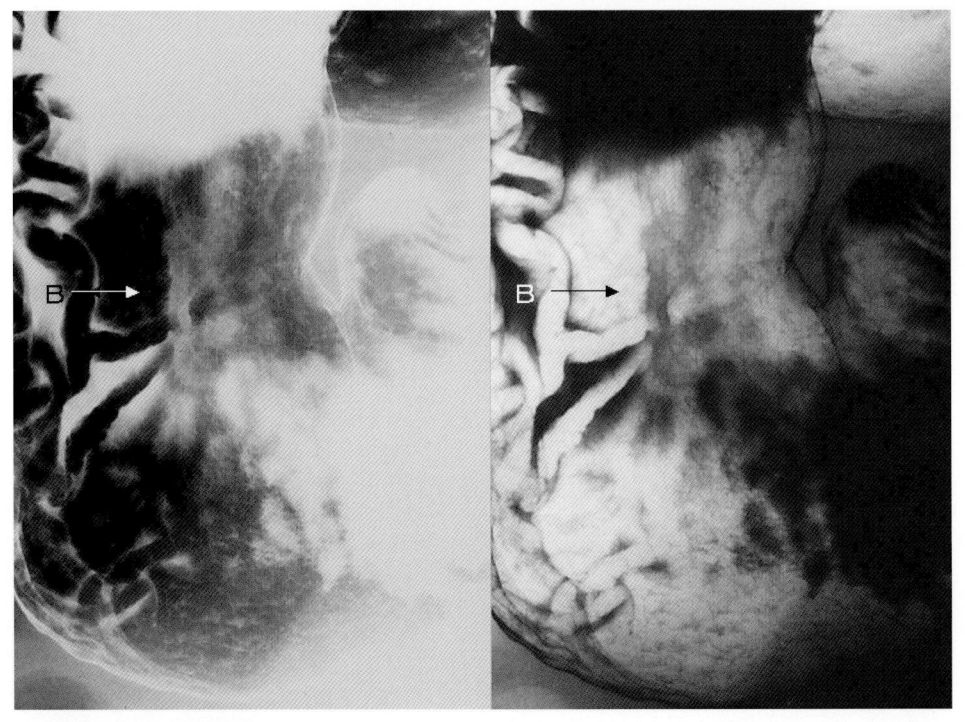

Fig.52　腹臥位正面二重造影像

症例15．Ⅱc型早期胃癌

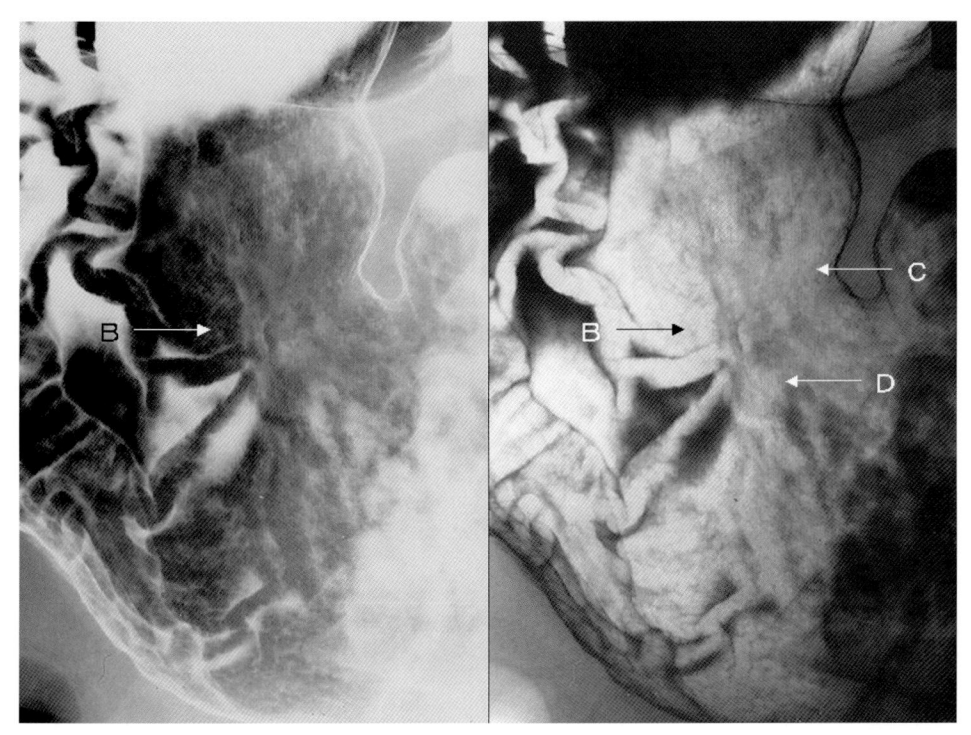

Fig.53 腹臥位正面二重造影像

　Fig.51，52，53のネガ像，ポジ像では，体下部前壁小弯寄りに粘膜ひだ集中を伴う不整形な淡い陰影斑（矢印A）がみられる。病変の大きさは約33×11mmである。
　不整形な浅い陥凹（矢印A）の境界はギザギザした鋸歯状陰影が認められる。陥凹面（底部）は数個の小顆粒像がみられる。陥凹の辺縁には立ち上がりの緩やかな隆起像（はじき像）が認められる。
　粘膜ひだ集中の先端部には"こけしの頭"様の変化所見がみられる。粘膜ひだ間の線状陰影は狭小化，不整開大，濃淡の差などの所見が認められる。
　Fig.51，52，53のネガ像では，不整形な淡い陰影斑の面（底部）には明らかな濃淡差はみられず，わずかな微細顆粒像がみられるが，大部分は平坦な変化所見である。しかし，ポジ像では，陥凹面（底部）の口側部に大きさ，約7×5mmの濃淡差（矢印B）のみられる陥凹局面が認められる。
　また，詳細にみると，Fig.51，52，53のネガ像では，Ⅱc部の小弯側の境界は不明瞭であるが，Fig.53のポジ像では，小弯側のⅡc部の境界はギザギザしてやや鮮明な変化所見（矢印C，D）が認められる。
　背景粘膜は胃底腺領域から腺境界領域であろう。腺境界領域の近傍粘膜であれば，このような領域に存在するⅡc病変の大部分は未分化型癌が推定される。周囲粘膜は網状陰影がみられず，萎縮変化はみられない。

要　約

　不整形な浅い陥凹の境界はギザギザした鋸歯状陰影およびやや鮮明，陥凹面（底部）は数個の小顆粒像および濃淡差，陥凹の辺縁には立ち上がりの緩やかな隆起像（はじき像），粘膜ひだ集中の先端部には"こけしの頭"様の変化所見，粘膜ひだ間の線状陰影は狭小化，不整開大，濃淡の差などの所見である。
　粘膜ひだ集中の先端部にみられる"こけしの頭"様の変化所見は，未分化型癌のⅡc病変ではまれ

にみられるが，分化型癌のⅡc病変では経験がない。

　以上の事柄を考慮し，境界，面（底部），辺縁，粘膜ひだ集中の先端部，粘膜ひだ間の線状陰影などの所見から未分化型癌のⅡc病変と読影した。

　深達度は厚みと硬さ（凹凸と伸展性）で行うが，癌の粘膜下以深への浸潤によって生じた所見（因果関係に基づく所見）はみられず，癌の深部浸潤と関係がある所見（相関関係に基づく所見）を思考しても，顕微鏡的な微小浸潤を考慮しなければm癌と読影できよう。

考　察

　本例における，陥凹面（底部）の濃淡差やわずかに凹凸差のある陰影所見は，ネガ像よりポジ像のほうがわかりやすい。すなわち，適度なコントラストがみられ，濃淡差のある変化所見の読影は，ポジ像のほうがわかりやすい。

◆**病理組織診断**　Ⅱc型早期癌　m　sig　28×9mmである。

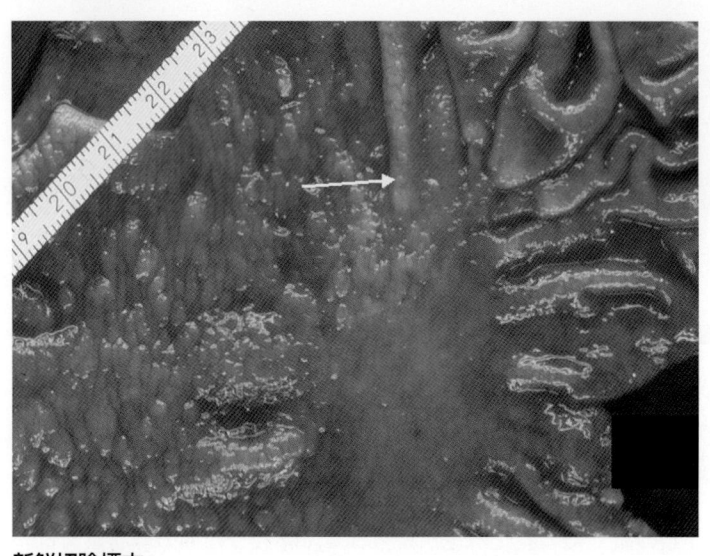

新鮮切除標本

症例 16　IIc型早期胃癌　57歳・男性

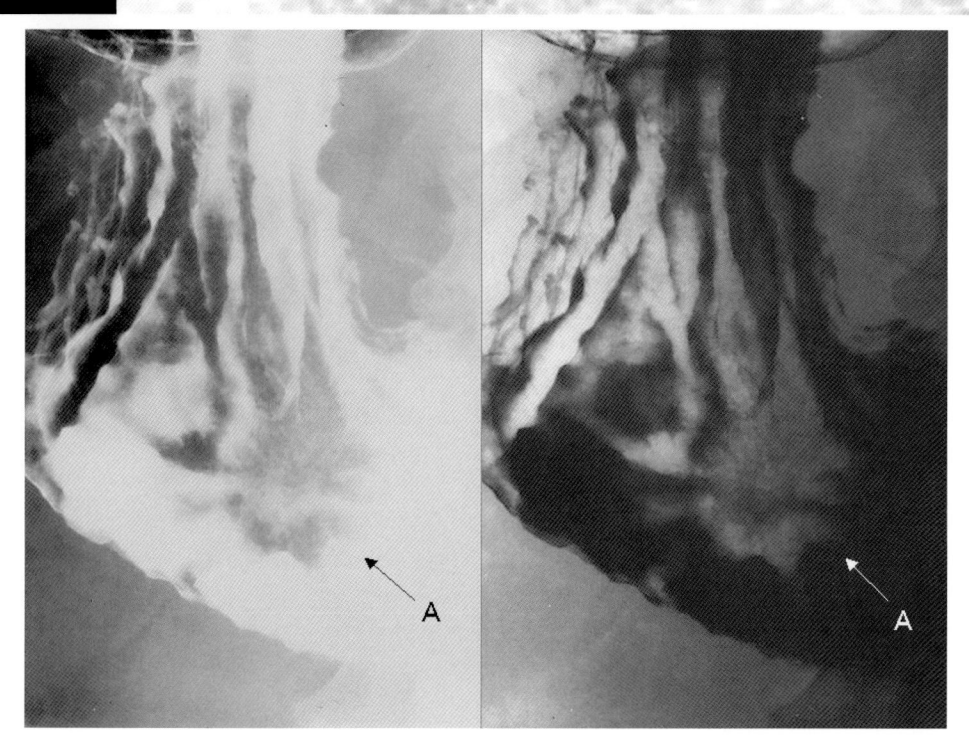

Fig.54　腹臥位正面二重造影像

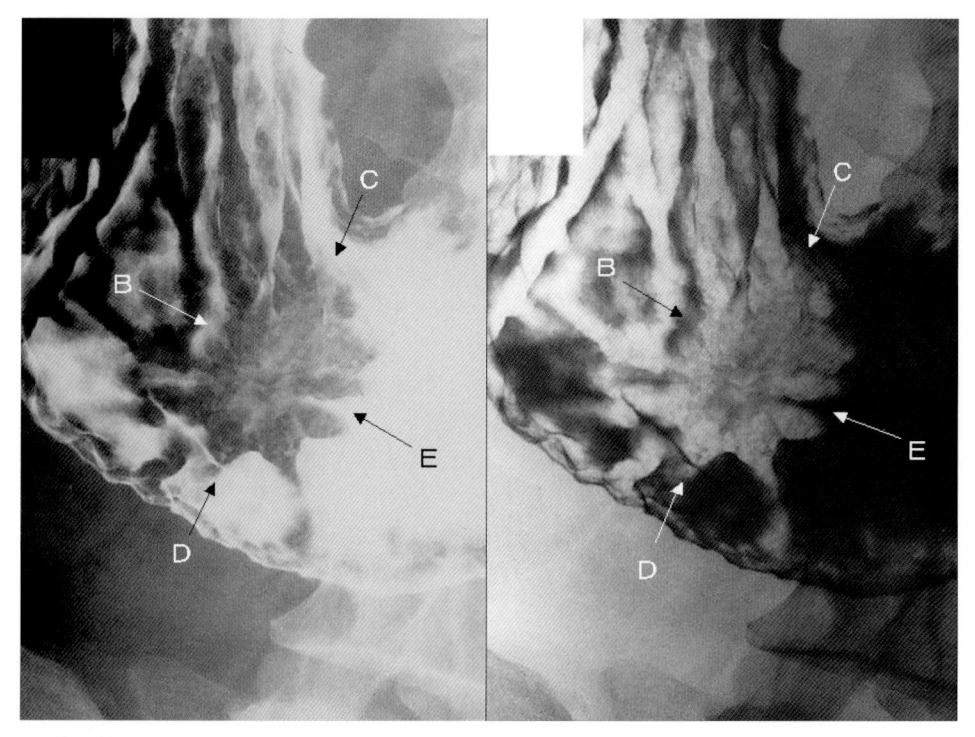

Fig.55　腹臥位正面二重造影像

53

胃癌X線読影法

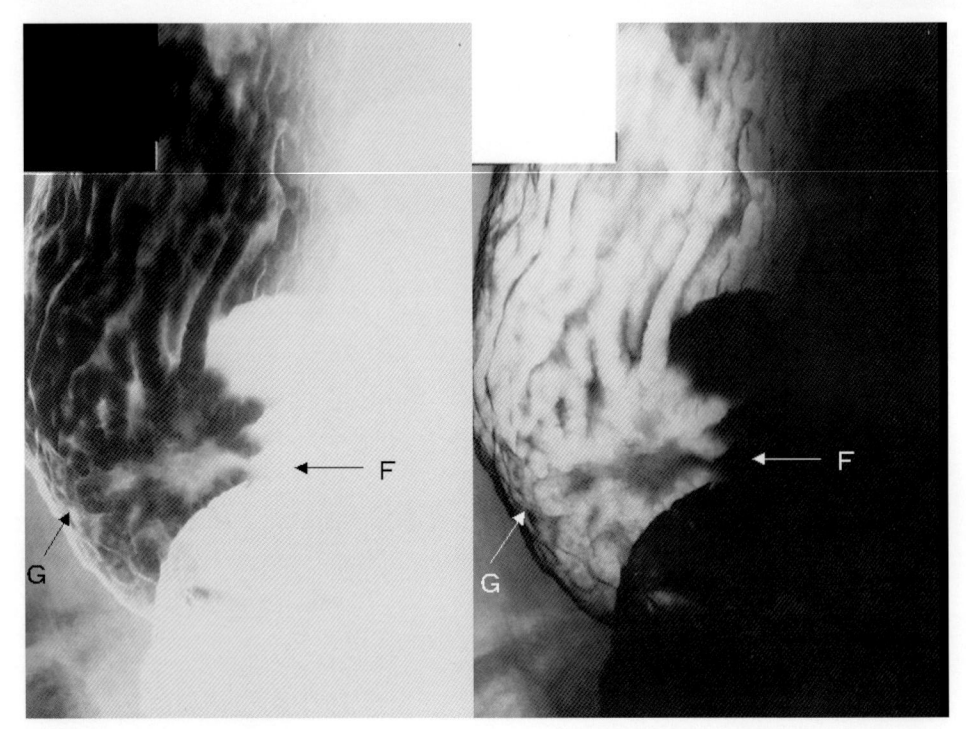

Fig.56 腹臥位第1斜位二重造影像

　Fig.54，55，56のネガ像，ポジ像では，胃角部前壁中央に粘膜ひだ集中を伴う不整形な淡いバリウム斑（矢印A）がみられる。
　不整形な浅い陥凹（矢印A）の境界はトゲトゲした棘状陰影が認められる。陥凹面（底部）は微細顆粒像がみられる。陥凹の辺縁には立ち上がりの緩やかな隆起像（はじき像）が認められ，隆起幅の不均等な高低差の異なる変化所見である。
　それぞれのX線写真で隆起を含む陥凹部の大きさを対比すると，Fig.54の空気少量の二重造影像では，隆起を含む陥凹部の大きさは約25×20mmである。Fig.55の空気中等量の二重造影像では，隆起を含む陥凹部の大きさは約30×28mmである。Fig.56の空気過伸展気味の二重造影像では，隆起を含む陥凹部の大きさは約32×28mmである。
　空気量の多寡によって病変部は伸展しているが，本例ではそれらの変化所見が粘膜癌（m癌）と粘膜下層癌（sm癌）との判別には直結しないようである。
　粘膜ひだ集中の先端部にはなだらかなヤセがみられ，粘膜ひだ間の線状陰影は狭小化，不整開大，濃淡の差などの所見が認められる。
　それぞれのX線写真で陥凹部の性状を対比すると，Fig.54のネガ像，ポジ像は，空気少量の前壁二重造影像（矢印A）であるが，Ⅱc病変の境界部の所見は不明瞭である。Fig.55のネガ像，ポジ像は，空気中等量の前壁二重造影像であり，Ⅱc病変の境界所見はほぼ全周性に，明瞭（矢印B，C，D，E）に現れている。Fig.56のネガ像，ポジ像は，空気過伸展気味の前壁二重造影像（矢印F，G）であるが，腹臥位強度第1斜位であるため胃回転が生じ，Ⅱc病変の長軸の現れ方がやや異なっている。
　背景粘膜は胃底腺領域から腺境界領域であろう。腺境界領域の近傍粘膜であれば，このような領域に存在するⅡc病変の大部分は未分化型癌が推定されるが，本病変は中分化型腺癌（tub 2）である。周囲粘膜は網状陰影がみられず，萎縮変化はみられない。

要 約

　不整形な浅い陥凹の境界はトゲトゲした棘状陰影，陥凹面（底部）は微細顆粒像，陥凹の辺縁には隆起幅の不均等な高低差の異なる，立ち上がりの緩やかな隆起像（はじき像），粘膜ひだ集中の先端部にはなだらかなヤセ，粘膜ひだ間の線状陰影は狭小化，不整開大，濃淡の差などの所見である。

　上記の事柄を考慮し，境界，面（底部），辺縁，粘膜ひだ集中の先端部，粘膜ひだ間の線状陰影などの所見から分化型癌のⅡc病変と読影した。

　深達度は厚みと硬さ（凹凸と伸展性）で行うが，癌の粘膜下以深への浸潤によって生じた所見（因果関係に基づく所見），陥凹辺縁の隆起幅の不均等な高低差の異なる立ち上がりの緩やかな隆起像（はじき像），ひだ間の狭小化，癌の深部浸潤と関係がある所見（相関関係に基づく所見），局在部位，癌組織型，肉眼型，大きさ，潰瘍合併の有無などから推定してsm癌と読影できよう。

考 察

　本例では，Ⅱc病変の境界は空気中等量の前壁二重造影像が最も現れており，それらの変化所見には適度なコントラストがみられ，濃淡差があるため，ポジ像がわかりやすい。

◆**病理組織診断**　Ⅱc型早期癌　sm　tub 2　28×14mmである。

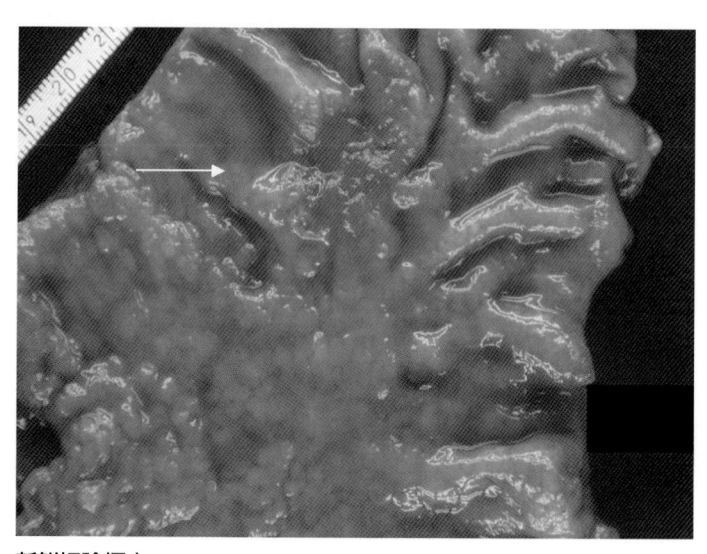

新鮮切除標本

症例 17　Ⅱc型早期胃癌　62歳・男性

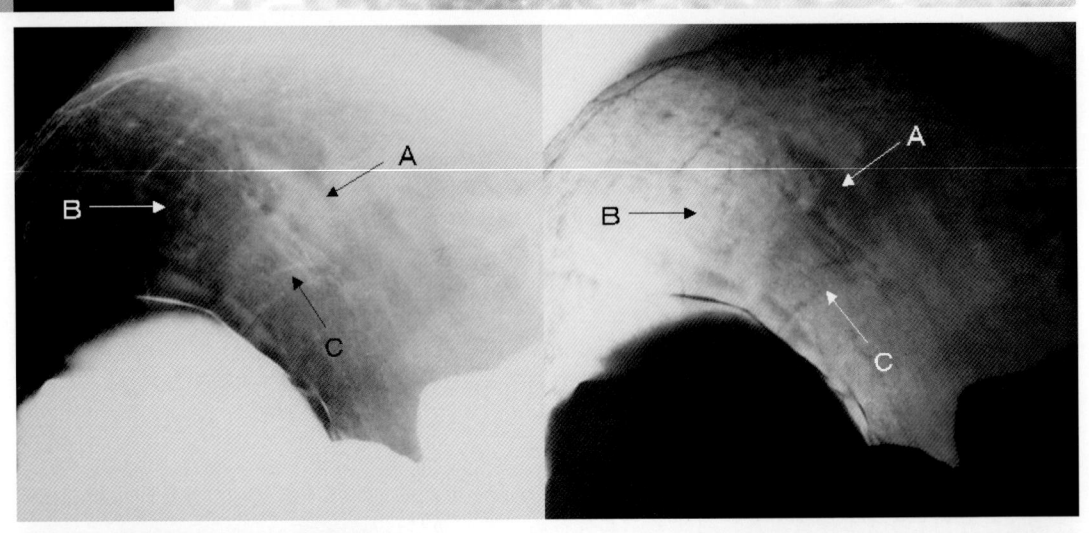

Fig.57　腹臥位第1斜位二重造影像

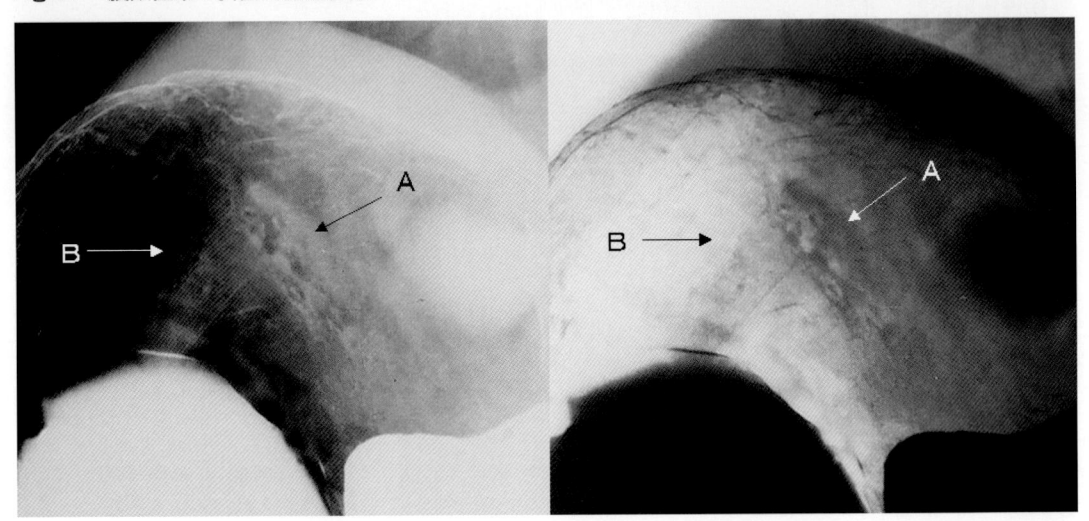

Fig.58　腹臥位第1斜位二重造影像

　内視鏡によるbiopsyから10日後の精密検査写真であるため，複数の小顆粒像および不規則な形の小さいバリウム斑が数か所（矢印A，B，C）にみられるが，生検痕の変化所見も考慮する必要があろう。

　Fig.57，58，59のネガ像，ポジ像では，噴門下部前壁小弯寄りから体上部前壁小弯寄りに不整形な淡い局面をもつ線状のバリウム斑（矢印A）がみられる。不整形な浅い局面をもつ線状陥凹（矢印A）の境界は比較的平滑である。陥凹面（底部）は小顆粒像がみられ，濃淡差も認められる。陥凹の辺縁には小顆粒・顆粒像および立ち上がりの緩やかな隆起像（はじき像）がみられる。

　Fig.57，59のネガ像，ポジ像では，不整形な淡い局面をもつ線状のバリウム斑（矢印A）の大弯側に不規則な形の淡い陰影斑（矢印B，Cの範囲）がみられる。不規則な形の浅い陥凹（矢印B，Cの範囲）の境界は比較的明瞭である。陥凹面（底部）は複数の微細顆粒像がみられ，濃淡差も認められる。陥凹の辺縁には微細顆粒像がみられる。病変の大きさは約24×12mmである。びらん，萎縮粘膜とⅡc病変との鑑別が難しい。これらの陰影所見はポジ像による陰影斑の濃淡差の変化所見から指摘できたものである。

　背景粘膜は噴門腺領域であろう。周囲粘膜は小顆粒像がみられ，顆粒間の開大が認められること

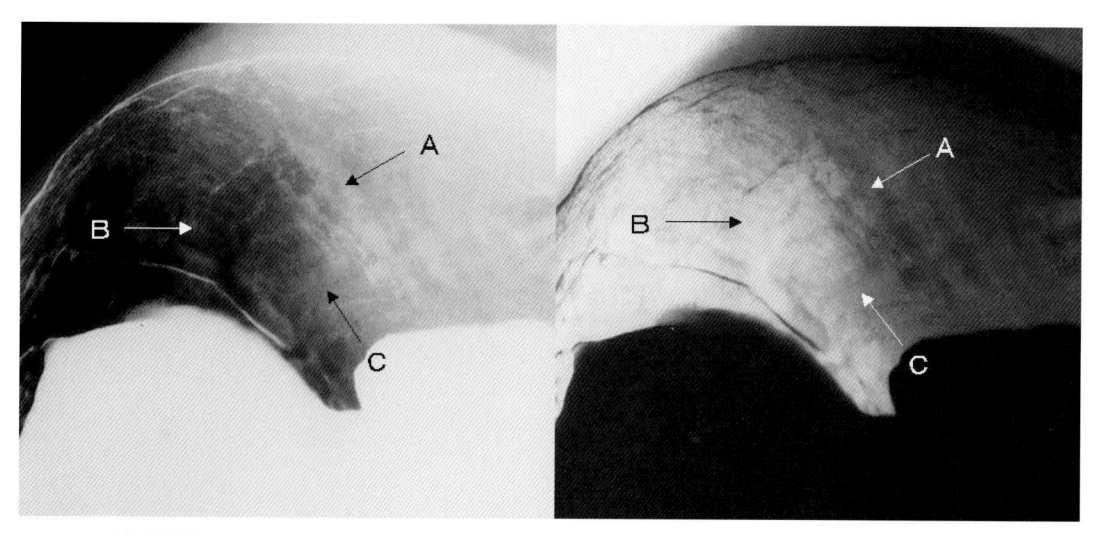

Fig.59 腹臥位第1斜位二重造影像

から，中等度から高度な萎縮変化が推定される。

　これらを詳細にみると，馬場[3]らの述べている，"萎縮の極期には，腺窩上皮，腺実質ともに極端に減少し，溝は相対的な深さでもあるから，粘膜の厚みも薄くなり，粘膜面は微細顆粒状かほとんど消失し平滑となる（顆粒の微細化〜消失）"に相当すると思われる。

　そうすると，中村[1),2)]の"胃癌の三角"から，癌発生の"場"と"癌組織型"と"肉眼型"の3つがつくる関係，すなわち，"腸上皮化生"と"分化型癌"と"IIc型早期胃癌"との関係が成立することが考えられる。

要　約

　不整形な浅い局面をもつ線状陥凹の境界は比較的平滑，陥凹面（底部）は小顆粒像および濃淡差，陥凹の辺縁には小顆粒・顆粒像，立ち上がりの緩やかな隆起像（はじき像）などの所見である。

　上記の事柄を考慮し，境界，面（底部），辺縁の所見から分化型癌のIIc病変と読影した。

　深達度は厚みと硬さ（凹凸と伸展性）で行うが，癌の粘膜下以深への浸潤によって生じた所見（因果関係に基づく所見）はみられず，癌の深部浸潤と関係がある所見（相関関係に基づく所見）を思考しても，顕微鏡的な微小浸潤を考慮しなければm癌と読影できよう。

考　察

　本例は，ポジ像では陥凹境界の変化所見は適度なコントラストがみられわかりやすい。陥凹辺縁の変化所見は低濃度域の低コントラストであるため，淡いバリウムによってせき止められた隆起像（はじき像）の形状はネガ像がわかりやすい。

◆**病理組織診断**　　IIc型早期癌　m　tub1　21×7mmである。

胃癌X線読影法

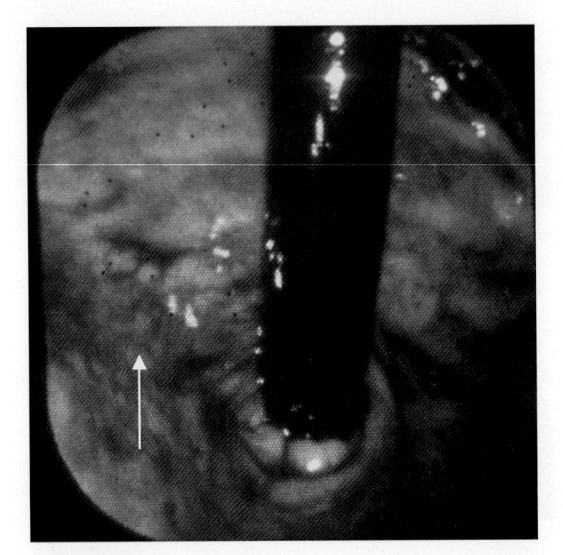

内視鏡写真

症例 18　IIc型早期胃癌　69歳・女性

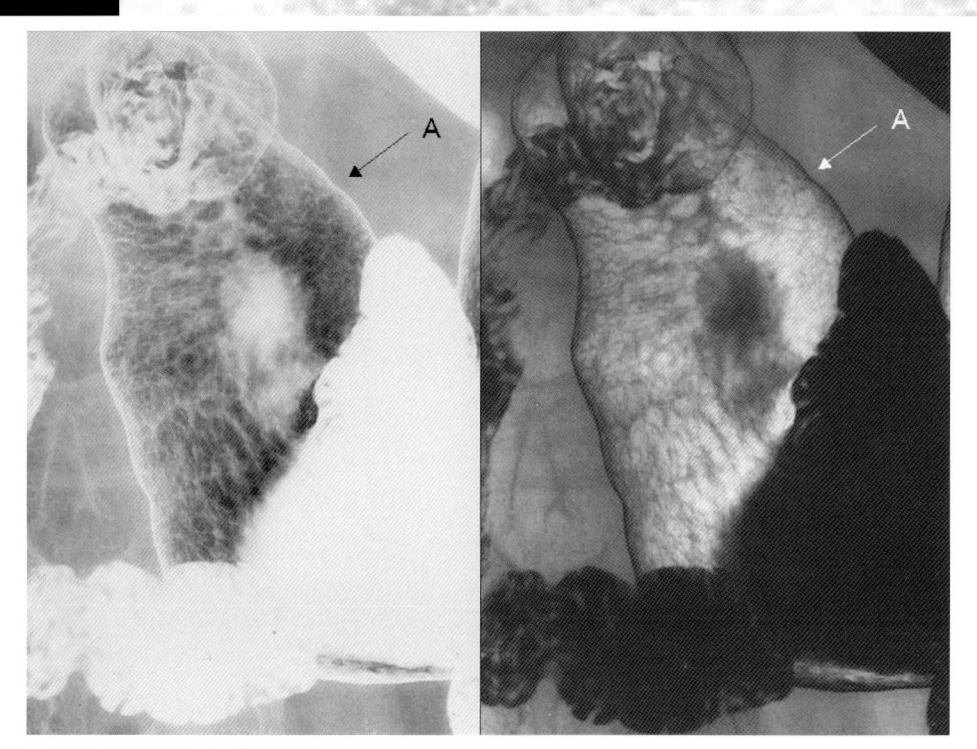

Fig.60　背臥位第1斜位二重造影像

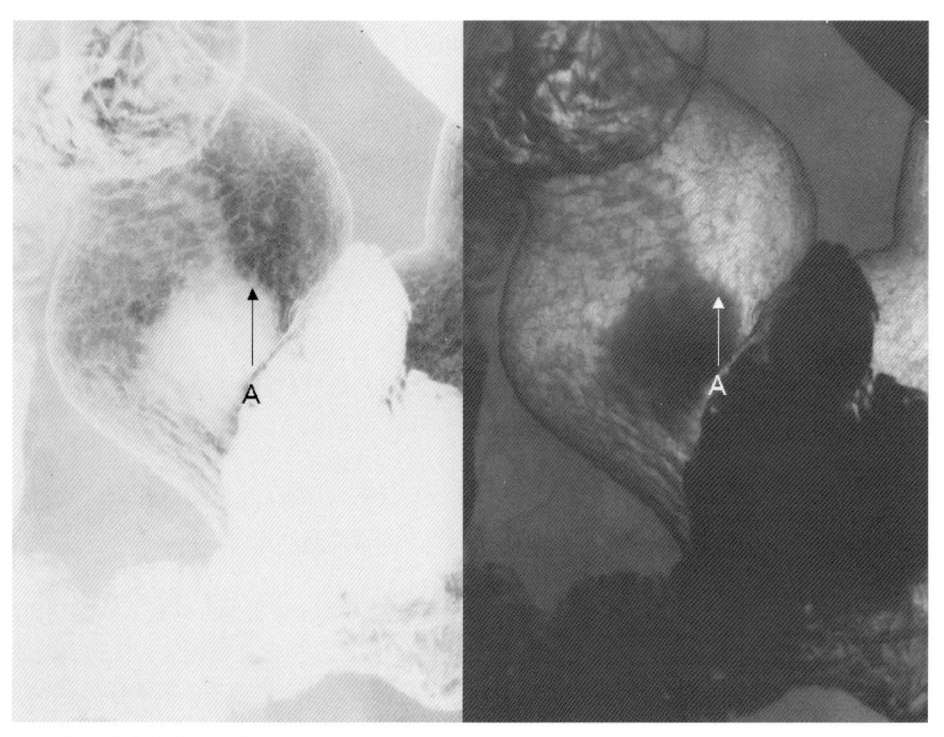

Fig.61　背臥位第1斜位二重造影像

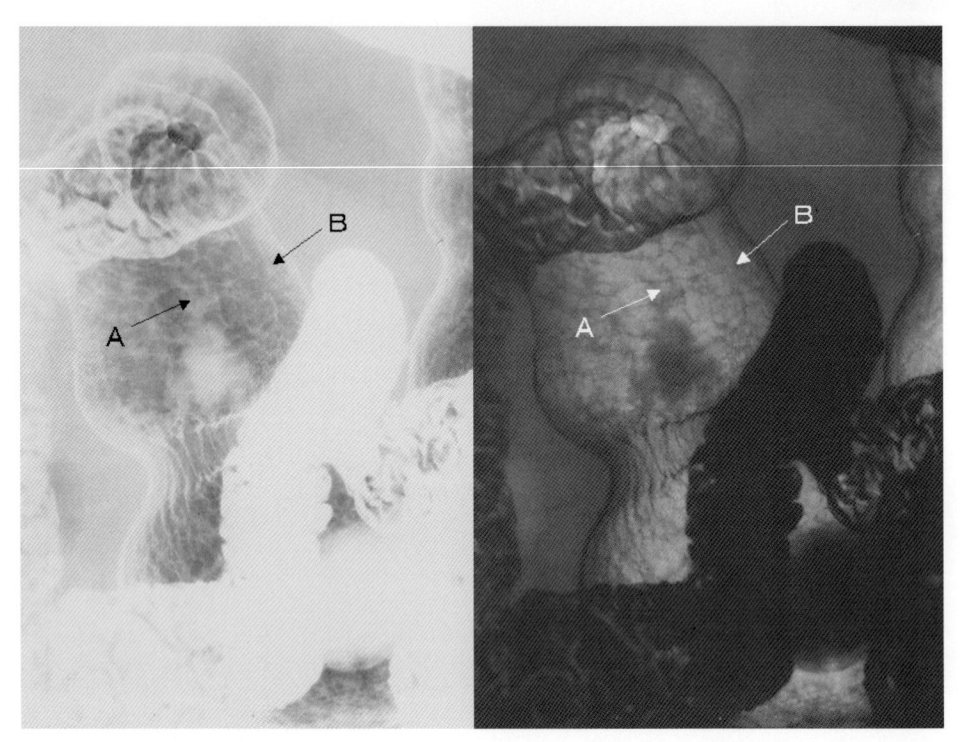

Fig.62　背臥位第1斜位二重造影像

　Fig.60，61，62のネガ像，ポジ像では，前庭部後壁小弯寄りに粘膜ひだ集中を伴う不整形な淡い陰影斑（矢印A）がみられる。

　Fig.60のネガ像，ポジ像では，軽度な粘膜ひだ集中がみられ，その先端部には不整形な淡い陰影斑（矢印A）が認められる。不整形な淡い陰影斑は浅い陥凹として識別できる。病変の大きさは約23×11mmである。

　不整形な浅い陥凹（矢印A）の境界は軽度にトゲトゲした棘状陰影がみられる。陥凹面（底部）は数個の微細顆粒像が認められる。陥凹の辺縁には小顆粒・顆粒像がみられる。

　Fig.61のネガ像とポジ像を対比すると，ネガ像では，大弯側から粘膜ひだ集中がみられ，その先端部にはなだらかなヤセが認められる。小弯側には不整形な淡い陰影斑（矢印A）がみられる。不整形な浅い陥凹（矢印A）の境界は軽度にトゲトゲした棘状陰影が認められる。陥凹面（底部）は極微細顆粒像，微細顆粒像，小顆粒・顆粒像などが詳細にみられる。陥凹の辺縁には小顆粒・顆粒像が認められる。不整形な浅い陥凹は萎縮粘膜様である。

　Fig.61のポジ像では，不整形な淡い陰影斑（矢印A）がやや明瞭にみられる。粘膜ひだ集中の先端部には中断，先細りはみられないが，なだらかなヤセが認められる。粘膜ひだ間の線状陰影には狭小化の所見が認められる。

　不整形な浅い陥凹（矢印A）の境界は軽度にトゲトゲした棘状陰影がみられる。陥凹面（底部）は数個の微細顆粒像が認められる。しかし，ネガ像でみられる極微細顆粒像，微細顆粒像，小顆粒・顆粒像は不明瞭である。ポジ像では低濃度域の低コントラストであり，濃淡差がみられないからである。陥凹の辺縁には小顆粒・顆粒像がみられる。陥凹の形状・性状からみると，ネガ像同様に萎縮粘膜様である。

　Fig.62のネガ像，ポジ像では，病変部の中央には不規則な形の小さく淡い陰影斑（矢印A）がみられる。その陥凹の境界は比較的平滑であり，陥凹面（底部）は小さくて性状は不明瞭である。陥凹の辺縁には中心部から外側へ向かって凸状で不規則な，立ち上がりの緩やかな隆起像（はじき像）

（矢印B）が認められる。不規則な形の小さく淡い陰影斑は上記したⅡc病変の一部が現れたものである。

背景粘膜は幽門腺領域であろう。周囲粘膜は小顆粒像がみられ，顆粒間の開大が認められることから，中等度から高度な萎縮変化が推定される。

要　約

不整形な浅い陥凹の境界は軽度にトゲトゲした棘状陰影，陥凹面（底部）は極微細顆粒像，微細顆粒像，小顆粒・顆粒像，陥凹の辺縁には小顆粒・顆粒像，粘膜ひだ集中の先端部はなだらかなヤセ，粘膜ひだ間の線状陰影は狭小化などの所見である。

これらの境界，面（底部），辺縁，粘膜ひだ集中の先端部，粘膜ひだ間の線状陰影などの所見から分化型癌のⅡc病変と読影した。

深達度は厚みと硬さ（凹凸と伸展性）で行うが，癌の粘膜下以深への浸潤によって生じた所見（因果関係に基づく所見）はみられず，癌の深部浸潤と関係がある所見（相関関係に基づく所見）を思考しても，顕微鏡的な微小浸潤を考慮しなければm癌と読影できよう。

考　察

Fig.60，61のネガ像では，不整形な浅い陥凹境界，陥凹面（底部）および陥凹辺縁の変化所見は，低濃度域の低コントラストであり，ポジ像と比較すると，比較的明瞭でわかりやすい。Fig.62のポジ像では，陥凹辺縁の中心部から外側へ向かって凸状で不規則な変化所見は，適度なコントラストがみられわかりやすい。

◆**病理組織診断**　　Ⅱc型早期癌　m　tub 1　19×9mmである。

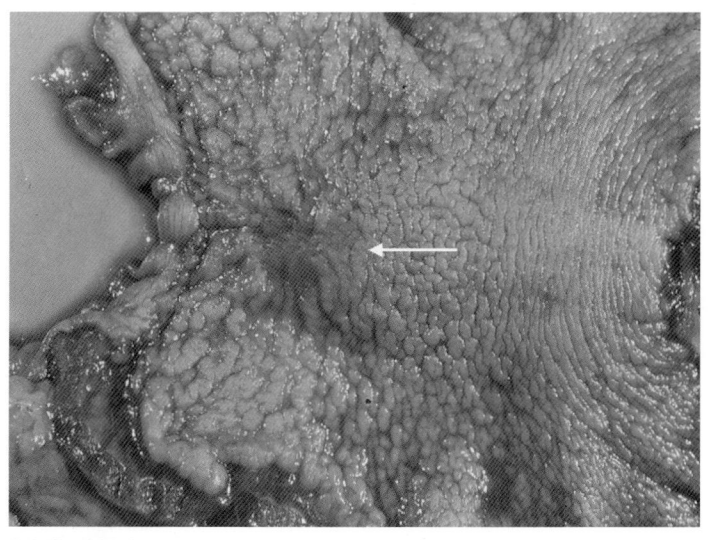

新鮮切除標本

症例 19　IIc型早期胃癌　58歳・男性

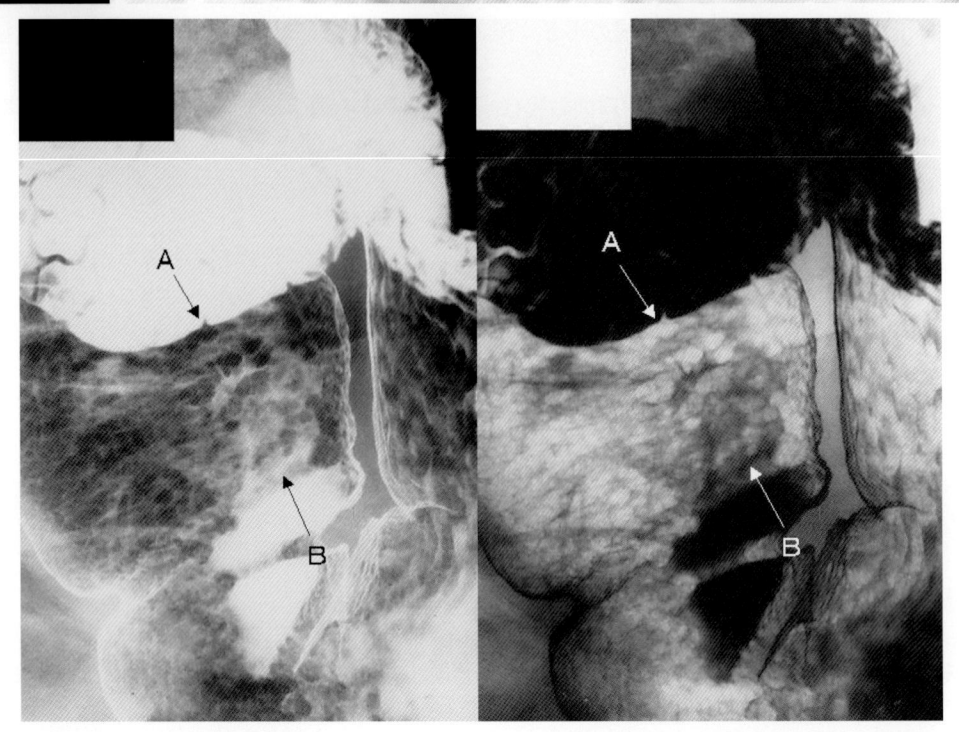

Fig.63　背臥位第1斜位二重造影像

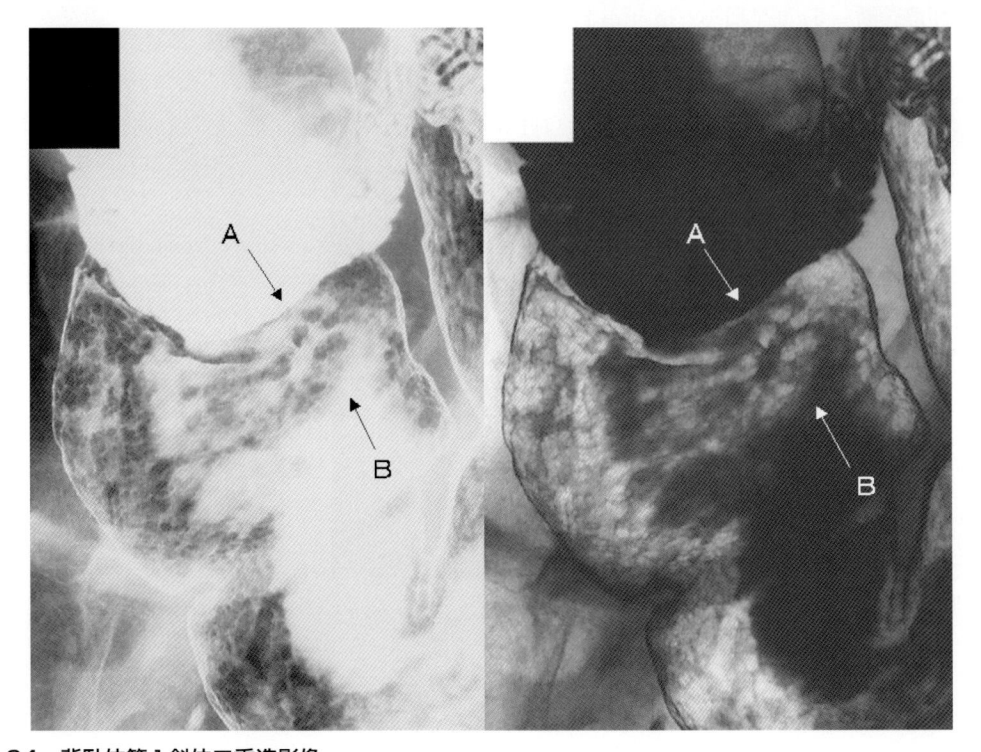

Fig.64　背臥位第1斜位二重造影像

症例19．Ⅱc型早期胃癌

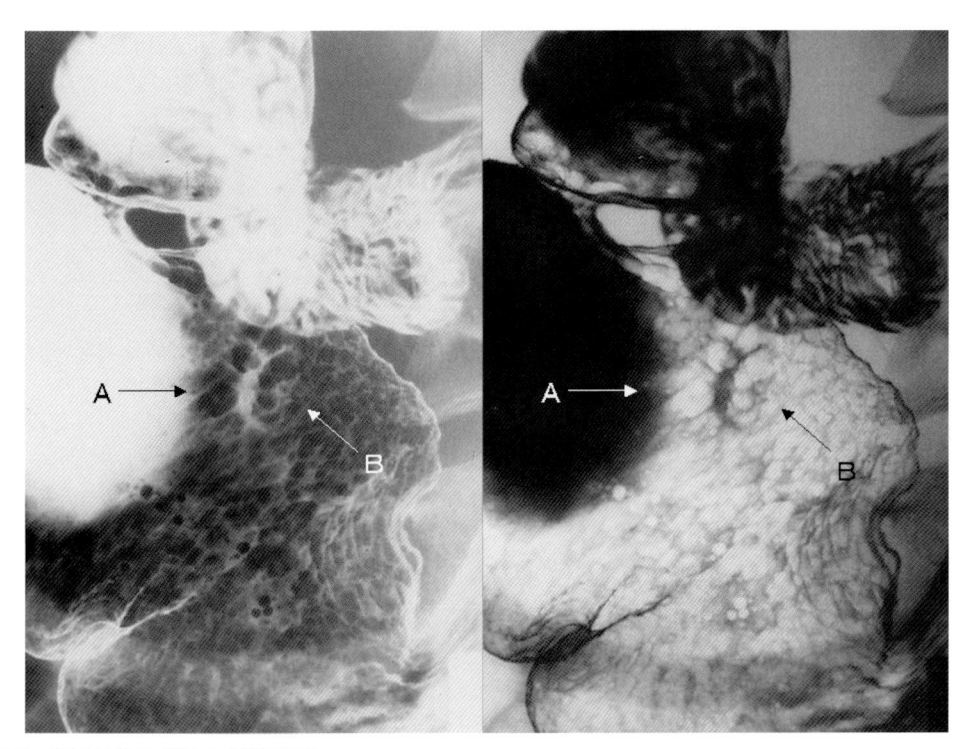

Fig.65 背臥位第1斜位二重造影像

　Fig.63，64，65のネガ像，ポジ像では，前庭部後壁小弯寄りに不整形な小さく淡いバリウム斑（矢印A）がみられる。病変の大きさは約16×5mmである。
　不整形な小さく浅い陥凹（矢印A）の境界はトゲトゲした棘状陰影である。陥凹面（底部）は数個の微細顆粒像がみられ，濃淡差も認められる。陥凹の辺縁には小顆粒・顆粒像がみられる。
　Fig.63，64のネガ像，ポジ像では，不整形な小さく淡いバリウム斑（矢印A）の口側小弯寄りには，不整形な小さく淡い陰影斑（矢印B）がみられ，その小弯側の境界部には線状陰影（境界部所見）が認められる。それらの線状陰影は不整形な小さく浅い陥凹（矢印A）に連続してみられる。
　Fig.65のネガ像，ポジ像では，不整形な小さく淡いバリウム斑（矢印A）の口側小弯寄りには，不整形な小さく淡い陰影斑（矢印B）が明瞭にみられる。不整形な小さく浅い陥凹（矢印B）の境界はトゲトゲした棘状陰影である。陥凹面（底部）は小顆粒像がみられ，濃淡差も認められる。陥凹の辺縁には小顆粒・顆粒像が認められる。不整形な小さく浅い陥凹の大きさは約7×3mmである。
　これらの変化所見は，Fig.63のネガ像，ポジ像では，不明瞭ではあるが指摘できる。Fig.64のネガ像，ポジ像では，わずかに指摘できるが大部分は不明瞭である。Fig.65のネガ像，ポジ像では明瞭にみられる。ということは，恒常性の点からは病変が存在することは明らかであろう。
　しかし，組織学的な検索が不十分なため，不整形な小さく淡い陰影斑（矢印B）がⅡc病変と連続しているか否かについては不明であるが，これらの変化所見は見逃してはならない陰影所見であろう。
　背景粘膜は幽門腺領域であろう。周囲粘膜は小顆粒像がみられ，顆粒間の開大が認められることから，中等度から高度な萎縮変化が推定される。

要　約

　不整形な小さく浅い陥凹の境界はトゲトゲした棘状陰影，陥凹面（底部）は数個の微細顆粒像，濃淡差，陥凹の辺縁には小顆粒・顆粒像などの所見である。

以上の事柄を考慮し，境界，面（底部），辺縁の所見から分化型癌の小さいⅡc病変と読影した。

深達度は厚みと硬さ（凹凸と伸展性）で行うが，癌の粘膜下以深への浸潤によって生じた所見（因果関係に基づく所見）はみられず，癌の深部浸潤と関係がある所見（相関関係に基づく所見）を思考しても，顕微鏡的な微小浸潤を考慮しなければm癌と読影できよう。

考 察

本例は，ネガ像では，不整形な小さく浅い陥凹境界，陥凹面（底部）および陥凹辺縁の変化所見は低濃度域の低コントラストであり，ポジ像と比較すると比較的明瞭でわかりやすい。ポジ像では，陥凹辺縁の中心部から外側へ向かって凸状で不規則な変化所見は適度なコントラストがみられ，輝度がありわかりやすい。

小さく浅いⅡc病変では，Ⅱc病変の性状のみに着目すると，その周囲の不整形な小さく淡い陰影斑（矢印B）は見逃されやすい。多くの情報を得るという意味においては，ネガ像では不整形な小さく淡い陰影斑がわかりやすく，その部に濃淡差がみられればポジ像がわかりやすいことを考慮しながら読影することが大切である。

◆**病理組織診断**　Ⅱc型早期癌　m　tub2　14×4mmである。

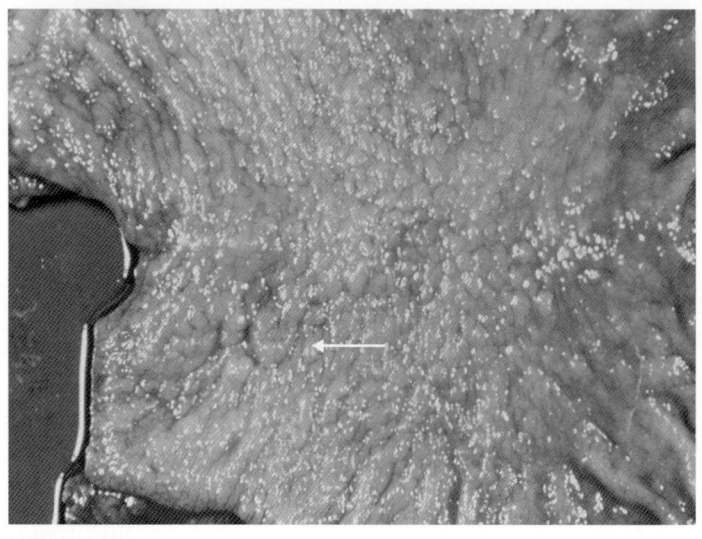

新鮮切除標本

症例 20　Ⅱc型早期胃癌，小Ⅱc型早期胃癌　75歳・男性

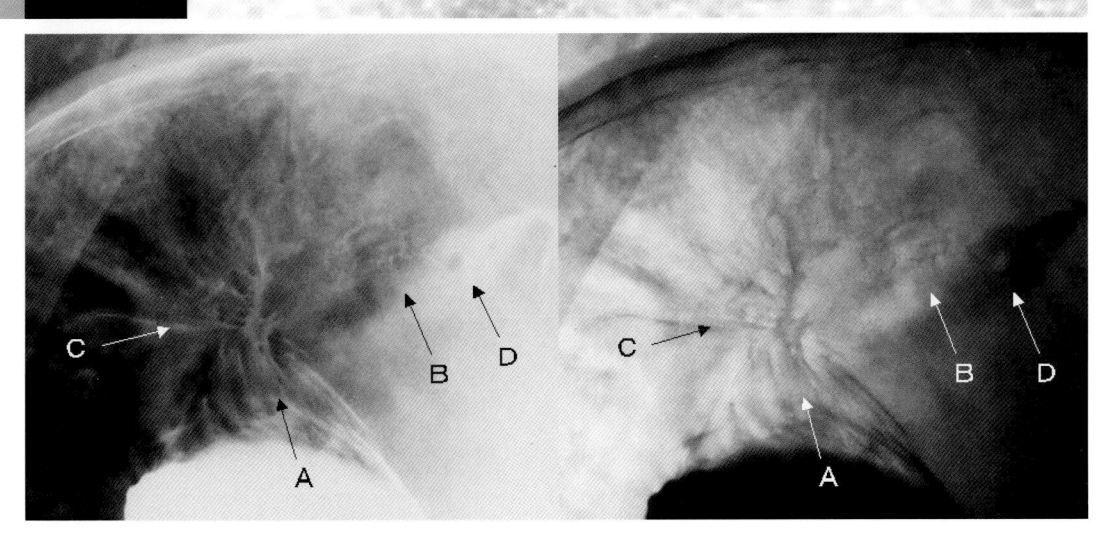

Fig.66　腹臥位第1斜位二重造影像

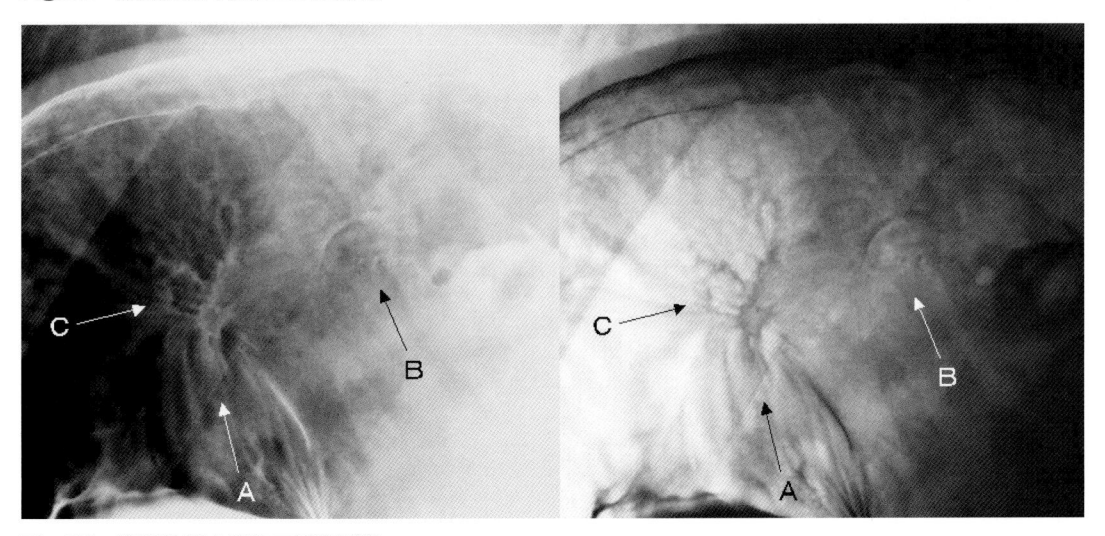

Fig.67　腹臥位第1斜位二重造影像

　本例は体上部小弯前・後壁のⅡc病変の精密検査時に，噴門下部前壁小弯寄りの小さいⅡc病変を発見した。

　Fig.66，67，68のネガ像，ポジ像では，体上部小弯前・後壁に粘膜ひだ集中を伴う不整形な淡い陰影斑（矢印A）がみられる。病変の大きさは約30×8mmである。噴門下部前壁小弯寄りには不整形な小さく淡い陰影斑（矢印B）が認められる。病変の大きさは約11×9mmである。

　粘膜ひだ集中を伴う不整形な浅い陥凹（矢印A）の境界は明瞭な部とやや不明瞭な部がみられる。陥凹面（底部）は小顆粒・顆粒像が各1個認められる。陥凹の辺縁には，大弯側および肛門側小弯寄りでは紡錘形の小顆粒像（矢印C）がみられ，口側に類楕円形の隆起像（はじき像），小弯側には不規則な形の隆起像（はじき像）が認められる。

　粘膜ひだ集中の先端部はなだらかなヤセがみられ，粘膜ひだ間の線状陰影には狭小化の所見が認められる。

　噴門下部前壁小弯寄りの不整形な小さく浅い陥凹（矢印B）の境界は，小さいトゲトゲした棘状陰影である。陥凹面（底部）は微細顆粒像がみられる。陥凹の辺縁には小顆粒・顆粒像が認められる。

胃癌X線読影法

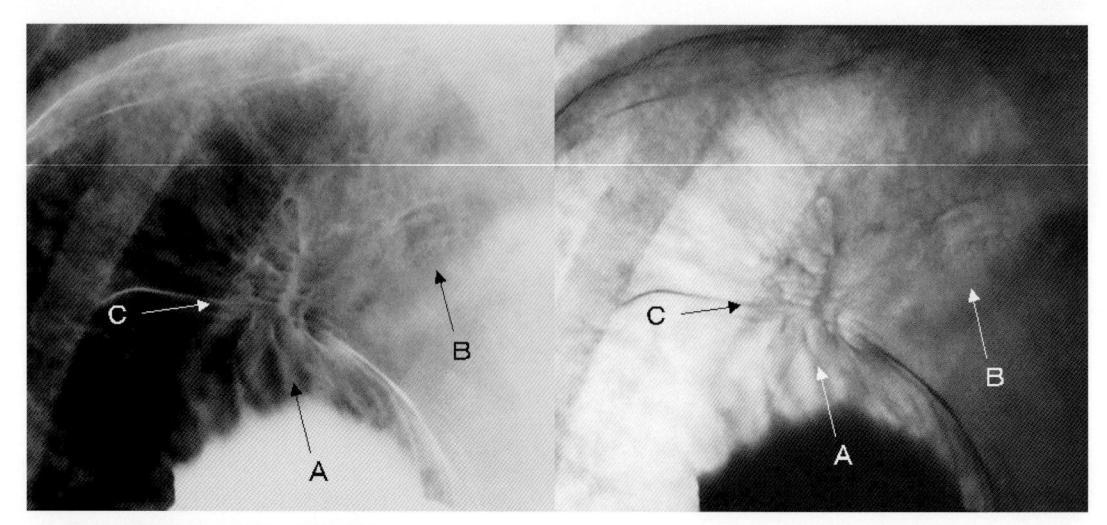

Fig.68　腹臥位第1斜位二重造影像

　局面をもつ線状陰影が，陥凹縁を取り巻くように（縁どりしたように）バリウムが溜まっている。治癒期の潰瘍ではよくみられる変化所見である。陥凹面（底部）は境界部より少し盛り上がっているのであろう。陥凹の辺縁には数個の小顆粒像がみられる。

　"微小胃癌，小胃癌でも詳細に読影すると，陥凹境界部には不整形の微細なはみ出し状陰影がみられ，濃淡差のある，不整形な陰影所見がみられることが多い"に一致する変化所見である。これらのことは，今回のネガ像とポジ像との比較検討のなかで微小胃癌，小胃癌，小胃癌に近似した病変では比較的恒常性のある変化所見としてみられたために，それらの病変を読影するときの悪性病変として1つの指標とした陰影所見である。

　背景粘膜は噴門腺領域であろう。周囲粘膜は網状陰影がみられず，萎縮変化はみられない。

要　約

　不整形な浅い陥凹の境界（矢印A）は明瞭な部とやや不明瞭な部，陥凹面（底部）は小顆粒・顆粒像が各1個，陥凹の辺縁は大弯側および肛門側小弯寄りでは紡錘形の小顆粒像，口側は類楕円形の隆起像（はじき像），小弯側には不規則な形の隆起像（はじき像），粘膜ひだ集中の先端部はなだらかなヤセ，粘膜ひだ間の線状陰影には狭小化などの所見である。

　もう1つの小さく浅い病変は，不整形な小さく浅い陥凹（矢印B）の境界は小さいトゲトゲした棘状陰影，陥凹面（底部）は微細顆粒像，陥凹の辺縁には数個の小顆粒像などの所見である。

　上記の事柄を考慮し，境界，面（底部），辺縁，粘膜ひだ集中の先端部，粘膜ひだ間の線状陰影（矢印A）などの所見および境界，面（底部），辺縁（矢印B）の所見から，分化型癌の2つのⅡc病変と読影した。Ⅱc病変の口側にはポリープ（矢印D）が認められる。

　深達度は厚みと硬さ（凹凸と伸展性）（矢印A）で行うが，癌の粘膜下以深への浸潤によって生じた所見（因果関係に基づく所見），陥凹辺縁の隆起，ひだ間の狭小化，癌の深部浸潤と関係がある所見（相関関係に基づく所見），局在部位，癌組織型，肉眼型，大きさ，潰瘍合併の有無などから推定してsm癌と読影できよう。結果的にはm癌である。

　もう1つの小さいⅡc病変は，深達度は厚みと硬さ（凹凸と伸展性）（矢印B）で行うが，癌の粘膜下以深への浸潤によって生じた所見（因果関係に基づく所見）はみられず，癌の深部浸潤と関係がある所見（相関関係に基づく所見）を思考しても，顕微鏡的な微小浸潤を考慮しなければm癌と読影できよう。

考　察

　本病変の局在部位はX線的には撮影条件が難しく，ネガ像ではX線写真の濃度がややオーバーである。ポジ像ではネガ像に比べると濃度域が広く，コントラストが低い。ネガ像では濃度が高い部でも，ポジ像ではガンマーカーブがねており，濃度差が少ない。ネガ像で濃度が高くつぶれた部でも，ポジ像ではわずかな濃淡差としてみられ，それらの異常な陰影所見の粘膜変化を読み取ることができる。

◆**病理組織診断**　2つのⅡc型早期癌である。1つはⅡc型早期癌　m　tub 1　25×7mm，もう1つは小Ⅱc型早期癌　m　tub 2　9×7mmである。

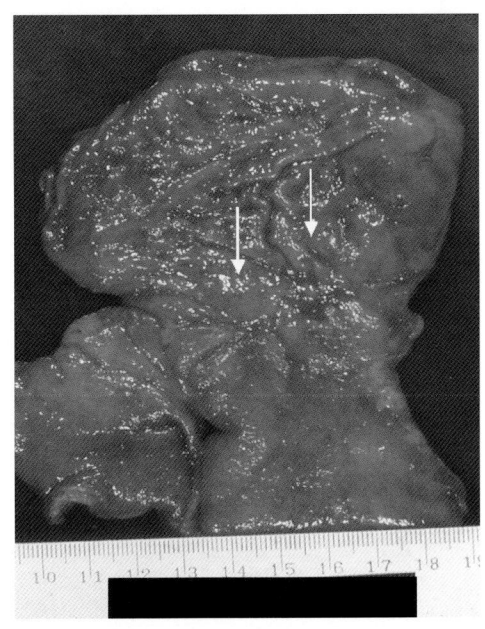

新鮮切除標本

症例 21　IIc型早期胃癌　63歳・男性

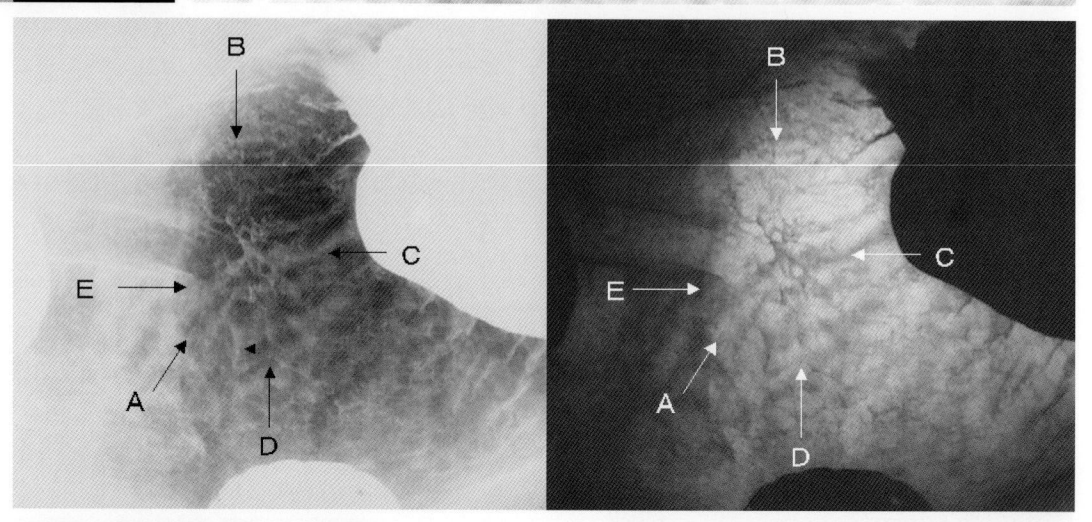

Fig.69　背臥位第2斜位二重造影像

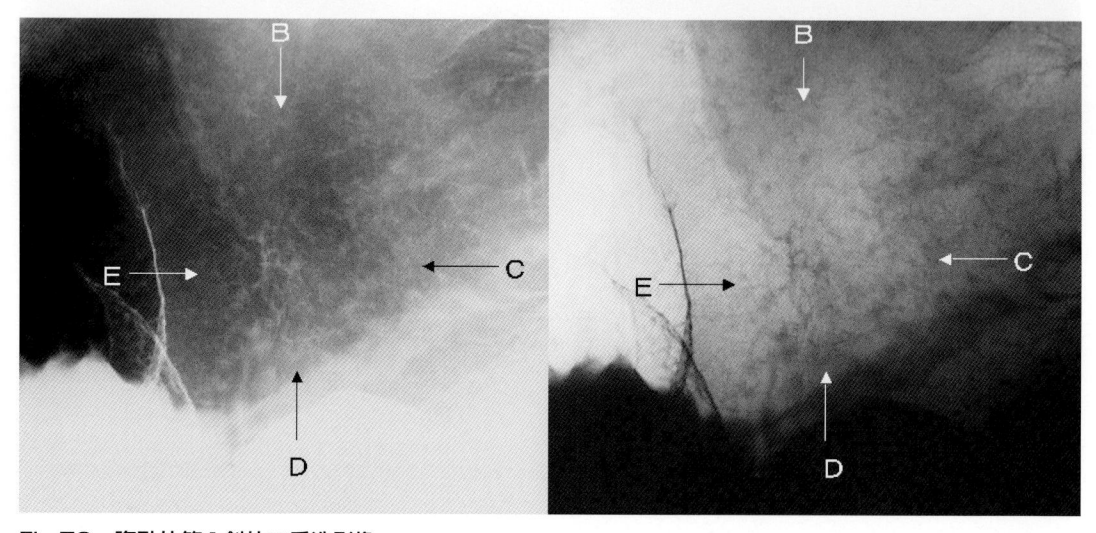

Fig.70　腹臥位第1斜位二重造影像

　Fig.69, 70, 71のネガ像，ポジ像では，体上部後壁小弯寄りに粘膜ひだ集中を伴う不整形な淡い陰影斑（矢印A）がみられる。

　不整形な浅い陥凹（矢印A）の境界は明瞭な部と不明瞭な部が認められる。陥凹面（底部）は小顆粒像，微細顆粒像が認められる。陥凹の辺縁には立ち上がりの緩やかな隆起像（はじき像）がみられる。

　粘膜ひだ集中の先端部はなだらかなヤセ（矢印A）が認められる。粘膜ひだ間の線状陰影は狭小化，不整開大，濃淡の差などの所見がみられる。

　Fig.69, 70, 71のネガ像，ポジ像では，不整形な淡い陰影斑（矢印A）の境界部を追ってみると，不規則な形の透亮帯内（矢印B〜E）の不整形な淡い陰影斑として認められる。

　Fig.69のネガ像，ポジ像では，不整形な淡い陰影斑（矢印A）の境界部を詳細にみると，口側では，口側から流れる淡いバリウムとの間にわずかな濃淡差および不整開大がみられる部（矢印C）である。小弯側では，小さく淡い陰影斑の辺縁である幅の狭い隆起像（はじき像）の内側部（矢印B）である。大弯側では，淡いバリウム斑に濃淡差のみられる部および幅の狭いバリウムのはじき像の内側部（矢印D）である。肛門側では，線状陰影の終末部および不整開大がみられる部（矢印E）

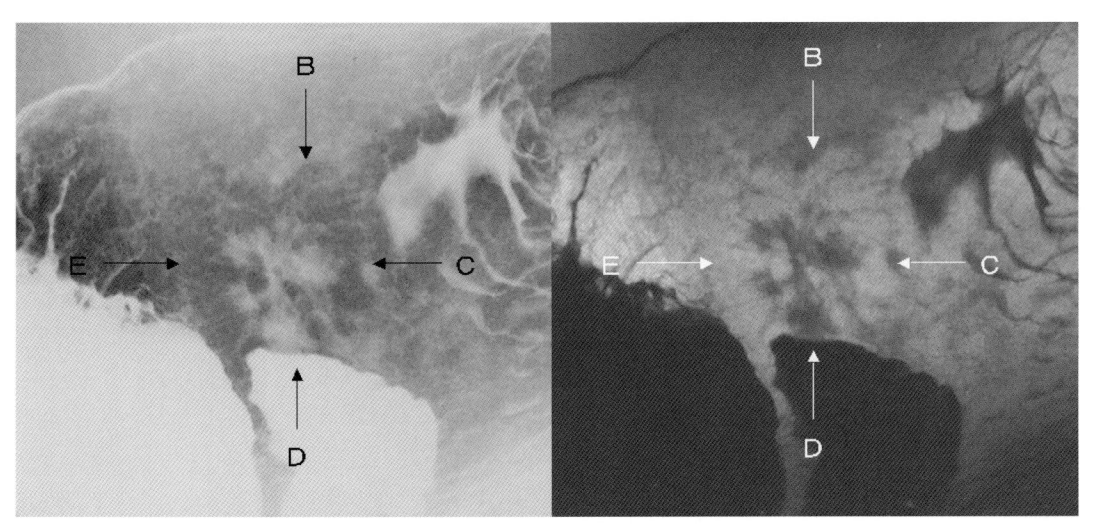

Fig.71 半臥位第2斜位二重造影像

など，中心部から遠位側，遠位側から中心部に向かって読影するとⅡc境界部の範囲が追える。

Fig.70のネガ像，ポジ像では，不整形な淡い陰影斑を遠位側から近位側に浸潤範囲の大きさをみると，小弯側（矢印B）は不整形な淡い陰影斑の約16mm遠位側である。これらの範囲は透亮帯の遠位側を計測している。

口側（矢印C）は不整形な淡い陰影斑の約14mm遠位側である。大弯側（矢印D）は不整形な淡い陰影斑の約4mm遠位側である。肛門側（矢印E）は不整形な淡い陰影斑の約9mm遠位側である。病変の大きさは約23×20mmである。

透亮帯とは二重造影像における帯状の幅の広狭な透亮像を意味し，潰瘍の辺縁の炎症性浮腫性壁肥厚およびびらんの辺縁の炎症性浮腫状な隆起像（はじき像）とは異なる変化所見である（以下，透亮帯と略）。

背景粘膜は腺境界領域であろう。周囲粘膜は網状陰影がみられず，萎縮変化はみられない。

要 約

不整形な浅い陥凹の境界は明瞭な部と不明瞭な部，陥凹面（底部）は小顆粒像，微細顆粒像，陥凹の辺縁には立ち上がりの緩やかな隆起像（はじき像），粘膜ひだ集中の先端部はなだらかなヤセ，粘膜ひだ間の線状陰影は狭小化，不整開大，濃淡の差などの所見である。

以上の事柄を考慮し，境界，面（底部），辺縁，粘膜ひだ集中の先端部，粘膜ひだ間の線状陰影などの所見から分化型癌のⅡc病変と読影した。

深達度は厚みと硬さ（凹凸と伸展性）で行うが，癌の粘膜下以深への浸潤によって生じた所見（因果関係に基づく所見）はみられず，癌の深部浸潤と関係がある所見（相関関係に基づく所見）を思考しても，顕微鏡的な微小浸潤を考慮しなければm癌と読影できよう。

考 察

Fig.70，71のネガ像では，不規則な形の透亮帯内の不整形な淡い陰影斑として，異常な変化所見が現れ，病変部全体がわかりやすい。ポジ像では低濃度域の低コントラストであり，比較的濃淡差がみられず，全貌がわかりにくい。微細な淡い陰影斑の変化所見の読影は，ポジ像よりネガ像のほうがわかりやすいことが多いが，変化所見が軽微な場合，ポジ像をも含めて軽度な陰影所見差を読み取っていかねばならない。

◆**病理組織診断**　Ⅱc型早期癌　m　tub2　21×17mmである。

胃癌X線読影法

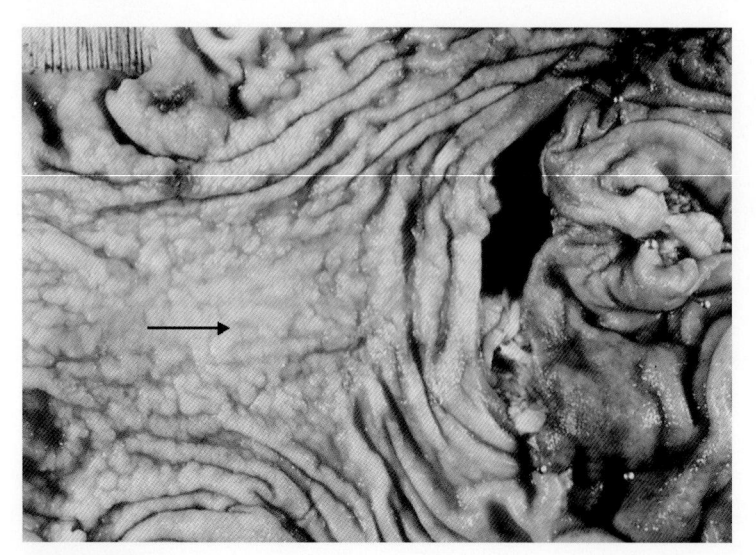

固定切除標本

症例 22　Ⅱc型早期胃癌　53歳・女性

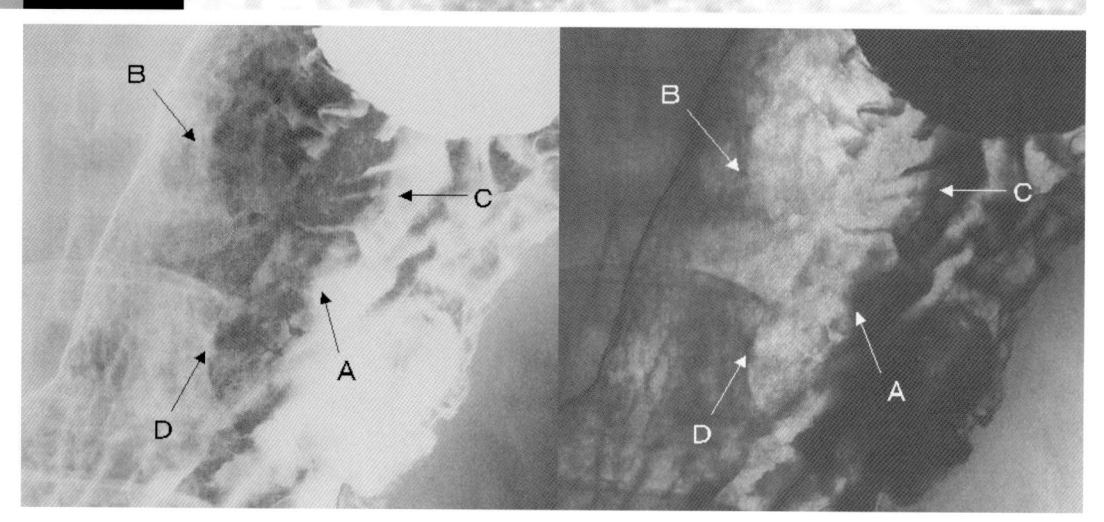

Fig.72　背臥位第2斜位二重造影像

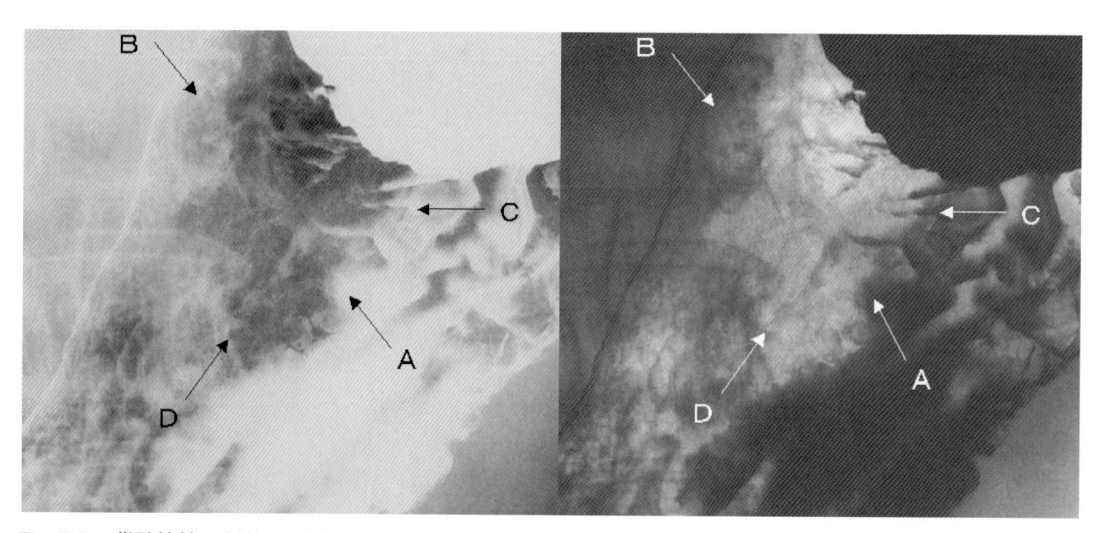

Fig.73　背臥位第2斜位二重造影像

　Fig.72，73，74のネガ像，ポジ像では，体上部後壁小弯寄りから体中部後壁やや小弯寄りに粘膜ひだ集中を伴う不整形な淡い陰影斑（矢印A）がみられる。病変の大きさは約24×20mmである。
　Fig.72のネガ像，ポジ像では，不整形な淡い陰影斑の大弯側には粘膜ひだ集中がみられ，粘膜ひだ集中の先端部にはなだらかなヤセが認められる。粘膜ひだ間の線状陰影には狭小化（矢印C），不整開大，濃淡の差などの所見がみられる。その肛門側ではやや幅の広い線状のバリウム斑（矢印D）が認められる。小弯側の不整形な淡い陰影斑（矢印B）の境界は不明瞭である。
　不整形な浅い陥凹（矢印A）の境界は不明瞭である。陥凹面（底部）は1個の小顆粒像が認められる。陥凹の辺縁には隆起変化所見はみられない。大弯側からの粘膜ひだ集中の性状は，粘膜ひだ集中の先端部にはなだらかなヤセがみられる。粘膜ひだ間の線状陰影は狭小化，不整開大，濃淡の差などの所見がみられ，ことに狭小化の所見（矢印C）は明瞭に認められる。
　やや幅の広い線状陥凹（矢印D）の境界は比較的明瞭である。陥凹面（底部）は微細顆粒像が認められる。陥凹の辺縁には隆起変化所見はみられない。萎縮粘膜とⅡc病変との鑑別が難しい。
　Fig.73のネガ像，ポジ像では，不整形な淡い陰影斑は比較的明瞭にみられる。不整形な浅い陥凹（矢印A）の境界は平滑である。陥凹面（底部）は1個の小顆粒像が認められる。大弯側からの粘膜

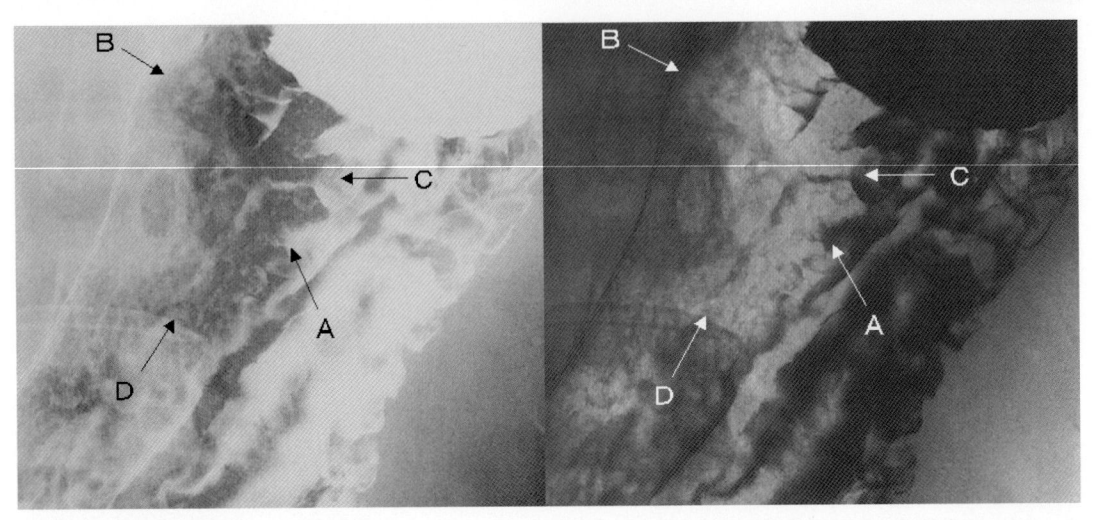

Fig.74 背臥位第2斜位二重造影像

ひだ集中の性状は，粘膜ひだ集中の先端部および粘膜ひだ間の線状陰影の変化所見は上記所見と同様である。

Fig.74のネガ像，ポジ像では，不整形な淡い陰影斑（矢印A）が明瞭にみられる。不整形な浅い陥凹（矢印A）の境界は平滑である。陥凹面（底部）は1個の小顆粒像が認められる。

背景粘膜は腺境界領域であろう。周囲粘膜は小顆粒像がみられるが，顆粒間の開大した所見がみられず，軽度から中等度な萎縮変化が推定される。

要 約

不整形な浅い陥凹の境界は平滑，陥凹面（底部）は1個の小顆粒像，陥凹の辺縁の隆起変化所見は不明瞭，粘膜ひだ集中の先端部にはなだらかなヤセ，粘膜ひだ間の線状陰影は狭小化，不整開大，濃淡の差などの所見である。

これらの境界，面（底部），辺縁，粘膜ひだ集中の先端部，粘膜ひだ間の線状陰影などの所見から分化型癌のⅡc病変と読影した。

深達度は厚みと硬さ（凹凸と伸展性）で行うが，癌の粘膜下以深への浸潤によって生じた所見（因果関係に基づく所見）はみられず，癌の深部浸潤と関係がある所見（相関関係に基づく所見）を思考しても，顕微鏡的な微小浸潤を考慮しなければm癌と読影できよう。

考 察

Ⅱc病変の口側および小弯側の境界はやや不明瞭であるが，大弯側および肛門側では比較的明瞭である。本例は造影効果が悪く，陥凹部の性状が明瞭に現れていないが，濃淡差のある陥凹の性状は，ネガ像を中心にポジ像をも含めて検討することが大切である。

◆**病理組織診断**　Ⅱc型早期癌　m　tub1　20×17mmである。

症例22．Ⅱc型早期胃癌

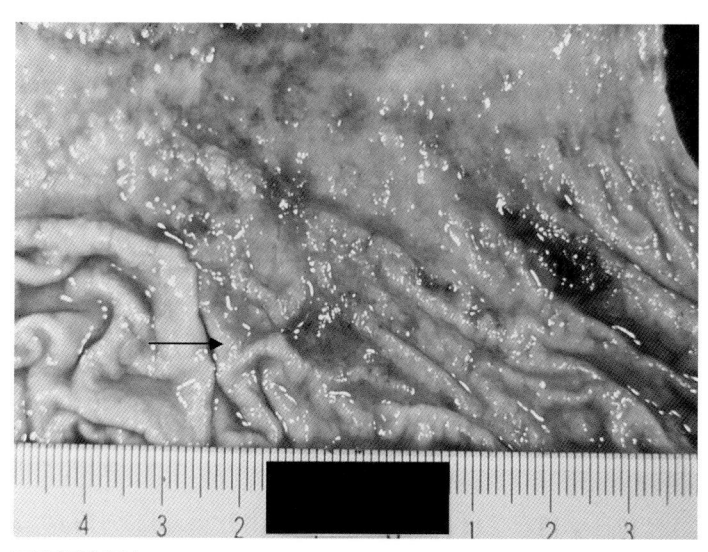

固定切除標本

症例 23　IIc型早期胃癌　32歳・男性

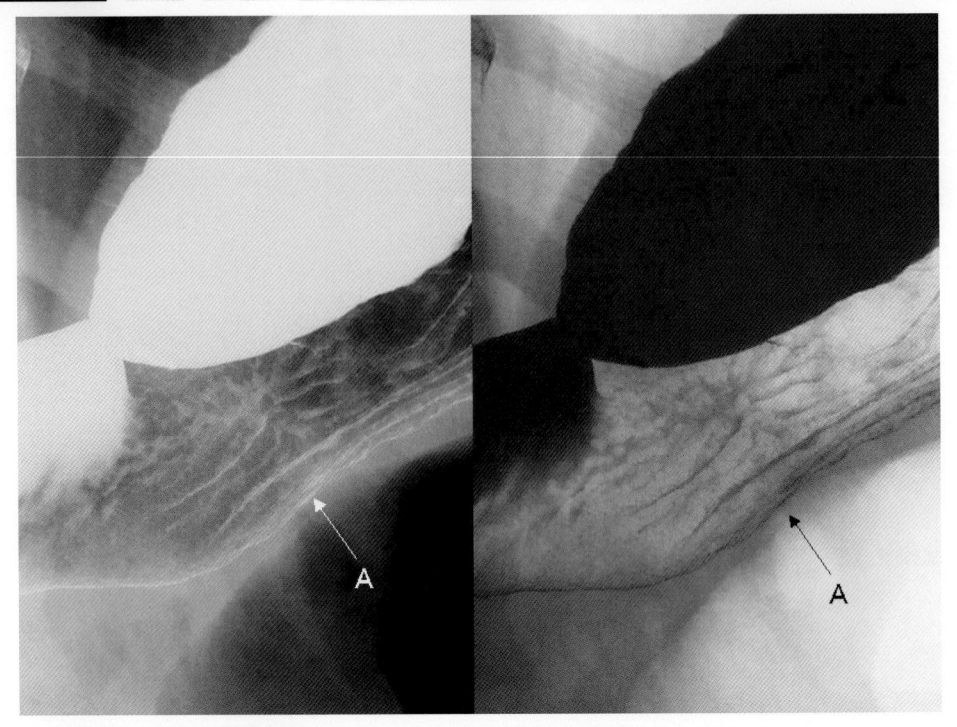

Fig.75　背臥位第1斜位二重造影像

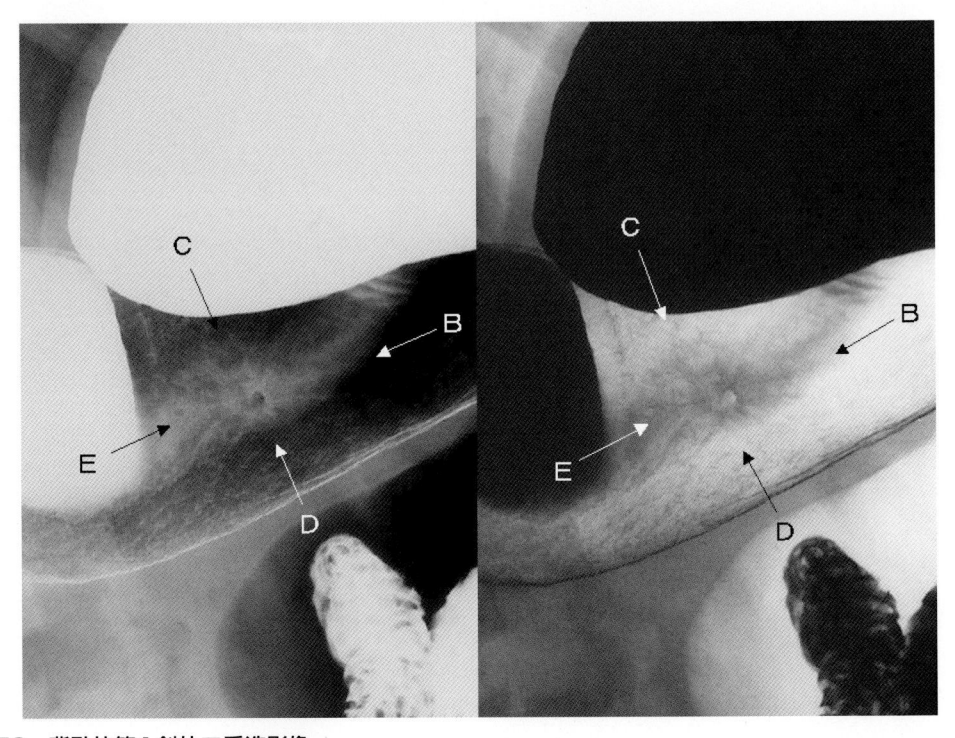

Fig.76　背臥位第1斜位二重造影像

症例23．Ⅱc型早期胃癌

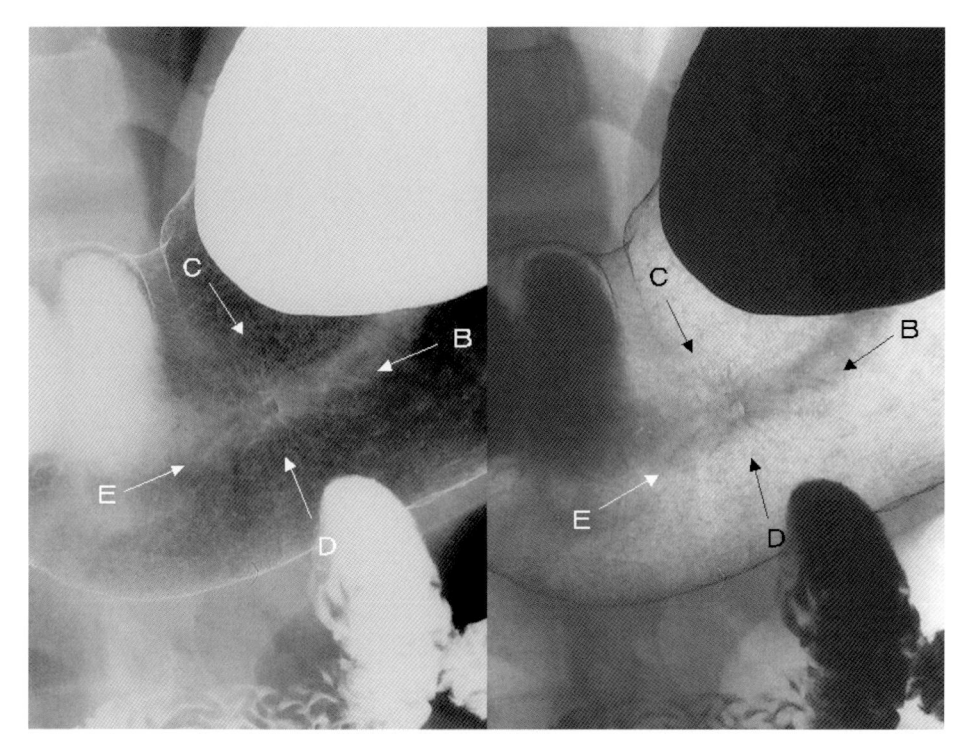

Fig.77　背臥位第1斜位二重造影像

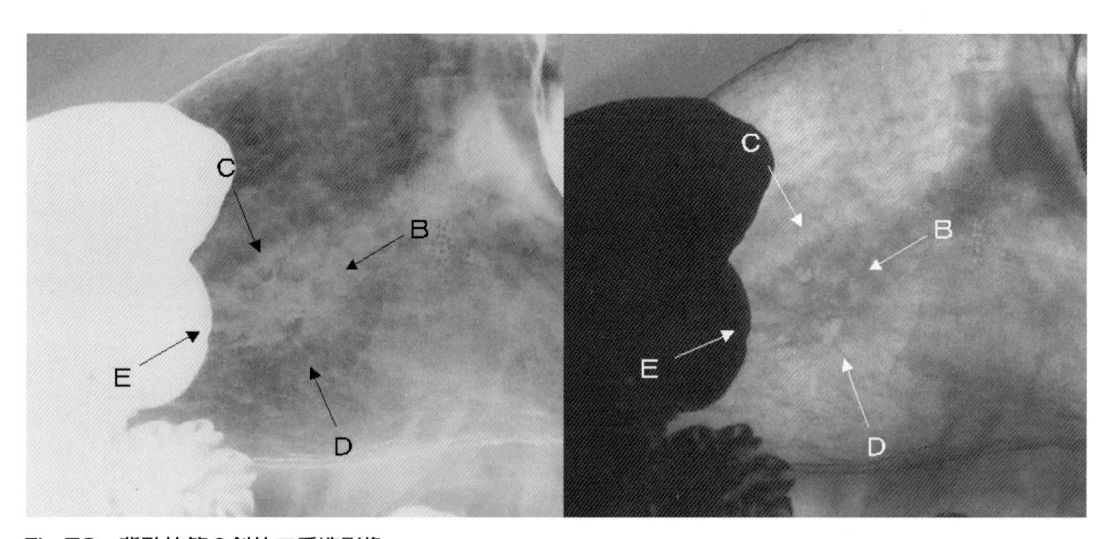

Fig.78　背臥位第2斜位二重造影像

75

Fig.75，76，77，78のネガ像，ポジ像では，体下部後壁中央に粘膜ひだ集中を伴う不整形な淡い陰影斑（矢印A）がみられる。

空気量の多寡や撮影体位で病変の現れ方が異なっている。Fig.75のネガ像，ポジ像は空気少量の背臥位第1斜位二重造影像である。体下部後壁中央に明らかな粘膜ひだ集中がみられ，その先端部には中断，先細りはみられないが，なだらかなヤセが認められる。粘膜ひだ間の線状陰影は，狭小化，不整開大などの所見はみられないが，濃淡の差の所見がみられる。不整形な淡い陰影斑は粘膜ひだ集中の小弯側に拡がって認められる。

Fig.76のネガ像，ポジ像は空気中等量の背臥位第1斜位二重造影像である。二重造影のⅡ法である。明らかな粘膜ひだ集中は大部分が消失して，不整形な淡い陰影斑は比較的明瞭な浅い陥凹として現れている。病変の大きさは約20×17mmである。

不整形な浅い陥凹（矢印A）の境界はトゲトゲした棘状陰影である。陥凹面（底部）は小顆粒・顆粒像がみられる。陥凹の辺縁には立ち上がりの緩やかな隆起像（はじき像）（矢印B～E）が認められる。

Fig.77のネガ像，ポジ像は空気中等量の背臥位第1斜位二重造影像である。陥凹部には十分な造影剤が溜まっていないが，陥凹の境界はトゲトゲした棘状陰影が明瞭にみられる。病変部はバリウムの溜め方によって，現れる陰影所見が異なることはよく経験する。

Fig.78のネガ像，ポジ像は空気過伸展気味の背臥位第2斜位二重造影像である。上記したことと同様に，バリウムの溜め方によって，陥凹の現れ方が異なっている。

Fig.78のネガ像，ポジ像では，陥凹部の形状（矢印B～E）がよく理解できる。また，本病変のような分化型癌，深達度mのⅡc病変では，胃壁の伸展性（程度と方向），緊張度および撮影体位によっても現れ方が異なることは比較的経験することである。

背景粘膜は腺境界領域であろう。周囲粘膜は網状陰影がみられず，萎縮変化はみられない。

要　約

不整形な浅い陥凹の境界はトゲトゲした棘状陰影，陥凹面（底部）は小顆粒・顆粒像，陥凹の辺縁には立ち上がりの緩やかな隆起像（はじき像），粘膜ひだ集中の先端部にはなだらかなヤセ，粘膜ひだ間の線状陰影は濃淡の差などの所見である。

上記の事柄を考慮し，境界，面（底部），辺縁，粘膜ひだ集中の先端部，粘膜ひだ間の線状陰影などの所見から分化型癌のⅡc病変と読影した。

深達度は厚みと硬さ（凹凸と伸展性）で行うが，癌の粘膜下以深への浸潤によって生じた所見（因果関係に基づく所見）はみられず，癌の深部浸潤と関係がある所見（相関関係に基づく所見）を思考しても，顕微鏡的な微小浸潤を考慮しなければm癌と読影できよう。

考　察

ネガ像では，病変部は全体的には高濃度域の低コントラスト部で占められて，濃淡差は一見してみられないが，ポジ像ではわずかな濃度差があるために陥凹部が強調されてみえる。しかし，ネガ像では淡い陰影斑の濃淡差が明瞭でない部でも，ポジ像と比較すれば詳細な性状が読影できるとともにわかりやすい。

◆**病理組織診断**　Ⅱc型早期癌　m　tub1　17×14mmである。

症例23．Ⅱc型早期胃癌

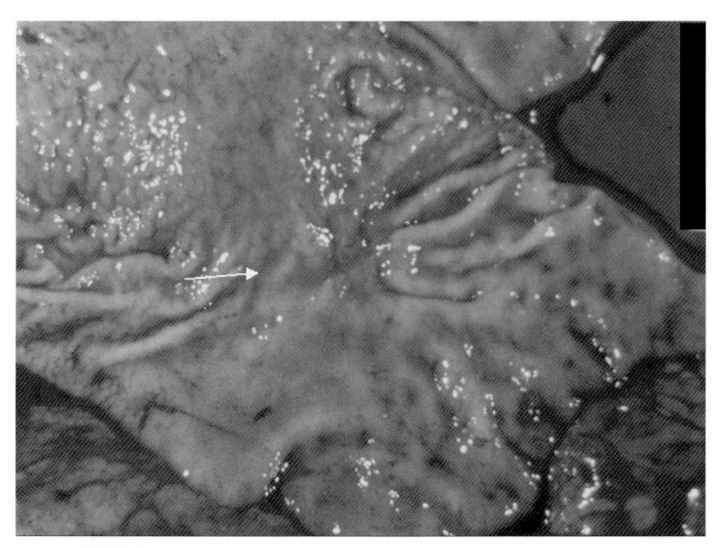

新鮮切除標本

77

症例 24　Ⅱc型早期胃癌　58歳・男性

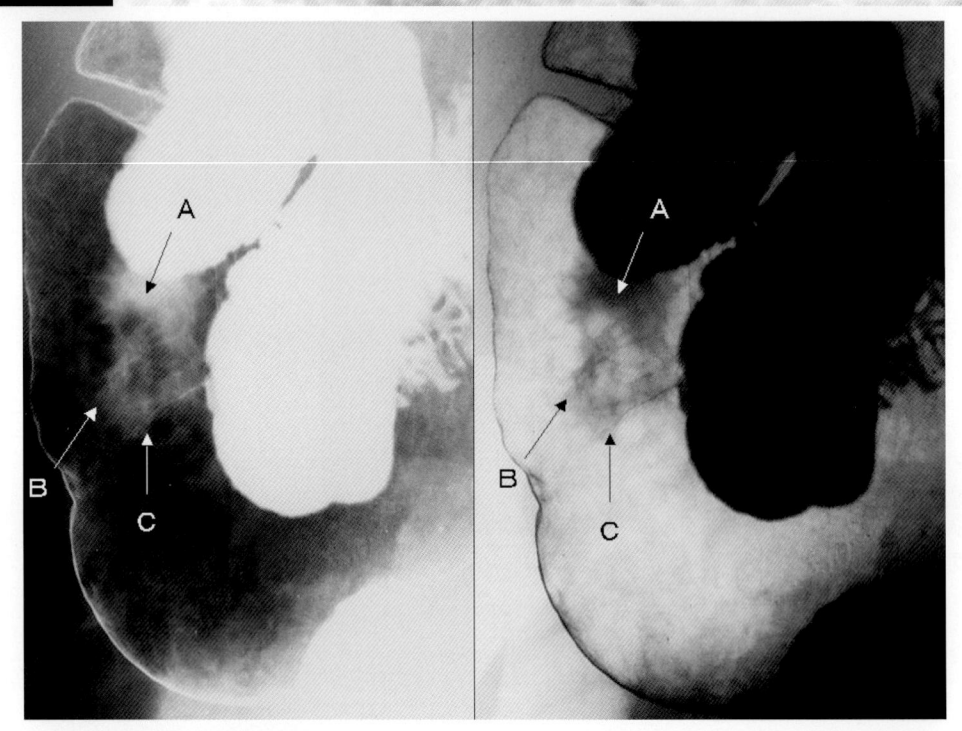

Fig.79　背臥位第2斜位二重造影像

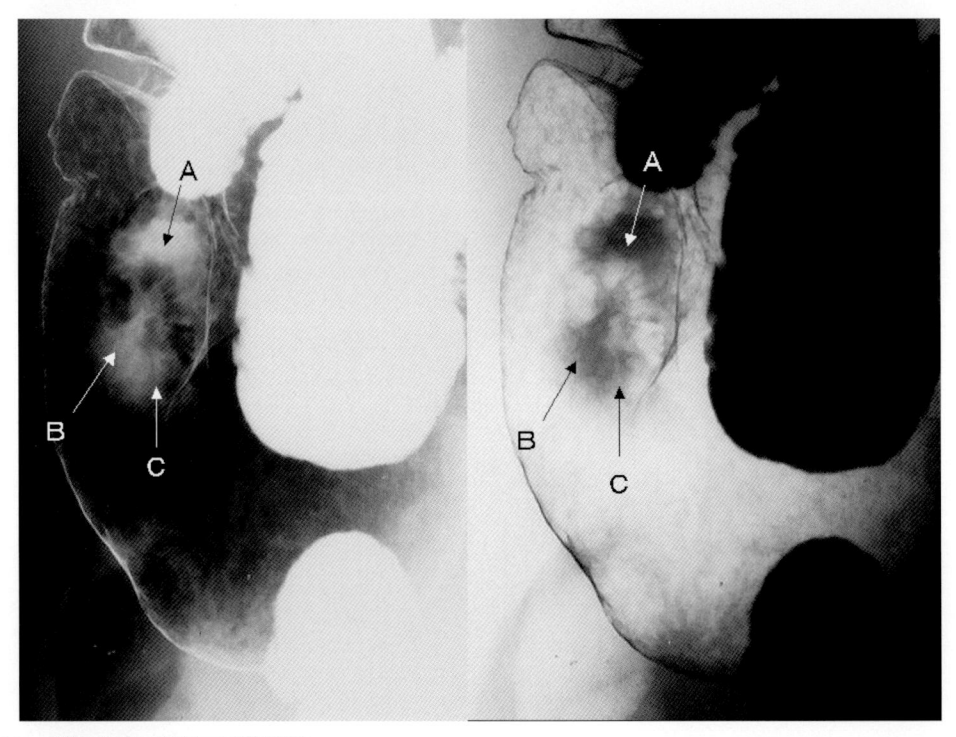

Fig.80　背臥位第2斜位二重造影像

症例24．Ⅱc型早期胃癌

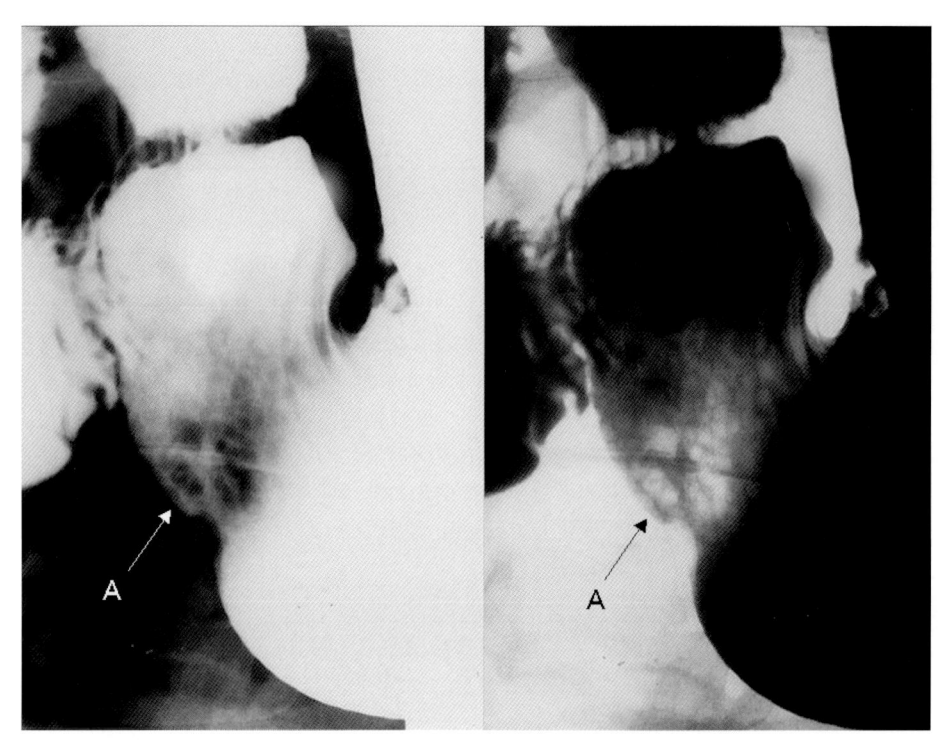

Fig.81 立位圧迫像

　Fig.79，80，81のネガ像，ポジ像では，前庭部後壁大弯寄りに不整形な淡いバリウム斑（矢印A）がみられる。

　不整形な淡いバリウム斑の大部分の境界はトゲトゲした棘状陰影および明瞭であるが，肛門側大弯寄りの境界は一部不明瞭（矢印B）である。不整形な淡いバリウム斑の肛門側大弯寄りには不整形な小さく淡い陰影斑（矢印B）がみられ，小さい陥凹局面を呈している。また，不整形な淡いバリウム斑の肛門側には不規則な形の小さく淡い陰影斑（矢印C）が認められる。不規則な形の小さく浅い陥凹はⅡc病変と萎縮粘膜との鑑別が難しい。

　不整形な小さく淡い陰影斑（矢印B）は圧迫像を参考にすればⅡc病変であろう。病変の大きさは約18×14mmである。

　不整形な浅い陥凹（矢印A）の境界は小弯側ではトゲトゲした棘状陰影であるが，大弯側では一部不明瞭である。陥凹面（底部）はネガ像では濃淡差はあまり目立たないが，ポジ像では不整形な淡いバリウム斑（矢印A）内には，数個の濃い点状のバリウム斑が認められる。ネガ像を再度，見直せば現れている。これらの変化所見は明らかな凸凹差が現れている陰影所見ではなかろう。陥凹の辺縁には小顆粒・顆粒像および立ち上がりの緩やかな隆起像（はじき像）が認められる。

　詳細にみると不整形な浅い陥凹（矢印A）の肛門側大弯寄りの境界部は，不整形な小さく浅い陥凹（矢印B）が，陥凹局面を呈し，陥凹の境界はトゲトゲした棘状陰影はみられないが，比較的明瞭である。

　不整形な小さく浅い陥凹（矢印B）の境界は比較的明瞭である。陥凹面（底部）は数個の微細顆粒像が認められる。陥凹の辺縁には立ち上がりの緩やかな隆起像（はじき像）が認められる。

　これらのことから，陥凹の境界はネガ像，ポジ像でみられる不整形な小さく淡い陰影斑（矢印B）までと推定される。

　Fig.81の圧迫像のネガ像とポジ像では，不整形な淡いバリウム斑（矢印A）の辺縁には軽度に隆起幅の不均等な高低差の異なる不規則な形の透亮像がみられ，その透亮像の立ち上がりは緩やかで

ある。

　背景粘膜は幽門腺領域であろう。周囲粘膜は網状陰影がみられ，軽度な萎縮変化が推定される。

要　約

　不整形な浅い陥凹の境界は小弯側ではトゲトゲした棘状陰影，一部不明瞭な部，陥凹面（底部）は数個の濃い点状のバリウム斑，明らかな凸凹差はみられない。陥凹の辺縁には小顆粒・顆粒像および軽度に隆起幅の不均等な高低差の異なる不規則な形の立ち上がりの緩やかな隆起像（はじき像）。

　不整形な小さく浅い陥凹の境界は比較的明瞭，陥凹面（底部）は数個の微細顆粒像，陥凹の辺縁には立ち上がりの緩やかな隆起像（はじき像）などの所見である。

　上記の事柄を考慮し，境界，面（底部），辺縁の所見から分化型癌のⅡc病変と読影した。

　深達度は厚みと硬さ（凹凸と伸展性）で行うが，癌の粘膜下以深への浸潤によって生じた所見（因果関係に基づく所見），陥凹辺縁の軽度に隆起幅の不均等な高低差の異なる不規則な形の隆起像（はじき像），癌の深部浸潤と関係がある所見（相関関係に基づく所見），局在部位，癌組織型，肉眼型，大きさ，潰瘍合併の有無などから推定してsm癌と読影できよう。結果的にはm癌である。

考　察

　ネガ像とポジ像の比較では，適度なコントラストのみられる陥凹部の濃淡差はポジ像がわかりやすいが，淡い陰影斑の性状はネガ像がわかりやすい。造影効果および撮影条件が悪いX線写真である。

◆**病理組織診断**　　Ⅱc型早期癌　m　tub1　15×12mmである。

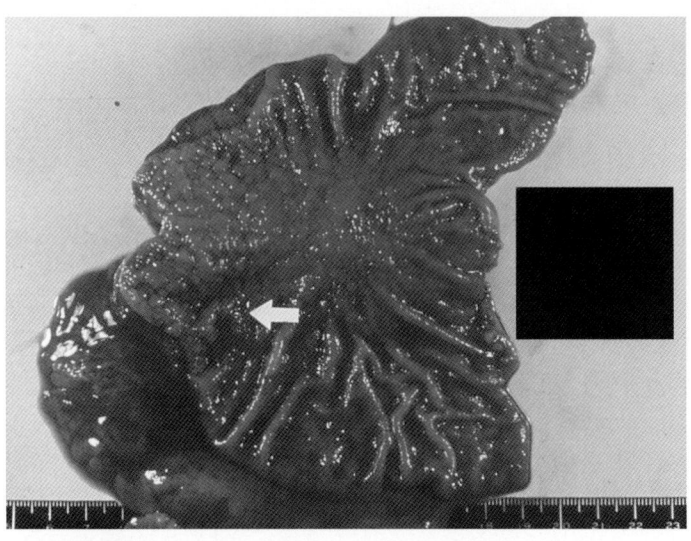

新鮮切除標本

症例 25　IIc型早期胃癌　62歳・男性

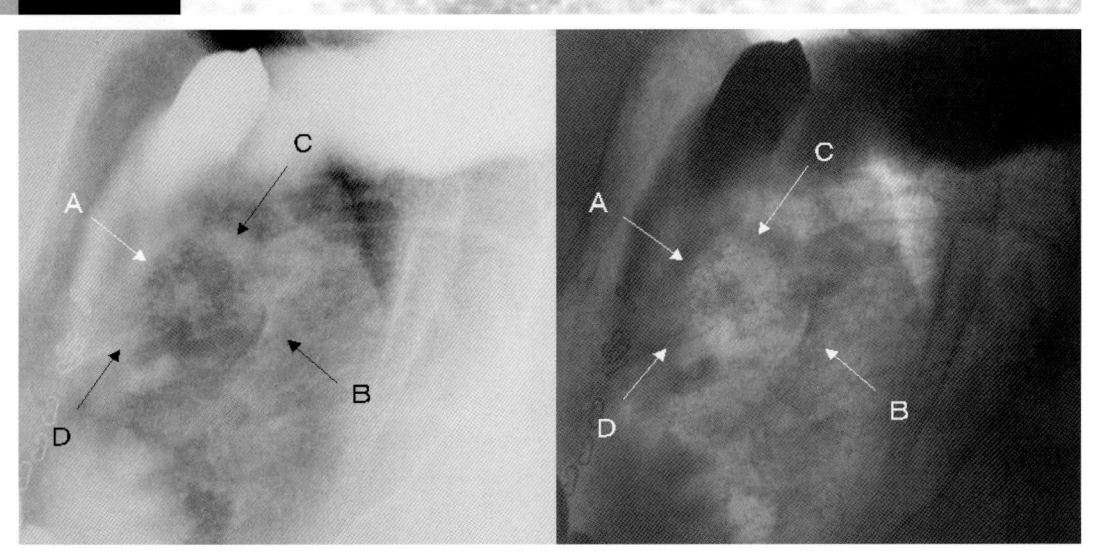

Fig.82　半臥位第2斜位二重造影像（ルーチン検査写真）

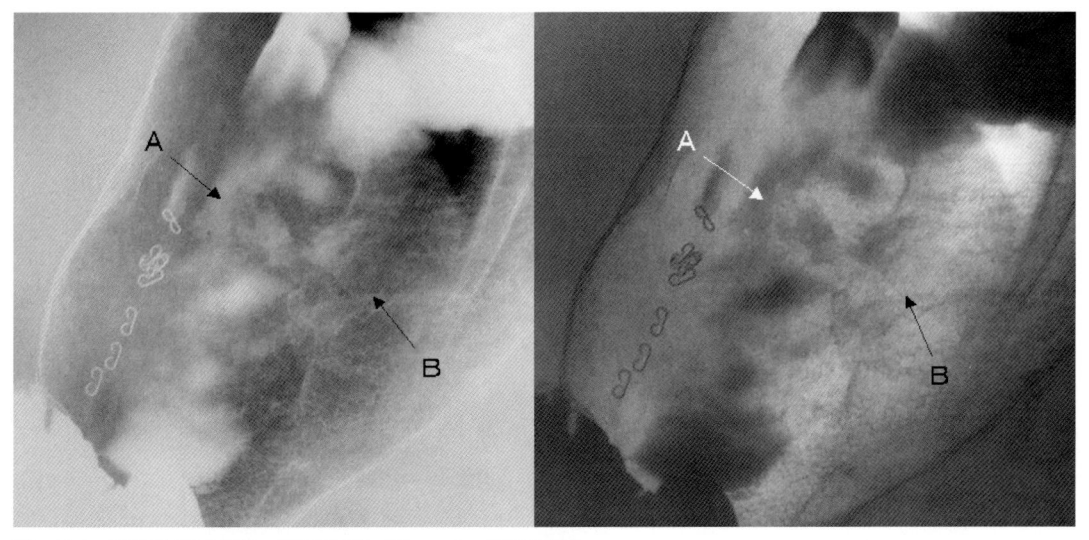

Fig.83　半臥位第2斜位二重造影像（ルーチン検査写真）

　11年前に2型進行癌で幽門側胃切除術が施行され，BillothII法で再建手術が行われた。Fig.82，83，84のネガ像，ポジ像では，噴門下部後壁小弯寄りに不整形な淡いバリウム斑（矢印A）がみられる。
　不整形な淡いバリウム斑の辺縁には多数の点状陰影（矢印A，C，D）が認められる。これら多数の点状陰影は分化型癌の腺窩上皮表面の腺窩部を現わしているのか，萎縮あるいはびらんが現れているのか，何を意味しているのかは不明である。
　Fig.82，83のネガ像，ポジ像では，不整形な淡いバリウム斑は矢印A部としていたが，よくみると，大弯側には不整形な淡い陰影斑（矢印B）が連続してみられ，"蝶"のような形状である。
　Fig.84のネガ像，ポジ像では，"蝶"のような形状はみられない。病変の大きさは約18×13mmである。
　不整形な浅い陥凹（矢印A）の境界は比較的小さくギザギザした鋸歯状陰影である。陥凹面（底部）は数個の微細顆粒像が認められる。陥凹の辺縁には多数の点状陰影（矢印A，C，D）および立

81

胃癌X線読影法

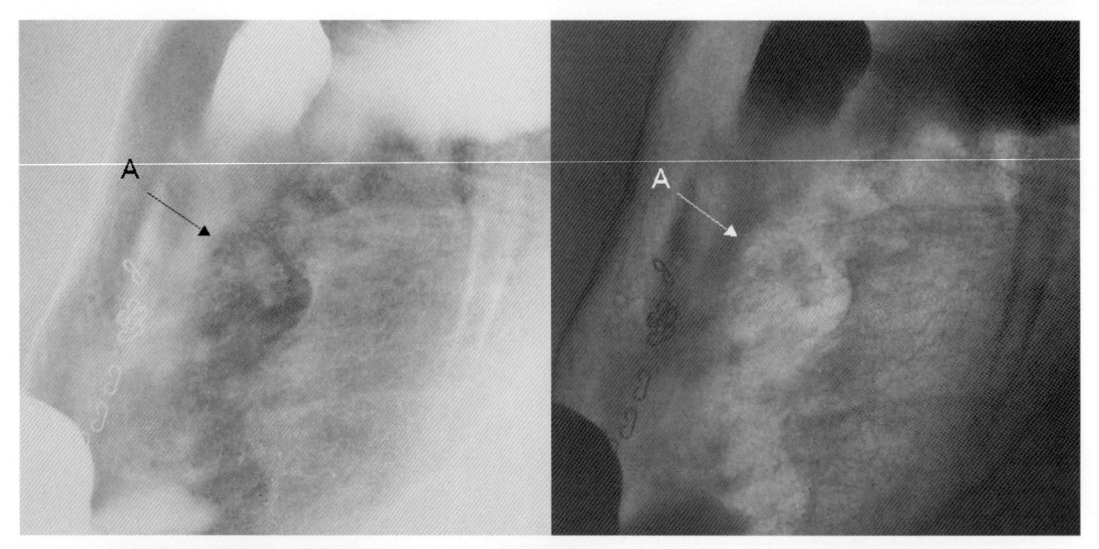

Fig.84 半臥位第2斜位二重造影像（ルーチン検査写真）

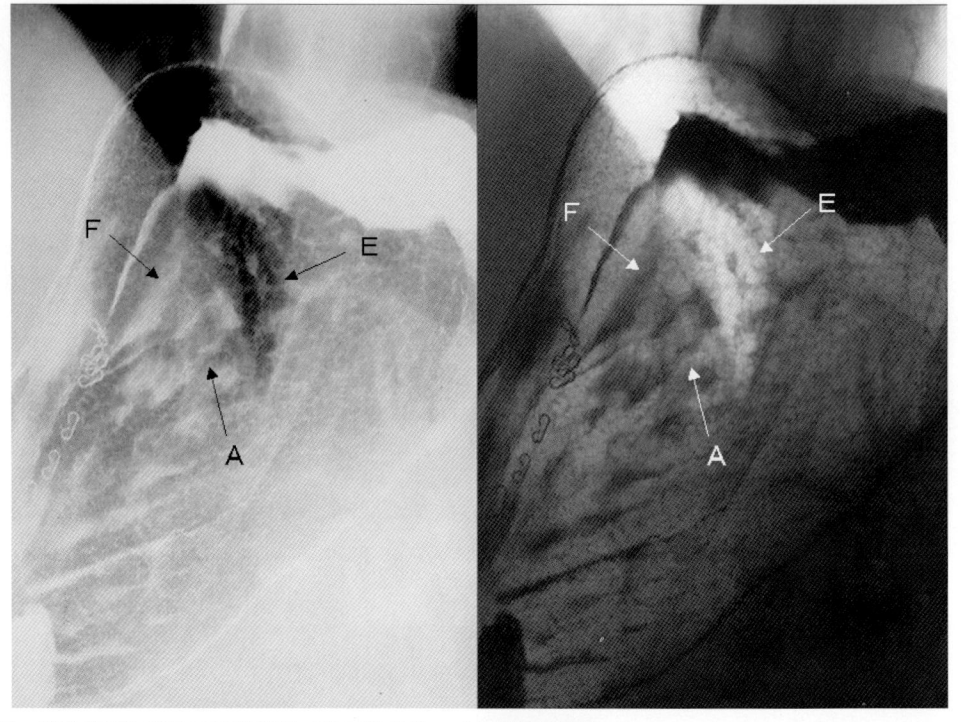

Fig.85 半臥位第2斜位二重造影像（1年後のルーチン検査写真）

ち上がりの緩やかな幅の狭い軽度の隆起像（はじき像）が認められる。
　Fig.85，86，87のX線写真は，1年後のX線検査写真である。1年前のX線検査写真では，病変は指摘しているが，内視鏡検査が施行されていない。
　Fig.85，86のネガ像，ポジ像は空気少量から空気中等量の二重造影像である。不整形なバリウム斑（矢印A）が認められる。
　不整形なバリウム斑は"馬蹄形"（矢印A）のような形状である。その辺縁には比較的幅の広い立ち上がりの緩やかな隆起像（はじき像）（矢印E，F）がみられる。

82

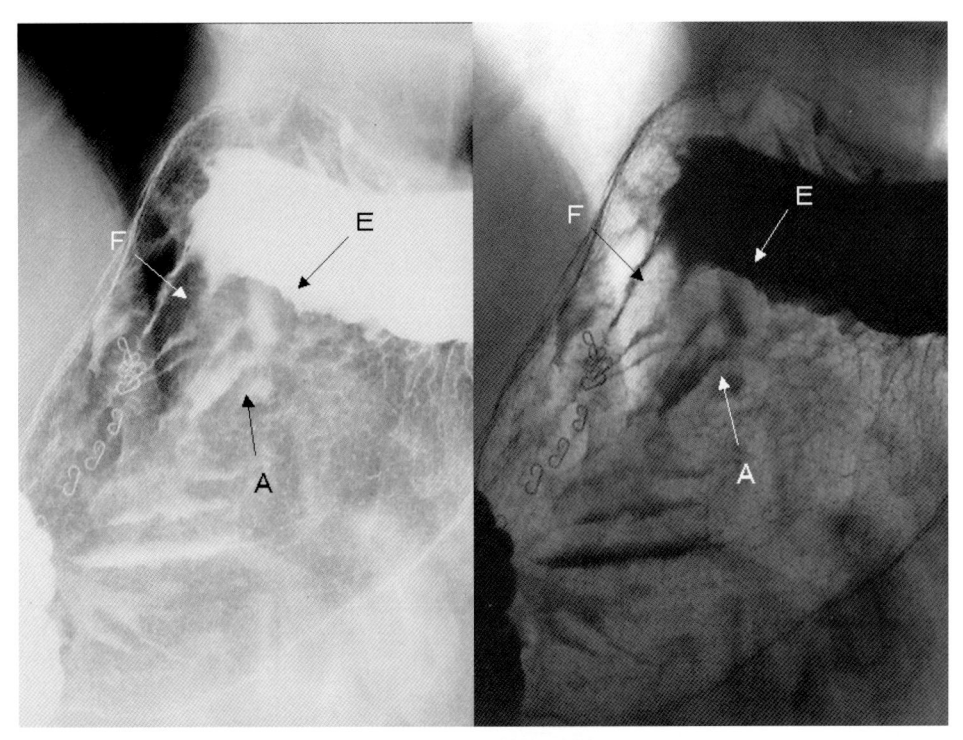

Fig.86 半臥位第2斜位二重造影像（1年後のルーチン検査写真）

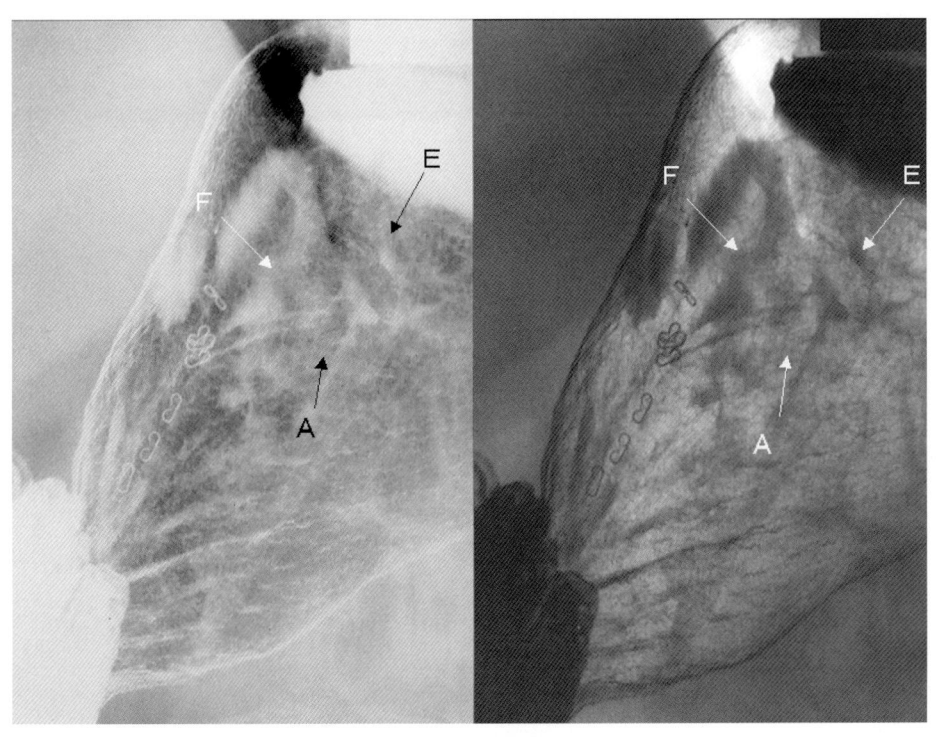

Fig.87 半臥位第2斜位二重造影像（1年後のルーチン検査写真）

Fig.87のネガ像，ポジ像は空気過伸展気味の二重造影像である。不整形なバリウム斑（矢印A）がみられ，陥凹の形状は前記した"蝶"のような形状である。空気量の多寡，造影効果によって形状が少し変化している。病変の大きさは約17×12mmである。

不整形な陥凹（矢印A）の境界はトゲトゲした棘状陰影と明瞭な部がみられる。陥凹面（底部）は数個の微細顆粒像がみられる。陥凹の辺縁には立ち上がりの比較的急峻な隆起像（はじき像）（矢印E，F）が認められる。

背景粘膜は噴門腺領域であろう。周囲粘膜は小顆粒像がみられるが，顆粒間の開大した所見はみられず，軽度から中等度な萎縮変化が推定される。

要　約

不整形な陥凹の境界はトゲトゲした棘状陰影と明瞭な部，陥凹面（底部）は数個の微細顆粒像，陥凹の辺縁には立ち上がりの比較的急峻な隆起像（はじき像）などの所見である。

以上の境界，面（底部），辺縁の所見から分化型癌のⅡc病変と読影した。

深達度は厚みと硬さ（凹凸と伸展性）で行うが，癌の粘膜下以深への浸潤によって生じた所見（因果関係に基づく所見），陥凹の辺縁隆起，癌の深部浸潤と関係がある所見（相関関係に基づく所見），局在部位，癌組織型，肉眼型，大きさ，潰瘍合併の有無などから推定してsm癌と読影できよう。結果的にはm癌である。

考　察

Fig.82，83，84のネガ像，ポジ像では，陥凹部全体は不整形なバリウム斑としてみられ，低濃度域の低コントラストであり，軽度に濃淡差が認められる。これらの不整形なバリウム斑の所見はネガ像がわかりやすく，濃淡差のみられる部ではポジ像がわかりやすい。浅いⅡc病変では，面（底部）の濃淡差（浅深）はポジ像がややわかりやすく，その性状である陥凹の境界および陥凹の辺縁の変化所見なども，本例においてはポジ像のほうが容易に読影できる。

◆**病理組織診断**　　Ⅱc型早期癌　m　tub1　14×10mmである。

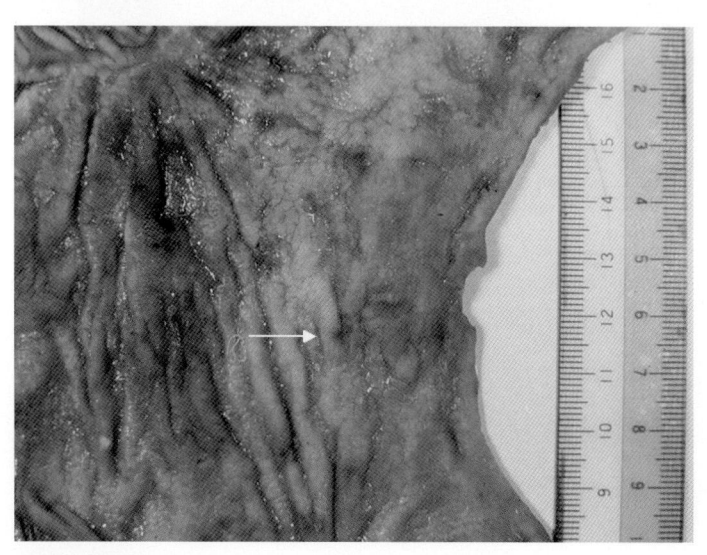

新鮮切除標本

症例 26　IIc型早期胃癌　54歳・男性

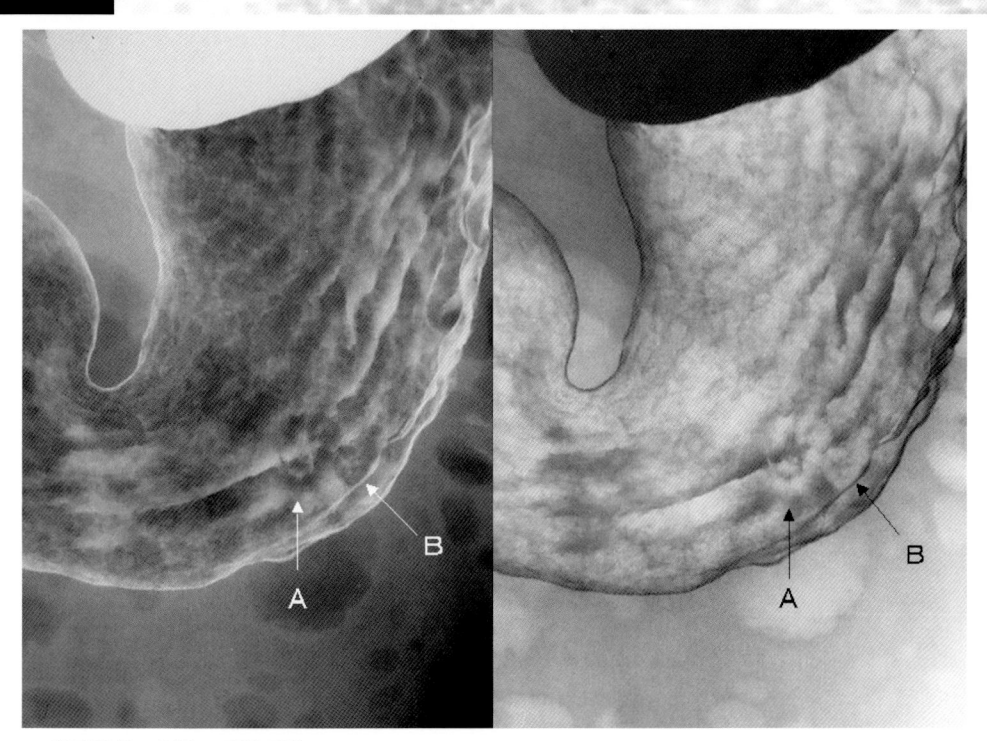

Fig.88　背臥位第1斜位二重造影像

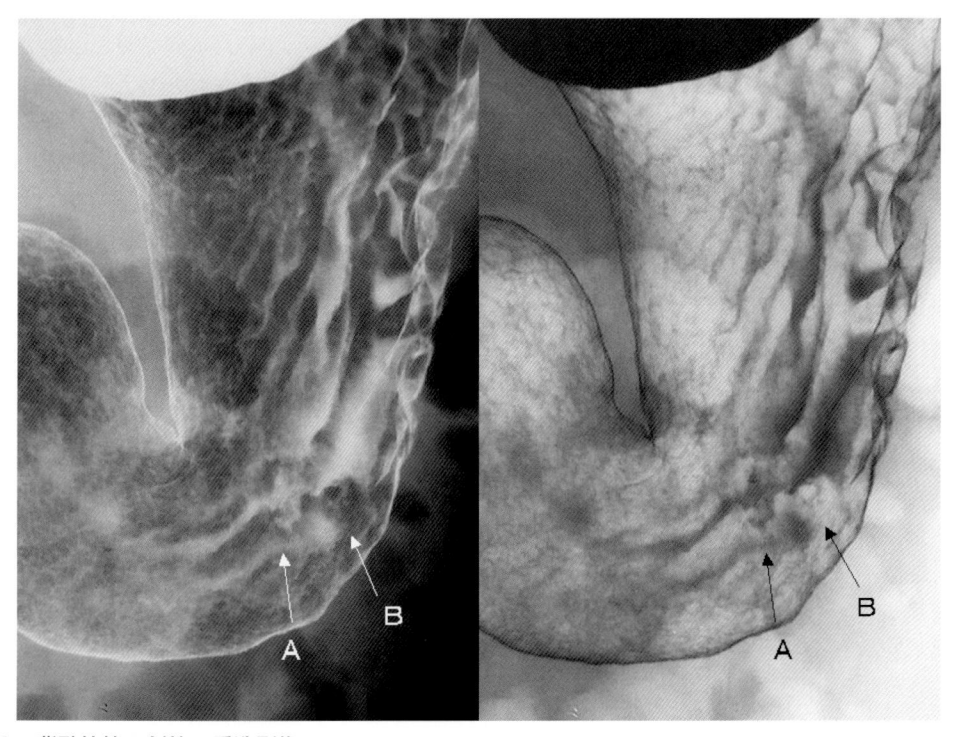

Fig.89　背臥位第1斜位二重造影像

胃癌X線読影法

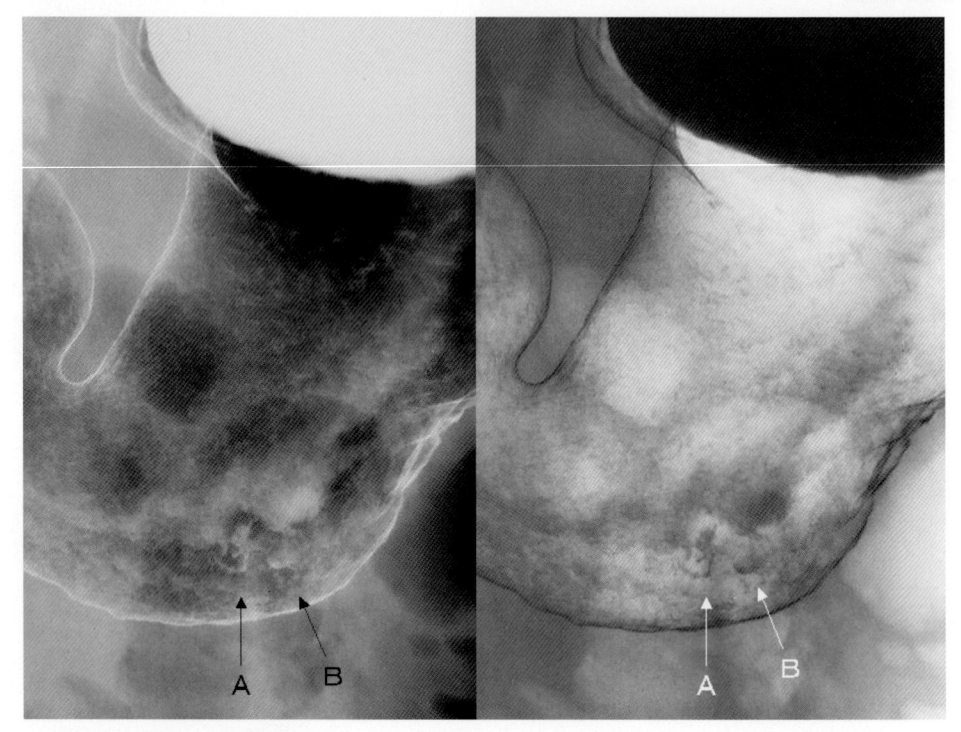

Fig.90 背臥位第1斜位二重造影像

　本例は造影効果が悪く，典型的な早期癌ということで御蔵入りしていた症例である。**Fig.88，89**は空気中等量の二重造影像，**Fig.90**は空気過伸展気味の二重造影像のネガ像およびポジ像である。
　当初は，体下部肛門側後壁やや大弯寄りの粘膜ひだ集中を伴う不整形な濃いバリウム陰影（矢印A）がⅡc病変と読影し処理されていた。
　今回のネガ像，ポジ像の比較検討では，体下部肛門側後壁やや大弯寄りに不整形な濃いバリウム陰影（矢印A）がみられ，その大弯側には不整形な小さく淡いバリウム斑（矢印B）が認められる。それらの変化所見は，空気過伸展気味の二重造影像のネガ像，ポジ像でも現れている。
　粘膜ひだ集中の先端部には中断がみられるが，明瞭な変化所見ではない。粘膜ひだ間の線状陰影は狭小化がみられるが，不整開大，濃淡の差などの所見は認められない。
　不整形な濃いバリウム陰影（やや深い陥凹）と不整形な小さく淡いバリウム斑（小さく浅い陥凹）は連続している。それらの陥凹が粘膜ひだの豊富な胃底腺領域に存在すれば，大部分は未分化型癌である確率は高いが，本例は結果的には高分化型腺癌（tub 1）である。X線的な深い，浅いは相対的な意味合いの陥凹の深さである。
　不整形なやや深い陥凹（矢印A）の境界はトゲトゲした棘状陰影である。陥凹面（底部）は小顆粒・顆粒像がみられ，濃淡差も認められる。陥凹の辺縁には隆起幅がやや異なる立ち上がりの緩やかな隆起像（はじき像）がみられる。
　不整形な小さく浅い陥凹（矢印B）の境界はトゲトゲした棘状陰影である。陥凹面（底部）は微細顆粒像がみられ，濃淡差も認められる。陥凹の辺縁には立ち上がりの緩やかな隆起像（はじき像）がみられる。
　病変の大きさは約17×13mm，約10×8mmであるが，これらの病変は連続している。
　背景粘膜は腺境界領域から胃底腺領域であろう。周囲粘膜は網状陰影がみられず，萎縮変化はみられない。

要 約

　不整形なやや深い陥凹（矢印A）の境界はトゲトゲした棘状陰影，陥凹面（底部）は小顆粒・顆粒像，濃淡差，陥凹の辺縁には隆起幅がやや異なる立ち上がりの緩やかな隆起像（はじき像）。

　不整形な小さく浅い陥凹（矢印B）の境界はトゲトゲした棘状陰影，陥凹面（底部）は微細顆粒像，濃淡差，陥凹の辺縁には立ち上がりの緩やかな隆起像（はじき像），粘膜ひだ集中の先端部には中断，粘膜ひだ間の線状陰影は狭小化などの所見である。

　上記の事柄を考慮し，境界，面（底部），辺縁，粘膜ひだ集中の先端部，粘膜ひだ間の線状陰影などの所見から未分化型癌のⅡc病変と読影した。結果的には，高分化型腺癌（tub 1）である。

　深達度は厚みと硬さ（凹凸と伸展性）で行うが，癌の粘膜下以深への浸潤によって生じた所見（因果関係に基づく所見）として，陥凹辺縁の隆起，ひだ間の狭小化，癌の深部浸潤と関係がある所見（相関関係に基づく所見），局在部位，癌組織型，肉眼型，大きさ，潰瘍合併の有無などから推定してsm癌と読影できよう。

考 察

　ポジ像では，病変部の濃度域が中間濃度域の部にみられ，白くつぶれている辺縁隆起の陰影所見はわかりにくい。しかし，陥凹部の濃淡差のみられる部では，ポジ像がわかりやすい。ネガ像とポジ像とを比較するとわかりやすい。濃度域によって異なる点については，今後の検討が必要であろう。二重造影のⅡ法が撮影できていれば，ネガ像，ポジ像では凹凸差が明瞭にみられ，濃淡差のある浅深性のそれぞれの陥凹の性状が読影できるのであろう。

◆**病理組織診断**　　Ⅱc型早期癌　sm　tub 1　22×18mmである。

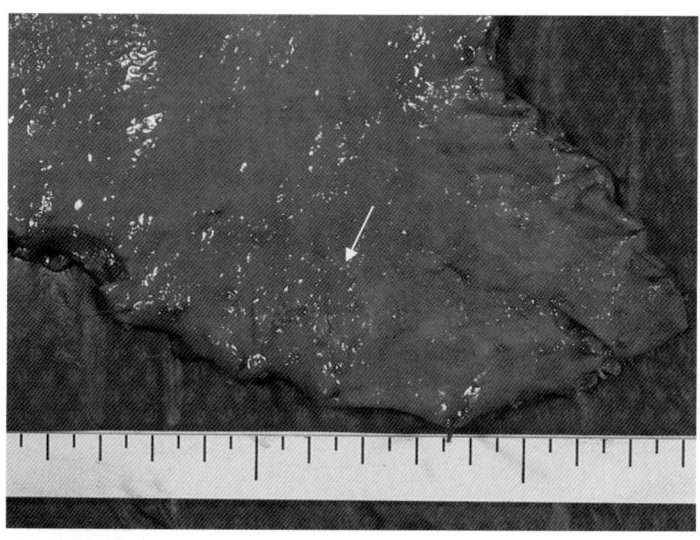

新鮮切除標本

症例 27　Ⅱc型早期胃癌　39歳・女性

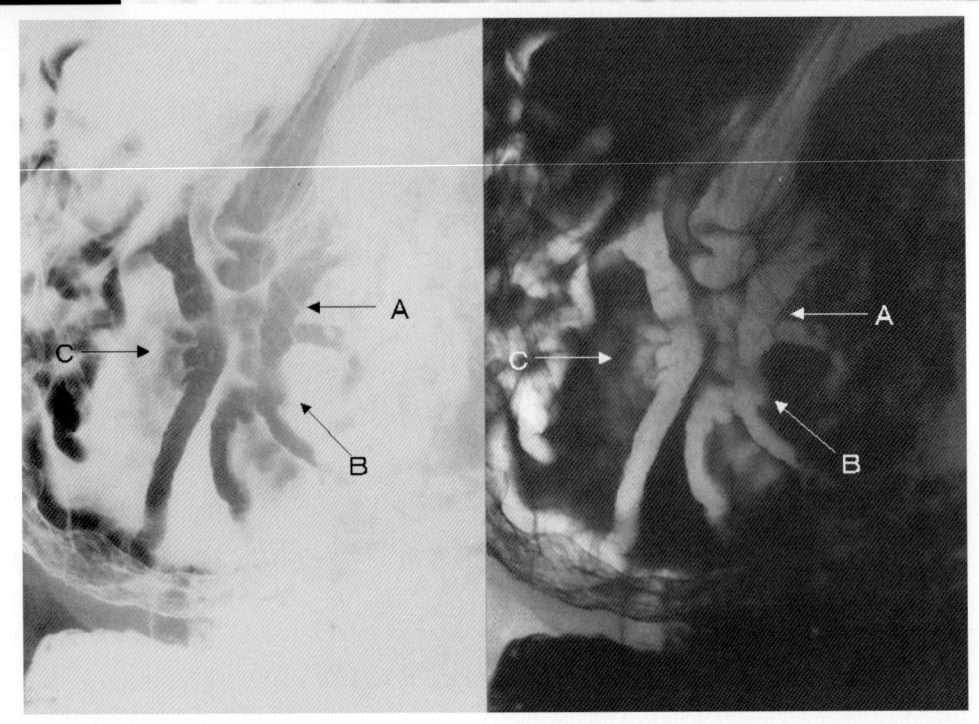

Fig.91　腹臥位第1斜位二重造影像

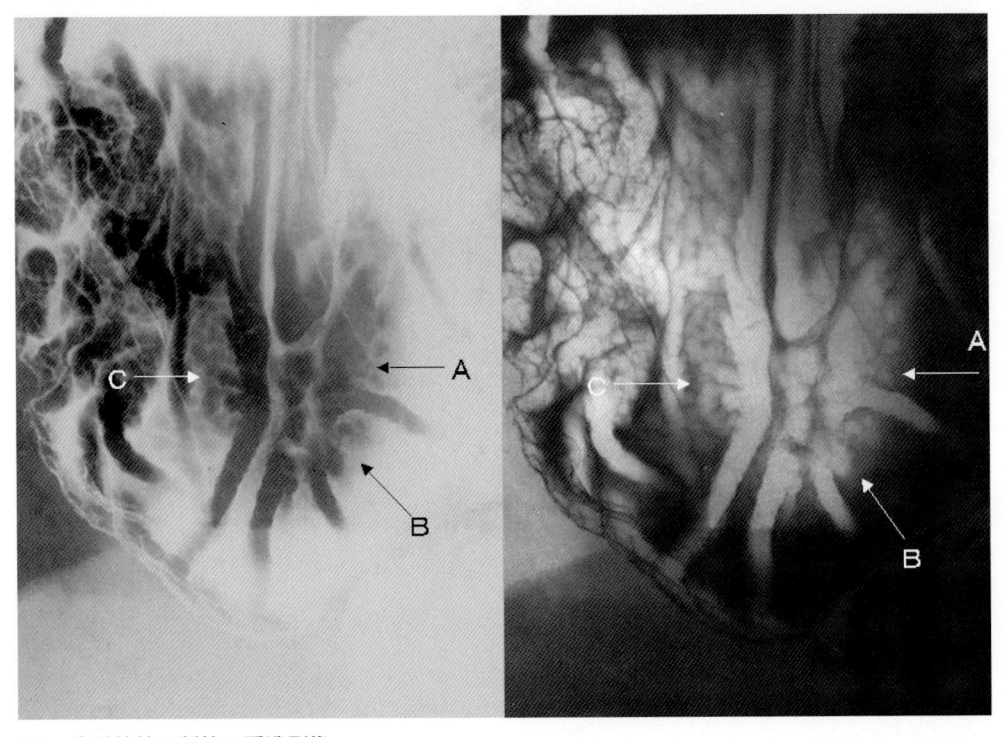

Fig.92　腹臥位第1斜位二重造影像

88

症例27．Ⅱc型早期胃癌

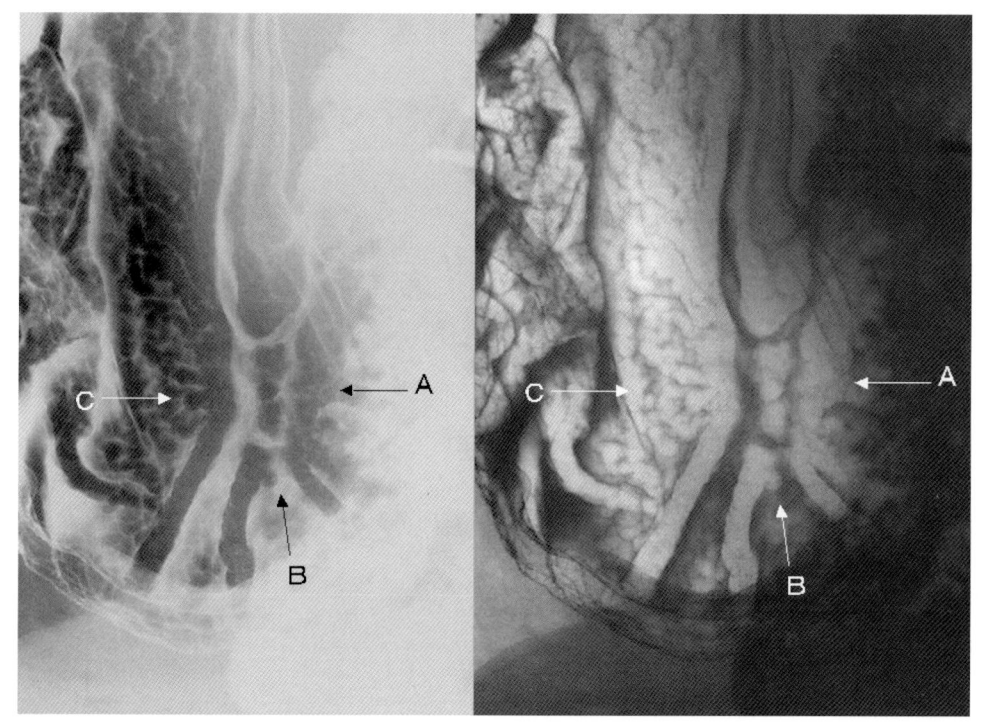

Fig.93　腹臥位第1斜位二重造影像

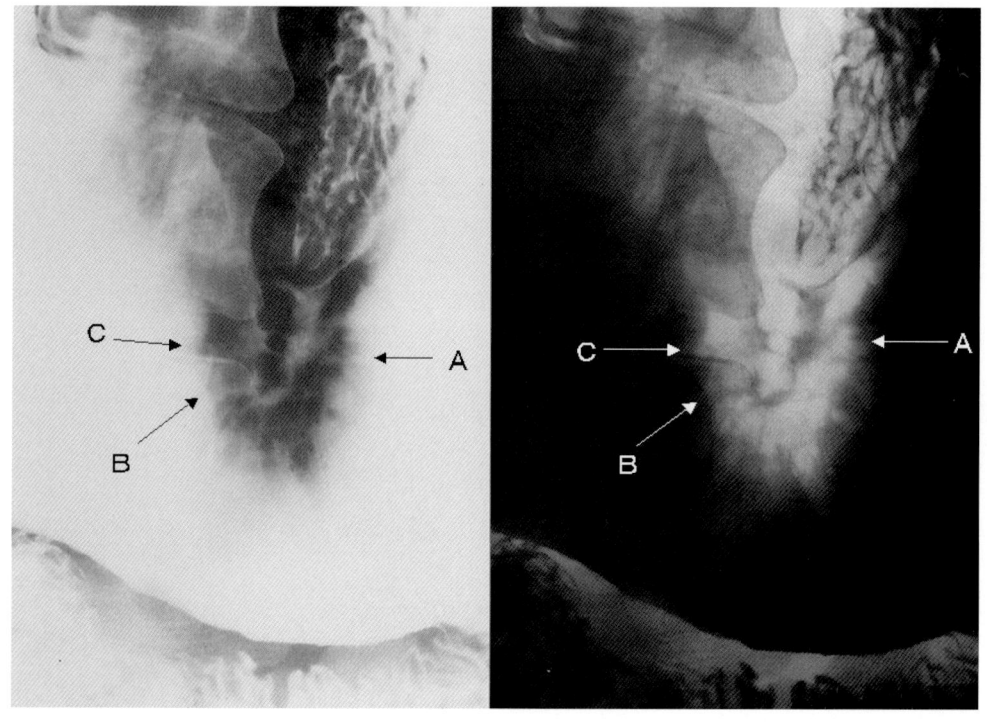

Fig.94　立位圧迫像

89

Fig.91，92，93，94のネガ像，ポジ像では，胃角部前壁小弯寄りに粘膜ひだ集中を伴う不整形な淡いバリウム斑（矢印A）がみられる。

粘膜ひだ集中は不整形な淡いバリウム斑の全周性にみられ，淡いバリウム斑には濃淡差が認められる。不整形な淡いバリウム斑の大弯側には紡錘形の小顆粒像（矢印C）がみられる。典型的な未分化型癌のⅡc病変であろう。病変の大きさは約22×13mmである。

不整形な浅い陥凹（矢印A）の境界は鮮明な部およびややギザギザした鋸歯状陰影である。また，境界部には濃淡差が認められる。陥凹面（底部）は数個の小顆粒・顆粒像，粗大顆粒像がみられ，明らかな濃淡差も認められる。陥凹の辺縁は粘膜ひだ集中で取り囲まれているが，立ち上がりの緩やかな隆起像（はじき像）がみられる。圧迫像でも，陥凹の辺縁には立ち上がりの緩やかな透亮像が認められる。

粘膜ひだ集中の先端部には中断，先細りがみられる。粘膜ひだ間の線状陰影は狭小化，不整開大の所見はみられないが，濃淡の差の所見が認められる。

背景粘膜は腺境界領域から胃底腺領域であろう。粘膜ひだの豊富な領域である，胃底腺領域であれば，大部分は未分化型癌のⅡc病変が推定される。周囲粘膜は網状陰影がみられず，萎縮変化はみられない。

要 約

不整形な浅い陥凹の境界は鮮明な部およびややギザギザした鋸歯状陰影，境界部には濃淡差，陥凹面（底部）は数個の小顆粒・顆粒像，粗大顆粒像，明らかな濃淡差，陥凹の辺縁には立ち上がりの緩やかな隆起像（はじき像），粘膜ひだ集中の先端部には中断，先細り，粘膜ひだ間の線状陰影は濃淡の差などの所見である。

以上の事柄を考慮し，境界，面（底部），辺縁，粘膜ひだ集中の先端部，粘膜ひだ間の線状陰影などの所見から未分化型癌のⅡc病変と読影した。

深達度は厚みと硬さ（凹凸と伸展性）で行うが，癌の粘膜下以深への浸潤によって生じた所見（因果関係に基づく所見）はみられず，癌の深部浸潤と関係がある所見（相関関係に基づく所見）を思考しても，顕微鏡的な微小浸潤を考慮しなければm癌と読影できよう。

考 察

小顆粒・顆粒像，粗大顆粒像は再生顆粒，残存粘膜島が考えられるが，これら変化所見の詳細は組織像との対比が重要となる。また，不整形な淡いバリウム斑の大弯側にみられる紡錘形の小顆粒像も同様である。

陥凹面（底部）の数個の小顆粒・顆粒像，粗大顆粒像の外側部では，顆粒を取り巻くようにバリウムが溜まって濃淡差のある陥凹境界部（矢印B）がみられる。このように適度なコントラストがみられ，濃淡差のある変化所見はポジ像がわかりやすい。

視覚的に，一見ネガ像では濃度差がみられないような陰影所見であっても，ポジ像をみると濃淡差が現れており，読影の実際では注意する必要があろう。

◆**病理組織診断**　Ⅱc型早期癌　m　sig　18×11mmである。

症例27．Ⅱc型早期胃癌

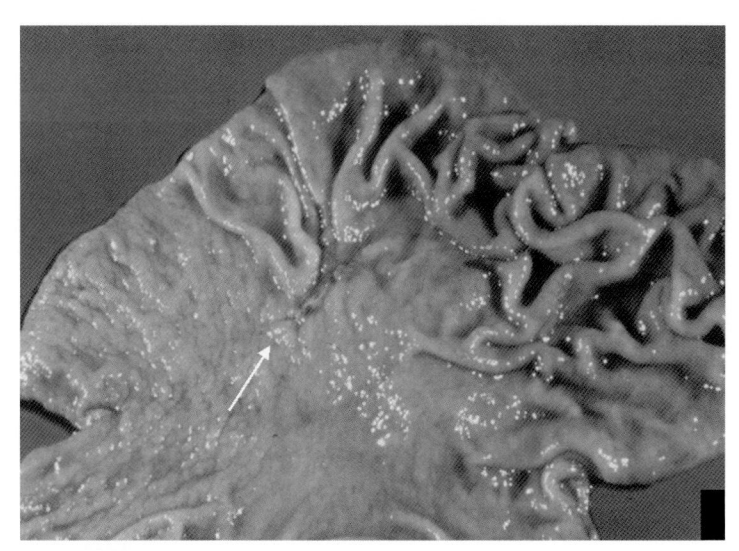

新鮮切除標本

症例 28　IIc型早期胃癌　41歳・女性

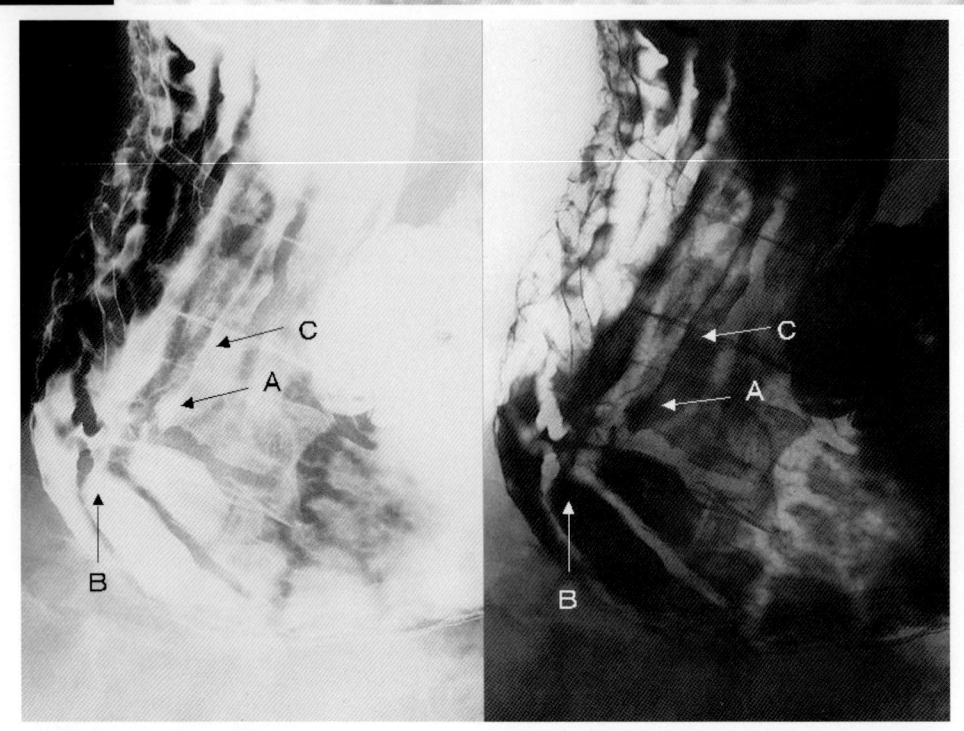

Fig.95　腹臥位第1斜位二重造影像

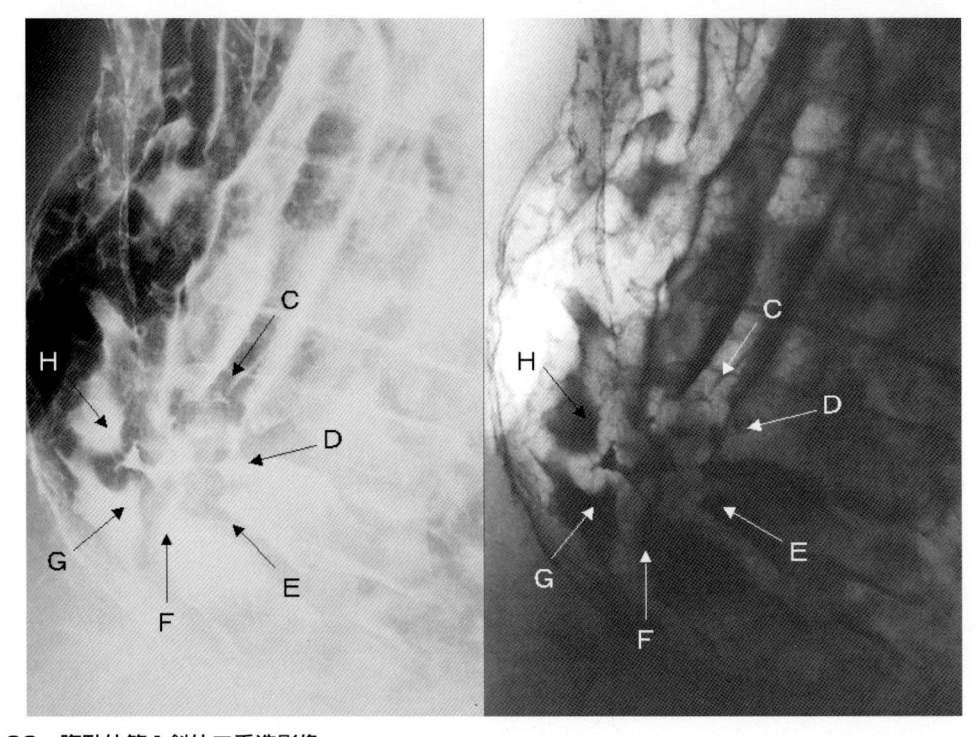

Fig.96　腹臥位第1斜位二重造影像

症例28．Ⅱc型早期胃癌

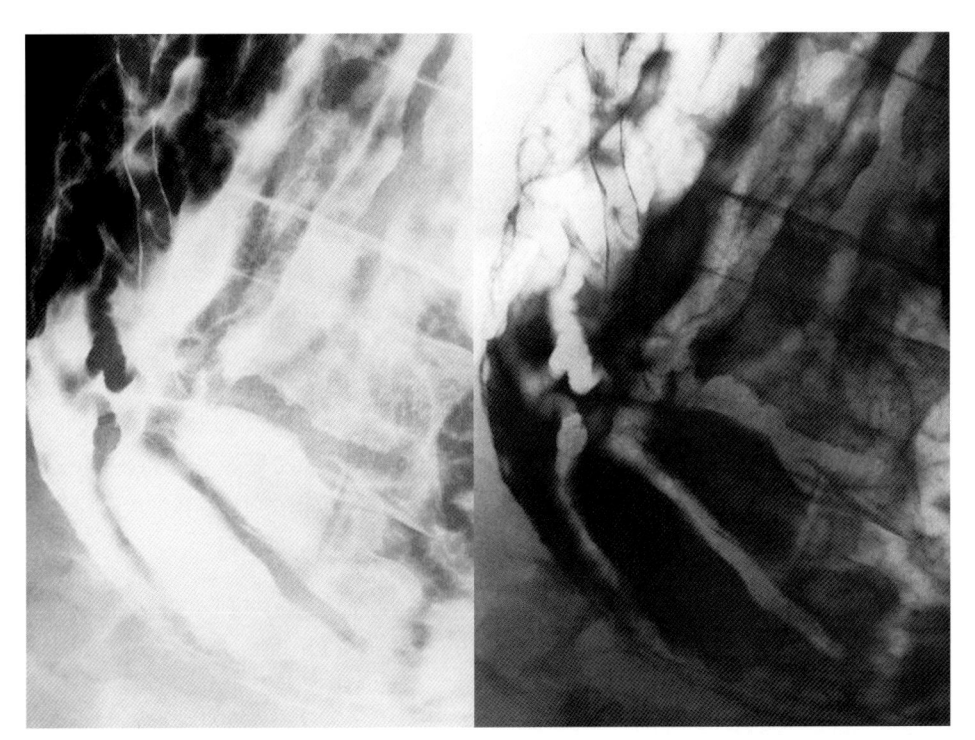

Fig.97　腹臥位第1斜位二重造影像

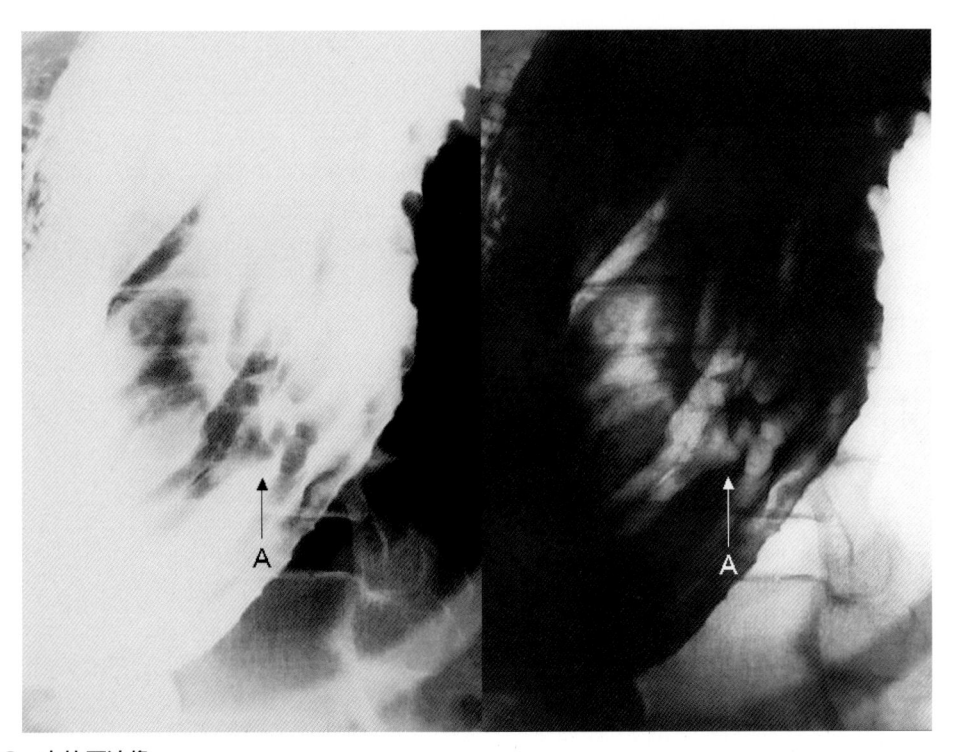

Fig.98　立位圧迫像

93

Fig.95，96，97，98のネガ像，ポジ像では，胃角部前壁大弯寄りに粘膜ひだ集中を伴う不整形なバリウム陰影（矢印A）がみられる。本例は前例と比較すると，陥凹部（矢印B）の性状が異なる。

前例の陥凹面（底部）のバリウム陰影濃度は淡く，浅いが，本例のバリウム陰影濃度は濃く，深い。X線的な淡い（浅い），濃い（深い）は相対的な意味合いにおいては成立するが，絶対的には成立しないと思われる。すなわち，バリウム陰影濃度で深いびらんと浅い潰瘍との鑑別が難しいことから理解できよう。

不整形なバリウム陰影の広範囲に粘膜ひだ集中がみられ，口側からの1本の粘膜ひだは肥厚（矢印C）している。不整形なバリウム陰影の形状からは，典型的な未分化型癌のⅡc病変であろう。病変の大きさは約25×22mmである。

不整形な陥凹（矢印A）の境界は断崖状で鮮明である。陥凹面（底部）は小顆粒・顆粒像がみられ，濃淡差も認められる。陥凹の辺縁は粘膜ひだ集中で取り囲まれている。陥凹の辺縁は二重造影像では，粘膜ひだ集中の先端部は肥厚してバリウムがせき止められている（矢印C～H）。圧迫像では，小顆粒・顆粒像および粘膜ひだ集中の先端部は肥厚して，立ち上がりの緩やかな透亮像がみられる。

陥凹面（底部）のバリウム陰影濃度の解析および陥凹の辺縁の性状は，ネガ像ではX線写真がアンダーであり，わかりにくい。ポジ像は低濃度域で，低コントラストであっても，わずかな濃淡差がみられ，わかりやすい。

粘膜ひだ集中の先端部には中断，先細りがみられる。粘膜ひだ間の線状陰影は狭小化，不整開大，濃淡の差などの所見が認められる。

背景粘膜は胃底腺領域であろう。粘膜ひだの豊富な領域である，胃底腺領域であれば，大部分は未分化型癌のⅡc病変が推定される。周囲粘膜は網状陰影がみられず，萎縮変化はみられない。

要　約

不整形な陥凹の境界は断崖状で鮮明，陥凹面（底部）は小顆粒・顆粒像，濃淡差，陥凹の辺縁には小顆粒・顆粒像，立ち上がりの緩やかな透亮像，粘膜ひだ集中の先端部は肥厚，中断，先細り，粘膜ひだ間の線状陰影は狭小化，不整開大，濃淡の差などの所見である。

上記の事柄を考慮し，境界，面（底部），辺縁，粘膜ひだ集中の先端部，粘膜ひだ間の線状陰影などの所見から未分化型癌のⅡc病変と読影した。

深達度は厚みと硬さ（凹凸と伸展性）で行うが，癌の粘膜下以深への浸潤によって生じた所見（因果関係に基づく所見）として，陥凹辺縁の隆起，ひだ間の狭小化，局所的な深い陥凹，癌の深部浸潤と関係がある所見（相関関係に基づく所見），局在部位，癌組織型，肉眼型，大きさ，潰瘍合併の有無などから推定してsm癌と読影できよう。

考　察

本例は，ネガ像ではX線写真がアンダーであり，陥凹部の性状がわかりにくい。ポジ像では濃度域が比較的広いため，低濃度域で視覚的に白くつぶれた部でもわずかな濃淡差がみられ，それらの異常な陰影所見を読み取ることができる。

◆**病理組織診断**　Ⅱc型早期癌　sm　sig　21×18mmである。

症例28. IIc型早期胃癌

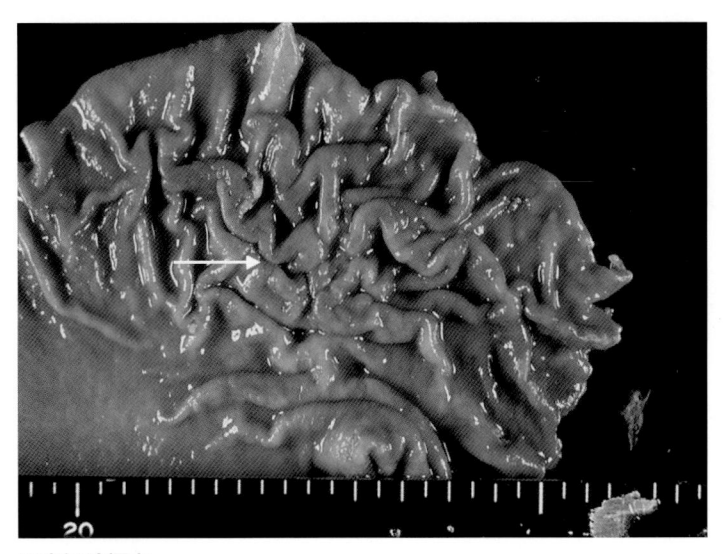

固定切除標本

症例 29　Ⅱc型早期胃癌　51歳・男性

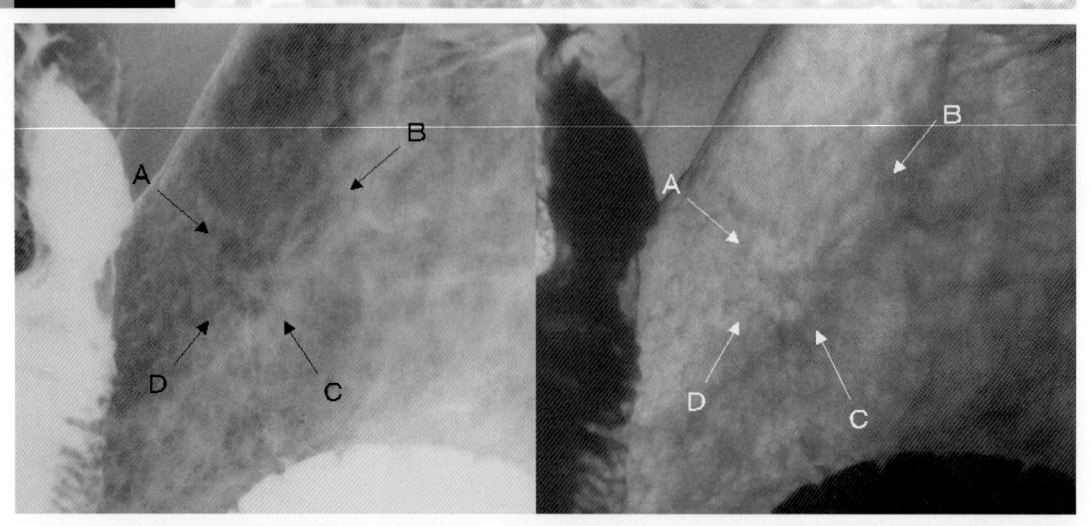

Fig.99　背臥位第2斜位二重造影像

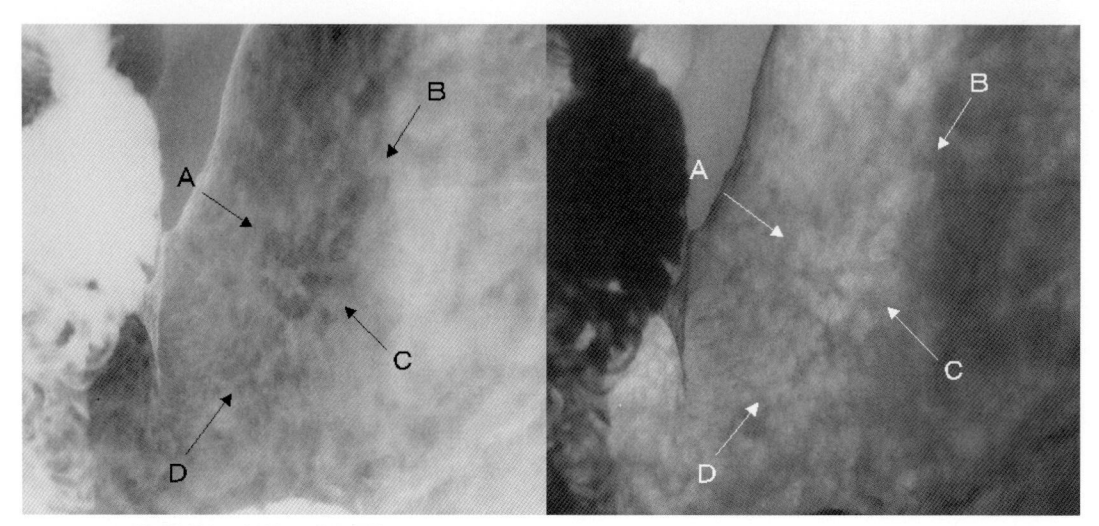

Fig.100　背臥位第2斜位二重造影像

　Fig.99, 100, 101, 102のネガ像，ポジ像では，体下部後壁小弯寄りに不整形な淡い陰影斑（矢印A）がみられる。

　被検者の腹厚が厚く，全体的にカブリのみられるX線写真である。そのうえ微細な凹凸を呈する変化所見であるため，読影は比較的難しい。問題は浸潤範囲であろう。

　不整形な浅い陥凹（矢印A）の境界は比較的明瞭で，微細にトゲトゲした棘状陰影を呈しているが，口側（矢印B），肛門側（矢印D），ことに肛門側の陥凹の境界は不明瞭である。陥凹面（底部）は数個の微細顆粒像が認められる。陥凹の辺縁には立ち上がりの緩やかな隆起像（はじき像）がみられる。

　それぞれの不整形な淡い陰影斑（矢印A）の浸潤境界の大きさを検討すると，Fig.99のネガ像，ポジ像では，大きさ約34×22mmの範囲がⅡc病変の浸潤境界範囲（矢印A〜D）であろう。ところが，Fig.100のネガ像，ポジ像では，肛門側の不規則な形の淡い陰影斑（矢印D）の浸潤境界はやや広範囲に認められる。

　Fig.101のネガ像，ポジ像では，肛門側の不規則な形の淡い陰影斑（矢印D）の浸潤境界はもう少

96

症例29. Ⅱc型早期胃癌

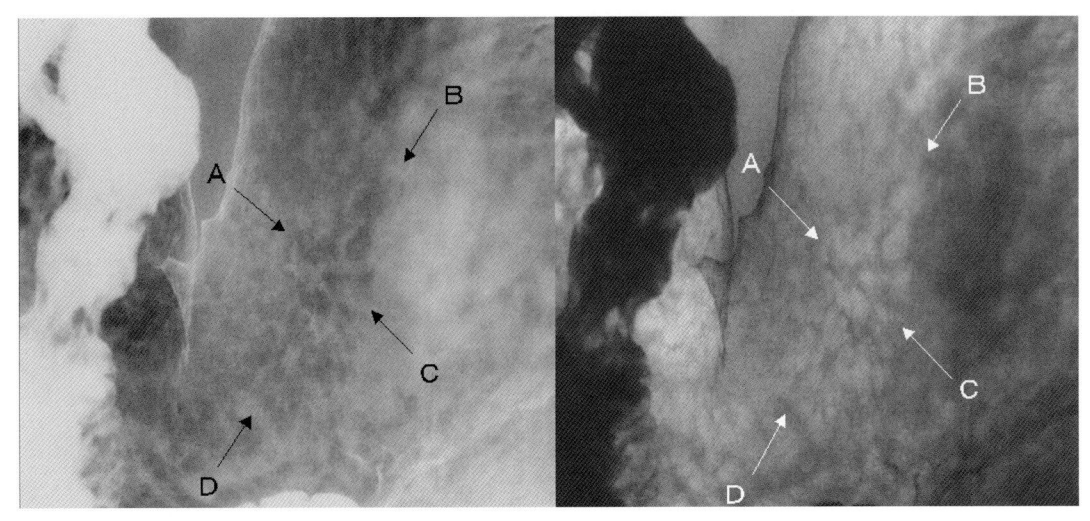

Fig.101 背臥位第2斜位二重造影像

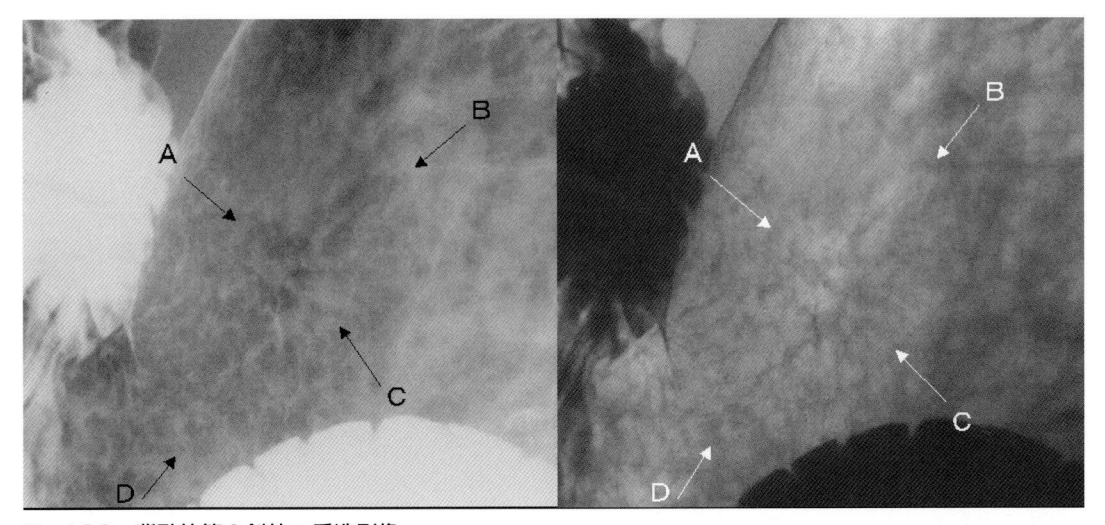

Fig.102 背臥位第2斜位二重造影像

し広範囲にみられる。Fig.102のネガ像，ポジ像でも，肛門側の不規則な形の淡い陰影斑（矢印D）の浸潤境界は最も広範囲に認められる。

このように肛門側の境界が不明瞭な場合，分化型癌のⅡc病変では，不整形な浅い陥凹の境界部所見のみが指標となるのではなく，不整形な浅い陥凹の辺縁の立ち上がりの緩やかな隆起像（はじき像）も指標の1つとなる。

そうすると，それぞれのネガ像，ポジ像をみると，周囲粘膜に類似した丈の低い隆起像（はじき像）を除いて，明瞭な隆起像（はじき像）を追ってみると，Fig.99のネガ像，ポジ像の範囲（矢印A〜D）がⅡc病変の浸潤境界範囲の陰影所見となるのであろう。

背景粘膜は腺境界領域であろう。周囲粘膜は網状陰影がみられ，軽度な萎縮変化が推定される。

要 約

不整形な浅い陥凹の境界は比較的明瞭，微細にトゲトゲした棘状陰影，肛門側の陥凹の境界は不明瞭，陥凹面（底部）は数個の微細顆粒像，陥凹の辺縁には立ち上がりの緩やかな隆起像（はじき

97

像）などの所見である。

　上記の事柄を考慮し，境界，面（底部），辺縁の所見から分化型癌のⅡc病変と読影した。

　深達度は厚みと硬さ（凹凸と伸展性）で行うが，癌の粘膜下以深への浸潤によって生じた所見（因果関係に基づく所見）はみられず，癌の深部浸潤と関係がある所見（相関関係に基づく所見）を思考しても，顕微鏡的な微小浸潤を考慮しなければm癌と読影できよう。

考　察

　浅いⅡc病変では，陥凹の辺縁である隆起像（はじき像）の高低差は厚薄に関係し，透亮像の濃度差（濃淡差）として現れる。陥凹の境界の性状が不明瞭な場合，透亮像の濃度差（濃淡差）から境界浸潤範囲を推定することが可能であり，それら変化所見の読影はポジ像がわかりやすいことが多い。

　本例のように，微細な凹凸を呈する病変を読影する場合，低濃度域の低コントラストで凹凸差のある陥凹辺縁の隆起像（はじき像）は，ポジ像がわかりやすい。しかし，他の陥凹の性状は淡い陰影斑が主たる所見であり，それらはネガ像がわかりやすい。また，軽微な粘膜模様主体の変化所見を解析する場合，おおよそ病変部と思われる部を近位側から遠位側，遠位側から近位側に向かって反復読影することで，異常な陰影所見がみられ，境界浸潤範囲を読み取ることができる。

◆**病理組織診断**　　Ⅱc型早期癌　m　tub1　28×18mmである。

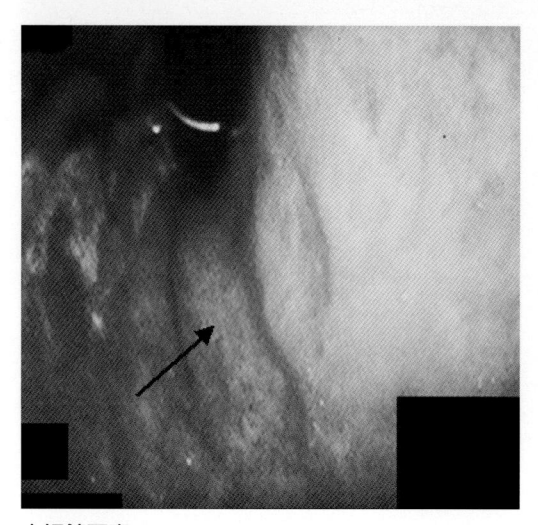

内視鏡写真

症例 30 　Ⅱc型早期胃癌　47歳・女性

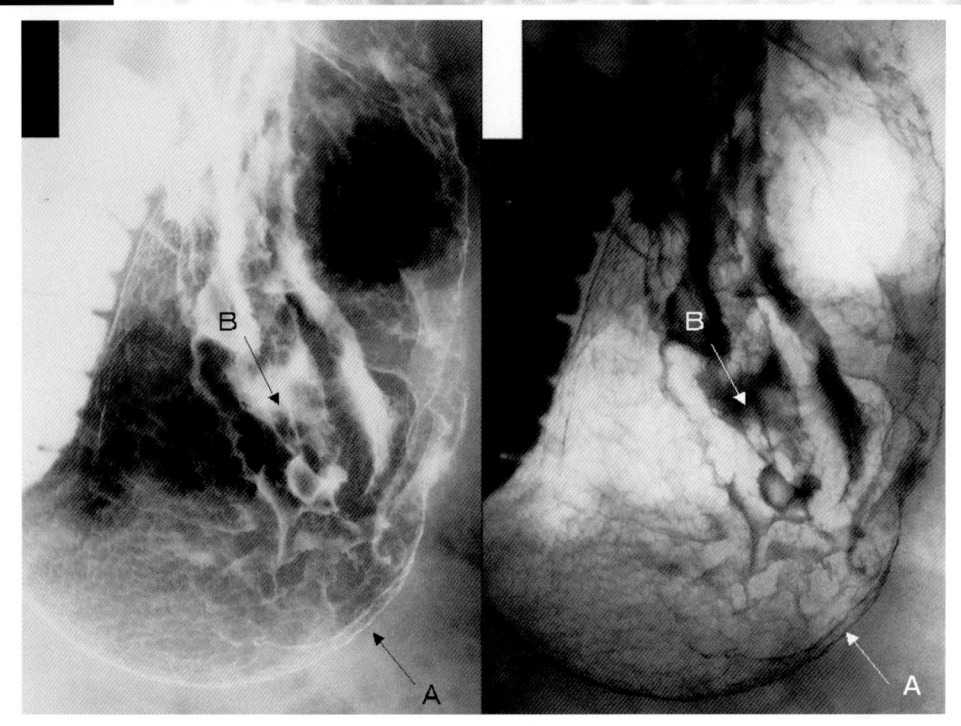

Fig.103　背臥位第1斜位二重造影像

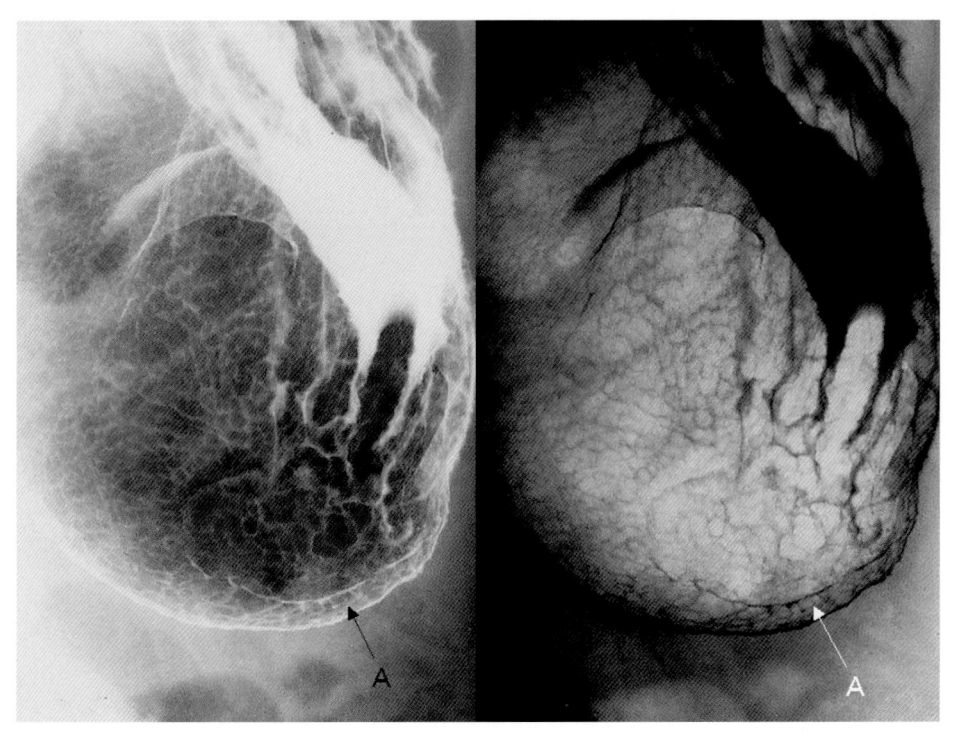

Fig.104　背臥位第1斜位二重造影像

胃癌X線読影法

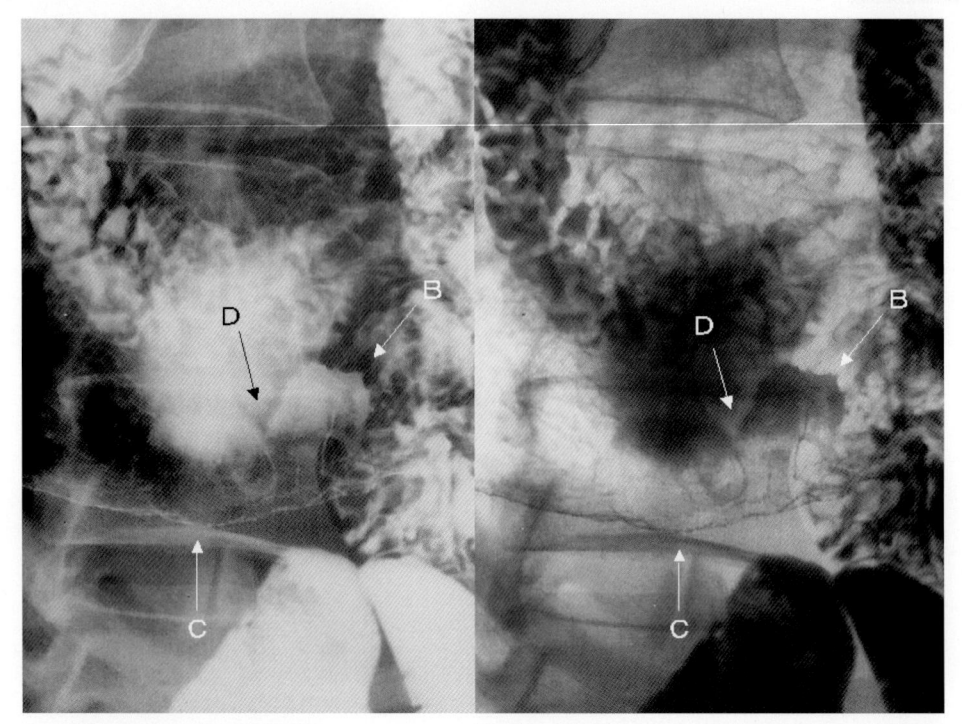

Fig.105　背臥位第2斜位二重造影像

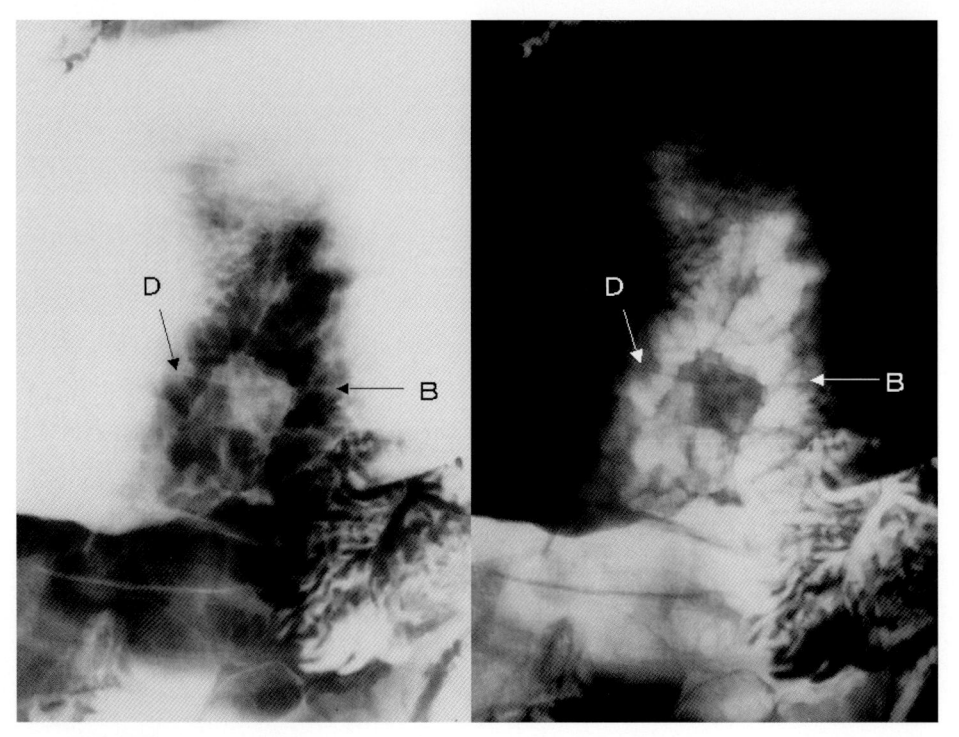

Fig.106　立位圧迫像

100

Fig.103，104，105，106のネガ像，ポジ像では，胃角部後壁大弯寄りから胃角部前壁大弯寄りに粘膜ひだ集中を伴う不整形な淡い陰影斑（矢印A）および不整形な濃いバリウム陰影（矢印B）がみられる．矢印A部および矢印B部は，連続して大きい1つの病変である．

Fig.103，104のネガ像，ポジ像は，空気少量から空気中等量の二重造影像である．不整形な浅い陥凹（矢印A）の境界は断崖状で，鮮明である．陥凹面（底部）は大小不揃いの顆粒状陰影がみられ，大弯側には粗大結節像が認められる．陥凹の辺縁には立ち上がりの緩やかな隆起像（はじき像）がみられる．

粘膜ひだ集中の先端部には中断，先細りが認められる．粘膜ひだ間の線状陰影は狭小化，不整開大，濃淡の差などの所見がみられる．未分化型癌のIIc病変の典型像である．病変の大きさは約35×25mmである．

不整形な濃いバリウム陰影（矢印B）は，Fig.105のネガ像，ポジ像の矢印B部の不整形なバリウム陰影の一部に相当するのであろう．

病変の良・悪性の読影のみの検討でよければ，このFig.103，104の2枚のネガ像，ポジ像のX線写真でほぼ十分である．ところが，肉眼形態は以下のネガ像，ポジ像のX線写真では異なる変化所見がみられる．

Fig.105のネガ像，ポジ像は，空気過伸展気味の二重造影像である．粘膜ひだ集中は不明瞭であるが，不整形な濃いバリウム陰影（矢印B）が認められる．その不整形な濃いバリウム陰影の肛門側には類楕円形の淡いバリウム斑（矢印C）が認められる．それら2つの陥凹の小弯側部では切れ込み（矢印D）がみられ，"蝶"のような形状である．

口側の不整形な深い陥凹（矢印B）と肛門側の類楕円形な浅い陥凹（矢印C）とは連続している．また，不整形な深い陥凹および類楕円形な浅い陥凹は大弯側を超えて，前壁側へ浸潤していることが推定される．病変の大きさは約44×37mmである．

口側の不整形な深い陥凹（矢印B）の境界はギザギザした鋸歯状陰影であり，肛門側の類楕円形の浅い陥凹（矢印C）の境界は微細にギザギザしているが，大部分が平滑である．

口側の不整形な深い陥凹面（底部）は明らかな大小不揃いの顆粒状陰影はみられないが，肛門側の類楕円形の浅い陥凹面（底部）には数個の顆粒状陰影が認められる．

口側，肛門側の不整形および類楕円形の浅深な陥凹の辺縁には，ともに立ち上がりの緩やかな隆起像（はじき像）がみられる．一部，前壁側に浸潤している変化所見が認められる．

Fig.106のネガ像，ポジ像は，立位圧迫像である．粘膜ひだ集中は不明瞭であるが，不整形な濃いバリウム陰影（矢印B）が認められる．不整形な濃いバリウム陰影の辺縁には立ち上がりの緩やかな透亮像がみられる．その大弯側には不整形な局面をもつ線状陰影が認められる．前壁側へ浸潤している陰影所見であろう．不整形な深い陥凹面（底部）は，ポジ像では明らかな濃淡差がみられる．

背景粘膜は腺境界領域であろう．腺境界領域の近傍粘膜であれば，このような領域に存在するIIc病変の大部分は未分化型癌が想定される．周囲粘膜は網状陰影がみられ，軽度な萎縮変化が推定される．

要 約

口側の不整形な深い陥凹の境界はギザギザした鋸歯状陰影，肛門側の類楕円形の浅い陥凹の境界は微細にギザギザ，大部分が平滑，口側の不整形な深い陥凹面（底部）は明らかな大小不揃いの顆粒状陰影はみられず，肛門側の類楕円形の浅い陥凹面（底部）は数個の顆粒状陰影，口側，肛門側の不整形および類楕円形の浅深な陥凹の辺縁には，ともに立ち上がりの緩やかな隆起像（はじき像），粘膜ひだ集中の先端部には中断，先細り，粘膜ひだ間の線状陰影は狭小化，不整開大，濃淡の差などの所見である．

以上の境界，面（底部），辺縁，粘膜ひだ集中の先端部，粘膜ひだ間の線状陰影の所見から未分化型癌のⅡc病変と読影した．

　深達度は厚みと硬さ（凹凸と伸展性）で行うが，癌の粘膜下以深への浸潤によって生じた所見（因果関係に基づく所見），陥凹の辺縁隆起，局所的な深い陥凹，粗大結節像，癌の深部浸潤と関係がある所見（相関関係に基づく所見），局在部位，癌組織型，肉眼型，大きさ，潰瘍合併の有無などから推定してsm癌と読影できよう．

考　察

　立位圧迫像で，不整形な深い陥凹面（底部）には明らかな濃度差があり，適度なコントラストがみられ，その性状の読影はポジ像がわかりやすい．

◆**病理組織診断**　　Ⅱc型早期癌　sm　sig　40×33mmである．

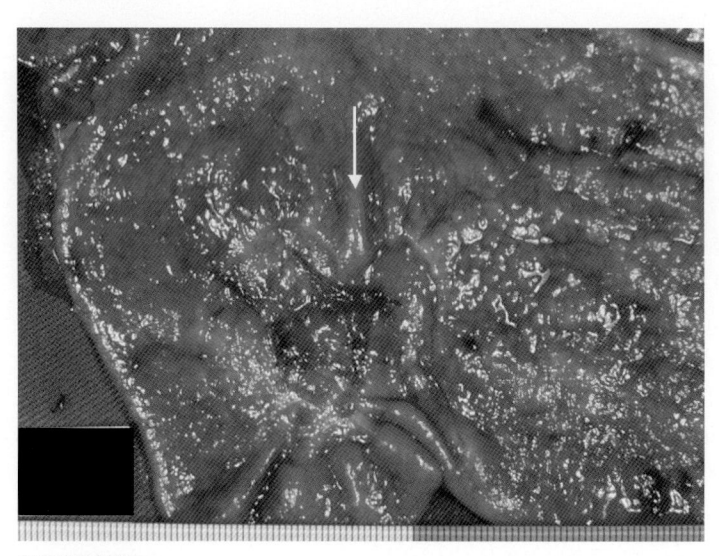

新鮮切除標本

症例 31　IIc型早期胃癌　25歳・男性

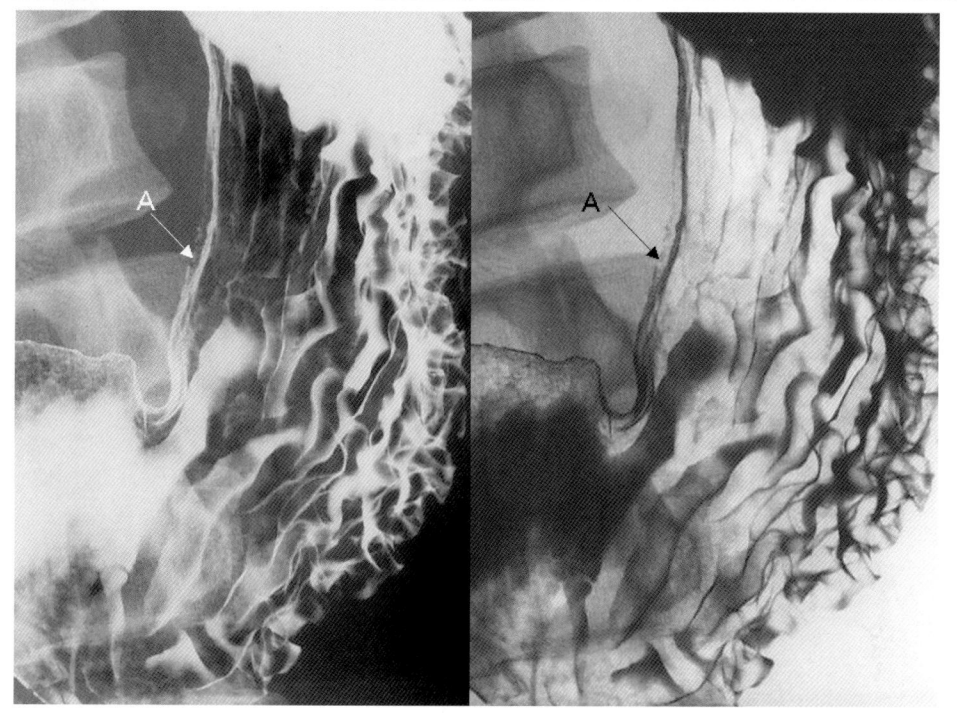

Fig.107　背臥位正面二重造影像

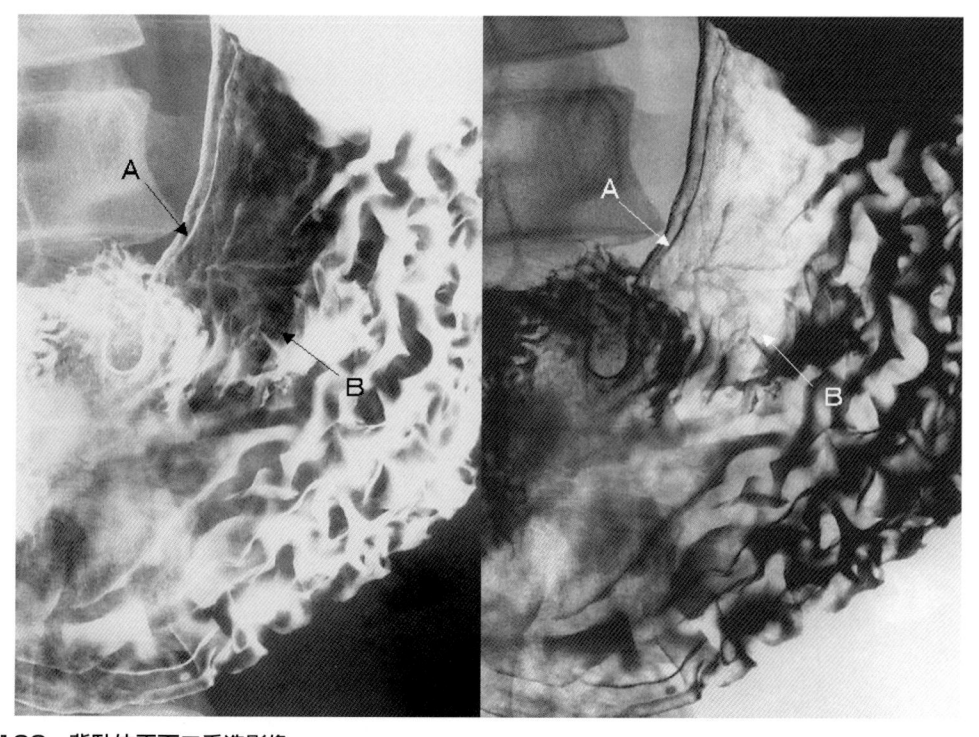

Fig.108　背臥位正面二重造影像

胃癌X線読影法

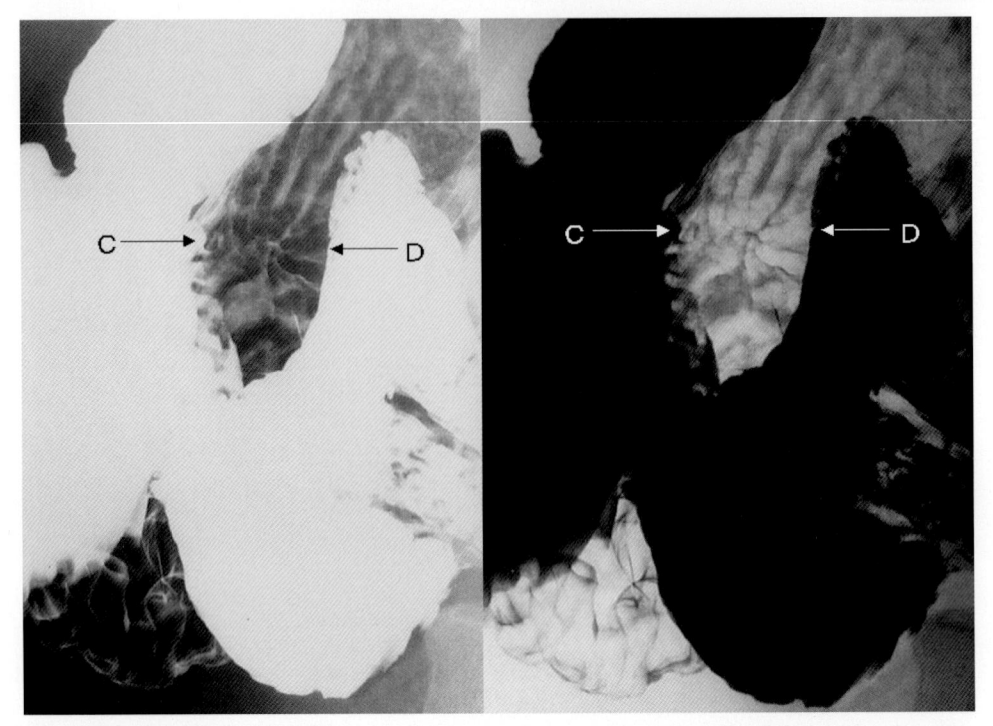

Fig.109　背臥位第2斜位二重造影像

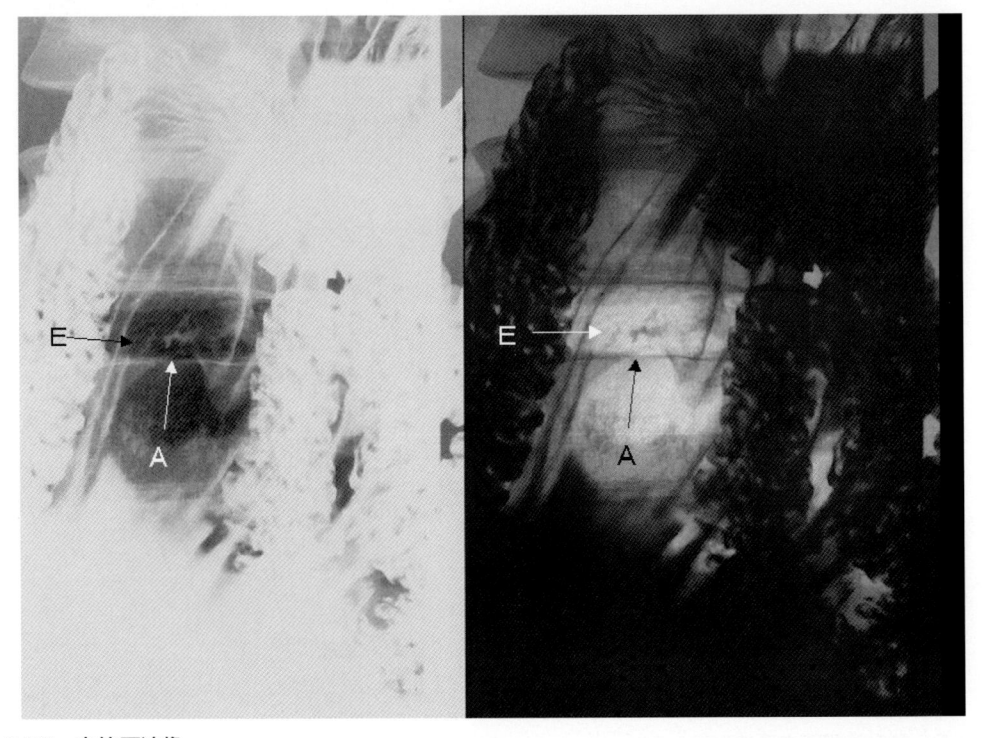

Fig.110　立位圧迫像

104

Fig.107，108，109，110のネガ像，ポジ像では，体下部後壁小弯寄りに粘膜ひだ集中を伴う不整形な淡い陰影斑（矢印A）がみられる。

Fig.107，108のネガ像，ポジ像は，空気少量から空気中等量の二重造影像である。不整形な淡い陰影斑（矢印A）が認められる。不整形な浅い陥凹（矢印A）の境界は比較的明瞭である。陥凹面（底部）は小顆粒・顆粒像，粗大結節像などが認められる。陥凹の辺縁には粘膜ひだ集中がみられるが，隆起変化所見は認められない。

粘膜ひだ集中の先端部にはなだらかなヤセがみられる。粘膜ひだ間の線状陰影は狭小化，濃淡の差の所見が認められる。

Fig.108のネガ像，ポジ像は，不整形な淡い陰影斑に連続して，大弯側に局面をもつ不整形な淡い陰影斑（矢印B）がみられる。大弯側の不整形な浅い陥凹（矢印B）の性状は，ネガ像では濃度が高くわずかにつぶれた部としてみられるが，ポジ像では，ネガ像で濃度が高くつぶれた部でもわずかな濃度差として現れているので比較的わかりやすい。

Fig.109のネガ像，ポジ像は，空気過伸展気味の二重造影像である。粘膜ひだ集中を伴う不整形な淡い陰影斑（矢印A）が認められる。病変の大きさは約14×10mmである。

不整形な浅い陥凹（矢印A）の境界は不明瞭である。陥凹面（底部）には小顆粒・顆粒像はみられるが，粗大結節像は認められない。また，不整形な浅い陥凹面（底部）には，短く比較的濃い線状陰影（矢印D）および不規則な形の小さいバリウム斑（矢印C）がみられる。陥凹の辺縁には粘膜ひだ集中がみられ，その粘膜ひだ集中の先端部には立ち上がりの緩やかな隆起像（はじき像）が認められる。

粘膜ひだ集中の先端部にはなだらかなヤセがみられる。粘膜ひだ間の線状陰影は狭小化，濃淡の差の所見がみられ，隆起部では狭小化の所見が顕著に認められる。

陥凹面（底部）の短く比較的濃い線状陰影（矢印D）および不規則な形の小さいバリウム斑（矢印C）は，短く比較的深い線状のニッシェ（びらん）および不規則な形の小さいびらんであろう。それらの変化所見は，ネガ像で濃度が高くつぶれた部でも，ポジ像ではわずかな濃度差として現れているのでわかりやすい。

Fig.110のネガ像，ポジ像は，立位圧迫像である。不整形な小さく淡いバリウム斑がみられる。不整形な小さく浅い陥凹（矢印A）の境界は比較的明瞭である。陥凹面（底部）は小顆粒像が認められる。陥凹の辺縁には明らかな隆起変化所見はみられない。

矢印A部の不整形な淡いバリウム斑の小弯側には，不整形な小さく淡い線状のバリウム斑（矢印E）が認められる。X線的には陥凹は分離しているようにみえるが，圧迫の強弱による問題であり，陥凹は連続性のあることが推定される。

背景粘膜は腺境界領域であろう。腺境界領域の近傍粘膜であれば，このような領域に存在するⅡc病変の大部分は未分化型癌が推定されるが，本病変は中分化型腺癌（tub 2）＞印環細胞癌（sig）である。周囲粘膜は網状陰影がみられず，萎縮変化はみられない。

要　約

不整形な浅い陥凹の境界は比較的明瞭，陥凹面（底部）は小顆粒・顆粒像，粗大結節像，短く比較的深い線状のニッシェ（びらん），不規則な形の小さいびらん，陥凹の辺縁には立ち上がりの緩やかな隆起像（はじき像），粘膜ひだ集中の先端部にはなだらかなヤセ，粘膜ひだ間の線状陰影は狭小化，濃淡の差などの所見である。

上記の事柄を考慮し，境界，面（底部），辺縁，粘膜ひだ集中の先端部，粘膜ひだ間の線状陰影の所見から未分化型癌のⅡc病変と読影した。

深達度は厚みと硬さ（凹凸と伸展性）で行うが，癌の粘膜下以深への浸潤によって生じた所見（因果関係に基づく所見），局所的な深い陥凹，粗大結節像，癌の深部浸潤と関係がある所見（相関

関係に基づく所見），局在部位，癌組織型，肉眼型，大きさ，潰瘍合併の有無などから推定してsm癌と読影できよう．

考　察
　ポジ像はネガ像に比べると，濃度域が広く，コントラストが低い．ネガ像で濃度が高い部でも，ポジ像はガンマーカーブはねており，濃度差が少ない．ネガ像で濃度が高くつぶれた部でも，ポジ像ではわずかな濃度差としてみられることが多い．粘膜ひだ集中を伴う浅いⅡc病変では，粘膜ひだ集中の先端部近傍の隆起像（はじき像）はポジ像がわかりやすく，その読影も比較的容易である．

◆**病理組織診断**　　Ⅱc型早期癌　sm　tub 2 ＞sig　12×8 mmである．

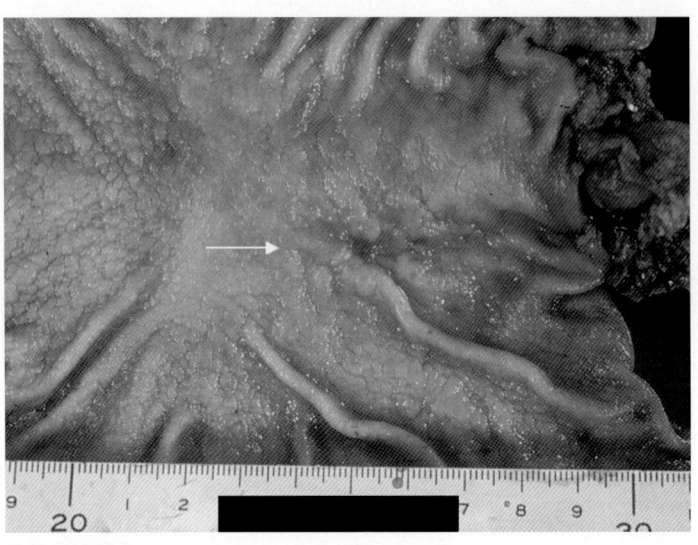

固定切除標本

症例 32　IIc型早期胃癌　61歳・男性

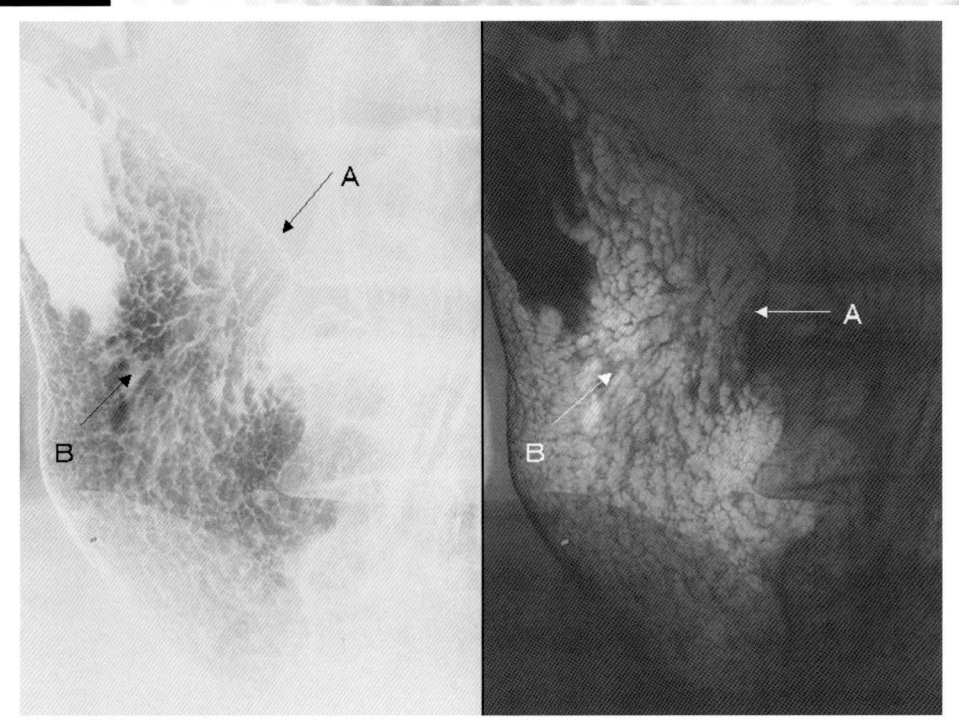

Fig.111　背臥位正面二重造影像

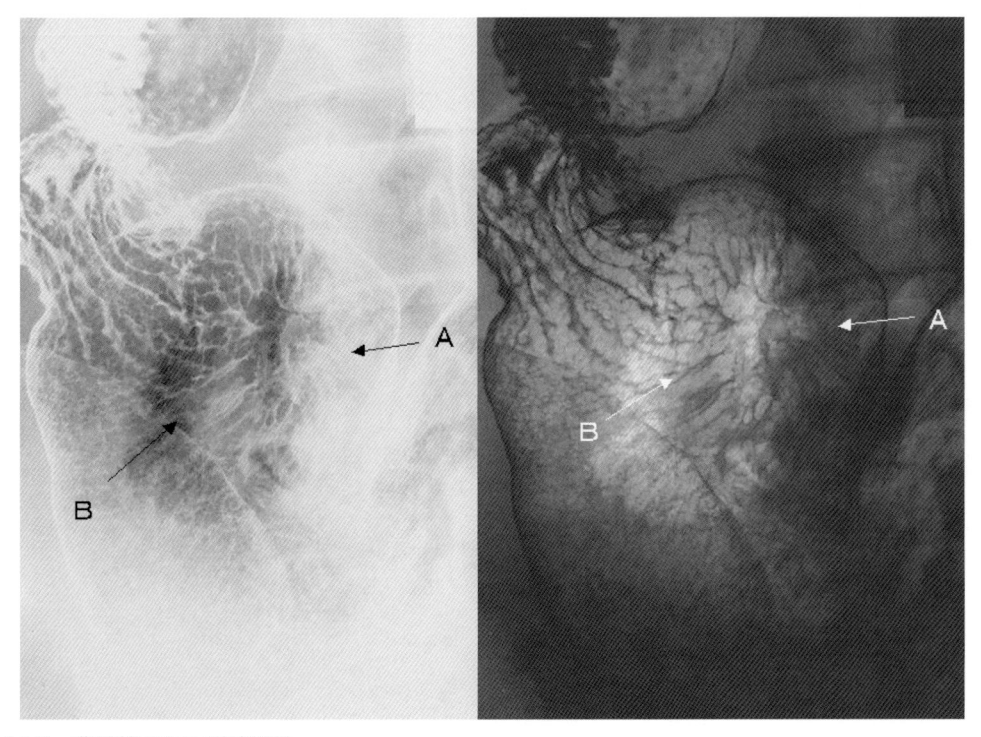

Fig.112　背臥位正面二重造影像

107

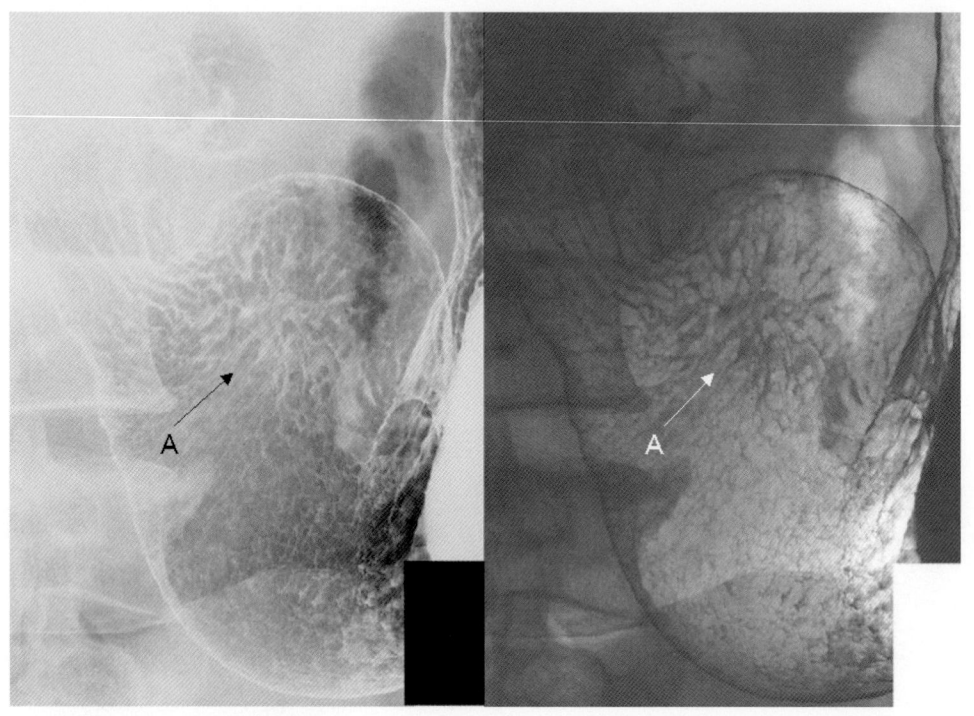

Fig.113　背臥位第1斜位二重造影像

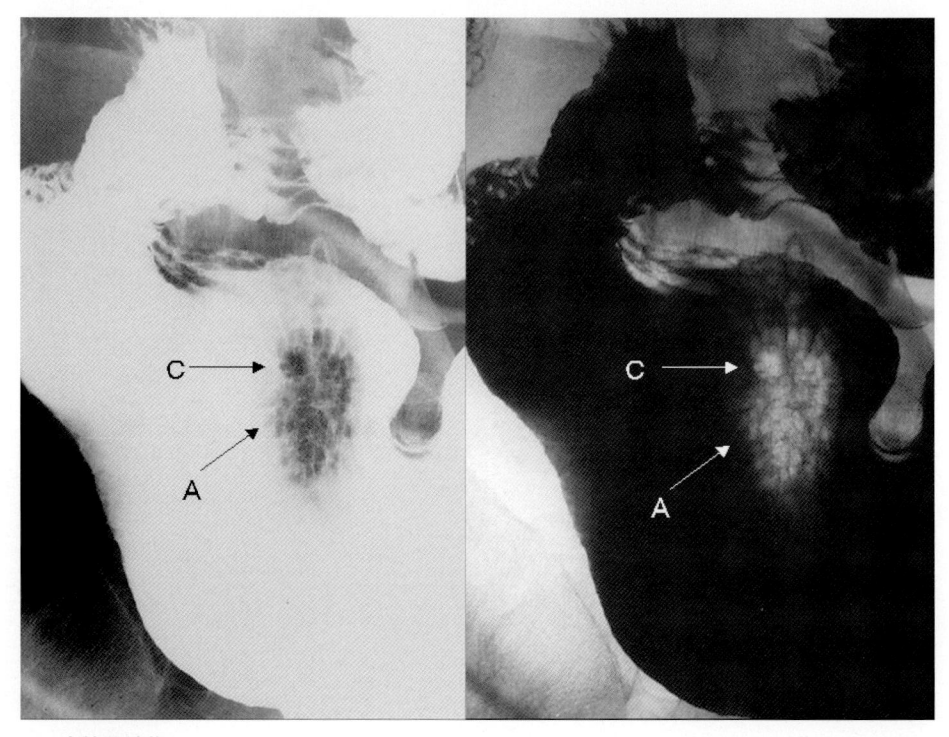

Fig.114　立位圧迫像

症例32．Ⅱc型早期胃癌

　Fig.111，112，113，114のネガ像，ポジ像では，前庭部後壁小弯寄りに粘膜ひだ集中を伴う不整形な淡いバリウム斑（矢印A）がみられる。粘膜ひだ集中は特殊な粘膜ひだ集中様の変化所見である。粘膜ひだが互いに密に相接している感が強い。

　Fig.111のネガ像，ポジ像では，粘膜ひだ集中を伴う不整形な淡いバリウム斑（矢印A）が認められる。遠浅形の境界不明瞭な浅い陥凹性病変である。このような陥凹の形状は分化型癌のⅡc病変が推定される。病変の大きさは約30×28mmである。

　不整形な浅い陥凹（矢印A）の境界は不明瞭である。陥凹面（底部）は小顆粒・顆粒像がみられ，濃淡差も認められる。陥凹の辺縁には立ち上がりの緩やかな軽度の隆起像（はじき像）がみられる。粘膜ひだ集中の先端部にはなだらかなヤセが認められる。粘膜ひだ間の線状陰影は狭小化，不整開大，濃淡の差などの所見がみられる。

　陥凹部が浅い陥凹であることは，ポジ像では濃度差が少なく，ネガ像で濃度が低くつぶれた部でもわずかな濃淡差として現れていることで理解される。それは不整形な淡いバリウム斑をみるとわかり，その陰影所見はポジ像がわかりやすい。

　Fig.112のネガ像，ポジ像では，粘膜ひだ集中を伴う不整形な淡いバリウム斑（矢印A）が認められる。前X線写真に比べると陥凹部が比較的明瞭に現れている。

　不整形な浅い陥凹（矢印A）の境界は比較的明瞭である。陥凹面（底部）は小顆粒・顆粒像がみられ，濃淡差も認められる。陥凹の辺縁には粘膜ひだ集中がみられ，その先端部には立ち上がりの緩やかな軽度の隆起像（はじき像）および小顆粒・顆粒像が認められる。

　粘膜ひだ集中の先端部にはなだらかなヤセがみられる。粘膜ひだ間の線状陰影は狭小化，不整開大，濃淡の差などの所見がみられ，隆起部では狭小化の所見が顕著に認められる。不整形な浅い陥凹の性状と粘膜ひだ間の線状陰影の狭小化の所見（矢印B）は適度なコントラストがみられ，ポジ像がわかりやすい。

　Fig.113のネガ像，ポジ像では，粘膜ひだ集中を伴う不整形な淡いバリウム斑（矢印A）が認められる。Fig.111，112のネガ像，ポジ像と比較すると，陥凹部の浅深は中間程度の現れ方である。

　不整形な浅い陥凹（矢印A）の境界はトゲトゲした棘状陰影であり，比較的明瞭である。陥凹面（底部）は小顆粒・顆粒像はみられ，濃淡差も認められる。陥凹の辺縁には粘膜ひだ集中がみられ，その先端部には立ち上がりの緩やかな軽度の隆起像（はじき像）および小顆粒・顆粒像がみられる。

　粘膜ひだ集中の先端部にはなだらかなヤセがみられる。粘膜ひだ間の線状陰影は狭小化，不整開大，濃淡の差などの所見が認められる。不整形な浅い陥凹の性状（矢印A）はポジ像がわかりやすいが，淡い陰影斑の微細な変化所見はネガ像がわかりやすい。

　Fig.114のネガ像，ポジ像では，粘膜ひだ集中の先端部にはなだらかなヤセと不整形な淡いバリウム斑の一部が現れている。不整形な淡いバリウム斑の肛門側には粗大結節像（矢印C）が認められる。

　背景粘膜は幽門腺領域であろう。周囲粘膜は網状陰影がみられ，軽度な萎縮変化が推定される。

要　約

　不整形な浅い陥凹の境界はトゲトゲした棘状陰影，比較的明瞭，陥凹面（底部）は小顆粒・顆粒像，粗大結節像，濃淡差，陥凹の辺縁には立ち上がりの緩やかな隆起像（はじき像）および小顆粒・顆粒像，粘膜ひだ集中の先端部にはなだらかなヤセ，粘膜ひだ間の線状陰影は狭小化，不整開大，濃淡の差などの所見である。

　これらの境界，面（底部），辺縁，粘膜ひだ集中の先端部，粘膜ひだ間の線状陰影の所見から分化型癌のⅡc病変と読影した。

　深達度は厚みと硬さ（凹凸と伸展性）で行うが，癌の粘膜下以深への浸潤によって生じた所見（因果関係に基づく所見）はみられず，癌の深部浸潤と関係がある所見（相関関係に基づく所見）を

思考しても,顕微鏡的な微小浸潤を考慮しなければm癌と読影できよう。

考　察

　X線写真がアンダーの場合,ネガ像では変化所見の読影が難しい。そのような場合,ポジ像ではわずかな濃淡差がみられれば,その変化所見を読み取ることができる。また,わずかな濃淡差がみられなければ,ネガ像とポジ像の利点,欠点を考慮しながら,異常な変化所見をとらえることが大切である。淡い微細な陰影斑の変化所見は,ネガ像がわかりやすいことが多い。

◆**病理組織診断**　　Ⅱc型早期癌　m　tub 1　25×23mmである。

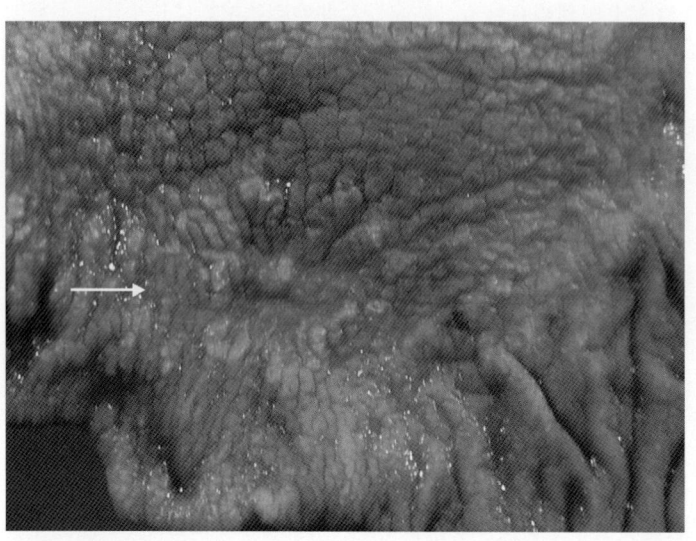

固定切除標本

症例 33　IIc型早期胃癌　55歳・男性

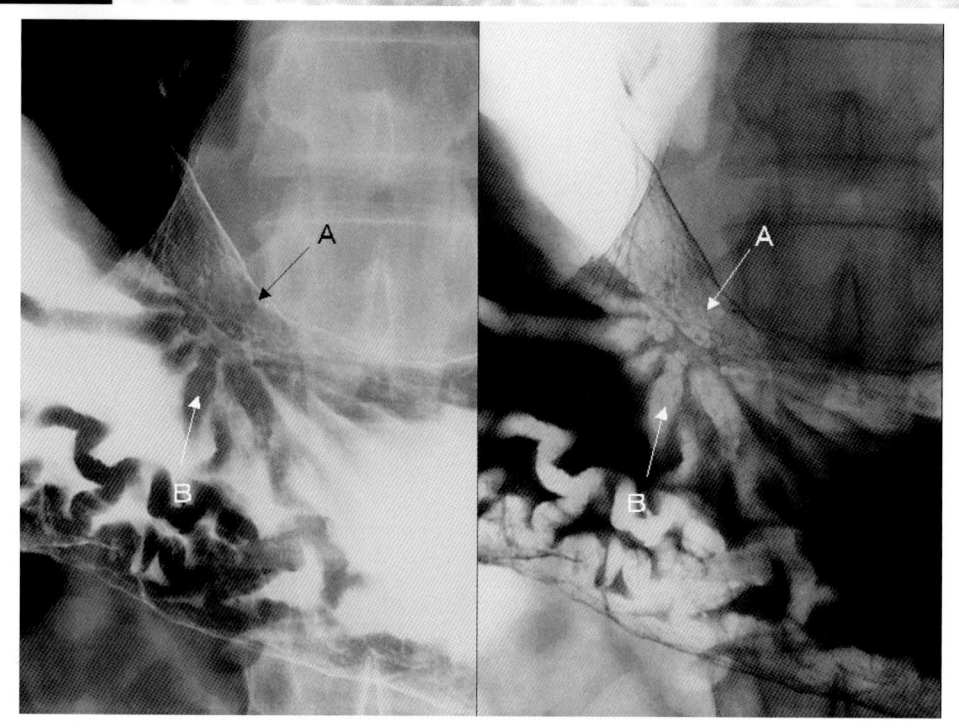

Fig.115　腹臥位第2斜位二重造影像

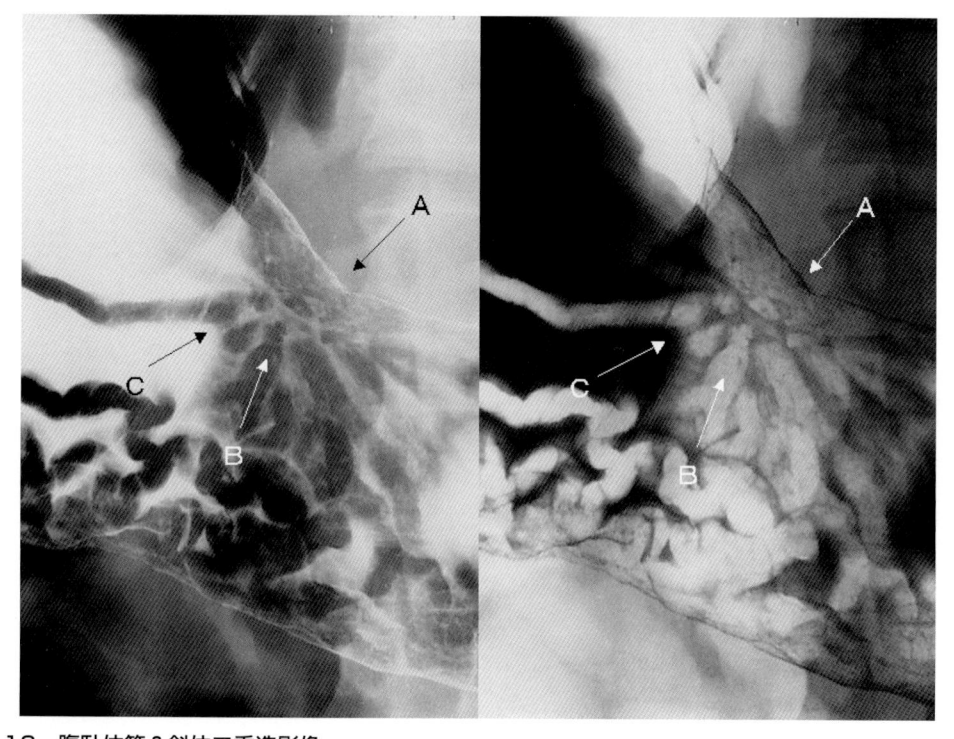

Fig.116　腹臥位第2斜位二重造影像

111

胃癌X線読影法

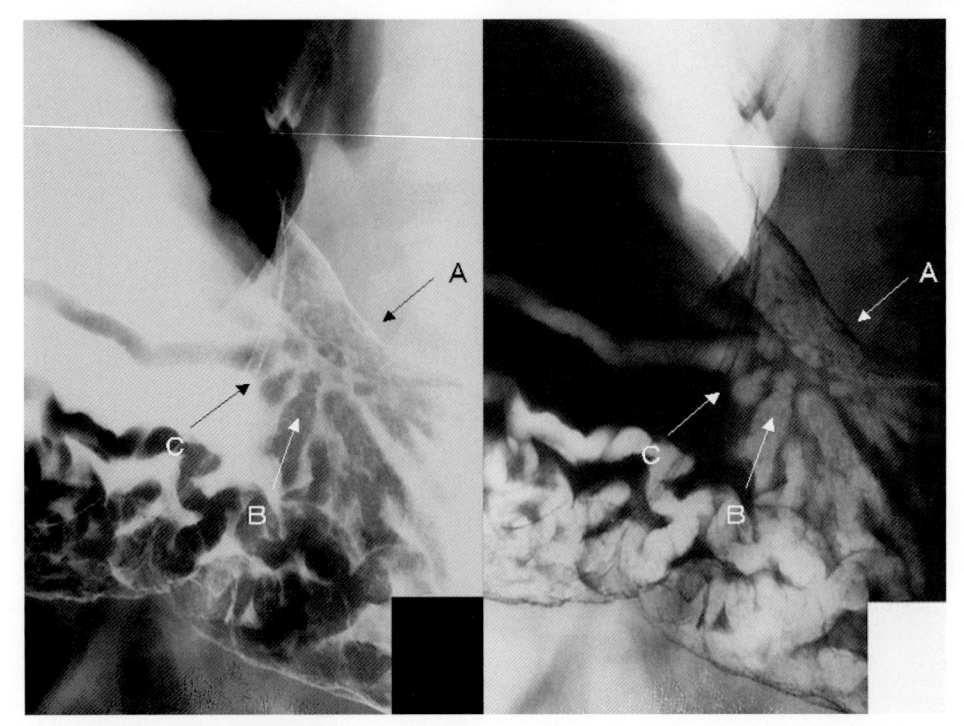

Fig.117　腹臥位第2斜位二重造影像

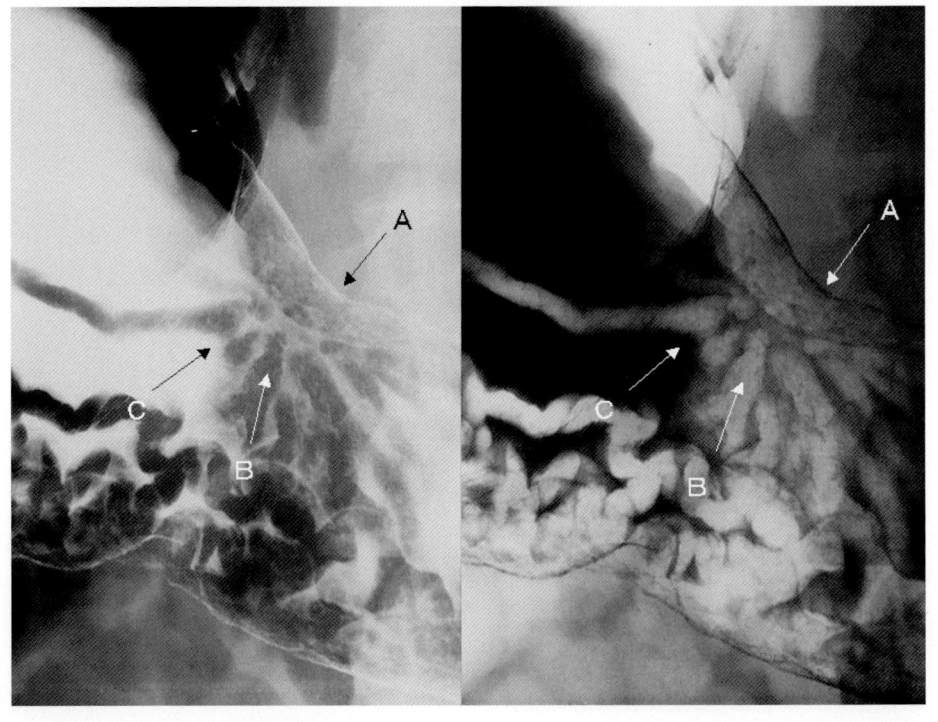

Fig.118　腹臥位第2斜位二重造影像

112

症例33．Ⅱc型早期胃癌

Fig.115，116，117，118のネガ像，ポジ像では，体下部前壁小弯寄りから胃角部前壁小弯寄りに粘膜ひだ集中を伴う不整形な淡いバリウム斑（矢印A）がみられる．不整形な淡いバリウム斑の口側大弯寄りには，不整形な小さく淡いバリウム斑（矢印C）が認められる．それらは濃淡差のある不整形な淡いバリウム斑および不整形な小さく淡いバリウム斑としてみられる．

Fig.115，116のネガ像，ポジ像では，粘膜ひだ集中を伴う不整形な淡いバリウム斑（矢印A）がみられる．病変の大きさは約22×16mmである．

不整形な浅い陥凹（矢印A）の境界は鮮明である．陥凹面（底部）は小顆粒・顆粒像がみられ，濃淡差も認められる．陥凹の辺縁には小顆粒・顆粒像，粗大結節像がみられるが，明らかな隆起変化所見はみられず，大弯側を中心に粘膜ひだが集中している．

粘膜ひだ集中の先端部には中断，先細りが認められる．粘膜ひだ間の線状陰影は軽度に狭小化，不整開大，濃淡の差などの所見がみられる．粘膜ひだ集中の先端部が"こけしの頭"（矢印B）のような形状をなしているが，未分化型癌のⅡc病変に特徴的な変化所見であろう．

Fig.117，118のネガ像，ポジ像では，粘膜ひだ集中を伴う不整形な淡いバリウム斑（矢印A）がみられる．不整形な浅い陥凹（矢印A）の境界は鮮明である．陥凹面（底部）は小顆粒・顆粒像，粗大結節像がみられ，濃淡差も認められる．不整形な淡いバリウム斑の口側大弯寄りには不整形な小さく淡いバリウム斑（矢印C）がみられ，その小さく淡いバリウム斑は不整形な淡いバリウム斑に連続している．

陥凹の辺縁には小顆粒・顆粒像，粗大結節像が数個みられるが，明らかな隆起変化所見はみられず，粘膜ひだが集中している．粘膜ひだ集中の先端部には中断，先細りが認められる．粘膜ひだ間の線状陰影は軽度に狭小化，不整開大，濃淡の差などの所見がみられる．陥凹面（底部）の濃淡差はポジ像がわかりやすい．

不整形な小さく浅い陥凹（矢印C）の境界はボヤーとして滲んだような変化所見である．陥凹面（底部）は微細顆粒像がみられ，濃淡差も認められる．陥凹の辺縁には顆粒像および粘膜ひだ集中がみられる．

背景粘膜は腺境界領域であろう．腺境界領域の近傍粘膜であれば，このような領域に存在するⅡc病変の大部分は未分化型癌が推定される．周囲粘膜は網状陰影がみられず，萎縮変化はみられない．

要　約

不整形な浅い陥凹の境界は鮮明，陥凹面（底部）は小顆粒・顆粒像，濃淡差，陥凹の辺縁には小顆粒・顆粒像，粗大結節像，不整形な小さく浅い陥凹（矢印C）の境界はボヤーとして滲んだような変化所見，陥凹面（底部）は微細顆粒像，濃淡差，陥凹の辺縁は顆粒像，粘膜ひだ集中の先端部には中断，先細り，粘膜ひだ間の線状陰影は軽度に狭小化，不整開大，濃淡の差などの所見である．

上記の事柄を考慮し，境界，面（底部），辺縁，粘膜ひだ集中の先端部，粘膜ひだ間の線状陰影などの所見から未分化型癌のⅡc病変と読影した．

深達度は厚みと硬さ（凹凸と伸展性）で行うが，癌の粘膜下以深への浸潤によって生じた所見（因果関係に基づく所見）はみられず，癌の深部浸潤と関係がある所見（相関関係に基づく所見）を思考しても，顕微鏡的な微小浸潤を考慮しなければm癌と読影できよう．

考　察

本病変のX線像は適度なコントラストがみられ，粘膜ひだ間の線状陰影の濃淡の差および陥凹面（底部）の濃淡差はポジ像がわかりやすい．濃淡差のあまりみられない，淡い陰影斑の性状はネガ像がわかりやすい．陥凹面（底部）および陥凹の辺縁の小顆粒・顆粒像，粗大結節像などの変化所見は適度なコントラストがみられ，濃淡差がみられることから，ポジ像で強調されており，わかりやすい．

◆**病理組織診断**　Ⅱc型早期癌　m　por　18×13mmである。

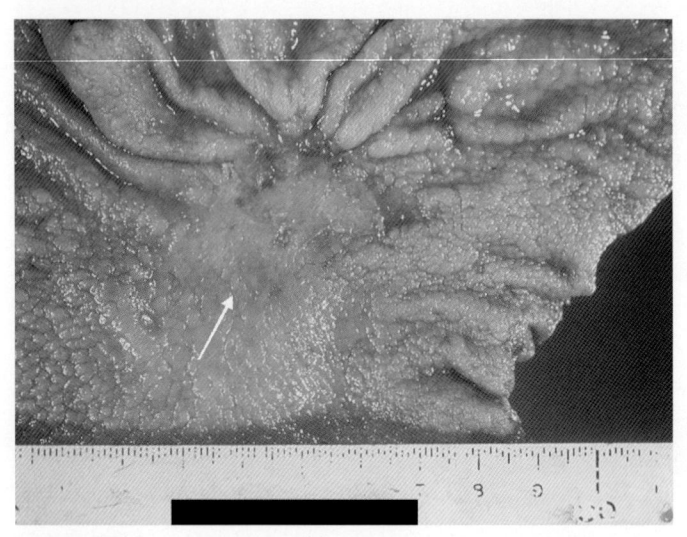

固定切除標本

症例 34　IIc型早期胃癌　23歳・女性

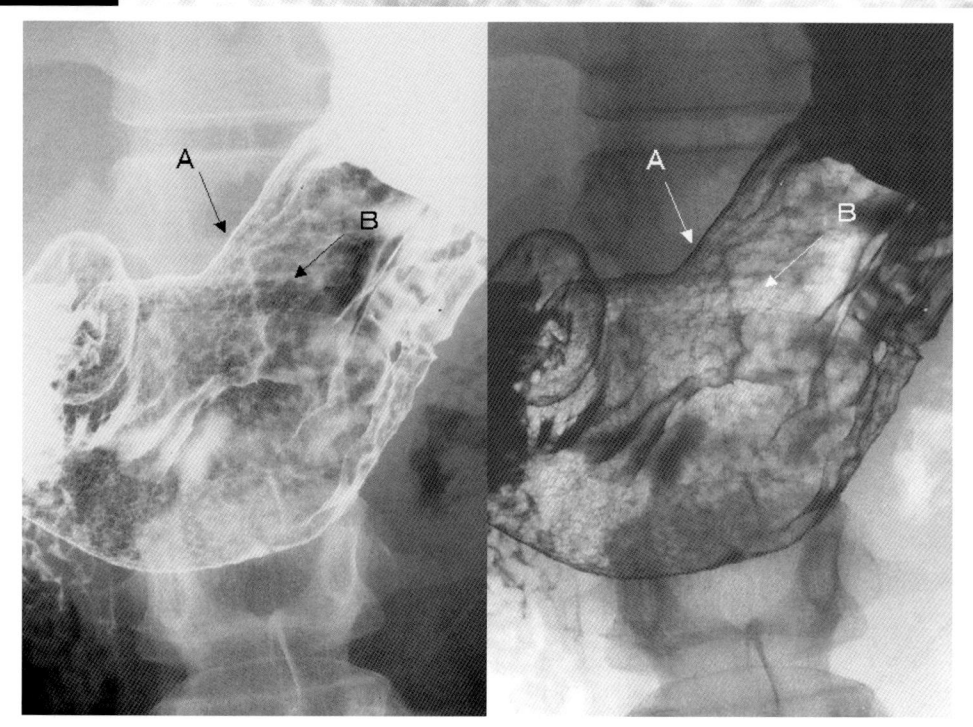

Fig.119　背臥位正面二重造影像

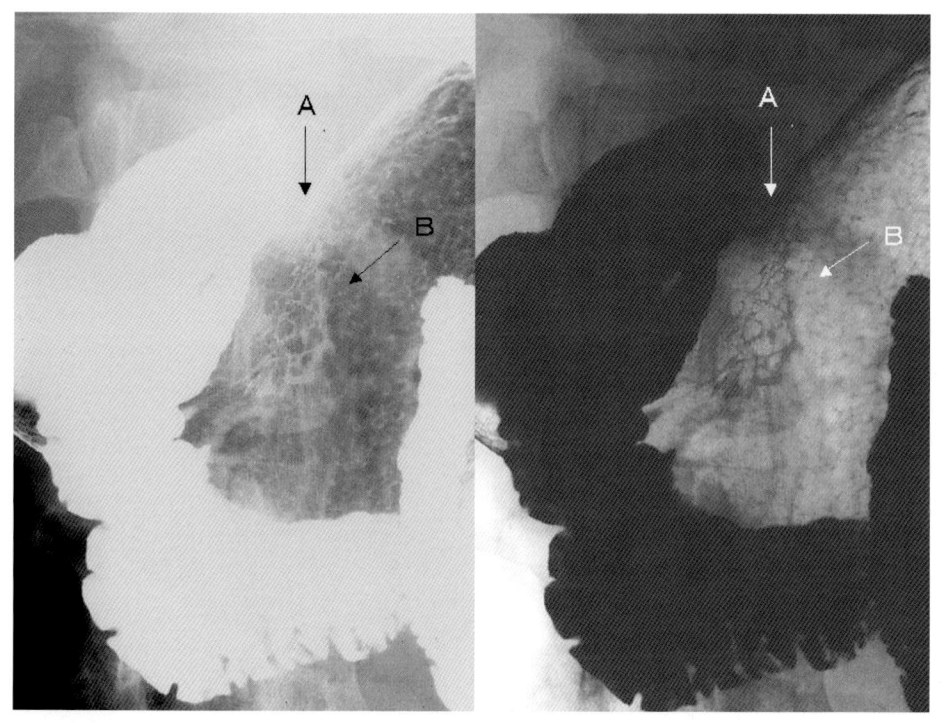

Fig.120　背臥位正面二重造影像

115

胃癌X線読影法

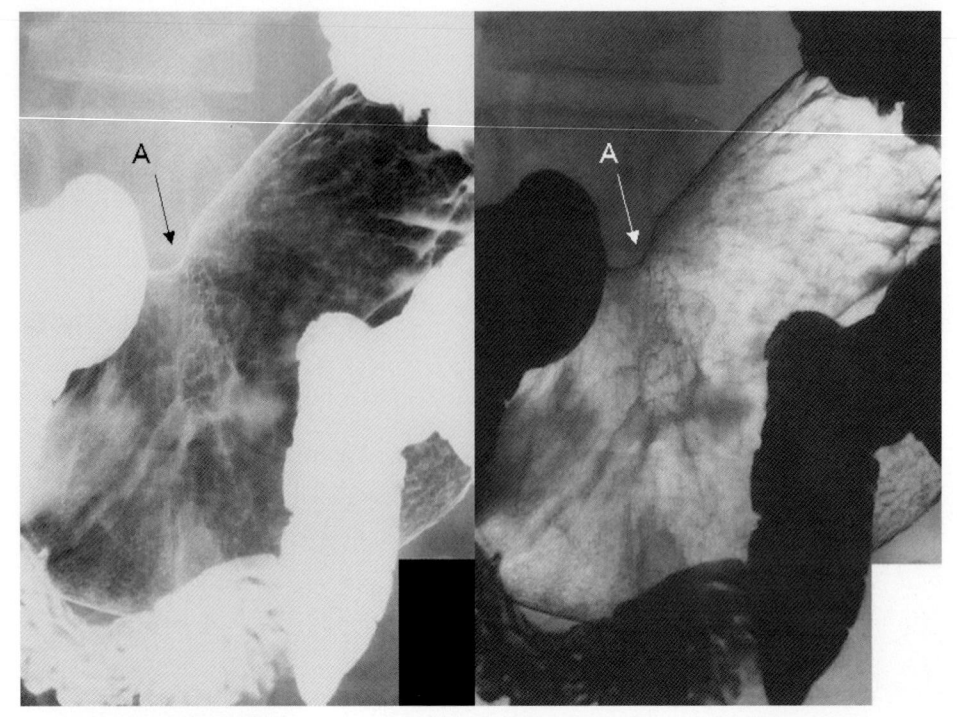

Fig.121　背臥位正面二重造影像

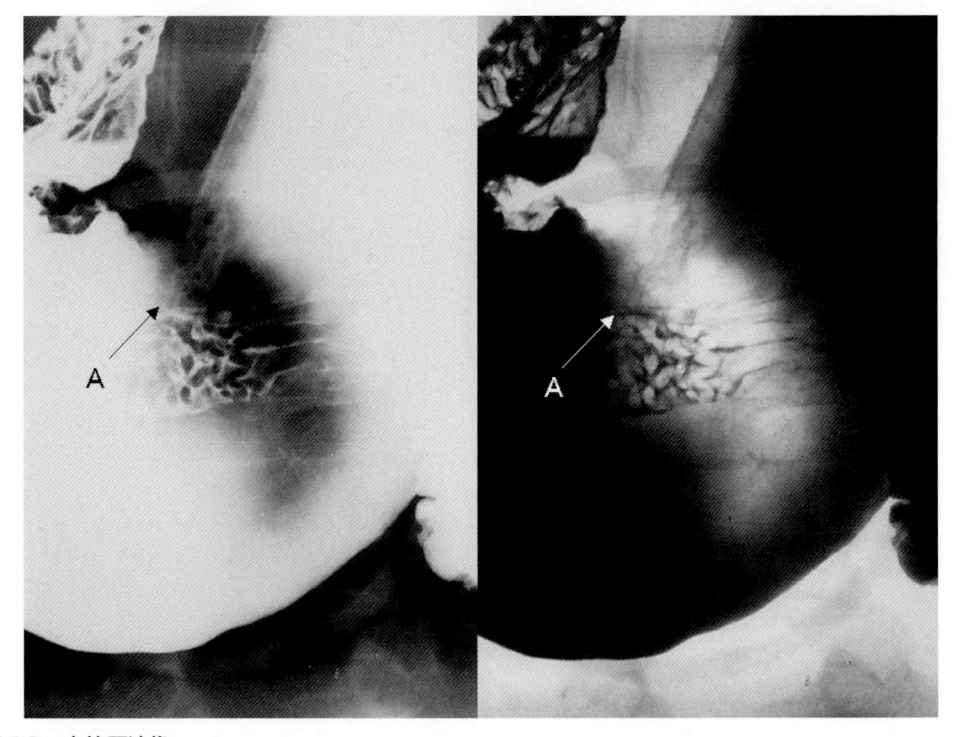

Fig.122　立位圧迫像

116

症例34．Ⅱc型早期胃癌

　Fig.119, 120, 121, 122のネガ像，ポジ像では，体下部後壁小弯寄りから胃角部後壁小弯寄りに粘膜ひだ集中を伴う不整形なやや幅の広い線状のバリウム斑（矢印B）がみられ，病変部は不整形な淡い陰影斑（矢印A）として認められる．

　不整形な淡い陰影斑の口側の陥凹境界は，バリウムが溜まってやや幅の広い線状陰影（矢印B）としてみられる．これらの変化所見を肛門側と比較すると，やや幅の広い線状陰影は陥凹局面（二段陥凹様）を呈している．

　Fig.119のネガ像，ポジ像では，粘膜ひだ集中を伴う不整形な淡い陰影斑（矢印A）が認められる．病変の大きさは約27×12mmである．

　不整形な浅い陥凹（矢印A）の境界は口側では鮮明であり，肛門側では不明瞭である．陥凹面（底部）は小顆粒・顆粒像がみられ，濃淡差も認められる．陥凹の辺縁には小顆粒・顆粒像および立ち上がりの緩やかな隆起像（はじき像）がみられ，肛門側には粘膜ひだが集中している．

　粘膜ひだ集中の先端部には中断が認められる．粘膜ひだ間の線状陰影は軽度に狭小化の所見がみられる．陥凹の境界，陥凹面（底部）の濃淡差はポジ像がわかりやすい．

　Fig.120, 121のネガ像，ポジ像では，粘膜ひだ集中を伴う不整形な淡い陰影斑（矢印A）が認められる．

　不整形な浅い陥凹（矢印A）の境界は口側では鮮明であり，肛門側では一部不鮮明である．陥凹面（底部）は微細顆粒像，小顆粒・顆粒像が多数みられ，濃淡差も認められる．陥凹の辺縁には明らかな隆起変化所見はみられず，粘膜ひだが集中している．粘膜ひだ集中の先端部には中断，先細りが認められる．粘膜ひだ間の線状陰影は軽度に狭小化，不整開大，濃淡の差などの所見がみられる．

　Fig.122のネガ像，ポジ像では，粘膜ひだ集中を伴う不整形のバリウム斑（矢印A）が認められる．本例で参考になる変化所見は，陥凹の境界および陥凹の辺縁の変化所見を無視すれば，陥凹面（底部）の小顆粒・顆粒像のみをみて，良・悪性の鑑別を行うことになる．そのような場合，大きさ，形，配列は大小不揃い，不規則，乱れのある小顆粒・顆粒像がみられ，幅（大小），深さ（濃淡）は大小不同，不均等，形，輪郭，配列が不規則，乱れのある小顆粒・顆粒間溝が認められることになる．そのような意味においてはFig.120, 121のネガ像，ポジ像がわかりやすく，参考になろう．

　背景粘膜は腺境界領域であろう．腺境界領域の近傍粘膜であれば，このような領域に存在するⅡc病変の大部分は未分化型癌が推定される．周囲粘膜は網状陰影がみられず，萎縮変化はみられない．

要　約

　不整形な浅い陥凹の境界は口側では鮮明，肛門側では不明瞭，陥凹面（底部）は小顆粒・顆粒像，濃淡差，陥凹の辺縁には小顆粒・顆粒像および立ち上がりの緩やかな隆起像（はじき像），粘膜ひだ集中の先端部には中断，先細り，粘膜ひだ間の線状陰影は軽度に狭小化，不整開大，濃淡の差などの所見である．

　上記の事柄を考慮し，境界，面（底部），辺縁，粘膜ひだ集中の先端部，粘膜ひだ間の線状陰影などの所見から未分化型癌のⅡc病変と読影した．典型的な未分化型癌のⅡc病変であろう．

　深達度は厚みと硬さ（凹凸と伸展性）で行うが，癌の粘膜下以深への浸潤によって生じた所見（因果関係に基づく所見）はみられず，癌の深部浸潤と関係がある所見（相関関係に基づく所見）を思考しても，顕微鏡的な微小浸潤を考慮しなければm癌と読影できよう．

考　察

　粘膜ひだ集中を伴う浅いⅡc病変では，陥凹境界部にバリウムが溜まり，その境界部の微細な変化所見は適度なコントラストがみられ，ポジ像がわかりやすい．陥凹面（底部）の微細顆粒像，小顆粒・顆粒像なども適度なコントラストがみられ，濃淡差があり，ポジ像がわかりやすい．ところが，

低濃度域の低コントラスト部の淡い微細な陰影斑の性状はネガ像がわかりやすい。

◆**病理組織診断**　Ⅱc型早期癌　m　por　23×10mmである。

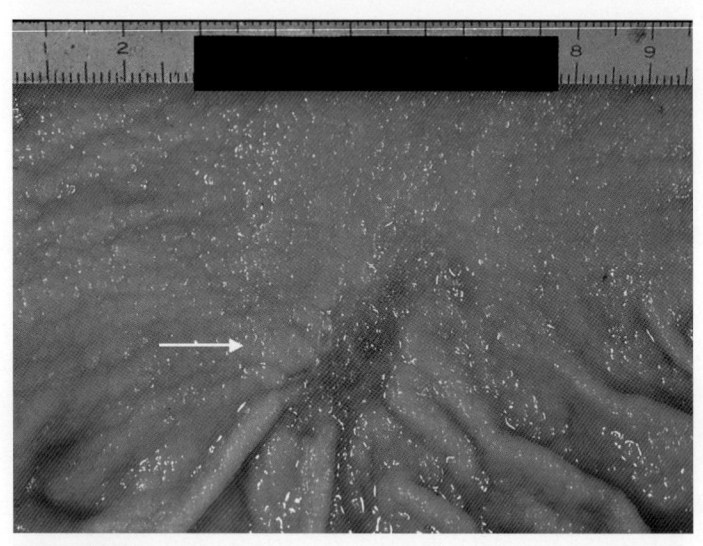

固定切除標本

症例 35　Ⅱc型早期胃癌　42歳・女性

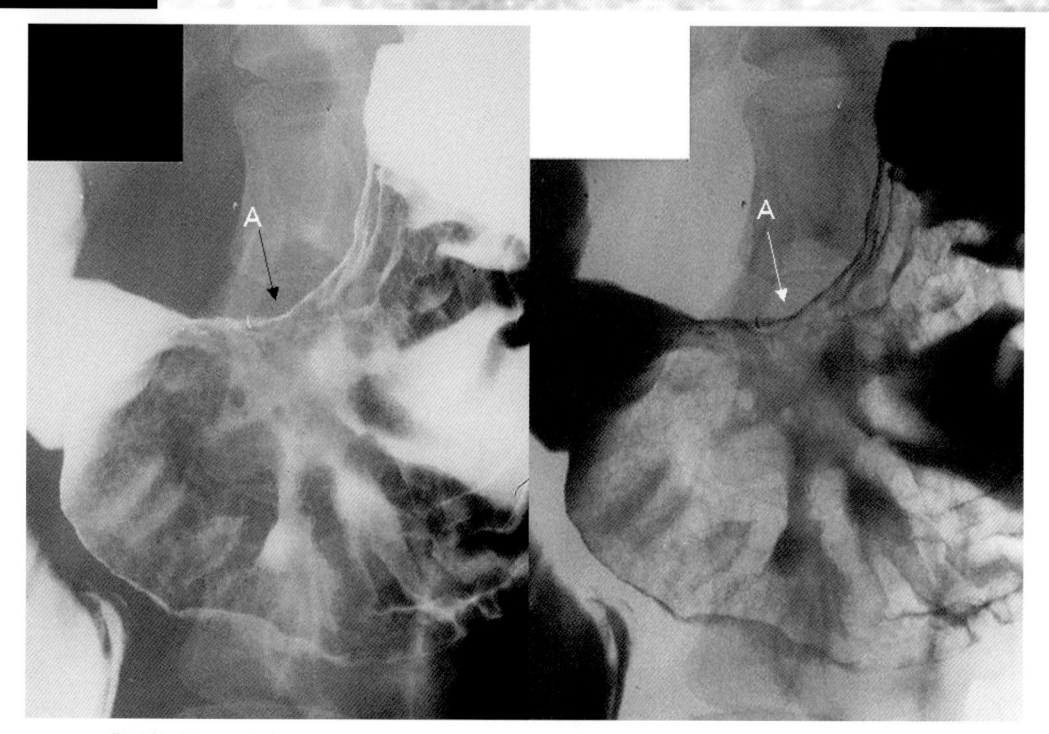

Fig.123　背臥位正面二重造影像

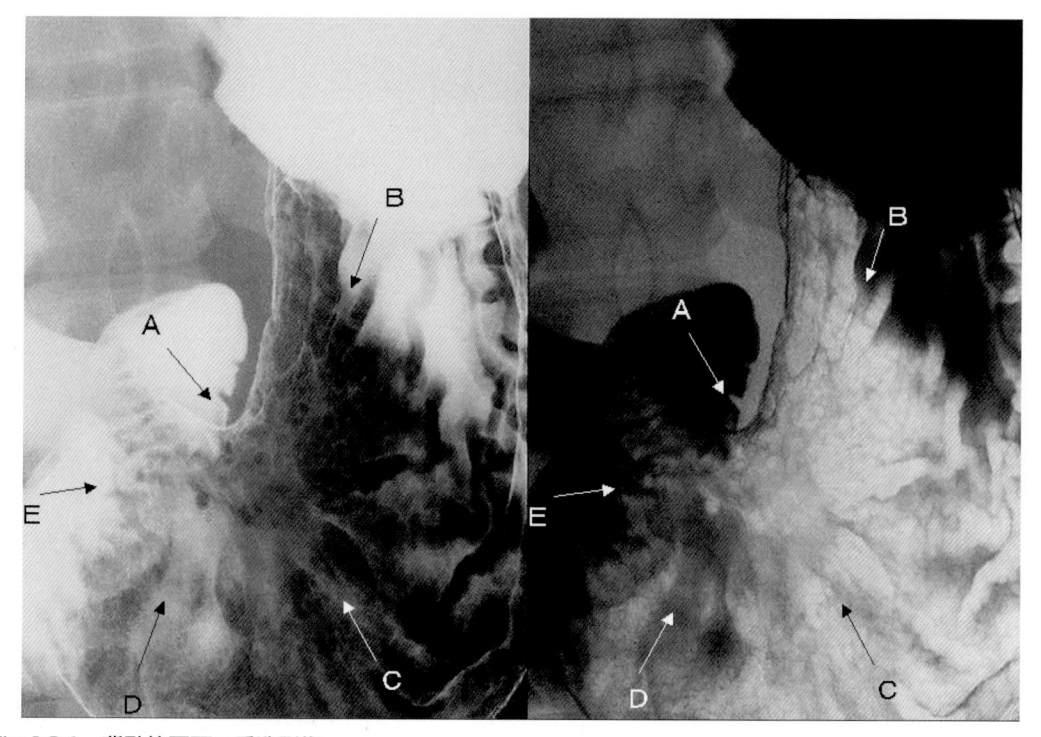

Fig.124　背臥位正面二重造影像

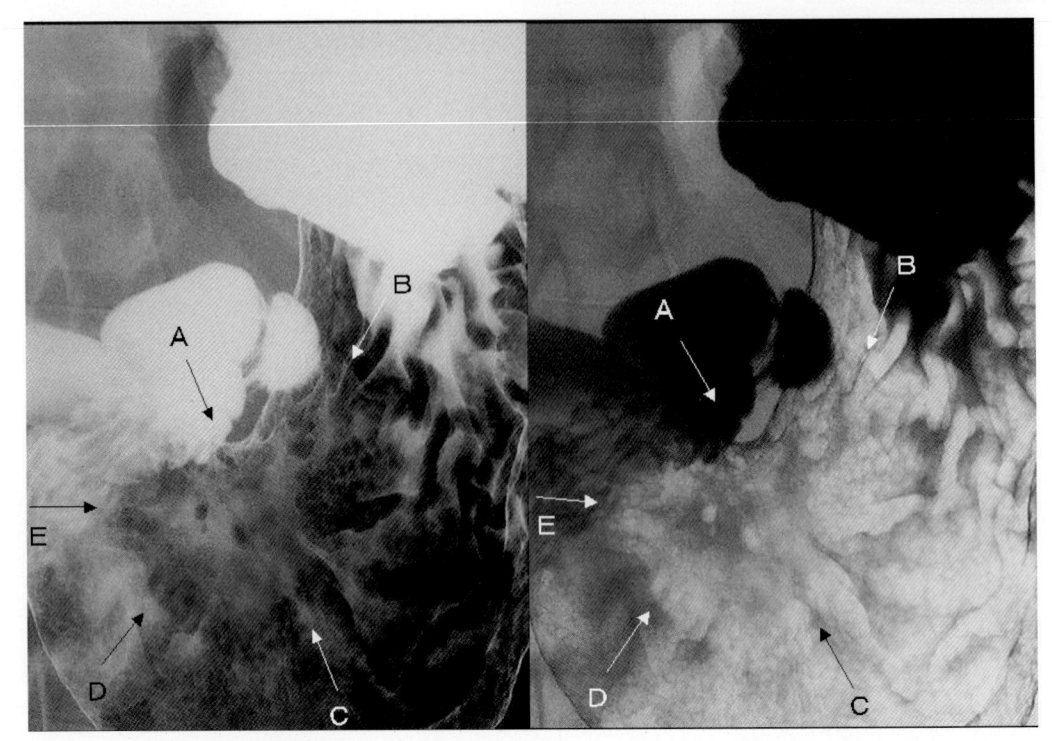

Fig.125 背臥位正面二重造影像

　Fig.123，124，125のネガ像，ポジ像では，体下部小弯前・後壁から胃角部小弯前・後壁に粘膜ひだ集中を伴う不整形なバリウム陰影（矢印A）がみられる。

　Fig.123のネガ像，ポジ像は，空気少量の二重造影像である。粘膜ひだ集中を伴う不整形なバリウム陰影（矢印A）がみられる。病変の大きさは約42×35mmである。

　不整形な陥凹（矢印A）の境界は鮮明である。陥凹面（底部）は小顆粒・顆粒像がみられ，濃淡差も認められる。陥凹の辺縁には立ち上がりの緩やかな隆起像（はじき像）と粘膜ひだ集中がみられる。

　粘膜ひだ集中の先端部には中断，先細りがみられ，肛門側では粘膜ひだ先端部は肥厚し，融合像も認められる。また，大部分の粘膜ひだ先端部には肥厚所見がみられる。粘膜ひだ間の線状陰影は狭小化，不整開大，濃淡の差などの所見が認められる。典型的な未分化型癌のⅡc病変であろう。陥凹面（底部）の濃淡差は適度なコントラストがみられ，ポジ像がわかりやすい。

　Fig.124，125のネガ像，ポジ像は，空気中等量から空気過伸展気味の二重造影像である。粘膜ひだ集中を伴う不整形なバリウム陰影（矢印A）がみられる。不整形な陥凹（矢印A）の境界は大部分が明瞭である。陥凹面（底部）は大小不揃いの顆粒状陰影がみられ，濃淡差も認められる。しかし，未分化型癌のm癌のⅡc病変と読影するには，陥凹面（底部）の大小不揃いの顆粒状陰影の数が少なすぎるようにみえる。

　陥凹の辺縁には立ち上がりの緩やかな隆起像（はじき像）が認められる。粘膜ひだ集中の先端部には中断，先細りがみられ，肥厚所見も軽度に認められる。粘膜ひだ間の線状陰影は軽度に狭小化，不整開大，濃淡の差などの所見が認められる。Ⅱc病変の範囲は矢印A〜E部である。空気量の多寡によって病変部はやや伸展している。

　背景粘膜は腺境界領域であろう。腺境界領域の近傍粘膜であれば，このような領域に存在するⅡc病変の大部分は未分化型癌が推定される。周囲粘膜は網状陰影がみられず，萎縮変化はみられない。

症例35．Ⅱc型早期胃癌

要 約

　不整形な陥凹の境界は大部分が鮮明，陥凹面（底部）は小顆粒・顆粒像，濃淡差，陥凹の辺縁には立ち上がりの緩やかな隆起像（はじき像），粘膜ひだ集中の先端部には中断，先細り，肛門側では粘膜ひだ先端部は肥厚し，融合像，粘膜ひだ間の線状陰影は狭小化，不整開大，濃淡の差などの所見である。

　上記の事柄を考慮し，境界，面（底部），辺縁，粘膜ひだ集中の先端部，粘膜ひだ間の線状陰影などの所見から未分化型癌のⅡc病変と読影した。

　深達度は厚みと硬さ（凹凸と伸展性）で行うが，癌の粘膜下以深への浸潤によって生じた所見（因果関係に基づく所見）として，陥凹の辺縁隆起，粘膜ひだ集中の先端部の肥厚，融合像，ひだ間の狭小化，癌の深部浸潤と関係がある所見（相関関係に基づく所見），局在部位，癌組織型，肉眼型，大きさ，潰瘍合併の有無などから推定してsm癌と読影できよう。

考 察

　典型的なⅡc病変では，陥凹面（底部）の濃淡差はポジ像がわかりやすく，陥凹境界および陥凹辺縁の変化所見はネガ像がわかりやすい。このような例では，ポジ像を中心にネガ像をも含めて検討することよって，読影の範囲，視点，着眼点が拡がり，より正確な読影が行える。陥凹面（底部）の小顆粒・顆粒像および濃淡差などは適度なコントラストがみられ，ポジ像がわかりやすい。

◆**病理組織診断**　Ⅱc型早期癌　sm　por　36×30mmである。

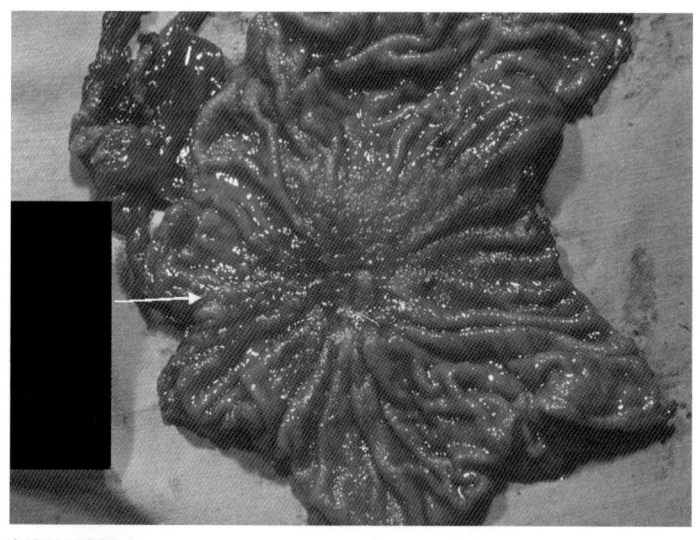

新鮮切除標本

症例 36　IIc型早期胃癌　39歳・男性

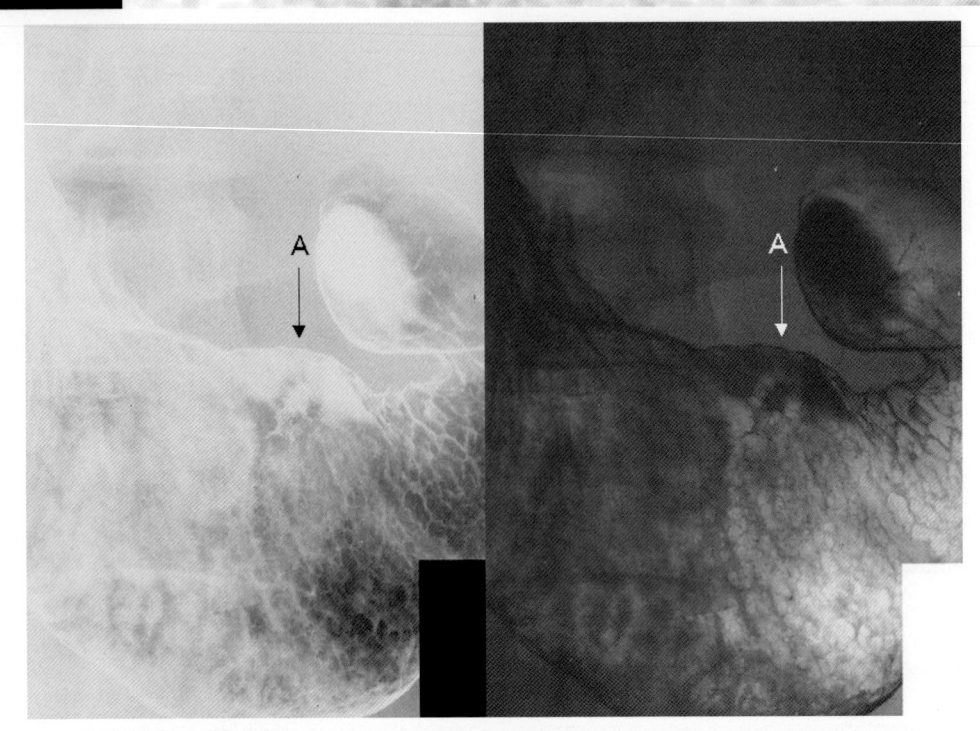

Fig.126　腹臥位正面二重造影像

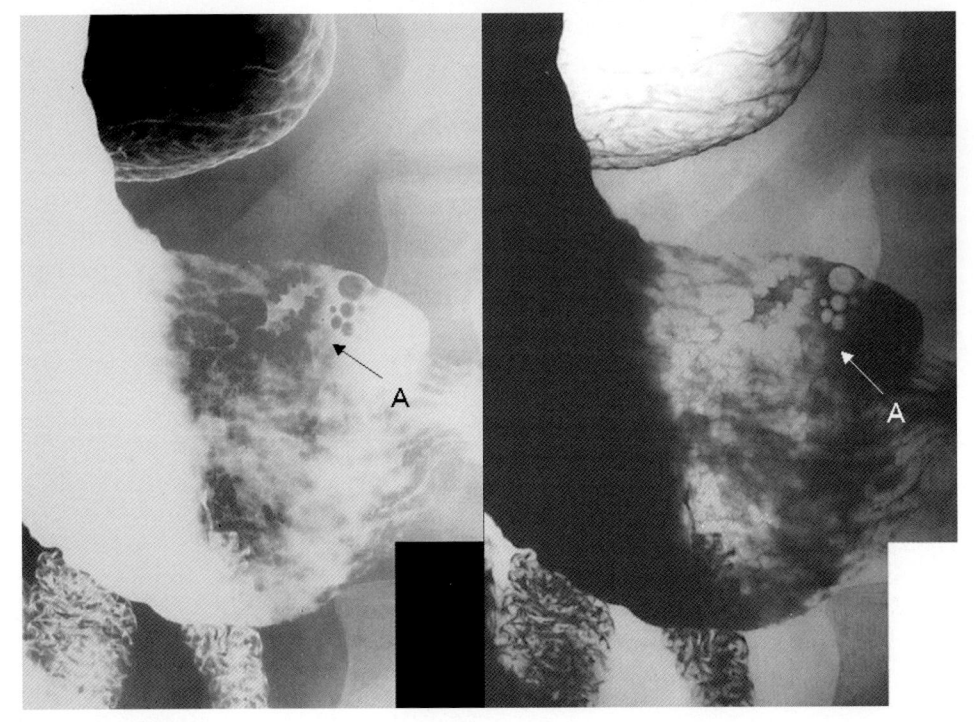

Fig.127　腹臥位圧迫像

症例36．Ⅱc型早期胃癌

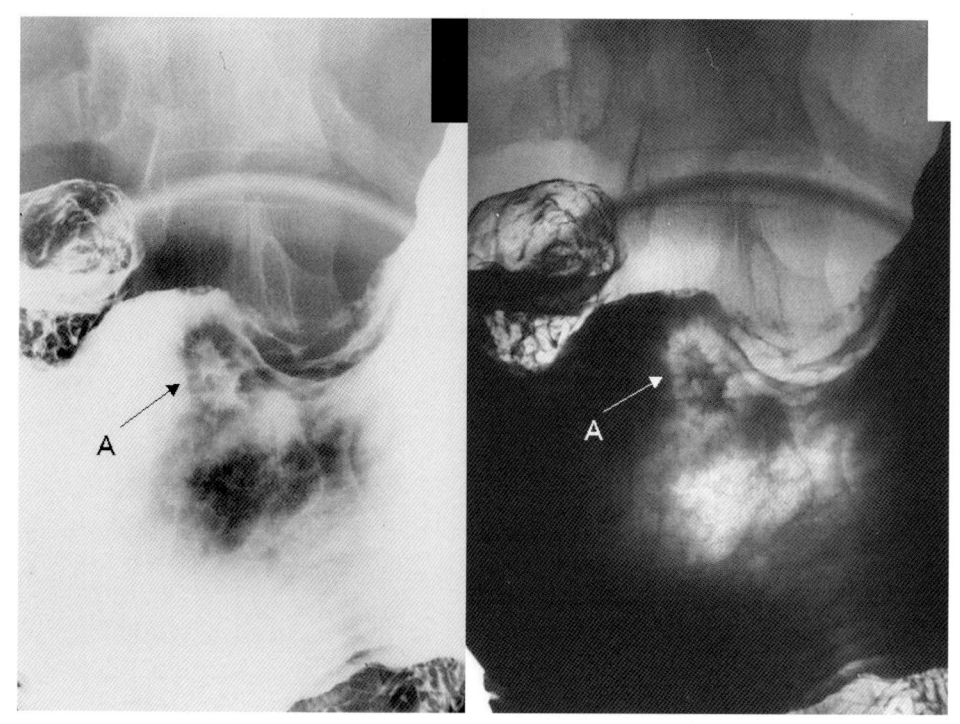

Fig.128　立位圧迫像

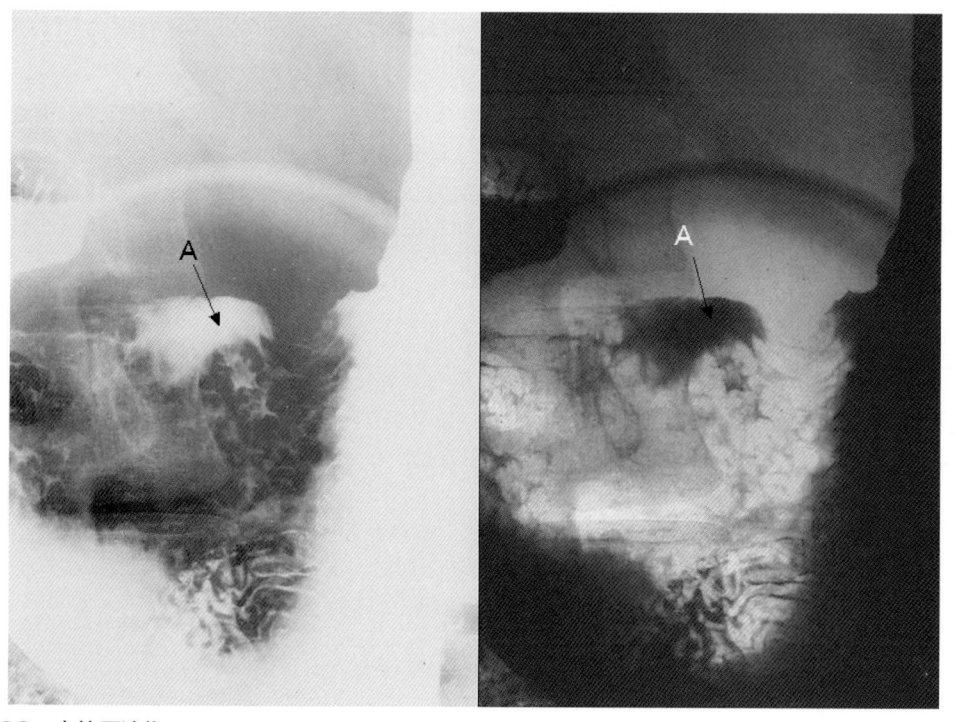

Fig.129　立位圧迫像

123

Fig.126，127，128，129のネガ像，ポジ像では，前庭部前壁小弯寄りに不整形な比較的小さく淡いバリウム斑（矢印A）がみられる．一見して，その形状からみてⅡc病変であることが推定される．しかし，組織型はというと言葉がつまりそうな例である．

Fig.126のネガ像，ポジ像では，不整形な比較的小さく淡いバリウム斑（矢印A）がみられる．病変の大きさは約16×12mmである．

不整形な比較的小さく浅い陥凹（矢印A）の境界はトゲトゲした棘状陰影がみられ，比較的明瞭である．陥凹面（底部）は微細顆粒像がみられ，濃淡差も認められる．陥凹の辺縁には立ち上がりの緩やかな隆起像（はじき像）がみられる．

Fig.127，128，129のネガ像，ポジ像では，不整形な比較的小さく淡いバリウム斑（矢印A）がみられる．不整形な比較的小さく浅い陥凹（矢印A）の境界はトゲトゲした棘状陰影がみられ，大部分が明瞭である．しかし，本例ではトゲトゲした棘状陰影とギザギザした鋸歯状陰影との識別が難しい．

すなわち，陥凹の境界のトゲトゲした棘状陰影は，癌浸潤が非癌性粘膜の腺管を置換あるいは圧排（発芽増殖）しながら，正常組織の弱いところで発育し，浸潤増殖をする．その結果，癌先進部は一様ではなくトゲの長さ，幅，配列，深さなどの状態が不整となる．陥凹の境界のギザギザした鋸歯状陰影も不整という点では同様である．

本例の陥凹境界はトゲトゲした棘状陰影とすると，棘（とげ）の長さが比較的短いトゲ状陰影である．逆に，鋸歯状陰影とすると，鋸（のこぎり）の歯の長さが比較的長すぎるということになろう．これらのことは，多くの症例をみて，それらの変化所見を覚えるほかなかろう．

すなわち，生態の一部の局面をみて，定規で計ったように当てはめることが難しいことはいうまでもなく，すべての形状・性状には移行状態（グレーゾーン）があることのほうが自然であろう．

陥凹面（底部）は微細顆粒像，小顆粒像がみられ，濃淡差も認められる．陥凹の辺縁には立ち上がりの緩やかな透亮像が認められる．

陥凹面（底部）の濃淡差から，小弯側の陥凹はバリウム陰影濃度が濃く，比較的深い陥凹であり，大弯側の陥凹はバリウム陰影濃度が淡く，比較的浅い陥凹である．しかし，それらの変化所見は相対的な意味合いからの浅深な陥凹の陰影所見である．

背景粘膜は幽門腺領域であろう．周囲粘膜は小顆粒像がみられるが，顆粒間の開大した所見がみられず，軽度から中等度な萎縮変化が推定される．

要　約

不整形な比較的小さく浅い陥凹の境界はトゲトゲした棘状陰影，比較的明瞭，陥凹面（底部）は微細顆粒像，濃淡差，陥凹の辺縁には立ち上がりの緩やかな隆起像（はじき像）などの所見である．

上記の事柄を考慮し，境界，面（底部），辺縁の所見から分化型癌の比較的小さいⅡc病変と読影した．

深達度は厚みと硬さ（凹凸と伸展性）で行うが，癌の粘膜下以深への浸潤によって生じた所見（因果関係に基づく所見）はみられず，癌の深部浸潤と関係がある所見（相関関係に基づく所見）を思考しても，顕微鏡的な微小浸潤を考慮しなければm癌と読影できよう．

考　察

陥凹の境界，陥凹面（底部）の小顆粒像および濃淡差は適度なコントラストがみられ，ポジ像がわかりやすい．しかし，淡く微細な陰影斑の性状の変化所見はネガ像がわかりやすい．

◆病理組織診断　　Ⅱc型早期癌　m　tub1＞pap　14×10mmである．

症例36．Ⅱc型早期胃癌

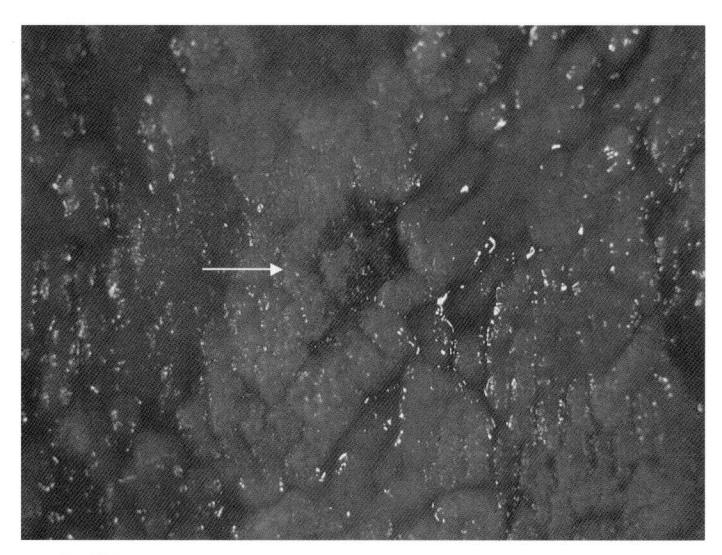

新鮮切除標本

125

症例 37　IIc型早期胃癌　56歳・男性

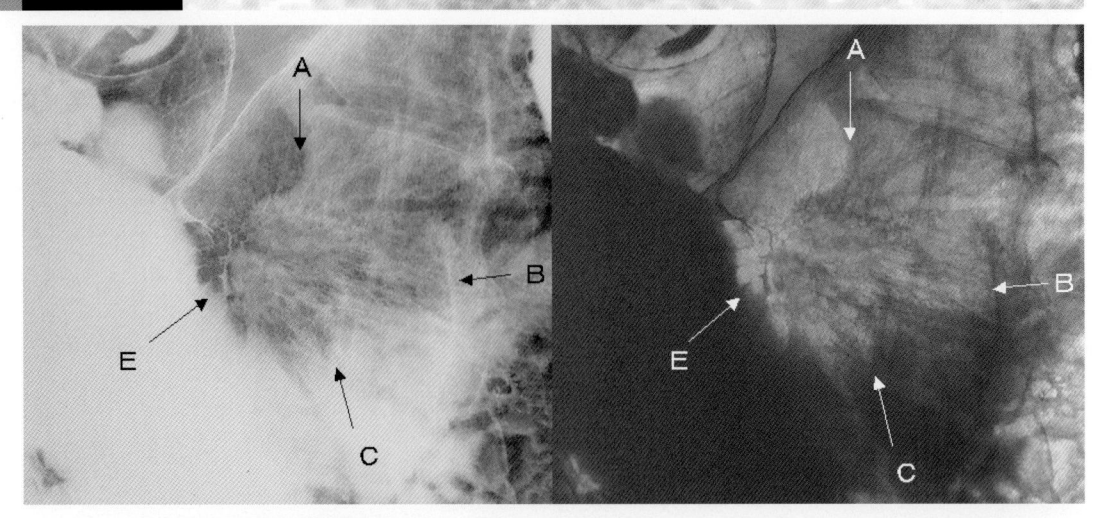

Fig.130　背臥位第2斜位二重造影像

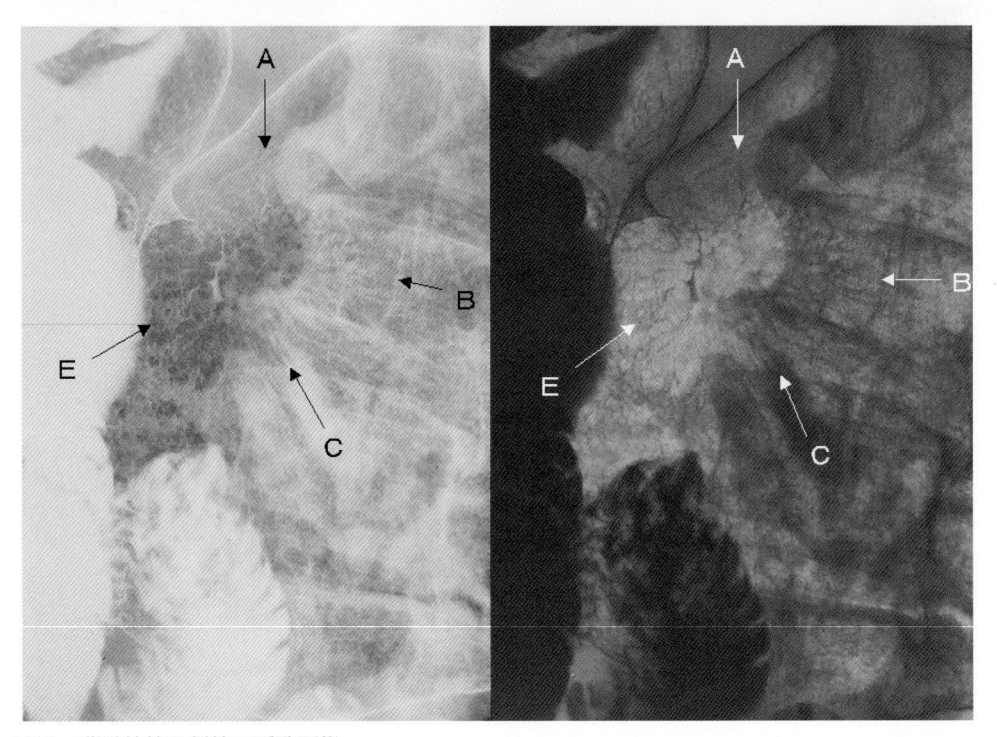

Fig.131　背臥位第2斜位二重造影像

症例37．Ⅱc型早期胃癌

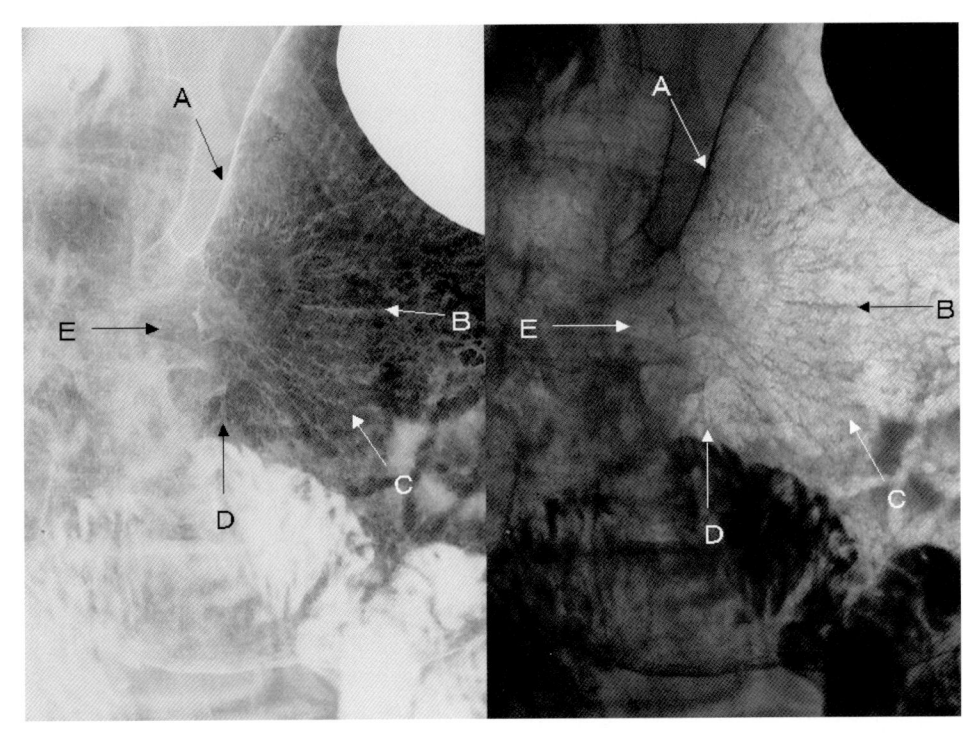

Fig.132　背臥位正面二重造影像

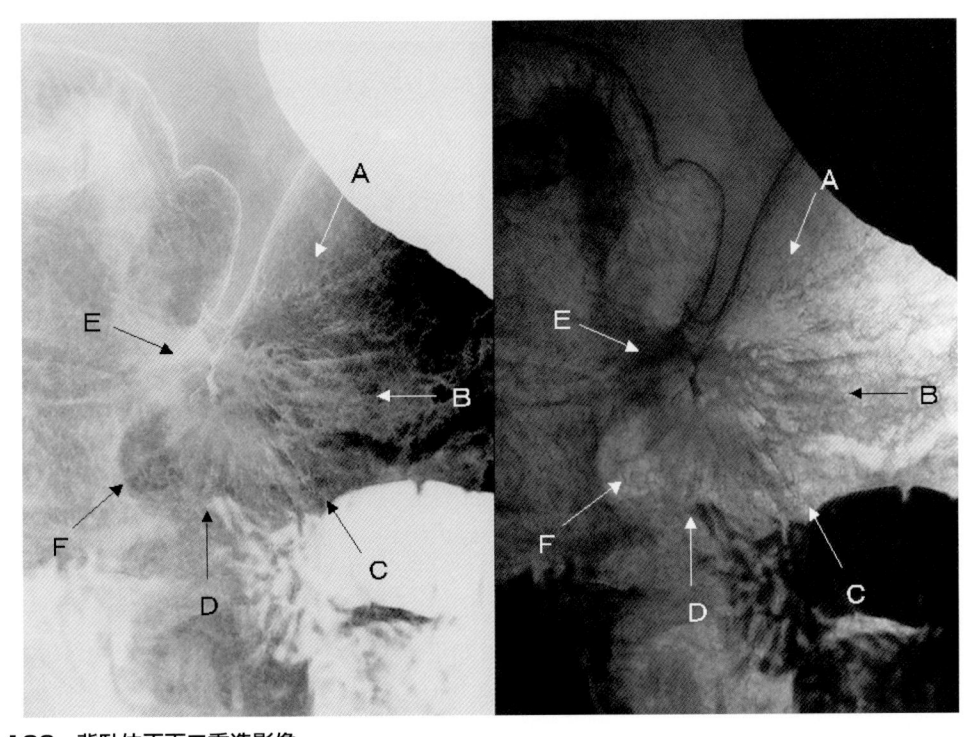

Fig.133　背臥位正面二重造影像

127

本例は，約2年前にガラシア病院・山本賢一先生のご厚意で，症例の作成，使用について快諾を受け，大阪胃腸会（銀杏会）において検討された症例である．
　Fig.130，131，132，133のネガ像，ポジ像では，体下部後壁小弯寄りに粘膜ひだ集中を伴う不整形な淡いバリウム斑および不整形な淡い陰影斑（矢印A〜D）がみられる．
　不整形な淡い陰影斑は，淡く微細な軽度の凹凸像を呈し，軽度な濃淡差のみられる変化所見である．一見して遠浅形の浅い陥凹性病変であることが推定される．
　Fig.130，131，132のネガ像，ポジ像では，粘膜ひだ集中を伴う不整形な淡いバリウム斑および不整形な淡い陰影斑（矢印A〜D）がみられる．病変の大きさは約40×33mmである．
　不整形な浅い陥凹（矢印A〜D）の境界は大部分がトゲトゲした棘状陰影である．肛門側には不規則な形の線状のバリウム斑（矢印E）がみられ，濃淡差も認められる．すなわち，肛門側の境界はややギザギザした線状陥凹部がその境界（矢印E）である．
　陥凹面（底部）は微細顆粒像，小顆粒像がみられ，濃淡差も認められる．陥凹の辺縁には小顆粒・顆粒像および立ち上がりの緩やかな隆起像（はじき像）と粘膜ひだ集中がみられる．
　粘膜ひだ集中の先端部にはなだらかなヤセ（矢印D）が認められる．粘膜ひだ間の線状陰影は狭小化，不整開大，濃淡の差（矢印B，C）などの所見がみられる．典型的な分化型癌のⅡc病変であろう．Ⅱc病変の境界は矢印A〜F部の範囲である．
　Fig.132，133のネガ像，ポジ像では，粘膜ひだ集中を伴う不整形な淡いバリウム斑および不整形な淡い陰影斑（矢印A〜F）がみられる．不整形な浅い陥凹（矢印A〜F）の境界はトゲトゲした棘状陰影の部と不明瞭な部も認められる．陥凹面（底部）微細顆粒像，小顆粒像がみられ，濃淡差もみられる．陥凹の辺縁には小顆粒・顆粒像が認められる．
　粘膜ひだ集中の先端部にはなだらかなヤセがみられる．粘膜ひだ間の線状陰影は狭小化，不整開大，濃淡の差などの所見が認められる．
　背景粘膜は腺境界領域であろう．周囲粘膜は網状陰影がみられず，萎縮変化はみられない．

要　約
　不整形な浅い陥凹の境界は大部分がトゲトゲした棘状陰影，肛門側には不規則な形の線状のバリウム斑，濃淡差，肛門側の境界はややギザギザした線状陥凹部，陥凹面（底部）は微細顆粒像，小顆粒像，濃淡差，陥凹の辺縁には小顆粒・顆粒像および立ち上がりの緩やかな隆起像（はじき像），粘膜ひだ集中の先端部にはなだらかなヤセ，粘膜ひだ間の線状陰影は狭小化，不整開大，濃淡の差などの所見である．
　これらの境界，面（底部），辺縁，粘膜ひだ集中の先端部，粘膜ひだ間の線状陰影などの所見から分化型癌のⅡc病変と読影した．
　深達度は厚みと硬さ（凹凸と伸展性）で行うが，癌の粘膜下以深への浸潤によって生じた所見（因果関係に基づく所見）はみられず，癌の深部浸潤と関係がある所見（相関関係に基づく所見）を思考しても，顕微鏡的な微小浸潤を考慮しなければm癌と読影できよう．結果的にはsm-1癌である．

考　察
　典型的な分化型癌のⅡc病変では，陥凹面（底部）の濃淡差，陥凹辺縁の小顆粒・顆粒像の読影は，適度なコントラストがみられポジ像がわかりやすい．
　病変部全体は不整形な淡い陰影斑で凹凸差のある不明瞭な変化所見である．このような症例ではネガ像を中心に淡い陰影斑の変化所見を詳細に検討することが大切である．しかし，わずかに濃淡差のみられる陥凹面（底部）では，その性状および陥凹の辺縁の小顆粒・顆粒状陰影はポジ像がわかりやすい．また，ポジ像ではわずかな濃淡差があることからⅡc病変が三次元的（立体的）にみられ，癌粘膜面の不整さを読影できることも新たな知見である．

症例37．Ⅱc型早期胃癌

◆**病理組織診断**　Ⅱc型早期癌　sm-1　tub 2 ＞tub 1　35×28mmである。

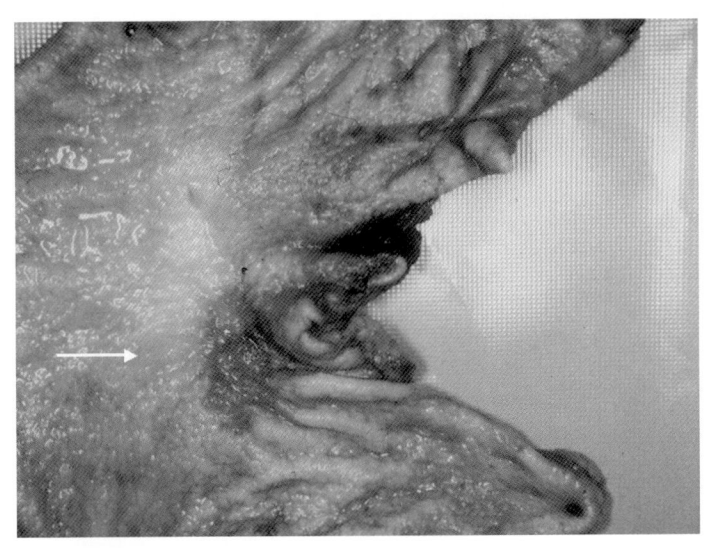

固定切除標本

症例 38　Ⅱc型早期胃癌　41歳・女性

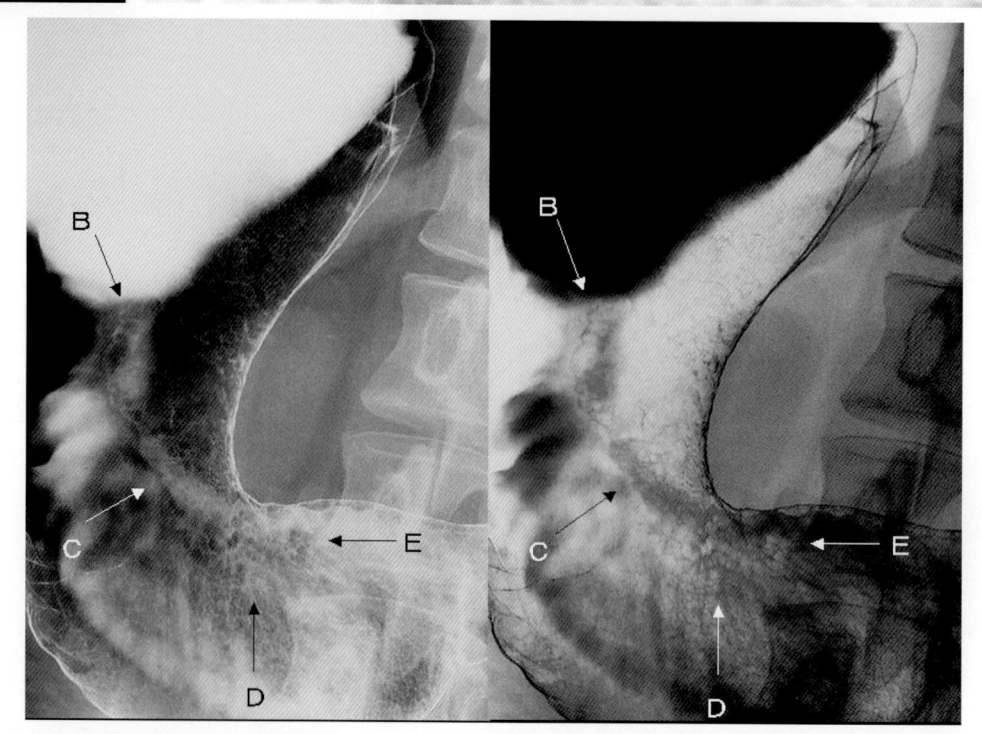

Fig.134　腹臥位第1斜位二重造影像

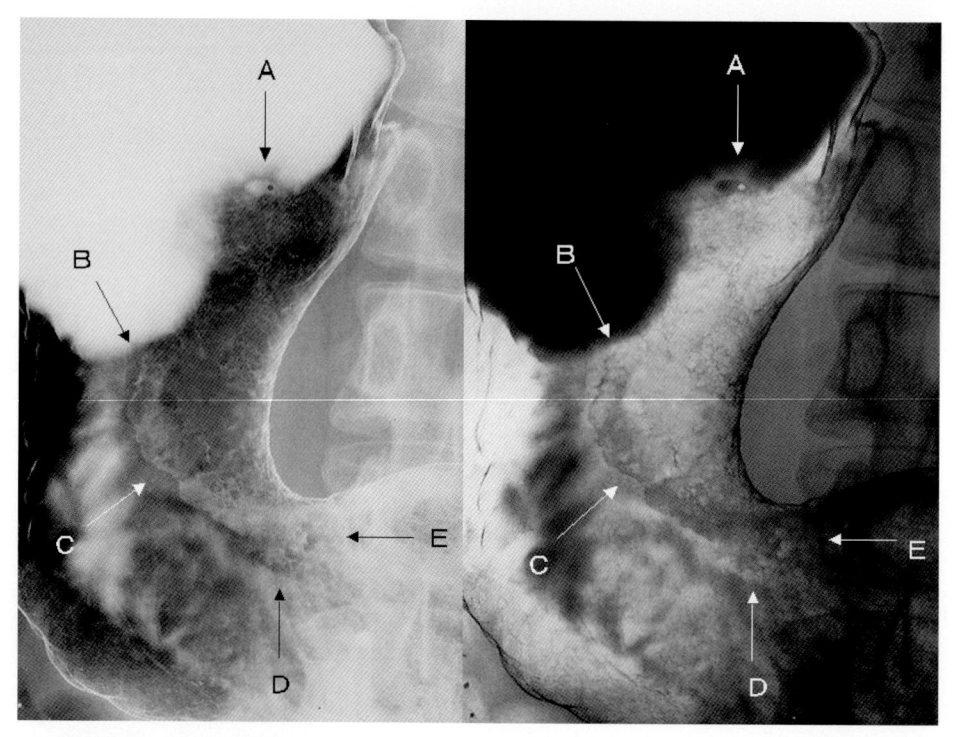

Fig.135　腹臥位第1斜位二重造影像

症例38．Ⅱc型早期胃癌

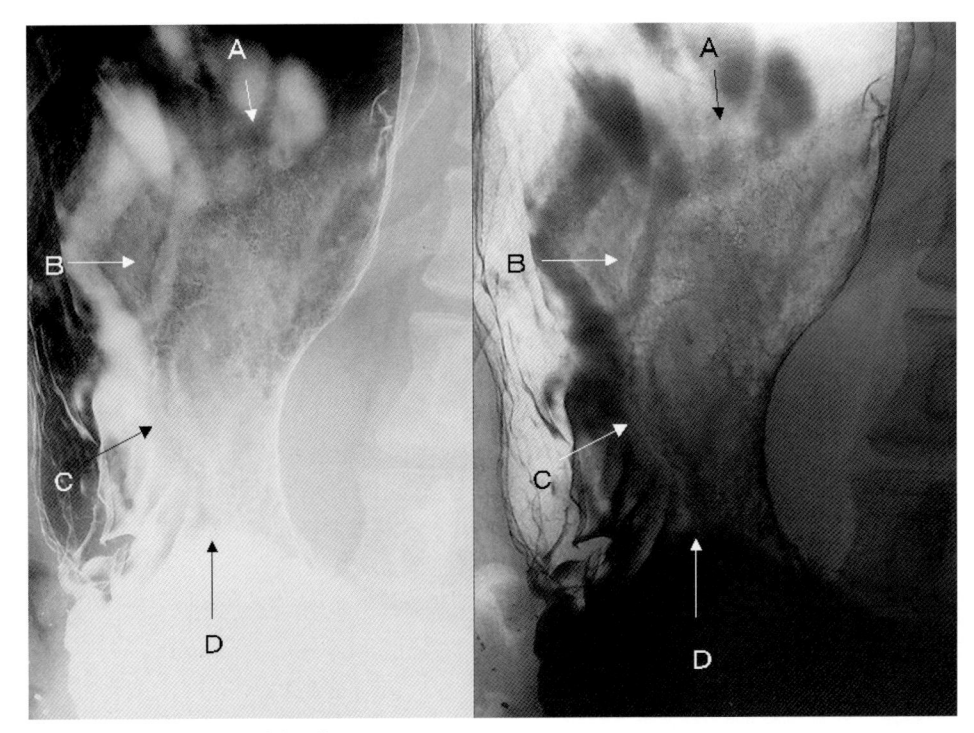

Fig.136　腹臥位第1斜位二重造影像

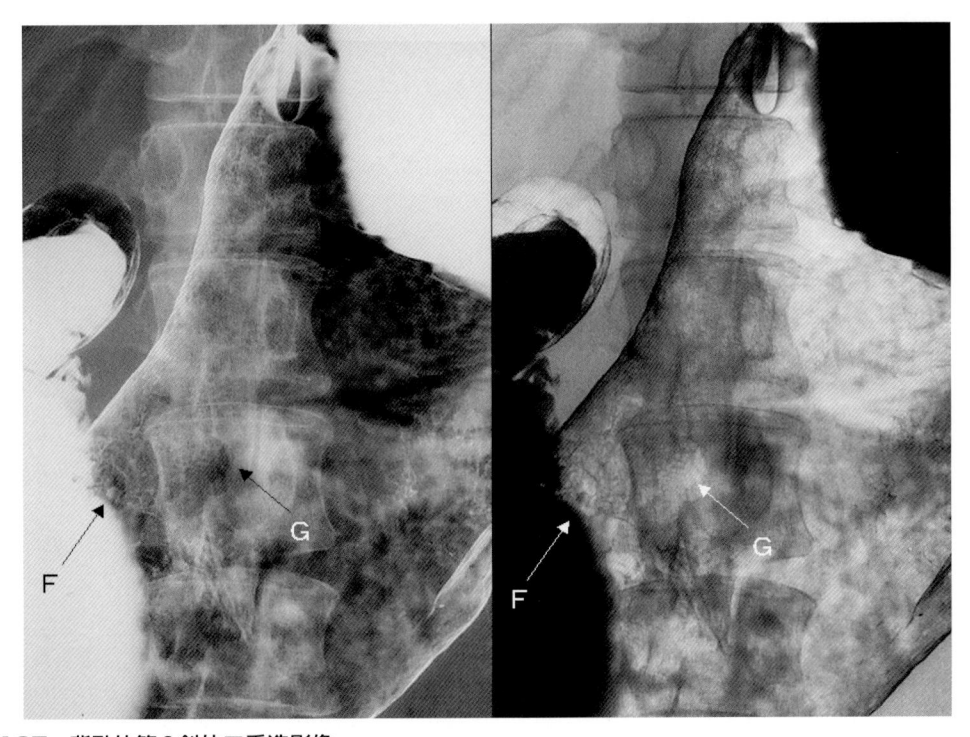

Fig.137　背臥位第2斜位二重造影像

本例は，約2～10年前に明石医療センター・中園直幸先生のご厚意で，症例の作成，使用について快諾を受け，大阪胃腸会（銀杏会）の前身である胃X線撮影技術研究会および大阪胃腸会（銀杏会）において検討された症例である．

　Fig.134，135，136，137のネガ像，ポジ像では，噴門部小弯前・後壁から胃角部小弯前・後壁に粘膜ひだ集中を伴う不整形な淡いバリウム斑（矢印C）がみられる．

　未分化型癌のⅡc病変では，陥凹の境界部は断崖状でギザギザした鋸歯状陰影がみられることが多いが，それは馬場[4]らによってすでに報告されている．本病変も境界部の大部分が断崖状でギザギザした鋸歯状陰影である．ところが，同一病変であるにもかかわらず，境界部の不明瞭な部が認められる．これらもすでに述べられているが，X線的に点状～小斑状の陰影や不規則な形の枯枝状～ひび割れ陰影，あるいは不揃いな胃小区模様（胃小区模様の乱れ）として認められるにすぎない．このような状態が不明瞭な境界として現れるのであろう．

　すなわち，典型的な未分化型癌のⅡc病変の陥凹境界および陥凹面（底部）にみられる変化所見の前段階を推定すると，最初は局所的な網状陰影の異常像として現れ，次に面（領域）をもつ不整形な網状陰影として現れることが推定される．その後に，局所的な小顆粒・顆粒状陰影の異常像として現れ，次に面（領域）をもつ不整形な小顆粒・顆粒状陰影として現れることが推定される．これらのことは，明らかな一線が引けるわけではなく（変化所見の移行），多種多様な移行状態が想定される．

　その後に，典型的な未分化型癌のⅡc病変の断崖状でギザギザした鋸歯状陰影の陥凹境界，大小不揃いの小顆粒・顆粒状陰影の陥凹面（底部）として現れるのであろう．本例などは，その多種多様な陰影所見の移行状態が同一病変で現れていることが推定される．分化型癌のⅡc病変も類似した多種多様な移行状態が想定される．

　ある程度そのような思考過程を推定しておかないと，典型的な未分化型癌のⅡc病変ばかりを推定すると，誤った読みになることが想定されるからである．

　Fig.134，135のネガ像，ポジ像では，粘膜ひだ集中を伴う不整形な淡いバリウム斑（矢印B～D）がみられる．病変の大きさは前壁側では約112×48mmである．

　不整形な浅い陥凹（矢印B～D）の境界は大部分が断崖状で鮮明であるが，肛門側では一部不明瞭な部が認められる．陥凹面（底部）は微細顆粒像，小顆粒・顆粒像がみられ，濃淡差もみられる．陥凹の辺縁には立ち上がりの緩やかな隆起像（はじき像）および小顆粒・顆粒像（矢印D，E）が認められる．粘膜ひだ集中の先端部および粘膜ひだ間の線状陰影の性状は不明瞭である．

　Fig.136のネガ像，ポジ像では，粘膜ひだ集中を伴う不整形な淡いバリウム斑（矢印A～C）がみられる．不整形な浅い陥凹（矢印A～C）の境界は大部分が鮮明であるが，口側では一部不明瞭な部が認められる．陥凹面（底部）は微細顆粒像がみられ，濃淡差もみられる．陥凹の辺縁には立ち上がりの緩やかな隆起像（はじき像）（矢印A～D）が認められる．粘膜ひだ集中の先端部には中断，先細りがみられるが，粘膜ひだ間の線状陰影の性状は不明瞭である．

　Fig.137のネガ像，ポジ像では，体下部後壁小弯寄りには，不規則な形のバリウム斑（矢印F）および微細な網状陰影（矢印G）がみられるが，周囲粘膜模様も微細な網状陰影がわずかにみられるのみである．よって，後壁側の浸潤境界範囲は不明瞭である．

　背景粘膜は噴門腺領域から幽門腺領域であろう．周囲粘膜は網状陰影がみられず，萎縮変化はみられない．

要　約

　不整形な浅い陥凹の境界は大部分が断崖状で鮮明，肛門側では一部不明瞭な部，陥凹面（底部）は微細顆粒像，小顆粒・顆粒像，濃淡差，陥凹の辺縁には立ち上がりの緩やかな隆起像（はじき像）および小顆粒・顆粒像，粘膜ひだ集中の先端部には中断，先細りなどの所見である．

以上の境界，面（底部），辺縁，粘膜ひだ集中の先端部などの所見から未分化型癌のⅡc病変と読影した。

深達度は厚みと硬さ（凹凸と伸展性）で行うが，癌の粘膜下以深への浸潤によって生じた所見（因果関係に基づく所見）はみられず，癌の深部浸潤と関係がある所見（相関関係に基づく所見）を思考しても，顕微鏡的な微小浸潤を考慮しなければm癌と読影できよう。

考　察

適度なコントラストがあれば，ポジ像ではネガ像に比べると濃度域が広く，コントラストが低いことから読み取りが容易である。ネガ像で濃度の高い部でも，ポジ像ではガンマーカーブはねており，濃度差が少ない。ネガ像で濃度が黒くつぶれた部でもわずかな濃度差として観察されることから，濃度差のみられる所見は，ポジ像がわかりやすい。逆に，淡い微細な陰影斑の性状はネガ像がわかりやすい。陥凹面（底部）の濃淡差はポジ像がわかりやすい。

◆**病理組織診断**　表層拡大型のⅡc型早期癌　m　por＞tub 2　105×90mmである。

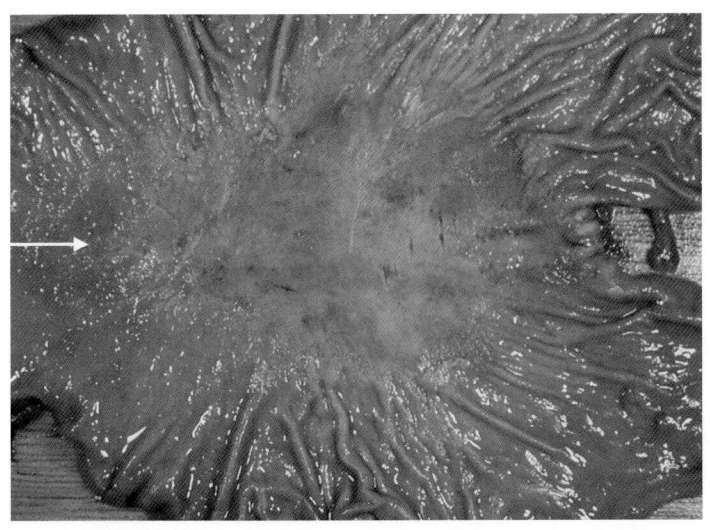

固定切除標本

症例 39　IIc型早期胃癌　56歳・女性

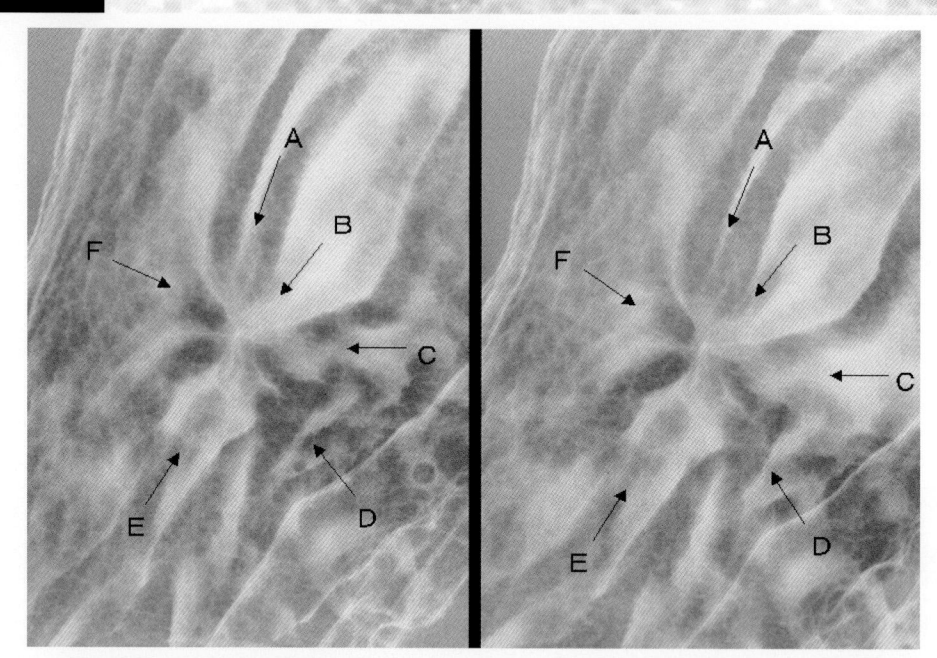

Fig.138　背臥位第2斜位二重造影像

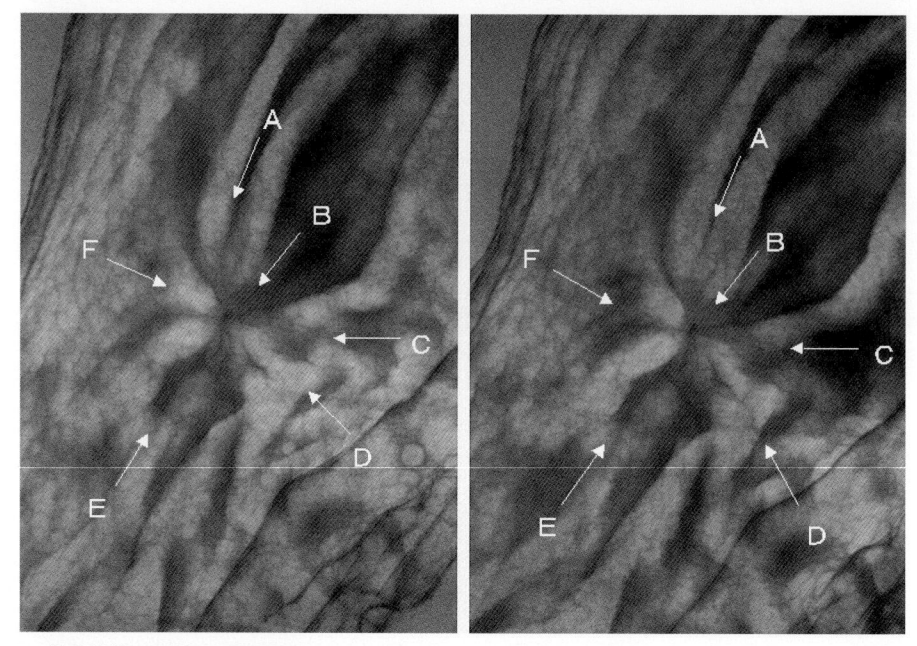

Fig.139　背臥位第2斜位二重造影像

　本例は，約1〜2年前に育和会記念病院・小豆誠先生のご厚意で，症例の作成，使用について快諾を受け，大阪胃腸会（銀杏会）で検討された症例である。DR（digital radiography）で撮影されたX線写真である。
　Fig.138，139，140，141，142，143，144のネガ像，ポジ像では，体中部後壁やや小弯寄りに粘膜ひだ集中（矢印A〜F）を伴う不規則な形の小さく淡いバリウム斑（矢印F）がみられる。不規則な形の小さく淡いバリウム斑はニッシェである。

134

症例39．Ⅱc型早期胃癌

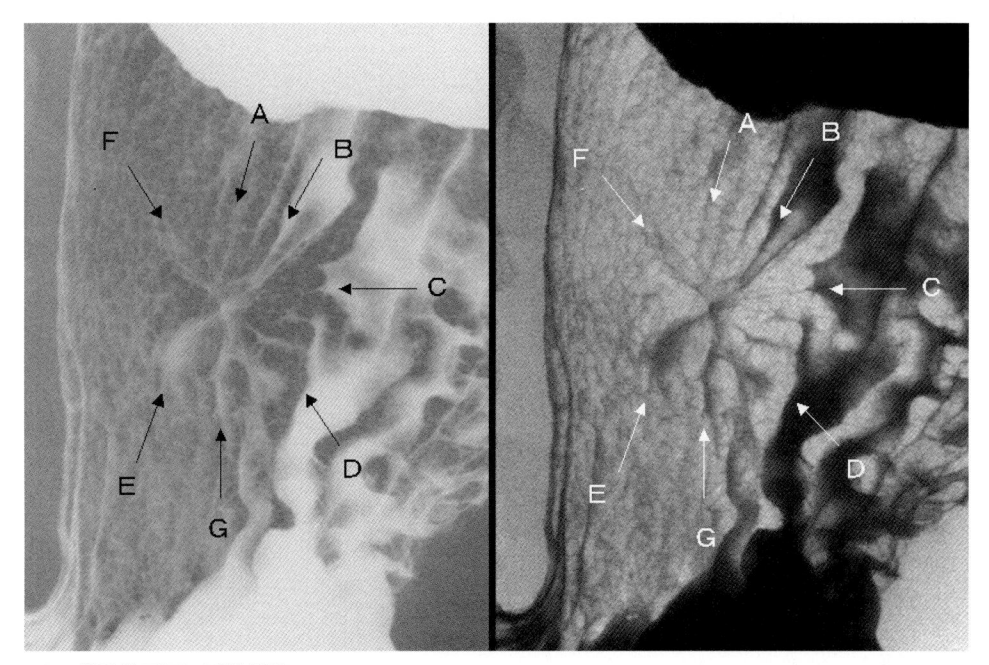

Fig.140　背臥位正面二重造影像

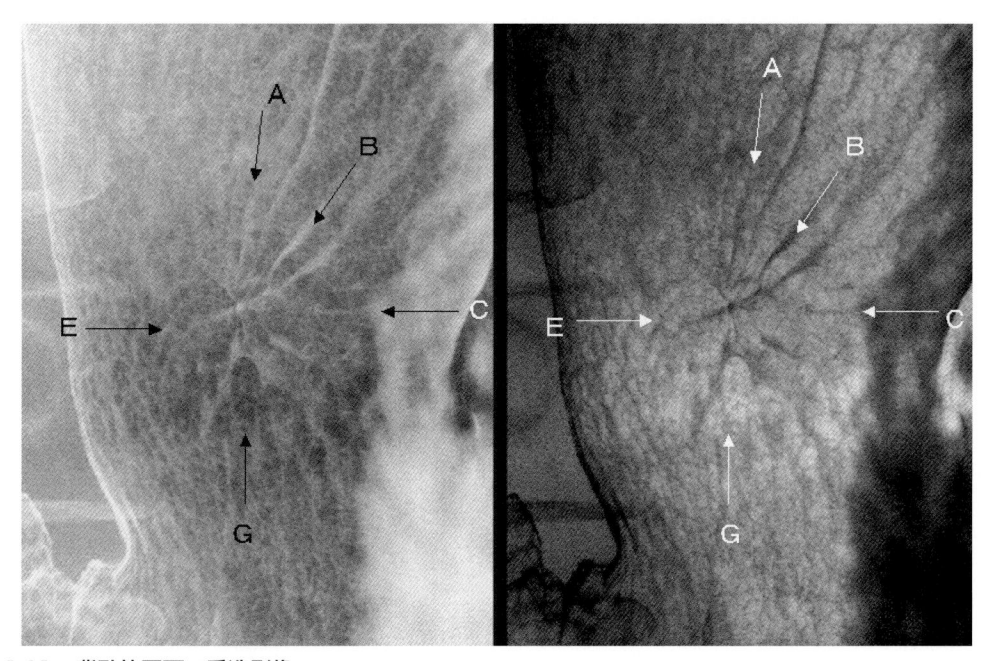

Fig.141　背臥位正面二重造影像

　Fig.138，139のネガ像，ポジ像では，粘膜ひだ集中（矢印A～F）を伴う不規則な形の小さく淡いバリウム斑（矢印F）が認められる．粘膜ひだ集中の先端部にはほぼ全周性に中断，先細り（矢印A～F）がみられる．粘膜ひだ間の線状陰影は狭小化，不整開大，濃淡の差（矢印A～E）などの所見が認められる．しかし，本所見は当時の読影では見逃しており，今回のネガ像，ポジ像の比較検討で読影できたものである．

　Fig.140，141のネガ像，ポジ像では，粘膜ひだ集中がみられ，その先端部にはほぼ全周性に中

135

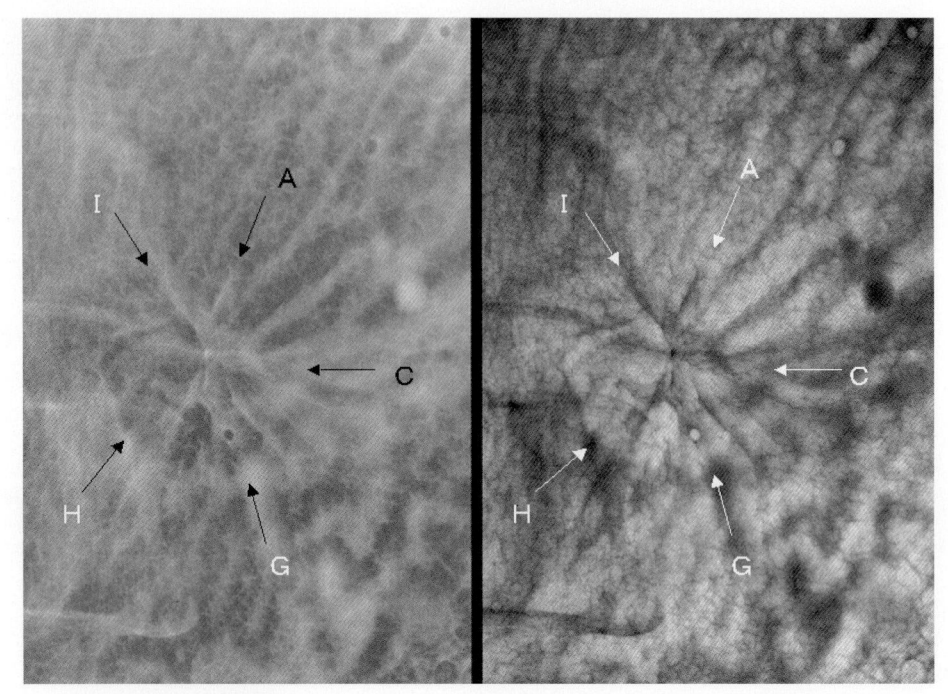

Fig.142 背臥位正面二重造影像

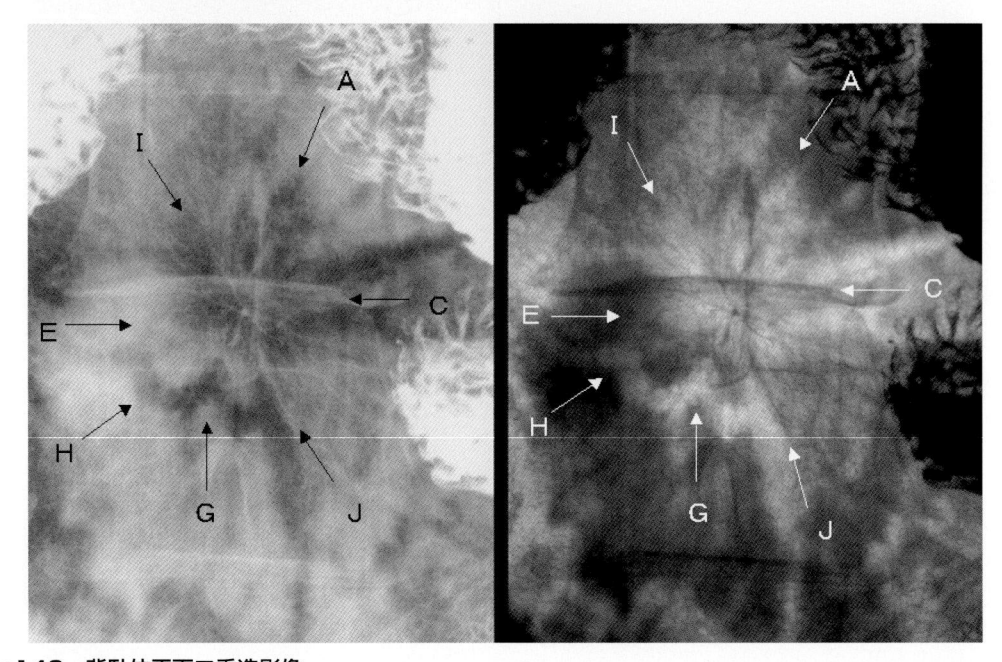

Fig.143 背臥位正面二重造影像

断，先細り（矢印A～G）が認められる．粘膜ひだ間の線状陰影は狭小化，不整開大，濃淡の差（矢印A～G）などの所見がみられる．しかし，潰瘍瘢痕との鑑別は難しい．

　Fig.142，143のネガ像，ポジ像では，粘膜ひだ集中の先端部の遠位側にバリウムのはじき像（矢印A，C，G，H，I）がみられる．潰瘍瘢痕では粘膜ひだ集中の先端部の遠位側で，バリウムがはじかれるような像がみられることはきわめてまれである．そのような目でみれば，Fig.143のネ

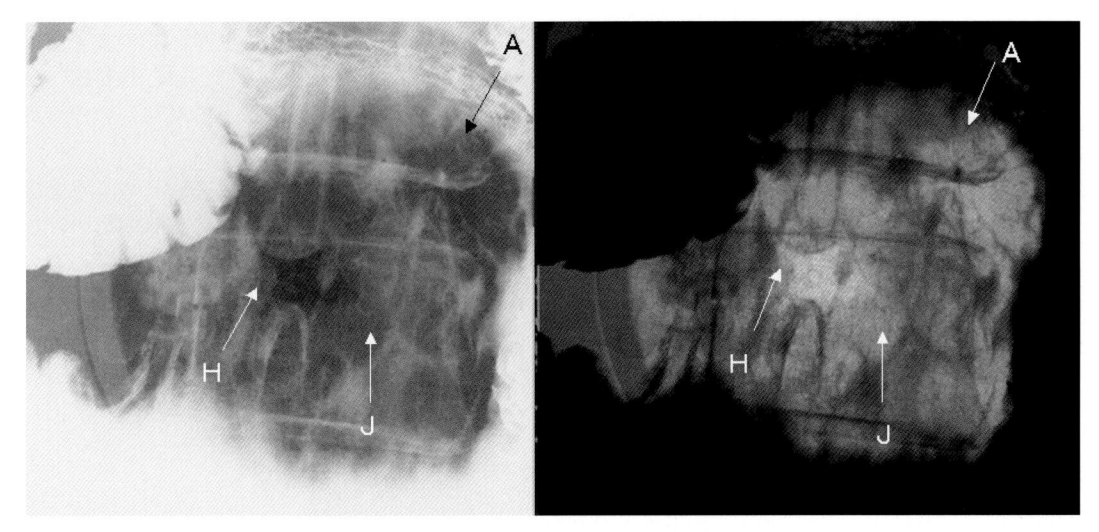

Fig.144　立位圧迫像

ガ像，ポジ像では，不整形な浅い陥凹の境界がみられ（矢印E，G，H，J），その境界所見は比較的鮮明である。病変の大きさは約46×39mmである。

不整形な浅い陥凹（矢印E，G，H，J）の境界は比較的鮮明である。陥凹面（底部）は微細顆粒像および不規則な形の線状陰影が認められる。不規則な形の線状陰影は濃淡差のある粘膜ひだ間の線状陰影に相当する。陥凹の辺縁には立ち上がりの緩やかな隆起像（はじき像）がみられる。

Fig.144のネガ像，ポジ像では，不整形なやや幅の広い線状の淡い陰影斑がみられる。このやや幅の広い線状の淡い陰影斑は前記した二重造影像でみられる，不整形な浅い陥凹の境界所見（矢印H，J）である。その境界所見は比較的鮮明である。

背景粘膜は腺境界領域であろう。腺境界領域の近傍粘膜であれば，このような領域に存在するⅡc病変の大部分は未分化型癌が推定される。周囲粘膜は網状陰影がみられ，軽度な萎縮変化が推定される。

要　約

不整形な浅い陥凹の境界は比較的鮮明，陥凹面（底部）は微細顆粒像および不規則な形の線状陰影，陥凹の辺縁には立ち上がりの緩やかな隆起像（はじき像），粘膜ひだ集中の先端部にはほぼ全周性に中断，先細り，粘膜ひだ間の線状陰影は狭小化，不整開大，濃淡の差などの所見である。

以上の事柄を考慮し，境界，面（底部），辺縁，粘膜ひだ集中の先端部，粘膜ひだ間の線状陰影などの所見から未分化型癌のⅡc病変と読影した。

深達度は厚みと硬さ（凹凸と伸展性）で行うが，癌の粘膜下以深への浸潤によって生じた所見（因果関係に基づく所見）はみられず，癌の深部浸潤と関係がある所見（相関関係に基づく所見）を思考しても，顕微鏡的な微小浸潤を考慮しなければm癌と読影できよう。結果的には，sm-1へ微小浸潤している。

考　察

本例の読影は，あたかも最初からⅡc病変が読影できたように記述しているが，実際は腺境界領域にみられる多発性潰瘍瘢痕と読影した。なぜなら，Ⅱc病変の根拠がわからなかったのである。Ⅱc病変は境界，面（底部），辺縁から読影し，粘膜ひだ集中がみられれば，その先端部および粘膜ひだ間の線状陰影から解析する。

しかし，いくらみても解析できず，内視鏡，切除標本，組織像を参考にしようと，喉から手が出そうであったことは間違いない．結局，陥凹境界の鮮明な変化所見が読影できたのは，長時間，読影した後にできたものであり，容易ではなかった．これらのことから，組織像との対比がいかに重要であるか再認識した例である．

　粘膜ひだ集中を伴う浅いⅡc病変は，多発性潰瘍瘢痕との鑑別が難しいことがある．そのような場合，粘膜ひだ集中の先端部の中断，先細り，なだらかなヤセの有無や粘膜ひだ間の線状陰影の性状は詳細に読影することが大切である．粘膜ひだ間の線状陰影の狭小化，不整開大，濃淡の差などの所見の読影は適度なコントラストみられ，比較的ポジ像がわかりやすい．また，微細な凹凸の解析を要する病変では，濃淡差の所見が読影の重要な要素となり，それらの読影はポジ像を中心にネガ像をも含めた検討が大切である．微細な淡い陰影斑の変化所見を除いては，ポジ像がわかりやすい．

◆**病理組織診断**　Ⅱc型早期癌（ul-Ⅱs）　sm-1　por　42×35mmである．

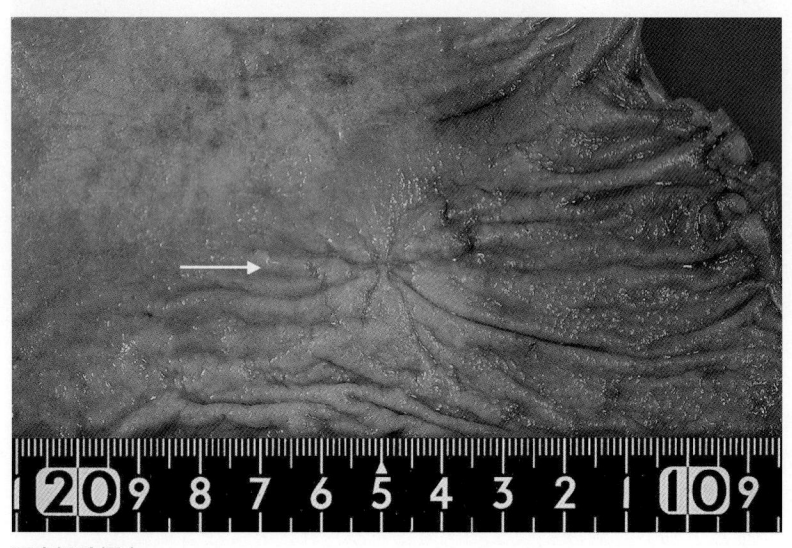

固定切除標本

症例 40　IIc型早期胃癌　42歳・女性

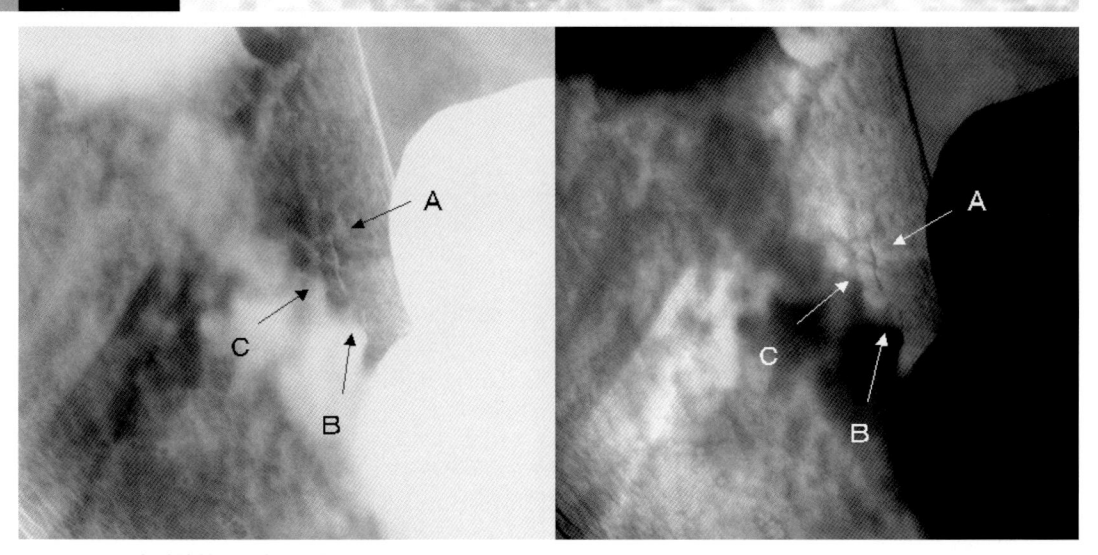

Fig.145　腹臥位第1斜位二重造影像

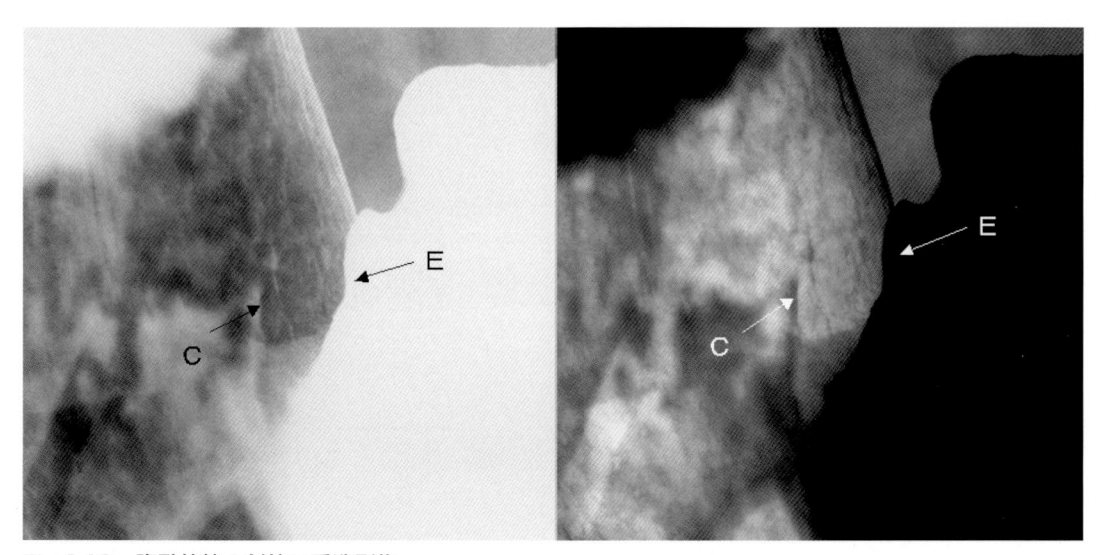

Fig.146　腹臥位第1斜位二重造影像

　DR（digital radiography）で撮影されたX線写真である。Fig.145，146，147，148のネガ像，ポジ像では，体下部前壁小弯寄りに不整形な淡い線状の陰影斑（矢印A）がみられる。

　馬場[5]らの述べている線状ニッシェに該当するのであろう。馬場らによると，分化型癌の微小IIc型癌では，X線的に軽度な隆起を伴う線状ニッシェは肉眼的に線状陥凹あるいは不整な多角形の陥凹として現れる。不整な多角形の陥凹がX線的には線状ニッシェとして現れる原因は不明であるが，病変が極端に小さく分化型癌に多いことから，陥凹の辺縁隆起や胃壁の伸展具合（程度と方向）によって陥凹部が十分に現れないことが考えられると，述べている。

　Fig.145，146，147，148のネガ像，ポジ像では，不整形な淡い線状陰影が認められる。不整形な浅い線状ニッシェである。しかし，境界部の性状からは枝分かれ状ニッシェの陰影所見である。病変の大きさは約17×4mmである。

　不整形な浅い線状陥凹の境界は口側では3本の枝分かれ状陰影（矢印D）がみられ，肛門側も2本の枝分かれ状陰影（矢印B）であり，比較的明瞭である。不整形な浅い線状陥凹の肛門側部は一部

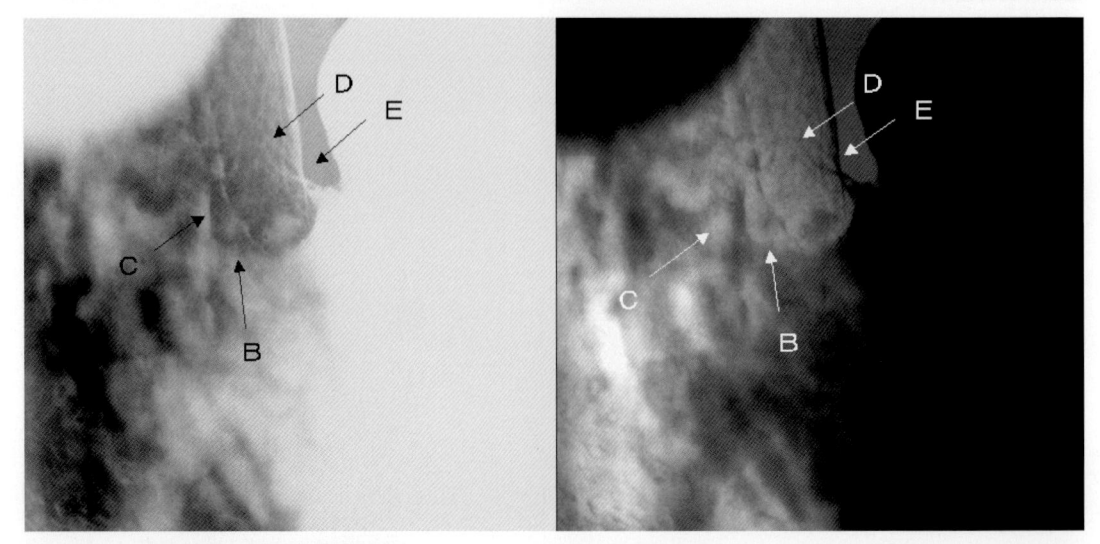

Fig.147 腹臥位第1斜位二重造影像

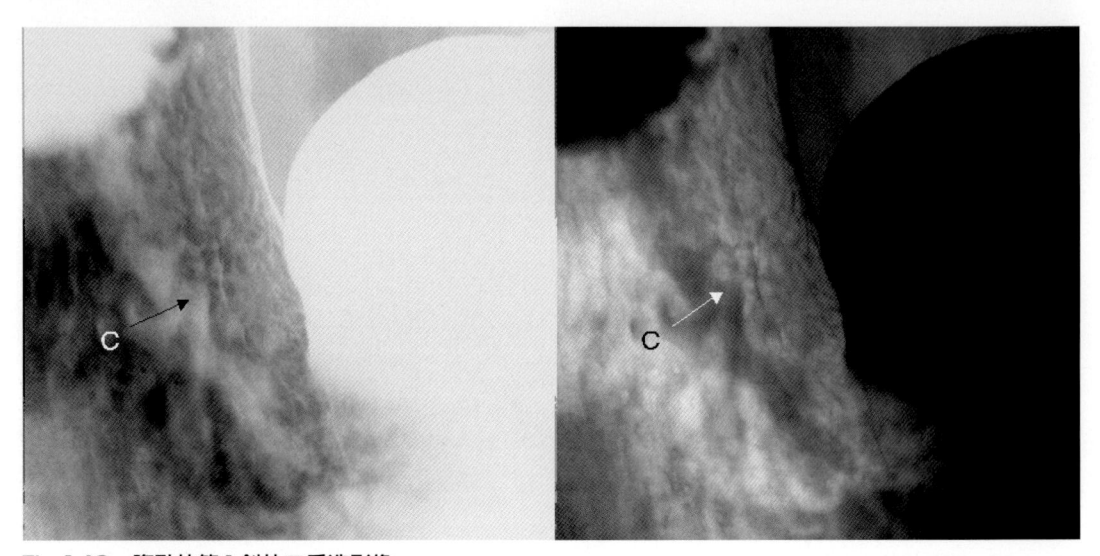

Fig.148 腹臥位第1斜位二重造影像

面状ニッシェ（矢印B）として認められる。

　"微小胃癌，小胃癌でも詳細に読影すると，陥凹境界部には不整形の微細なはみ出し状陰影がみられ，濃淡差のある，不整形な陰影所見がみられることが多い"に一致する変化所見である。

　不整形な浅い線状陥凹の面（底部）は微細顆粒像がみられ，軽度の濃淡差も認められる。不整形な浅い線状陥凹の辺縁には微細顆粒像，小顆粒・顆粒像および立ち上がりの緩やかな隆起像（はじき像）（矢印C）が認められる。

　不整形な浅い線状ニッシェの小弯側には不規則な形の淡い陰影斑（矢印E）がみられる。不規則な形の浅い陥凹の境界は不明瞭である。陥凹面（底部）は微細顆粒像が認められる。その辺縁には隆起変化所見はみられない。萎縮粘膜が推定される。

　背景粘膜は腺境界領域であろう。周囲粘膜は網状陰影がみられず，萎縮変化はみられない。

要　約

　不整形な浅い線状陥凹の境界は口側では 3 本の枝分かれ状陰影，肛門側も 2 本の枝分かれ状陰影，比較的明瞭，肛門側部は一部面状ニッシェ，陥凹面（底部）は微細顆粒像，軽度の濃淡差，陥凹の辺縁には微細顆粒像，小顆粒・顆粒像および立ち上がりの緩やかな隆起像（はじき像）などの所見である。

　これらの所見から，境界，面（底部），辺縁の所見から分化型癌の小胃癌類似の IIc 病変と読影できるのであろうが，小胃癌類似の IIc 病変では典型的な IIc 型早期癌のように明らかな根拠を述べるのは難しい。しかし，小胃癌類似の IIc 病変はパターン認識することが重要であろう。

　深達度は厚みと硬さ（凹凸と伸展性）で行うが，癌の粘膜下以深への浸潤によって生じた所見（因果関係に基づく所見）はみられず，癌の深部浸潤と関係がある所見（相関関係に基づく所見）を思考しても，顕微鏡的な微小浸潤を考慮しなければ m 癌と読影できよう。

考　察

　本例は ESD（endoscopic submucosal dissection）が施行された。

　不整形な浅い線状陥凹の形態を呈する IIc 病変で，微細で微小な軽度の凹凸を読影する場合，濃淡差がもつ役割が大きい（濃度差のために病変部が強調される）。それらの変化所見はポジ像を中心にネガ像をも含めた読影が大切である。また，本例のような，不整形な淡い陰影斑の微細で軽度の凹凸所見を解析する場合，ネガ像がわかりやすく，濃淡差がみられる部ではポジ像がわかりやすい。

◆**病理組織診断**　 IIc 型早期癌　m　tub2　15×3 mm である。

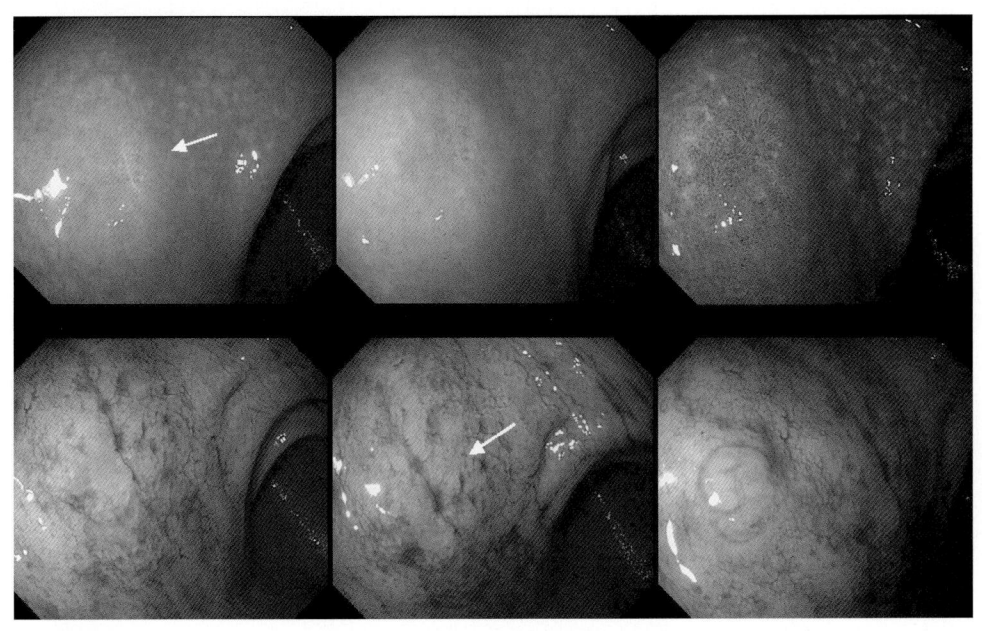

内視鏡写真

症例 41　IIc型早期胃癌　62歳・男性

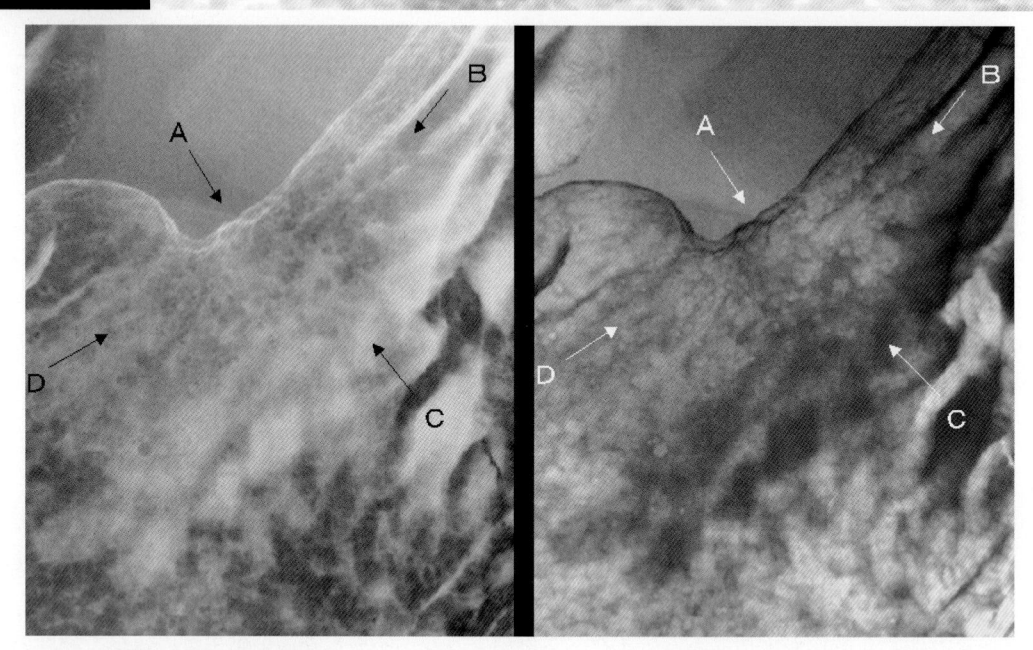

Fig.149　背臥位正面二重造影像

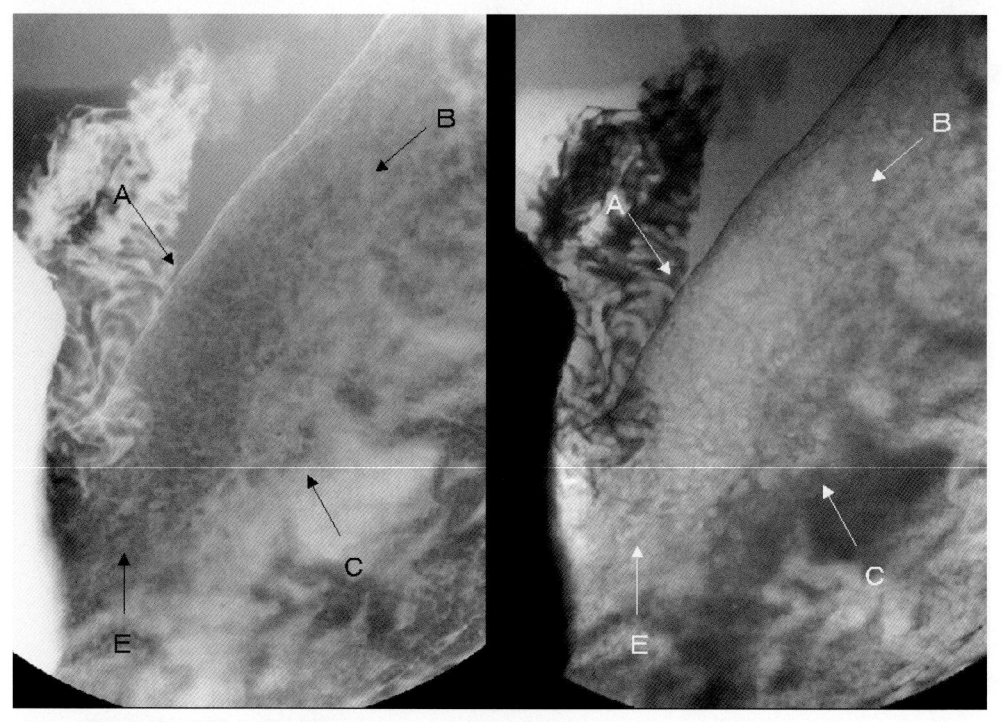

Fig.150　背臥位第2斜位二重造影像

症例41．Ⅱc型早期胃癌

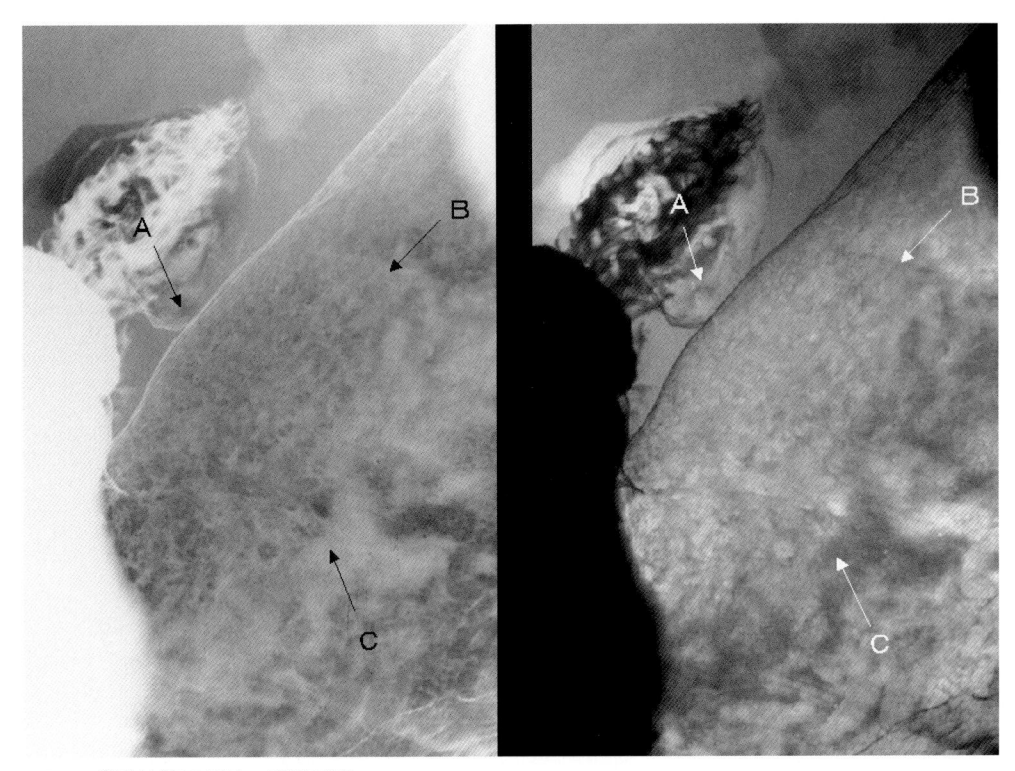

Fig.151　背臥位第2斜位二重造影像

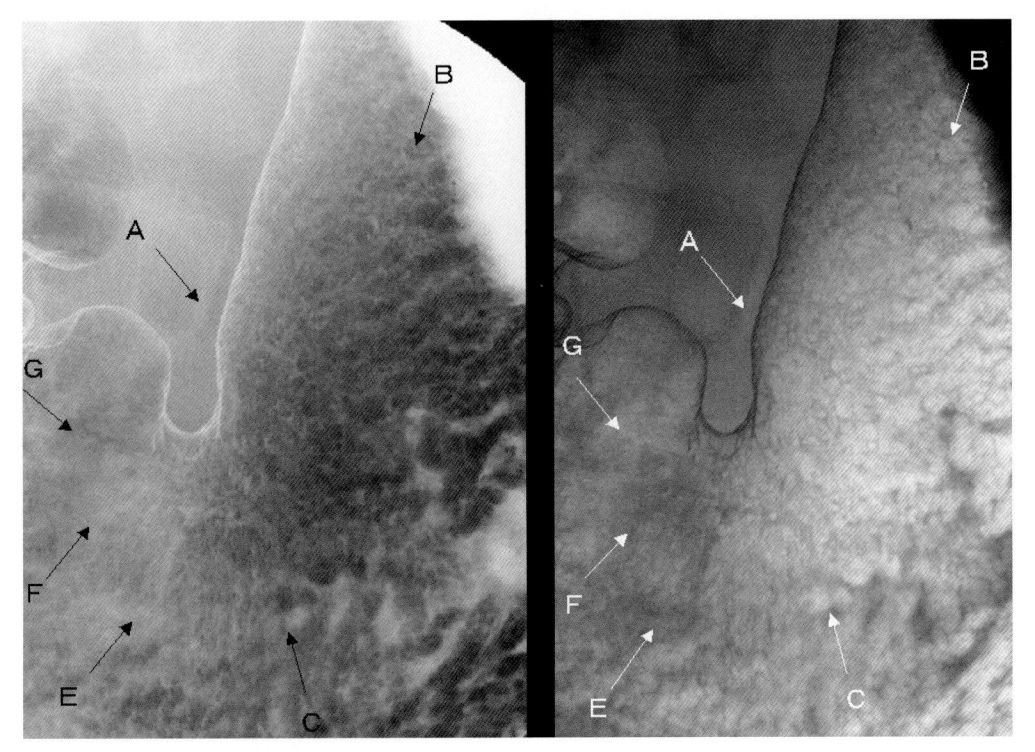

Fig.152　背臥位正面二重造影像

143

胃癌X線読影法

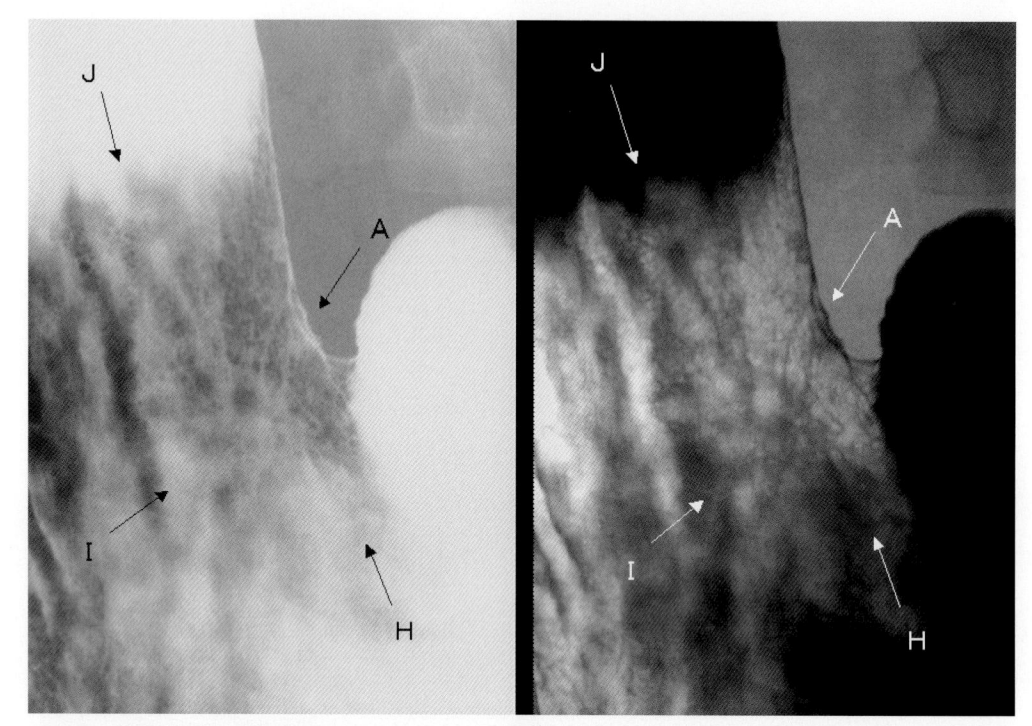

Fig.153　腹臥位正面二重造影像

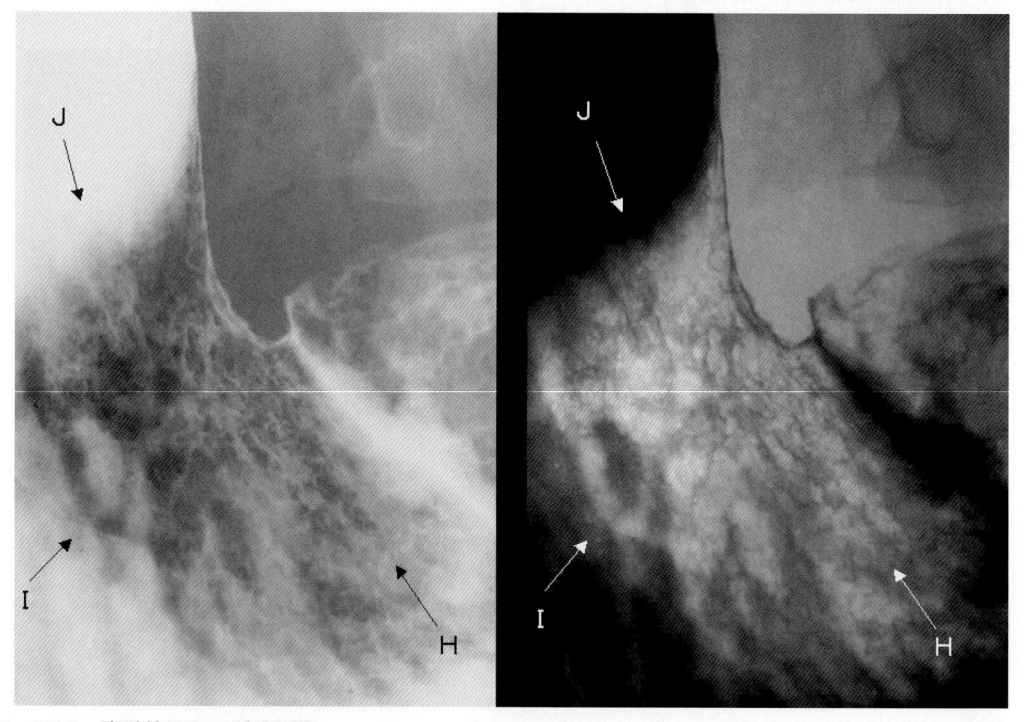

Fig.154　腹臥位正面二重造影像

144

DR（digital radiography）で撮影されたX線写真である。**Fig.149，150，151，152，153，154**のネガ像，ポジ像では，体中部小弯前・後壁から胃角部小弯前・後壁に粘膜ひだ集中を伴う不整形な淡い陰影斑（矢印A）および不整形な淡いバリウム斑（矢印C）がみられる。

　Fig.149のネガ像，ポジ像では，不整形な淡い陰影斑（矢印A）の大弯側には不整形な淡いバリウム斑（矢印C）が認められる。口側からの粘膜ひだ集中の先端部にはなだらかなヤセ（矢印B）がみられる。粘膜ひだ間の線状陰影は狭小化，不整開大，濃淡の差（矢印B）などの所見が認められる。肛門側にも粘膜ひだ集中（矢印D）がみられ，粘膜ひだ集中の先端部にはなだらかなヤセはみられないが，粘膜ひだ間の線状陰影には狭小化の所見が認められる。

　不整形な浅い陥凹（矢印A部の後壁側）の境界はトゲトゲした棘状陰影および比較的明瞭である。陥凹面（底部）は数個の小顆粒像がみられ，濃淡差も認められる。陥凹の辺縁には小顆粒・顆粒像が認められる。

　大弯側の不整形な浅い陥凹（矢印C）の境界はトゲトゲした棘状陰影および比較的明瞭である。陥凹面（底部）は微細顆粒像がみられ，濃淡差も認められる。陥凹の辺縁には小顆粒・顆粒像および立ち上がりの緩やかな隆起像（はじき像）が認められる。

　空気量を追加した**Fig.150，151，152**のネガ像，ポジ像では，不整形な淡い陰影斑（矢印A）の大弯側には比較的限局した不整形な淡い陰影斑（矢印C）がみられる。胃角部後壁小弯寄りには，上記のX線写真ではみられなかった不整形の小さく淡いバリウム斑（矢印E）が認められる。

　不整形な浅い陥凹（矢印C）の境界は比較的明瞭である。陥凹面（底部）は微細顆粒像がみられ，濃淡差も認められる。陥凹の辺縁には小顆粒・顆粒像が認められる。

　胃角部後壁小弯寄りの不整形な小さく浅い陥凹（矢印E）の境界は比較的明瞭である。陥凹面（底部）は微細顆粒像がみられ，濃淡差も認められる。陥凹の辺縁には微細顆粒像が認められる。

　Fig.150，151のネガ像，ポジ像では，不整形な小さく淡いバリウム斑（矢印E）および不整形な淡い陰影斑（矢印A，C）がみられる。不整形な浅い陥凹（矢印A，C）の境界は小弯側では不明瞭であり，大弯側は局所的に明瞭で，口側では不明瞭である。

　不整形な淡い陰影斑（矢印A，C）の肛門側には不整形な小さく淡いバリウム斑（矢印E）および小顆粒・顆粒像がみられ，異常な粘膜模様が広範囲に認められる。それぞれの陰影所見は大部分が連続しているのであろう。

　不整形な小さく浅い陥凹（矢印E）はびらん，萎縮粘膜とⅡc病変との鑑別が難しい。これらのX線写真で不整形な浅い陥凹および不整形な小さく浅い陥凹（矢印A，C，E）の大きさを計測すると約42×30mmである。

　Fig.152のネガ像，ポジ像では，胃角部後壁小弯寄りに不整形な淡い陰影斑（矢印A，C）がみられる。

　不整形な浅い陥凹（矢印A，C）の境界は比較的明瞭な部とトゲトゲした棘状陰影が認められる。陥凹面（底部）は小顆粒・顆粒像，微細顆粒像がみられ，濃淡差も認められる。陥凹の辺縁には小顆粒・顆粒像，粗大顆粒像および立ち上がりの緩やかな隆起像（はじき像）がみられる。

　その部の肛門側では不整形な数個の淡いやや局面をもつ線状陰影がみられ，この部が肛門側の浸潤境界範囲（矢印F，G）であろう。

　口側の浸潤境界範囲と推定される体中部後壁小弯寄りには，不整形な淡い陰影斑（矢印B）がみられる。不整形な浅い陥凹（矢印B）の境界は比較的明瞭である。陥凹面（底部）は微細顆粒像がみられ，濃淡差も認められる。陥凹の辺縁には隆起変化所見はみられない。

　Fig.153のネガ像，ポジ像では，体中部前壁小弯寄りから胃角部前壁小弯寄りには不整形な淡い陰影斑（矢印A部の前壁側，I），不整形な淡いやや局面をもつ線状陰影（矢印J），微細顆粒像，小顆粒・顆粒像などがみられる。それらの変化所見は，胃角部肛門側の不整形な淡い陰影斑，微細顆粒像，小顆粒・顆粒像部（矢印H）まで連続して認められる。

胃角部前壁には不整形な淡い陰影斑（矢印I）がみられ，中央部にはボヤーとした粗大顆粒像が認められる。口側では多数の微細顆粒像がみられ，不整形な淡いやや局面をもつ線状陰影（矢印J）が胃軸に沿って平行に認められる。

不整形な淡い陰影斑，不整形な淡いやや局面をもつ線状陰影部（矢印I，J）には，小顆粒・顆粒像，微細顆粒像，粗大顆粒像などがみられ，濃淡差も認められる。

Fig.154のネガ像，ポジ像では，明らかに不整形な淡いバリウム斑（矢印I）がみられ，その部には微細顆粒像，小顆粒・顆粒像，粗大顆粒像などが認められる。

しかし，どの部までが陥凹境界で，どの部が面（底部）なのか，そして，辺縁はどこまでなのか，不明瞭な変化所見である。視点を変えると，それぞれの陰影所見は広範囲の病変部の一部を現わしているにすぎない。

また，Fig.153のネガ像，ポジ像とFig.154のネガ像，ポジ像とを比較すると，変化所見の恒常性については不明瞭な部があり，明らかな対比が難しい陰影所見がみられる。

不整形な浅い陥凹（矢印A部の前壁側，I）および不整形な浅いやや局面をもつ線状陥凹（矢印A部の前壁側，H，I，J）の境界は不明瞭である。陥凹面（底部）は微細顆粒像，小顆粒・顆粒像がみられ，濃淡差も認められる。陥凹の辺縁には小顆粒・顆粒像および立ち上がりの緩やかな隆起像（はじき像）などが認められる。

これらの不整形な浅い陥凹，不整形な浅いやや局面をもつ線状陥凹は体中部前壁から胃角部前壁までみられ，小弯側を中心として前・後壁に広範囲な異常所見としてみられる。

粘膜ひだ集中の先端部にはなだらかなヤセがみられ，粘膜ひだ間の線状陰影は狭小化，不整開大，濃淡の差などの所見が認められる。以下は，病理組織報告書をも参考にした。病変の大きさは約75×72mmである。

背景粘膜は腺境界領域であろう。周囲粘膜は小顆粒像がみられるが，顆粒間の開大した所見がみられず，軽度から中等度な萎縮変化が推定される。しかし，病変部も微細顆粒像，小顆粒・顆粒像がみられ，詳細に周囲粘膜を読影することは難しい。切除標本では周囲粘膜にはあまり萎縮変化がみられない肉眼形態である。

要　約

中心となる陥凹部の性状のみを記載する。不整形な浅い陥凹の境界はトゲトゲした棘状陰影および比較的明瞭，陥凹面（底部）は小顆粒・顆粒像，微細顆粒像，濃淡差，陥凹の辺縁には小顆粒・顆粒像，微細顆粒像，粗大顆粒像，立ち上がりの緩やかな隆起像（はじき像），粘膜ひだ集中の先端部にはなだらかなヤセ，粘膜ひだ間の線状陰影には狭小化，不整開大，濃淡の差など，多彩で広範囲の異常な陰影所見である。

以上の境界，面（底部），辺縁，粘膜ひだ集中の先端部，粘膜ひだ間の線状陰影などの所見から，表層拡大型の分化型癌のⅡc病変と読影した。

深達度は厚みと硬さ（凹凸と伸展性）で行うが，癌の粘膜下以深への浸潤によって生じた所見（因果関係に基づく所見）はみられず，癌の深部浸潤と関係がある所見（相関関係に基づく所見）を思考しても，顕微鏡的な微小浸潤を考慮しなければm癌と読影できよう。

考　察

表層拡大型のⅡc病変では，軽微な粘膜模様主体の変化所見を解析する場合，ネガ像で読影できる変化所見はネガ像で読影し，その読影が難しければポジ像を参考にする。逆に，ポジ像で読影できる変化所見はポジ像で読影し，その読影が難しければネガ像を参考にする。それぞれの微細変化所見の形状・性状を検討することによって，肉眼型，深達度，組織型，浸潤範囲が推定される。

また本例では，病変部の陰影所見が軽微で微細な淡い陰影斑として現れており，その部ではネガ

像中心の読影となる．ただし，濃度差のある病変の性状を読影するときはポジ像がわかりやすく，ネガ像を中心にポジ像をも含めて読影するとわかりやすい．

◆**病理組織診断**　表層拡大型のⅡc型早期癌　m　tub2＞por＞sig　63×60mmである．

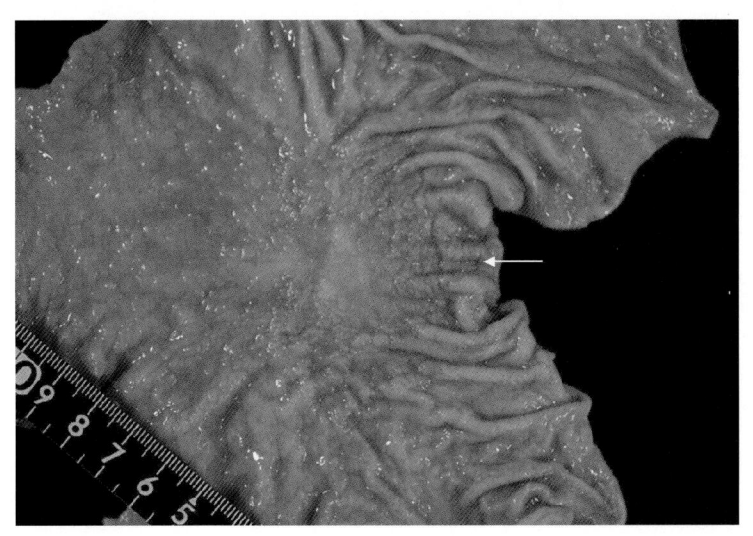

固定切除標本

症例 42 小Ⅱc型早期胃癌 51歳・女性

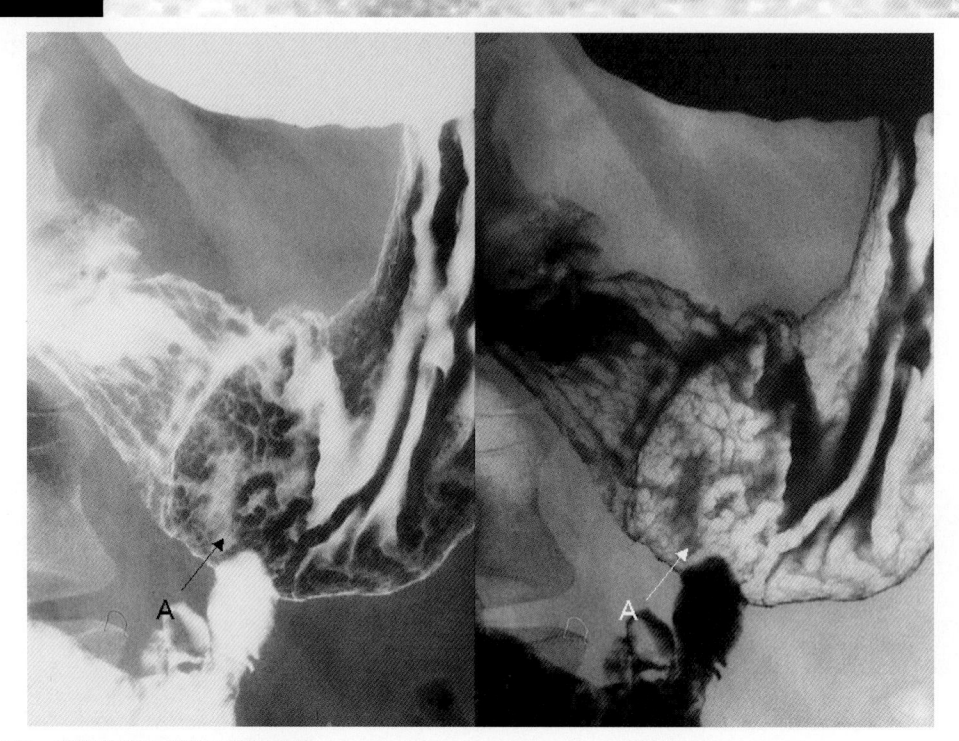

Fig.155 背臥位第1斜位二重造影像

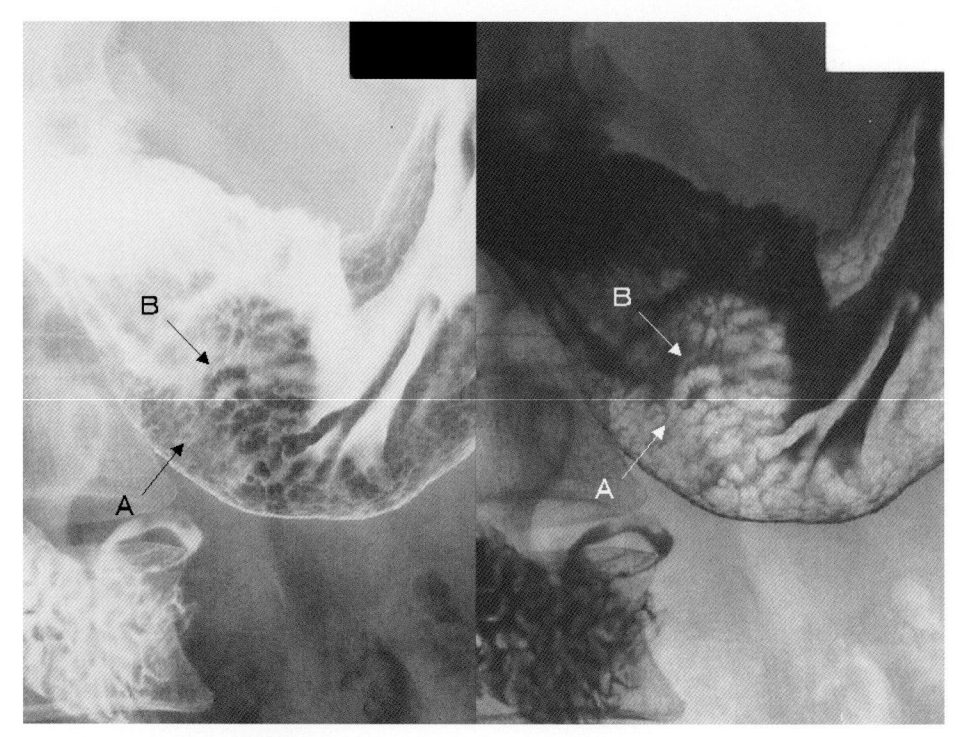

Fig.156 背臥位第1斜位二重造影像

症例42．小Ⅱc型早期胃癌

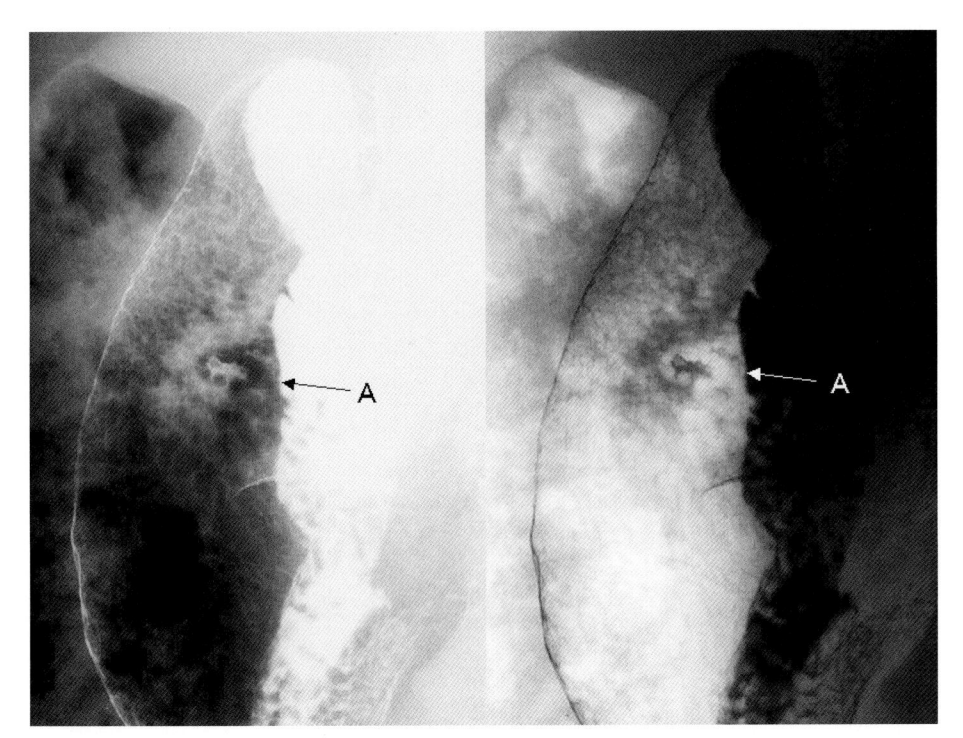

Fig.157　背臥位第2斜位二重造影像

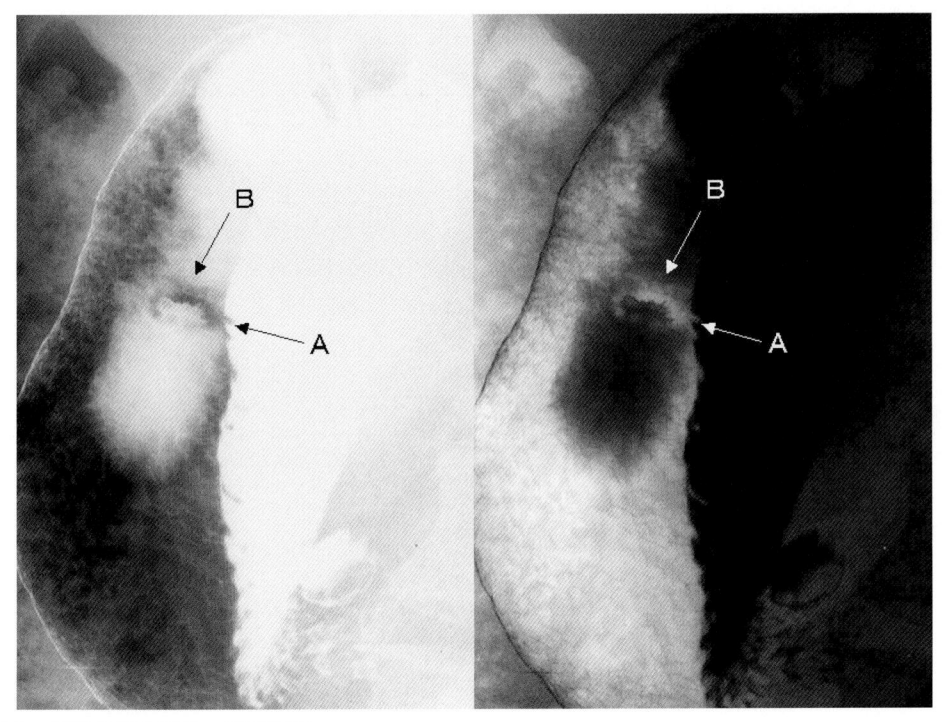

Fig.158　背臥位第2斜位二重造影像

149

Fig.155, 156, 157, 158のネガ像，ポジ像では，前庭部後壁大弯寄りに不整形な小さいバリウム斑（矢印A）がみられる。"小鳥"が左下に向かっておじぎしているような形状である。

タコイボびらんおよび良性びらんと小さいⅡc病変を比較すると，小さいⅡc病変では，1）単発である，2）陥凹の形状が不整である，3）不整形な陥凹の辺縁には，規則性のある類円形および類楕円形な小さい隆起像（はじき像）とは異なり，不規則な形の隆起像（はじき像）であることが多い，4）陥凹面（底部）には濃淡差がみられる，ことなどである。

また，"微小胃癌，小胃癌でも詳細に読影すると，陥凹境界部には不整形の微細なはみ出し状陰影がみられ，濃淡差のある，不整形な陰影所見がみられることが多い"ことも考慮しながら読影することが大切である。病変の大きさは約10×5mmである。

不整形な小さい陥凹（矢印A）の境界はトゲトゲした棘状陰影である。陥凹面（底部）は数個の微細顆粒像が認められる。陥凹の辺縁には小顆粒・顆粒像がみられる。

Fig.155, 156のネガ像，ポジ像を対比すると，前者のほうが写真的にはコントラストがあり，Ⅱc病変が詳細に現れているようにみえるが，よくみると，肛門側の陥凹境界のトゲトゲした棘状陰影（矢印B）は後者のネガ像，ポジ像のほうがわかりやすい。

Fig.157, 158のネガ像，ポジ像を対比すると，前者のほうがⅡc病変の境界部および陥凹の辺縁に適量なバリウムが溜まり，Ⅱc病変がよく現れているようにみえるが，よくみると，肛門側の陥凹境界のトゲトゲした棘状陰影（矢印B）は後者のネガ像，ポジ像のほうがわかりやすい。

また，Fig.158のネガ像，ポジ像の対比では，肛門側のトゲトゲした棘状陰影は，ポジ像のほうがわかりやすい。

背景粘膜は幽門腺領域であろう。周囲粘膜は小顆粒像がみられ，顆粒間の開大が軽度に認められることから，中等度から高度な萎縮変化が推定される。

要約

不整形な小さい陥凹の境界はトゲトゲした棘状陰影，陥凹面（底部）は数個の微細顆粒像，陥凹の辺縁には小顆粒・顆粒像などの所見である。

上記の事柄を考慮し，境界，面（底部），辺縁の所見から分化型癌の小さいⅡc病変と読影した。

深達度は厚みと硬さ（凹凸と伸展性）で行うが，癌の粘膜下以深への浸潤によって生じた所見（因果関係に基づく所見）はみられず，癌の深部浸潤と関係がある所見（相関関係に基づく所見）を思考しても，顕微鏡的な微小浸潤を考慮しなければm癌と読影できよう。組織学的には2～3の癌腺管がsmへ浸潤している。

考察

一般的には淡い陰影斑はネガ像がわかりやすく，その部に濃淡差がみられればポジ像がわかりやすい，本例は，このことに一致する変化所見である。

◆**病理組織診断**　小Ⅱc型早期癌　sm tub1　8×4mmである。

症例42. 小Ⅱc型早期胃癌

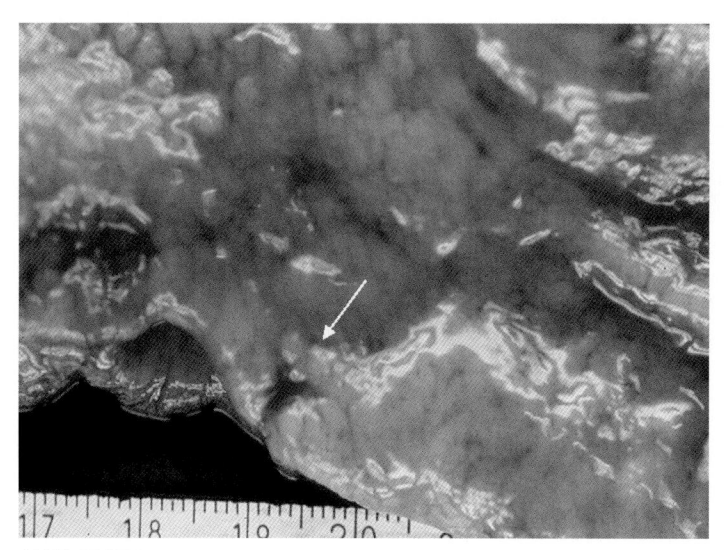

新鮮切除標本

症例 43　小Ⅱc型早期胃癌　63歳・男性

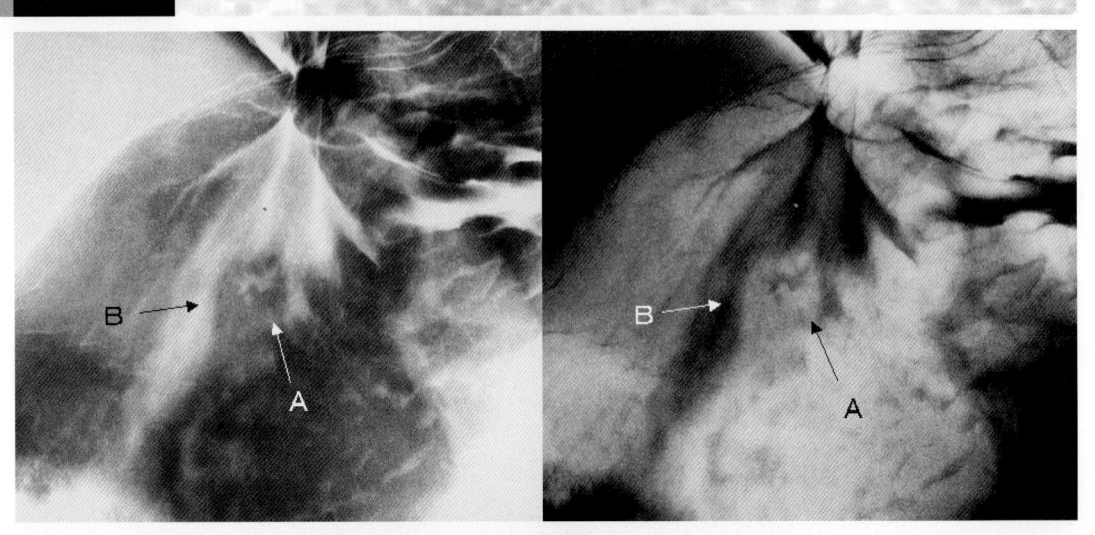

Fig.159　半臥位第2斜位二重造影像（ルーチン検査写真）

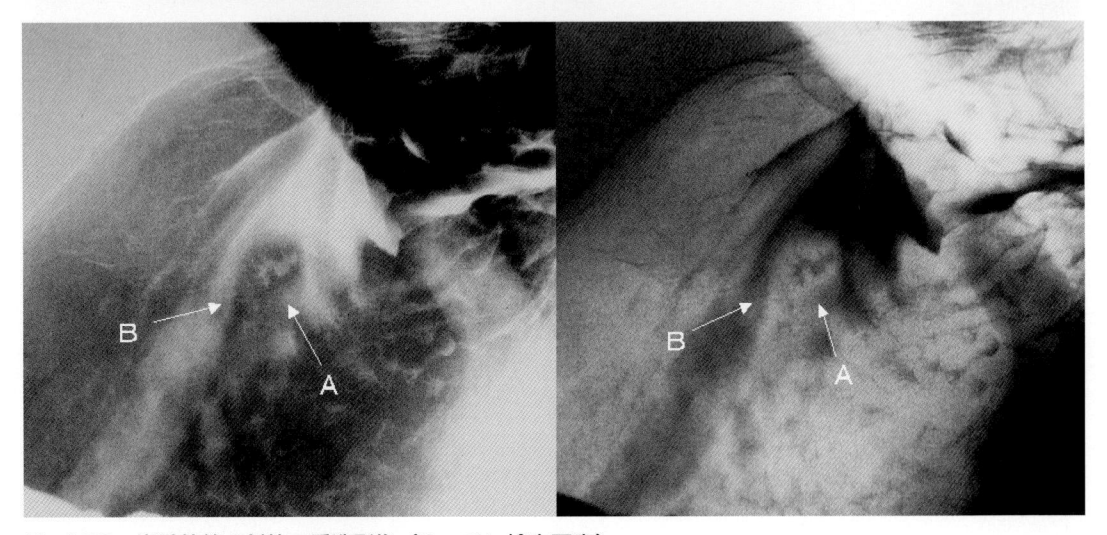

Fig.160　半臥位第2斜位二重造影像（ルーチン検査写真）

　本例は初回のルーチン検査の読影はⅡc病変の疑いであるが，内視鏡検査を拒否したため，1年後に再度，ルーチン検査を行った。しかし，透視下観察が不十分であり病変を見逃している。ただし，1枚のX線写真に病変が描出されており，内視鏡検査が施行された。
　Fig.159，160のネガ像，ポジ像では，噴門下部後壁小弯寄りに不整形な小さく淡いバリウム斑（矢印A）がみられる。不整形な小さく浅い陥凹（矢印A）の境界は明瞭である。陥凹面（底部）は微細顆粒像が認められる。陥凹の辺縁には立ち上がりの緩やかな隆起像（はじき像）が認められる。病変の大きさは約8×3mmである。
　不整形な小さく淡いバリウム斑の肛門側には，類円形の小さく淡い陰影斑（矢印B）がみられるが，連続性は不明瞭である。
　1年後のルーチン検査であるFig.161のネガ像，ポジ像では，不整形な小さく淡いバリウム斑（矢印A）がみられる。不整形な小さく浅い陥凹（矢印A）の境界は比較的明瞭である。陥凹面（底部）は微細顆粒像が認められる。陥凹の辺縁には立ち上がりの緩やかな隆起像（はじき像）（矢印C）がみられる。病変の大きさは約7×3mmである。
　不整形な小さく淡いバリウム斑の肛門側やや小弯寄りには，類円形の小さく淡い陰影斑（矢印B）

症例43．小Ⅱc型早期胃癌

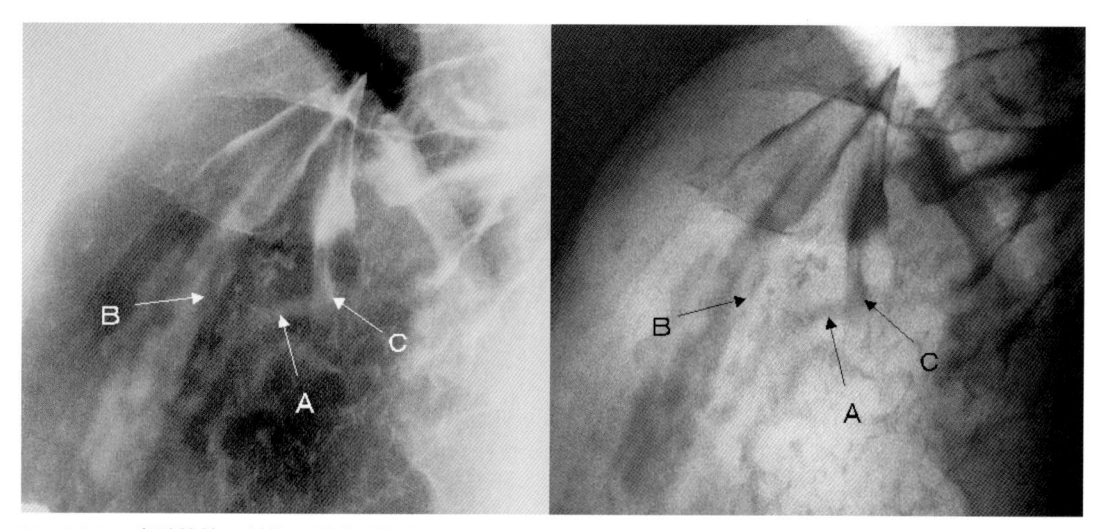

Fig.161　半臥位第2斜位二重造影像（1年後のルーチン検査写真）

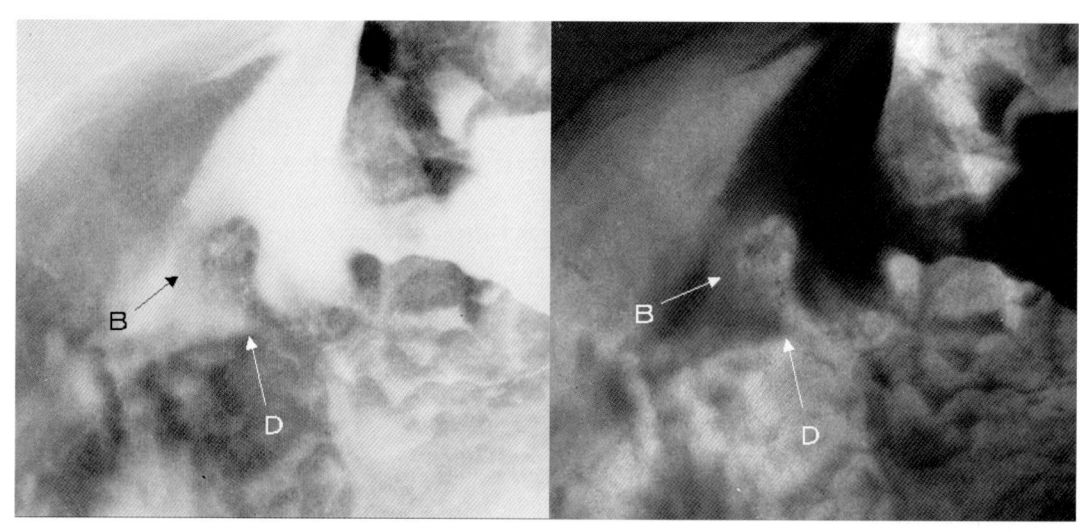

Fig.162　半臥位第2斜位二重造影像（精密検査写真）

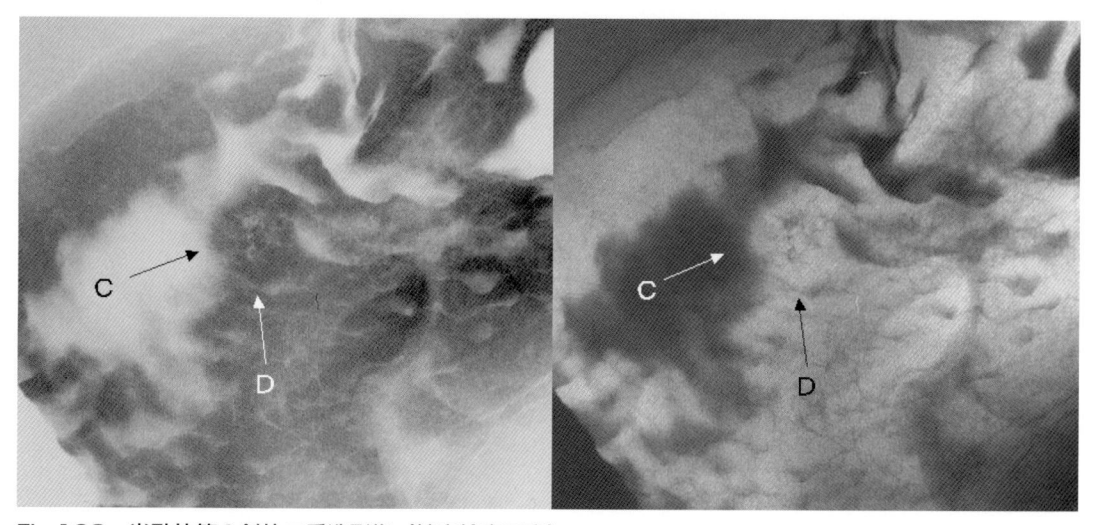

Fig.163　半臥位第2斜位二重造影像（精密検査写真）

153

がみられるが，連続性は不明瞭である．

　精密検査であるFig.162，163のネガ像，ポジ像では，不整形な小さく淡い陰影斑（矢印A）がみられる．不整形な小さく浅い陥凹（矢印A）の境界はトゲトゲした棘状陰影および比較的明瞭な部が認められる．陥凹面（底部）は数個の小顆粒像がみられる．陥凹の辺縁には立ち上がりの緩やかな隆起像（はじき像）（矢印C）が認められる．病変の大きさは約12×12mmである．

　1年前のⅡc病変と大きさが異なる点については，癌が浸潤増殖したことのみで解決するのではなく，ルーチン検査と精密検査の違いである，胃壁の伸展具合（程度と方向），緊張度および造影効果が異なることを考慮しなければならない．

　不整形な小さく淡いバリウム斑（矢印A）の肛門側および大弯側には，不規則な形の小さく淡い陰影斑（矢印D）がみられるが，連続性は不明瞭である．

　Ⅱc病変の肛門側，大弯側の不規則な形の小さく淡いバリウム斑および陰影斑とⅡc病変との連続性は，組織学的な検索が不十分なため，詳細は不明であるが，これらの変化所見は見逃してはならない陰影所見であろう．

　背景粘膜は噴門腺領域であろう．周囲粘膜は網状陰影がみられず，萎縮変化はみられない．

要　約

　不整形な小さく浅い陥凹の境界はトゲトゲした棘状陰影および比較的明瞭な部，陥凹面（底部）は数個の小顆粒像，陥凹の辺縁には立ち上がりの緩やかな隆起像（はじき像）などの所見である．

　上記の事柄を考慮し，境界，面（底部），辺縁の所見から分化型癌の小さいⅡc病変と読影した．

　深達度は厚みと硬さ（凹凸と伸展性）で行うが，癌の粘膜下以深への浸潤によって生じた所見（因果関係に基づく所見）はみられず，癌の深部浸潤と関係がある所見（相関関係に基づく所見）を思考しても，顕微鏡的な微小浸潤を考慮しなければm癌と読影できよう．結果的には一部smへ微小浸潤している．

考　察

　本例では，ポジ像はネガ像に比べると濃度域が広く，コントラストが低い．ネガ像で濃度が高い部でも，ポジ像ではガンマーカーブはねており，濃度差が少ない．ネガ像で濃度が高く黒くつぶれた部でも，ポジ像ではわずかな濃度差として観察されることから，読み取りやすい．

◆**病理組織診断**　小Ⅱc型早期癌　sm tub1　8×7mmである．

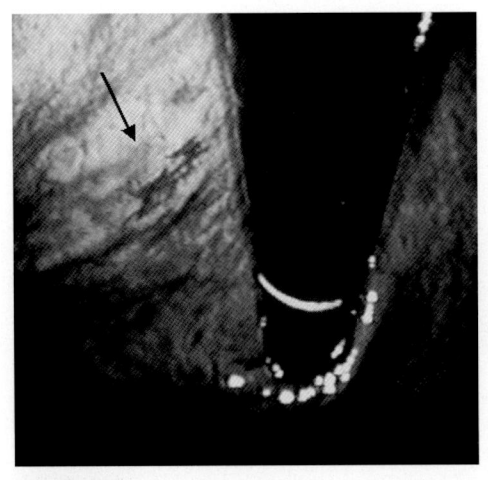

内視鏡写真

症例 44 小Ⅱc型早期胃癌　68歳・女性

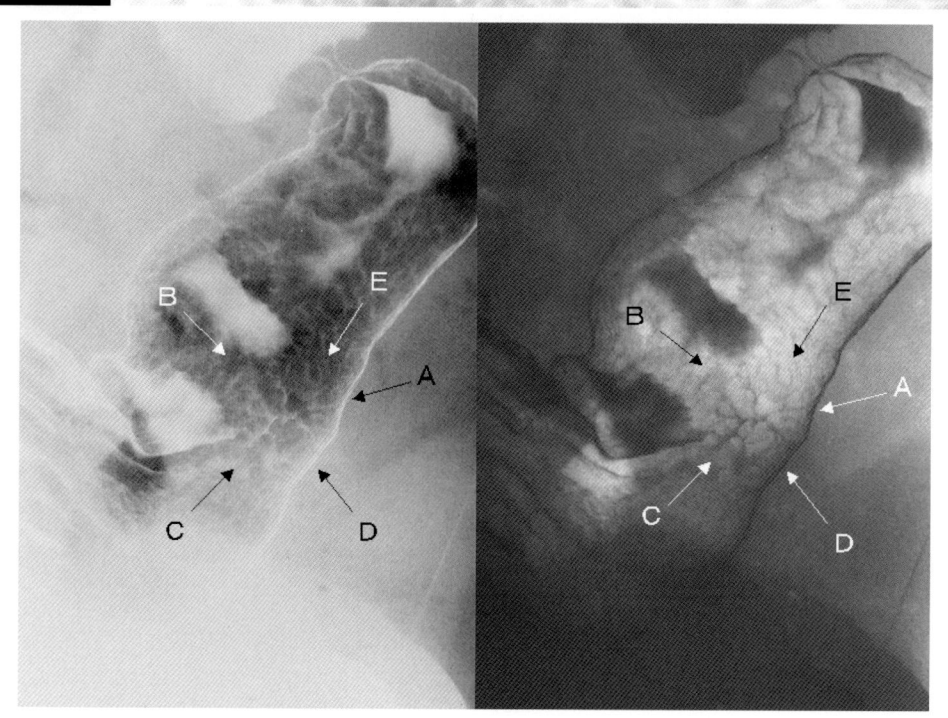

Fig.164　腹臥位第2斜位二重造影像

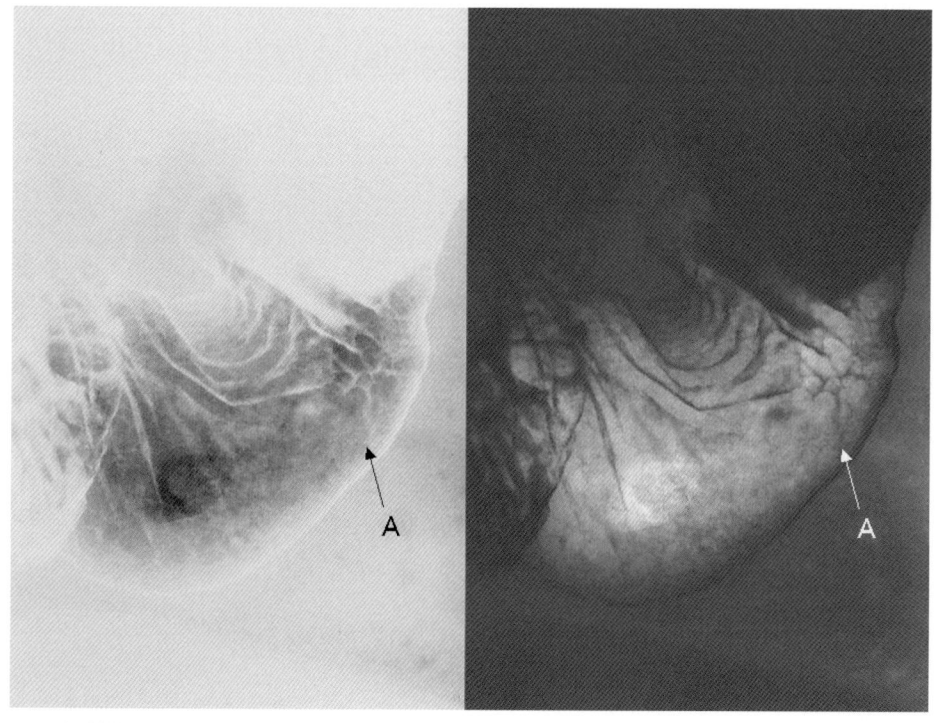

Fig.165　腹臥位第2斜位二重造影像

胃癌X線読影法

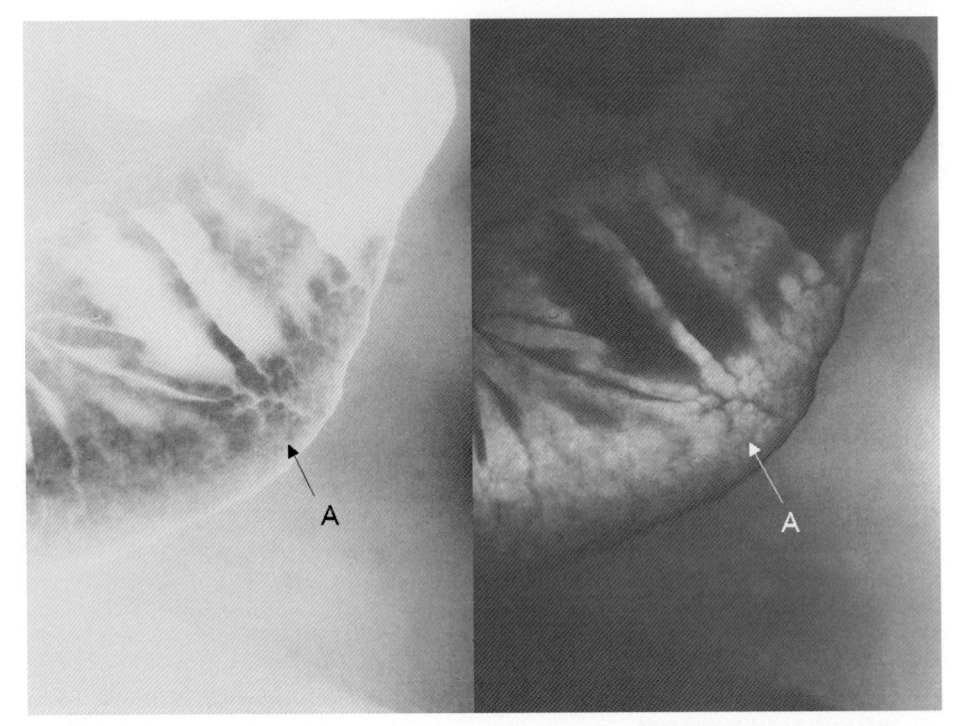

Fig.166　腹臥位第2斜位二重造影像

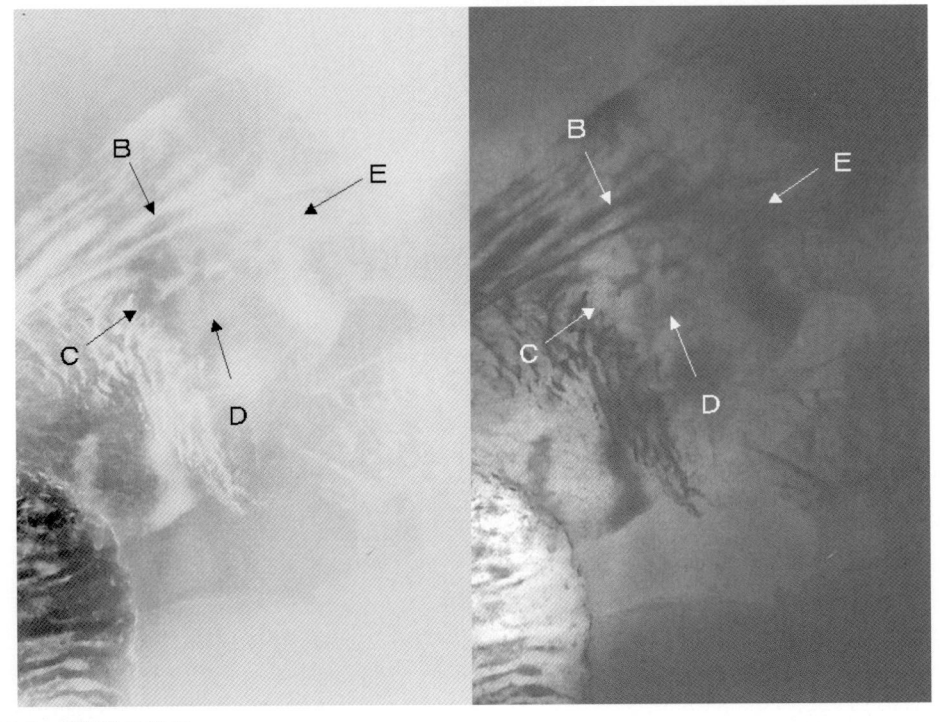

Fig.167　腹臥位圧迫像

156

Fig.164，165，166，167のネガ像，ポジ像では，前庭部前壁やや大弯寄りに不整形な小さく淡い局面をもつ線状のバリウム斑が面（領域）（矢印A）としてみられる。このようなX線像を不整形な粘膜集中と表現して良いか否かについては不明である。

本例は，肉眼的には大きさ約9×3mmの小さい線状陥凹であり，X線的には大きさ約12×6mmの不整形な小さく淡い局面をもつ線状のバリウム斑が面（領域）としてみられる。

馬場[5]らの述べている線状ニッシェに該当するのであろう。馬場らによると，分化型癌の微小Ⅱc型癌では，X線的に軽度な隆起を伴う線状ニッシェは肉眼的に線状陥凹あるいは不整な多角形の陥凹として現れる。不整な多角形の陥凹がX線的には線状ニッシェとして現れる原因は不明であるが，病変が極端に小さく分化型癌に多いことから，陥凹の辺縁隆起や胃壁の伸展具合（程度と方向）によって陥凹部が十分に現れないことが考えられる，と述べている。

Fig.167の圧迫像のネガ像，ポジ像では，不整形な小さく淡い局面をもつ線状のバリウム斑が面（領域）としてみられる。Fig.164，165，166のネガ像，ポジ像の二重造影像で境界部を追ってみると，口側（矢印C）では小顆粒像のやや口側部で陥凹境界がみられ，小弯側（矢印B）では不整形な微細顆粒像が萎縮粘膜様にみられる部，すなわち幅のきわめて狭いバリウムのはじき像の近位側が陥凹境界である。

肛門側（矢印E）は，萎縮粘膜の肛門側の小顆粒像部が陥凹境界であり，大弯側（矢印D）は，不整形な粗大顆粒像のやや大弯側部が陥凹境界部である。二重造影像では，不整形な小さく淡い局面をもつ線状のバリウム斑が面（領域）としてみられ，その部が陥凹部および陥凹の境界部（矢印A）に相当する。

Fig.165，166のネガ像，ポジ像を詳細にみると，不整形な小さく淡い局面をもつ線状のバリウム斑が面（領域）としてみられ，その周囲には不規則な形の透亮帯が認められる。不規則な形の透亮帯は低濃度域の低コントラストであり，濃淡差が比較的みられないことからネガ像がわかりやすい。

圧迫像で陥凹の性状をみると，不整形な小さく淡い局面をもつ線状のバリウム斑が面（領域）としてみられ，その境界（矢印B〜E）はややギザギザしているが，不明瞭である。陥凹面（底部）は微細顆粒像および小顆粒像がみられる。陥凹の辺縁には小顆粒像および微細顆粒像が認められる。

Fig.164，165，166のネガ像，ポジ像では，大きさ，形，配列は大小不揃い，不規則，乱れのある小顆粒・顆粒像がみられ，幅（大小），深さ（濃淡）は大小不同，不均等，形，輪郭，配列は不規則，乱れのある小顆粒・顆粒間溝が認められる。

背景粘膜は幽門腺領域であろう。周囲粘膜は網状陰影がみられ，軽度な萎縮変化が推定される。

要　約

不整形な小さく浅い局面をもつ線状の陥凹が面（領域）としてみられ，その境界はややギザギザしている部，不明瞭な部，陥凹面（底部）は小顆粒像，微細顆粒像，陥凹の辺縁には小顆粒像，微細顆粒像などの所見である。

上記の事柄を考慮し，境界，面（底部），辺縁の所見から分化型癌の小さいⅡc病変と読影した。

深達度は厚みと硬さ（凹凸と伸展性）で行うが，癌の粘膜下以深への浸潤によって生じた所見（因果関係に基づく所見）はみられず，癌の深部浸潤と関係がある所見（相関関係に基づく所見）を思考しても，顕微鏡的な微小浸潤を考慮しなければm癌と読影できよう。

考　察

不整形な小さく淡い局面をもつ線状のバリウム斑が面（領域）としてみられ，その周囲には不規則な形の透亮帯がみられる。本例の不整形な多数の線状陰影は，ul-Ⅱsの潰瘍瘢痕をベースにした粘膜集中が癌により置き換わって不整形な多数の線状陰影として現れたものであろう。なぜなら，不

整形な多数の線状陰影はul-Ⅱsの潰瘍瘢痕に近似しているからである．これらのことは，癌によって不整形な多数の線状陰影が生じた症例がきわめて少ないことからの推論である．

　本例では，不整形な小さく浅い局面をもつ線状の陥凹が面（領域）としてみられるとともに，小顆粒・顆粒像，微細顆粒像および小顆粒・顆粒間溝間溝，微細顆粒間溝像に一致して，陥凹部となる．このような例では，圧迫像で陥凹の形状・性状をもっと的確に描出することが，読影を容易にするポイントであろう．また，ネガ像，ポジ像の利点，欠点を思考する前に，適度なコントラストのあるX線写真を撮影することが前提である．

◆**病理組織診断**　小Ⅱc型早期癌　m　tub2　9×3mmである．

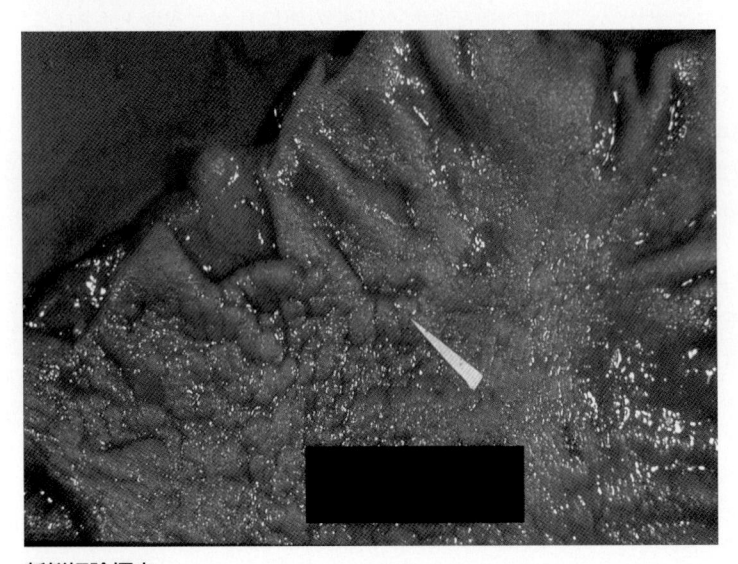

新鮮切除標本

症例 45 小Ⅱc型早期胃癌　62歳・男性

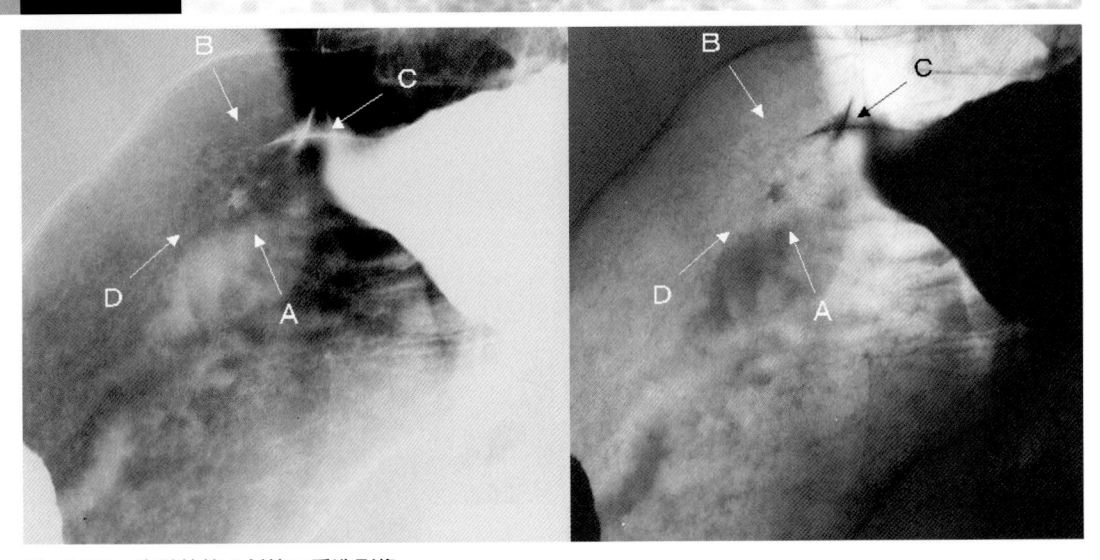

Fig.168　半臥位第2斜位二重造影像

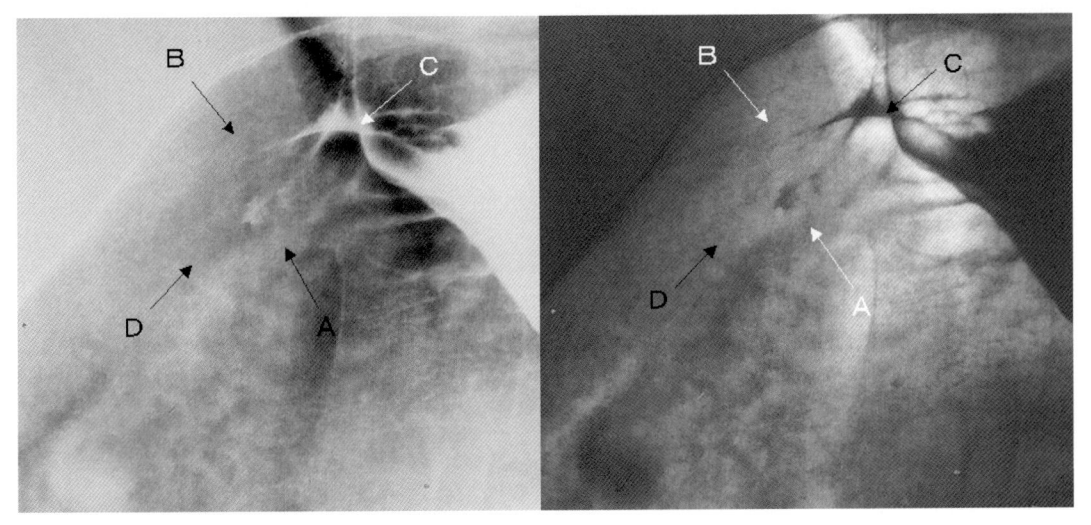

Fig.169　半臥位第2斜位二重造影像

　Fig.168，169，170，171（やや拡大写真）のネガ像，ポジ像では，噴門下部小弯に不整形な小さく濃いバリウム斑（矢印A）がみられる。病変の大きさは約9×5mmである。
　不整形な小さく深い陥凹（矢印A）の境界はやや明瞭である。陥凹面（底部）は微細顆粒像が認められる。陥凹の辺縁には立ち上がりの緩やかな隆起像（はじき像）がみられる。
　Fig.168，169，170，171のネガ像，ポジ像では，不整形な小さく濃いバリウム斑の口側には，不規則な形の小さく淡いバリウム斑（矢印B）が認められる。**Fig.168，169，170**のネガ像，ポジ像では，不整形な小さく濃いバリウム斑と不規則な形の小さく淡いバリウム斑には連続性がみられない。
　Fig.171（やや拡大写真）のネガ像，ポジ像では，不整形な小さく濃いバリウム斑と不規則な形の小さく淡いバリウム斑は連続性が認められる。それぞれのX線写真によってⅡc病変の大きさが異なることはないが，造影効果が異なっているのであろう。
　不整形な小さく深い陥凹（矢印A）の境界は比較的明瞭である。陥凹面（底部）は微細顆粒像がみられる。陥凹の辺縁には立ち上がりの緩やかな隆起像（はじき像）がみられる。不規則な形の小

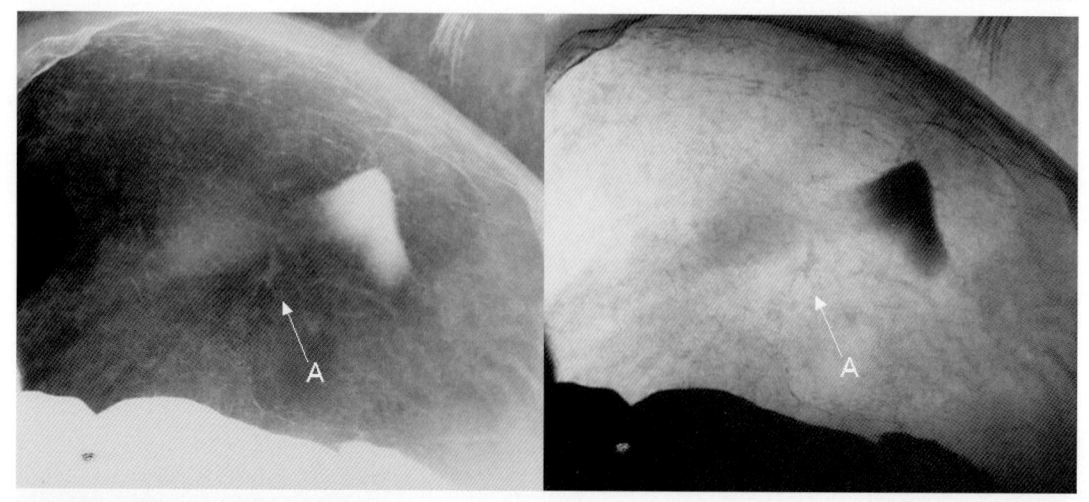

Fig.170 腹臥位第1斜位二重造影像

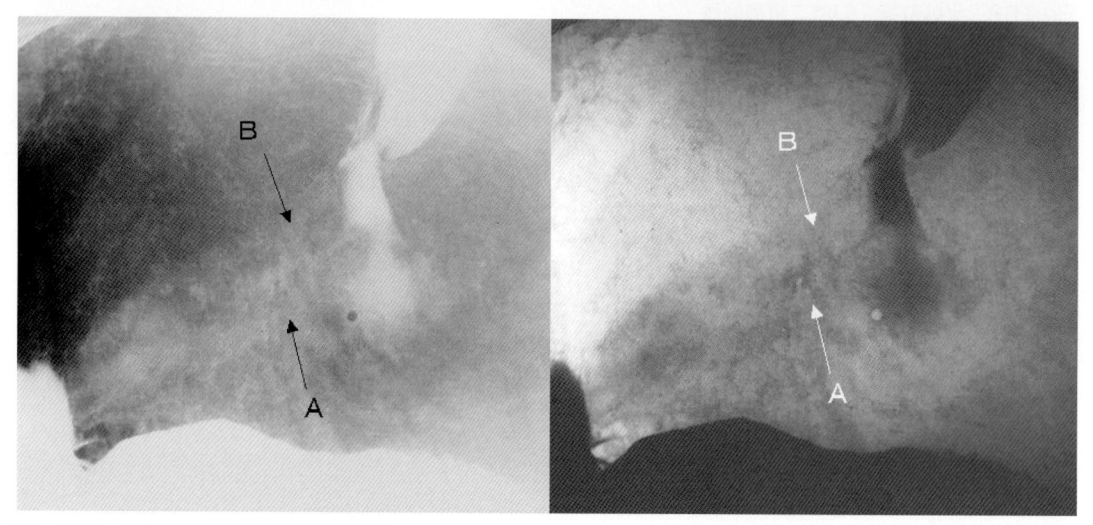

Fig.171 腹臥位第1斜位二重造影像

さく浅い陥凹（矢印B）の境界は比較的平滑である。陥凹面（底部）は小さくて性状は不明瞭である。陥凹の辺縁には隆起変化所見はみられない。

　不規則な形の小さく淡いバリウム斑（矢印B）については，病理組織学的には詳細な記述はないが，不整形な小さく深いIIc病変と連続性があることが推定される。

　再度よくみると，それらの不整形な小さく濃いバリウム斑（矢印A）と不規則な形の小さく淡いバリウム斑（矢印B）の辺縁には，Fig.168, 169のネガ像，ポジ像でみると，大きさ約25×21mmの不規則な形の透亮帯（矢印A～D）が認められる。その不規則な形の透亮帯の表面には不規則な形のまだらで微小なバリウム斑がみられる。病理組織学的には何ら説明はないが，X線的には見逃してはならない陰影所見であろう。

　背景粘膜は噴門腺領域であろう。周囲粘膜は網状陰影がみられず，萎縮変化はみられない。

要　約

　不整形な小さく深い陥凹の境界は比較的明瞭，陥凹面（底部）は微細顆粒像，陥凹の辺縁には立ち上がりの緩やかな隆起像（はじき像），不規則な形の小さく浅い陥凹の境界は比較的平滑などの所

見である。

　上記の事柄を考慮し，境界，面（底部），辺縁の所見から分化型癌の小さいⅡc病変と読影できるのであろうが，小胃癌では典型的なⅡc病変のように明らかな根拠を述べるのが難しい。しかし，これら微小胃癌，小胃癌はパターン認識することが重要であろう。

　深達度は厚みと硬さ（凹凸と伸展性）で行うが，癌の粘膜下以深への浸潤によって生じた所見（因果関係に基づく所見）はみられず，癌の深部浸潤と関係がある所見（相関関係に基づく所見）を思考しても，顕微鏡的な微小浸潤を考慮しなければm癌と読影できよう。

考　察

　本例のように，微細で微小な変化所見である，不整形な小さく濃いバリウム斑および不規則な形の小さく淡いバリウム斑の読影は，背景が高濃度域の高コントラストであるため，ポジ像がわかりやすい。

　しかし，不規則な形の透亮帯およびその表面の性状は，高濃度域の黒くつぶれた部は低コントラスト部であり，こうなると淡い陰影斑としてみられ，ネガ像がわかりやすい。ポジ像では高濃度域の白くつぶれた部が，濃淡差として現れていないために，わかりにくい。

◆**病理組織診断**　小Ⅱc型早期癌　m　tub1　8×4mmである。

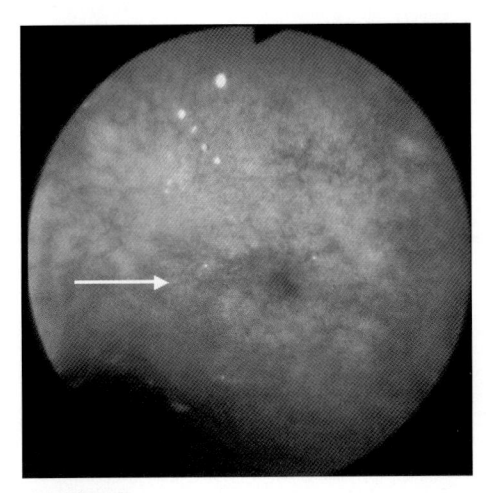

内視鏡写真

| 症例 46 | 小Ⅱc型早期胃癌　82歳・女性 |

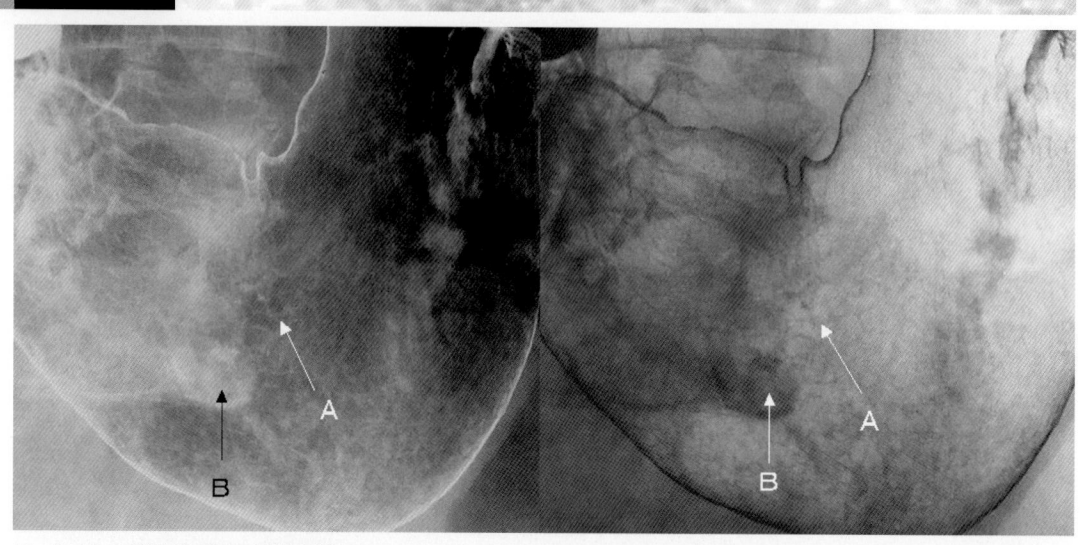

Fig.172　背臥位正面二重造影像

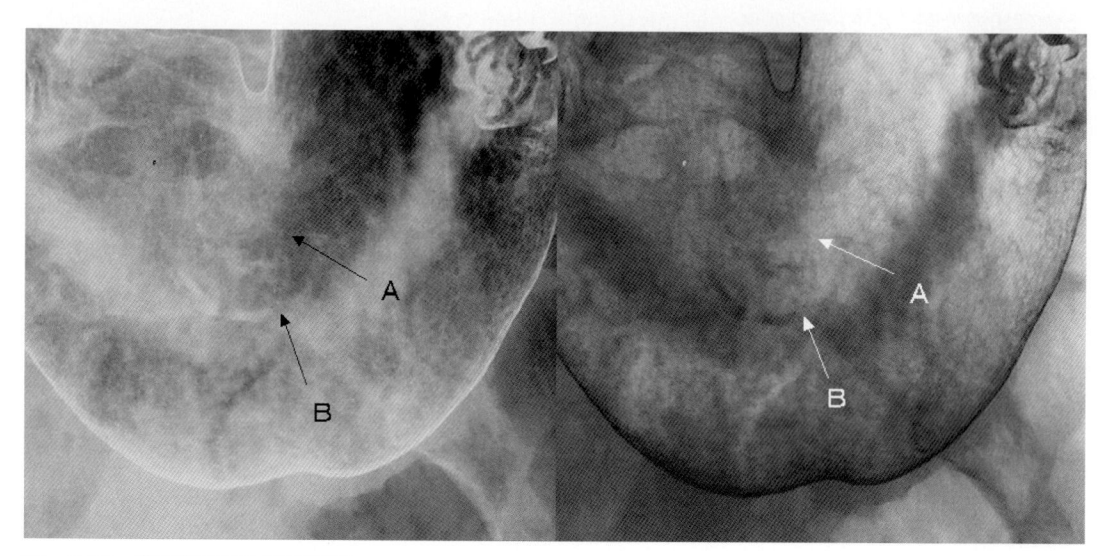

Fig.173　背臥位正面二重造影像

　本例は小胃癌であるが，造影効果が悪く，二重造影像で十分な描出ができず，御蔵入りしていた症例である。十分に描出できなかった原因を思考すれば，空気量の多寡が大きなポイントであろう。もう一点は二重造影像の撮影時，透視下観察で病変を発見できなかったことである。
　Fig.172，173は空気中等量の二重造影像のネガ像，ポジ像である。胃角部後壁やや小弯寄りに不整形な小さく淡いバリウム斑（矢印A）がみられる。少し局在部位は異なるが，やや大弯側にも不整形な小さく淡いバリウム斑（矢印B）が認められる。圧迫像を参考にすれば，矢印A部が不整形な小さく浅い陥凹であろう。病変の大きさは約9×8mmである。
　不整形な小さく浅い陥凹（矢印A）の境界は平滑である。陥凹面（底部）は微細顆粒像および濃淡差が認められる。陥凹の辺縁には立ち上がりの緩やかな幅の狭い隆起像（はじき像）がみられる。
　Fig.174，175は腹臥位圧迫像のネガ像，ポジ像である。不整形な小さく淡いバリウム斑（矢印A）がみられる。不整形な小さく浅い陥凹（矢印A）の境界は微細にトゲトゲしている。陥凹面（底部）は微細顆粒像および濃淡差が認められる。陥凹の辺縁には比較的明瞭な，立ち上がりの緩や

症例46. 小Ⅱc型早期胃癌

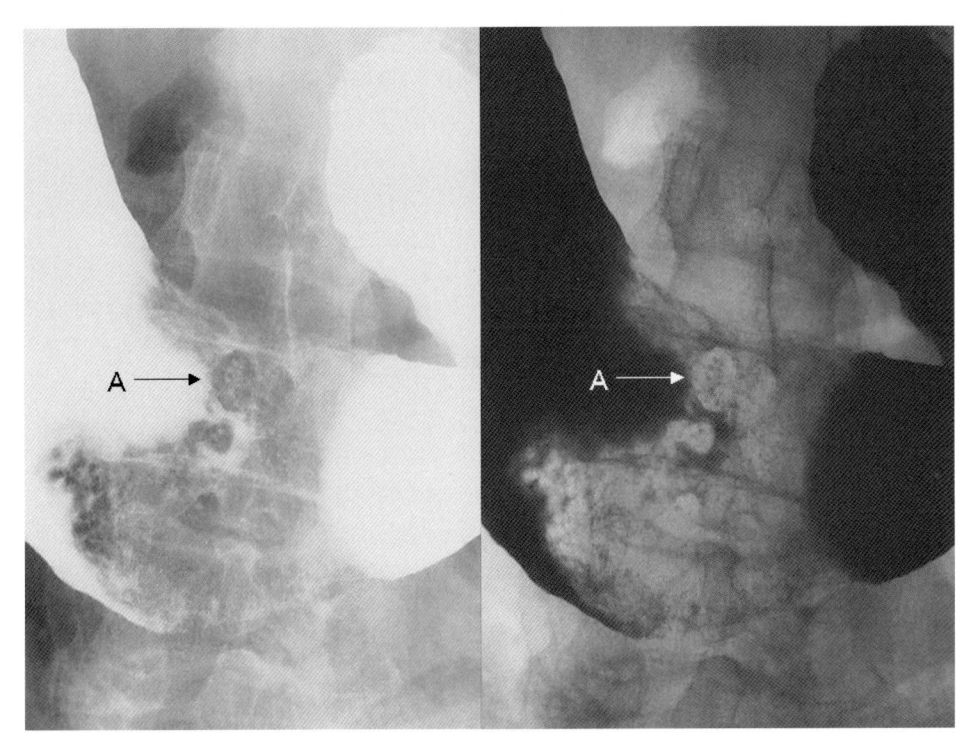

Fig.174 腹臥位圧迫像

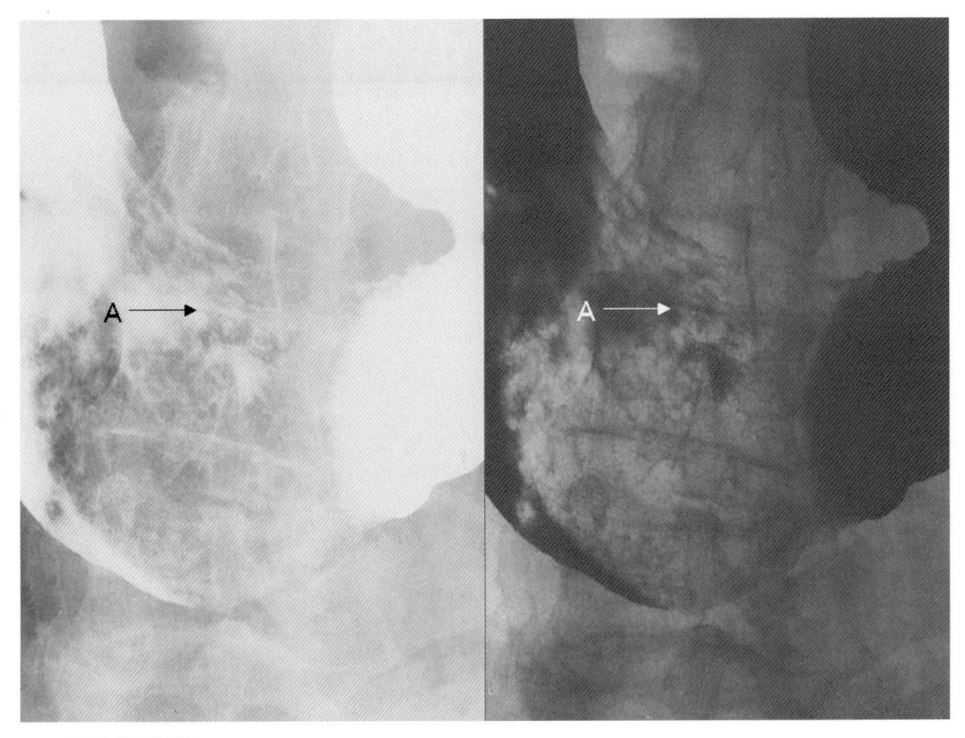

Fig.175 腹臥位圧迫像

かな幅の狭い透亮像が認められる。二重造影像と異なる変化所見は，陥凹の辺縁の比較的明瞭な，立ち上がりの緩やかな幅の狭い透亮像と陥凹面（底部）の微細顆粒状の凹凸差であろう。

背景粘膜は幽門腺領域から腺境界領域であろう。周囲粘膜は網状陰影がみられず，萎縮変化はみられない。

要 約

不整形な小さく浅い陥凹の境界は微細にトゲトゲして不規則，陥凹面（底部）は微細顆粒像および濃淡差，陥凹の辺縁には比較的明瞭な，立ち上がりの緩やかな幅の狭い透亮像などの所見である。

これらの境界，面（底部），辺縁の所見から分化型癌の小さいⅡc病変と読影できるのであろうが，小胃癌では典型的なⅡc病変のように明らかな根拠を述べるのが難しい。しかし，これら小胃癌はパターン認識することが大切であろう。圧迫像では，分化型癌のⅡc病変の特徴が比較的よく現れている。

深達度は厚みと硬さ（凹凸と伸展性）で行うが，癌の粘膜下以深への浸潤によって生じた所見（因果関係に基づく所見）はみられず，癌の深部浸潤と関係がある所見（相関関係に基づく所見）を思考しても，顕微鏡的な微小浸潤を考慮しなければm癌と読影できよう。

考 察

微小胃癌および小胃癌とびらんとの鑑別では，びらんは多発傾向があり，周囲粘膜は炎症性浮腫状な変化所見であることが多い。また，小胃癌では単発傾向があり，周囲粘膜は炎症性浮腫状な変化所見がみられないことが多い。

本例における，陥凹面（底部）の微細顆粒状で濃淡差がみられる変化所見が，びらんと小胃癌との鑑別のポイントになるのか否かは，今後の検討が重要である。

中間濃度域から低濃度域のわずかなコントラストがみられる陰影所見は，ネガ像，ポジ像，それぞれの利点を十分に考慮して読影することが大切である。

◆**病理組織診断** 小Ⅱc型早期癌　m　tub2　8×7mmである。

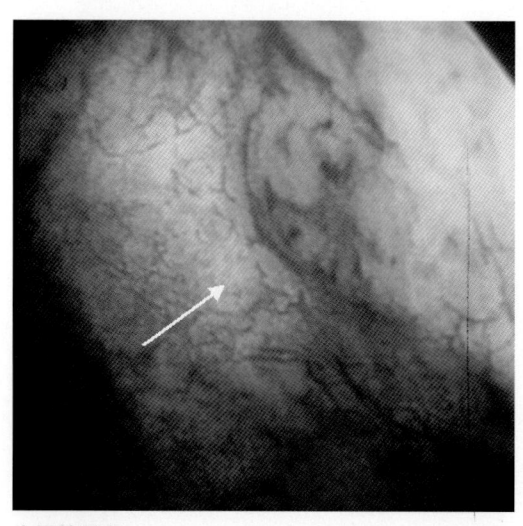

内視鏡写真

症例 47　小Ⅱc型早期胃癌　68歳・男性

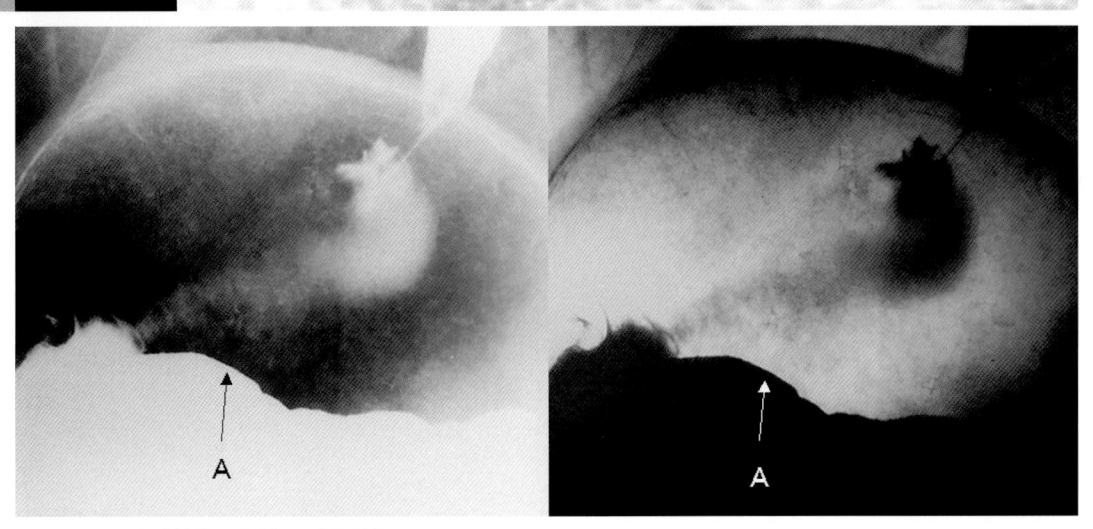

Fig.176　腹臥位第1斜位二重造影像

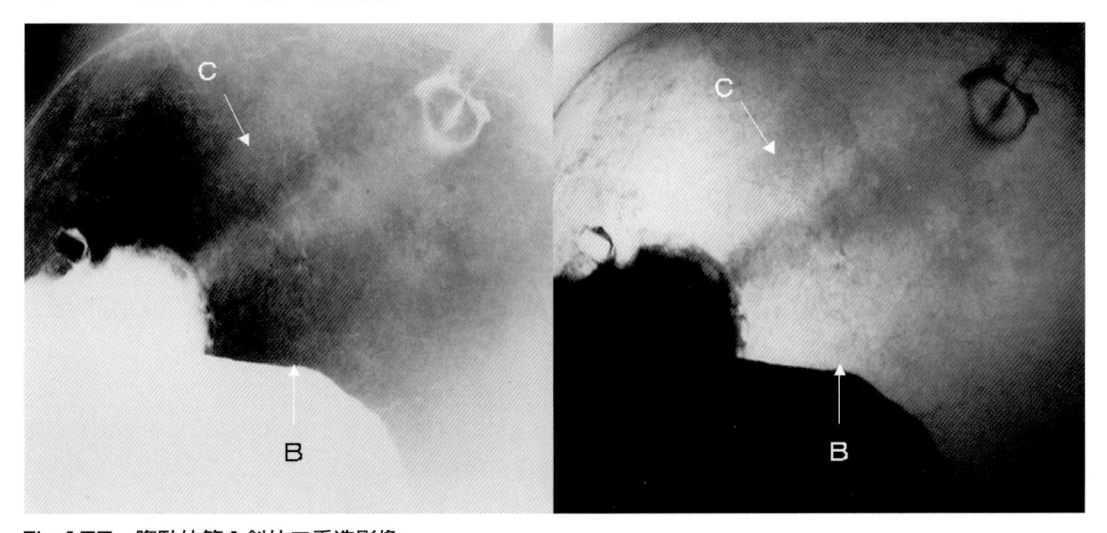

Fig.177　腹臥位第1斜位二重造影像

　Fig.176，177，178のネガ像，ポジ像では，噴門下部小弯に不整形な小さく淡い陰影斑（矢印A）がみられる。

　本局在部位に病変が存在すれば，撮影体位は腹臥位第1斜位が基本となろう。しかし，撮影体位のみが適正であってもなかなかうまく撮影できないのが実状である。そこで馬場は，体下部の造影剤を噴門部に向けて逆に押し上げるようにして撮影することを提唱した。それでも本病変は撮影できなかった。そこで胃チューブを使って口側から病変部へ造影剤を流しながら撮影した。

　Fig.176のネガ像，ポジ像では，不整形な小さく淡い陰影斑（矢印A）がみられ，不整形な小さく浅い陥凹（矢印A）の境界は微細にトゲトゲした棘状陰影である。陥凹面（底部）は中心部に微細顆粒像が認められる。陥凹の辺縁には立ち上がりの緩やかな隆起像（はじき像）がみられる。病変の大きさは約7×5mmである。

　Fig.177のネガ像，ポジ像では，不整形な小さく淡い陰影斑の周囲には，前壁側では不規則な形の数個のバリウム斑（矢印C）がみられ，後壁側では異常な胃小区模様（矢印B）が認められる。その大きさは約18×11mmである。

　Fig.178のネガ像，ポジ像では，不整形な小さく淡い陰影斑（矢印A）がみられ，不整形な小さく

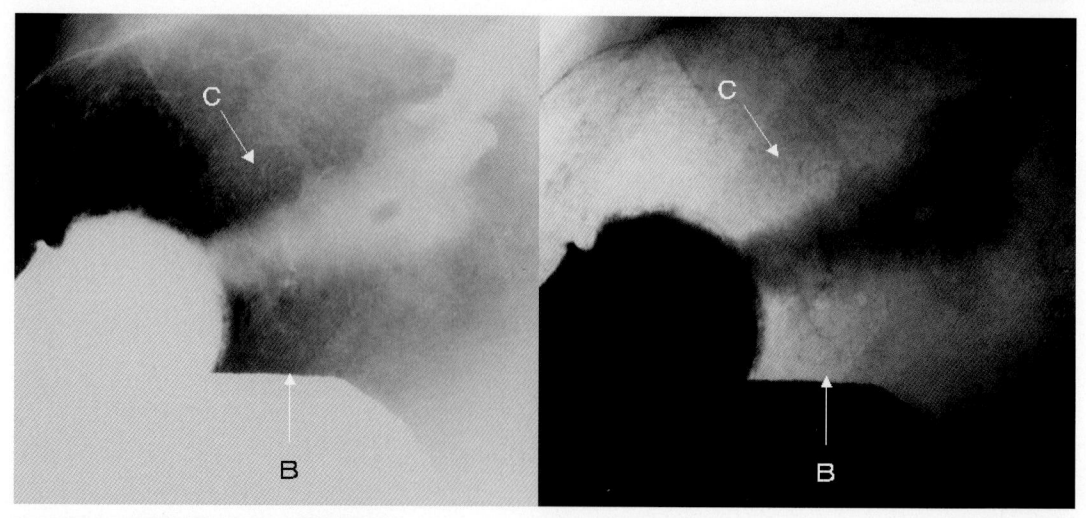

Fig.178 腹臥位第1斜位二重造影像

浅い陥凹の周囲には，ほぼ全周性にきわめて丈の低い隆起像（はじき像）（矢印B）がみられる。その大きさは約17×13mmである。

Ⅱc病変の大きさは約7×5mmであるが，新鮮切除標本および半固定切除標本と対比すれば，Ⅱc病変の周囲には，非癌部も含めて大きさ約14×12mmの範囲に明らかな色調差のある粘膜模様が認められる。これらの変化所見は切除標本とX線像がほぼ一致しているが，病理組織学的には詳細な報告がなく，色調差の変化所見については詳細が不明である。

背景粘膜は噴門腺領域であろう。周囲粘膜は網状陰影がみられず，萎縮変化はみられない。

要　約

不整形な小さく浅い陥凹の境界は微細にトゲトゲした棘状陰影，陥凹面（底部）は中心部に微細顆粒像，陥凹の辺縁には立ち上がりの緩やかな隆起像（はじき像）などの所見である。

これらの境界，面（底部），辺縁の所見から分化型癌の小さいⅡc病変と読影できるのであろうが，小さいⅡc病変では，典型的なⅡc病変のように明らかな悪性所見の根拠を述べるのは難しい。しかし，これら小さい胃癌はパターン認識することが大切であろう。

深達度は厚みと硬さ（凹凸と伸展性）で行うが，癌の粘膜下以深への浸潤によって生じた所見（因果関係に基づく所見）はみられず，癌の深部浸潤と関係がある所見（相関関係に基づく所見）を思考しても，顕微鏡的な微小浸潤を考慮しなければm癌と読影できよう。結果的にはsmへ一部微小浸潤している。

考　察

本例のように，微細で微小な凹凸を呈する病変の読影をポジ像とネガ像で比較すると，ポジ像は濃度域が広く，コントラストが低い。ネガ像では濃度が高い部でも，ポジ像ではガンマーカーブはねており，濃度差が少ない。ネガ像で濃度が高くつぶれた部でも，ポジ像ではわずかな濃度差として観察される。ネガ像とポジ像の本質的な差は何か？　おそらく，コントラストの差であろう。噴門下部近傍の微小Ⅱc病変は，最適な撮影条件で撮影することが難しい。病変部周囲の萎縮粘膜や異常な胃小区模様像などの読影は，ネガ像よりポジ像のほうがわかりやすいことが多い。

◆**病理組織診断**　小Ⅱc型早期癌　sm　tub1　6×4mmである。

症例47. 小Ⅱc型早期胃癌

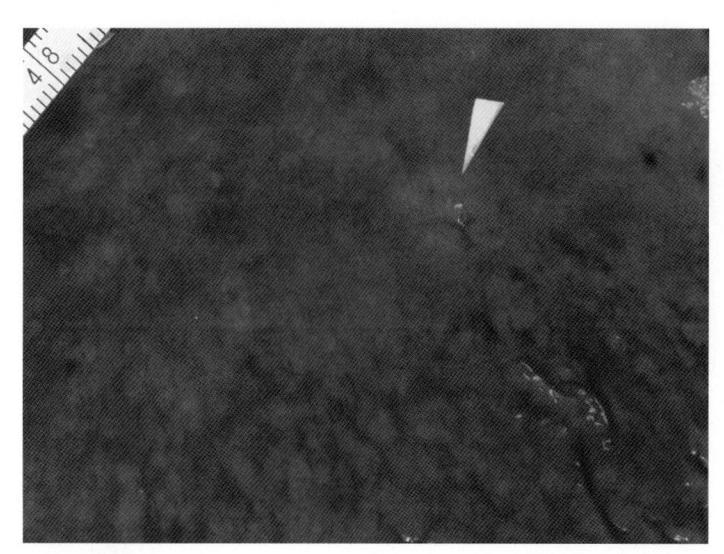

新鮮切除標本

症例 48　小Ⅱc型早期胃癌　68歳・女性

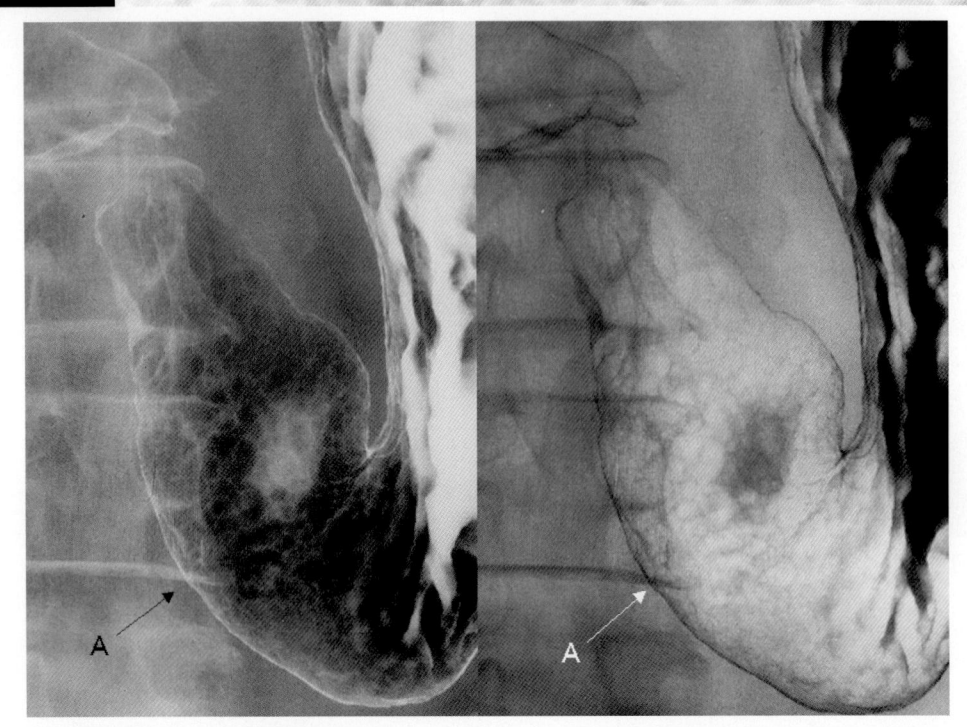

Fig.179　背臥位第1斜位二重造影像

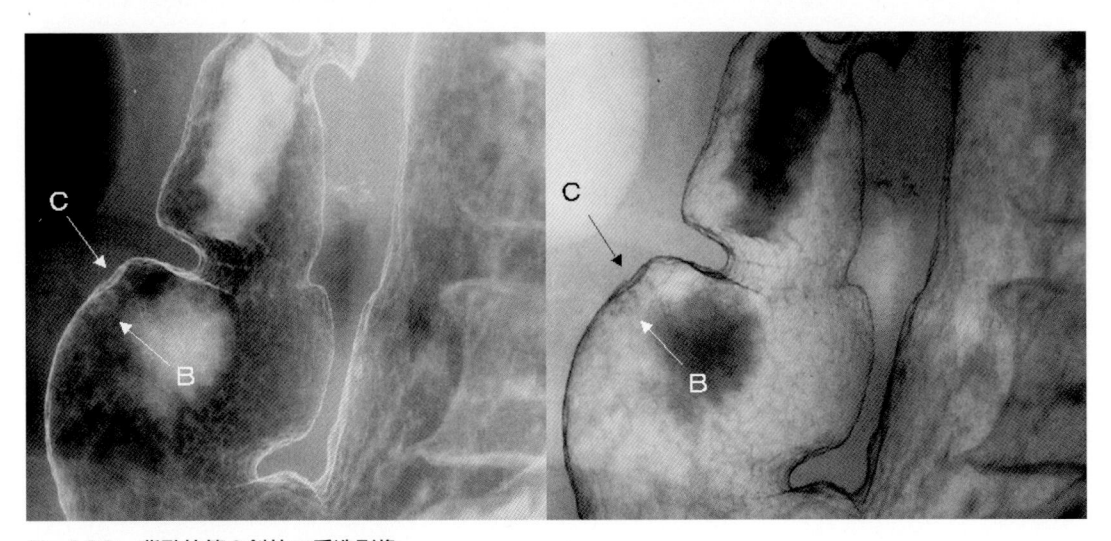

Fig.180　背臥位第2斜位二重造影像

　本例は小胃癌であるが，造影効果が悪く，二重造影像で十分な描出ができず，御蔵入りしていた症例である。十分に描出できなかった原因を考慮すれば，透視下観察で病変が発見できなかったことである。また，精査および検査に対する姿勢にも問題があろう。
　Fig.179のネガ像，ポジ像は空気少量の二重造影像である。前庭部大弯の前・後壁は不明瞭だが，中心部に数個の小顆粒像を伴う不規則な形のやや幅の広い複数の線状陰影（矢印A）がみられる。この時点では，病変の形状は推定できない。小弯側から粘膜ひだ集中様の変化所見がみられるが，空気少量のX線写真は本写真のみであるので，恒常性の点からは，病変部の指摘のみであろう。
　Fig.180のネガ像，ポジ像は空気中等量の二重造影像である。大弯線上に複線化（矢印C）がみら

168

症例48．小Ⅱc型早期胃癌

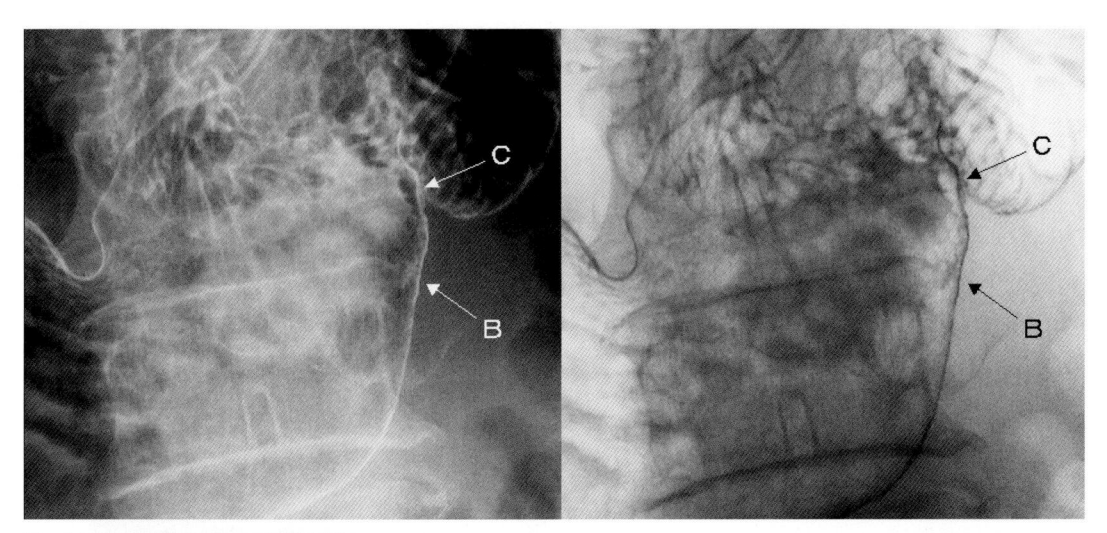

Fig.181　腹臥位正面二重造影像

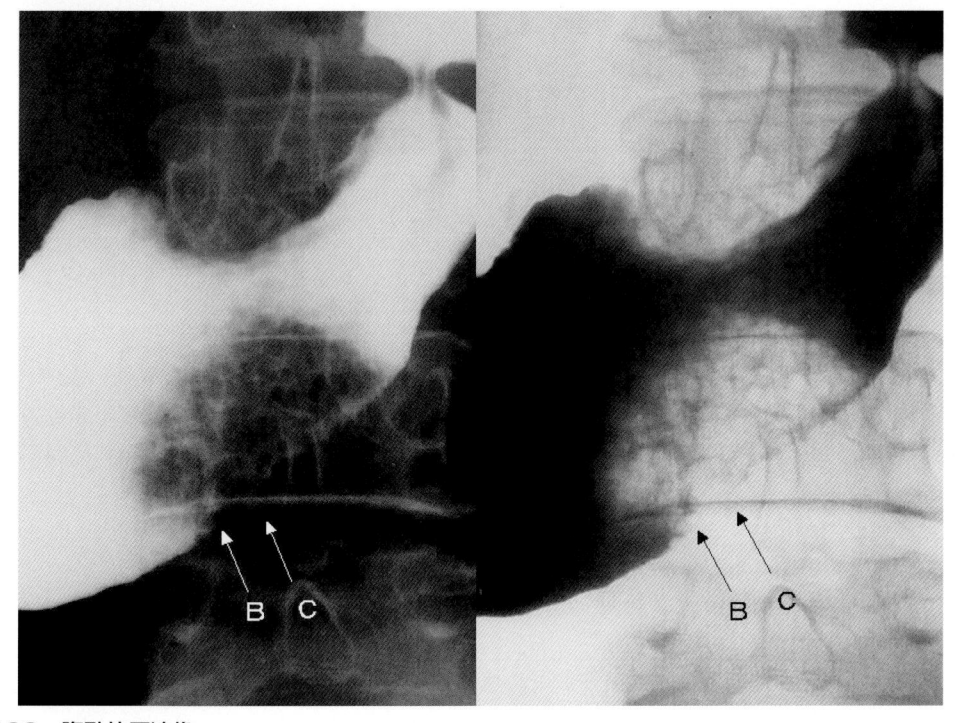

Fig.182　腹臥位圧迫像

れ，そのやや口側には不整形な小さく淡い陰影斑（矢印B）が認められる．病変の大きさは約10×7mmである．

　不整形な小さく浅い陥凹（矢印B）の境界は微細にギザギザしている．陥凹面（底部）は微細顆粒像がみられ，濃淡差も認められる．陥凹の辺縁には隆起変化所見はみられない．

　複線化は隆起性病変が小弯線，大弯線上にみられるとき，隆起部が接線像として現れ，複数の線としてみられる変化所見である．

　Fig.181のネガ像，ポジ像は空気過伸展気味の二重造影像である．前庭部前壁大弯寄りにはバリウムのはじき像（矢印C）がみられ，その口側には不整形な小さく淡い陰影斑（矢印B）が認められる．

169

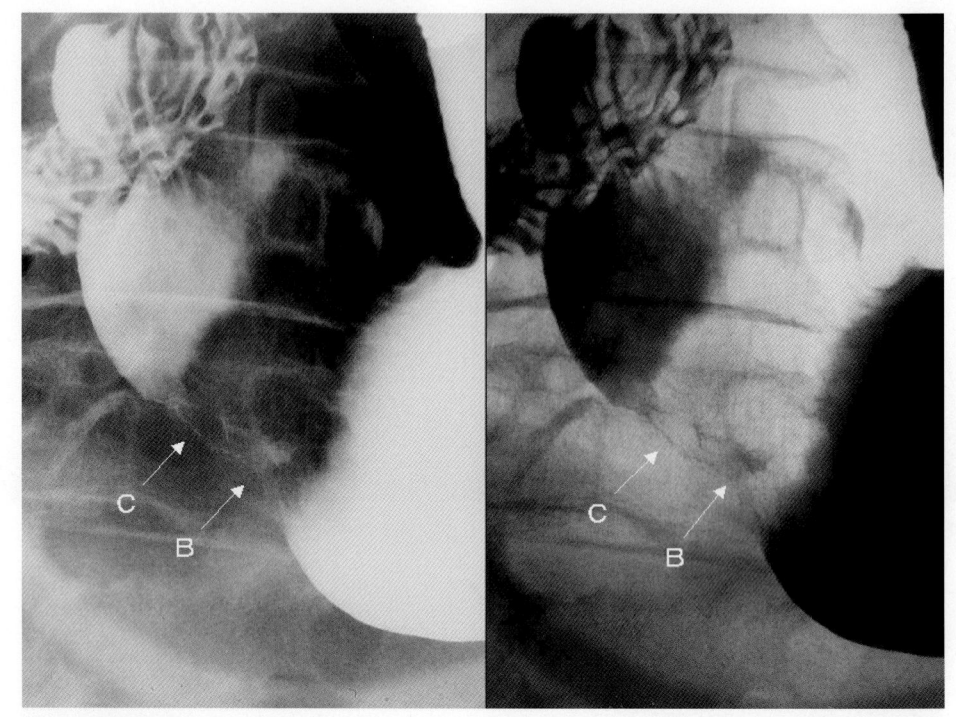

Fig.183　立位圧迫像

　不整形な小さく浅い陥凹（矢印B）の境界は微細にギザギザしている。陥凹面（底部）は微細顆粒像がみられ，濃淡差も認められる。陥凹の辺縁にも微細顆粒像がみられる。
　Fig.182，183のネガ像，ポジ像は腹臥位および立位圧迫像である。腹臥位圧迫像の矢印B部には，不整形な小さく淡いバリウム斑がみられる。不整形な小さく浅い陥凹の境界は微細にギザギザしている。陥凹面（底部）は微細顆粒像が認められる。陥凹の辺縁には立ち上がりの緩やかな透亮像がみられる。立位圧迫像では，大部分が上記の所見と同様だが，陥凹辺縁の立ち上がりの緩やかな透亮像はみられない。
　背景粘膜は幽門腺領域であろう。周囲粘膜は小顆粒像がみられるが，顆粒間の開大した所見はみられず，軽度から中等度な萎縮変化が推定される。

要　約

　不整形な小さく浅い陥凹の境界は微細にギザギザ，陥凹面（底部）は微細顆粒像，濃淡差，陥凹の辺縁には微細顆粒像などの所見である。
　上記の事柄を考慮し，境界，面（底部），辺縁の所見から分化型癌の小さいⅡc病変と読影できるのであろうが，小さいⅡc病変では，典型的なⅡc病変のように明らかな悪性所見の根拠を述べるのは難しい。しかし，これら小さい胃癌はパターン認識することが大切であろう。
　深達度は厚みと硬さ（凹凸と伸展性）で行うが，癌の粘膜下以深への浸潤によって生じた所見（因果関係に基づく所見）はみられず，癌の深部浸潤と関係がある所見（相関関係に基づく所見）を思考しても，顕微鏡的な微小浸潤を考慮しなければm癌と読影できよう。

考　察

　不整形な小さく浅いⅡc病変は，ネガ像では高濃度域から中間濃度域であり，コントラストが低い。ポジ像ではガンマーカーブがねており，コントラストが低い部でも，わずかな濃淡差がみられれば，

ポジ像のほうがわかりやすい。本例では陥凹面（底部）の軽度の濃淡差はポジ像がわかりやすく，濃淡差のみられる陥凹境界の所見もポジ像がわかりやすい。ただし，淡い陰影斑のみられる陥凹の性状はネガ像がわかりやすい。

◆**病理組織診断**　小Ⅱc型早期癌　m　sig　8×6mmである。

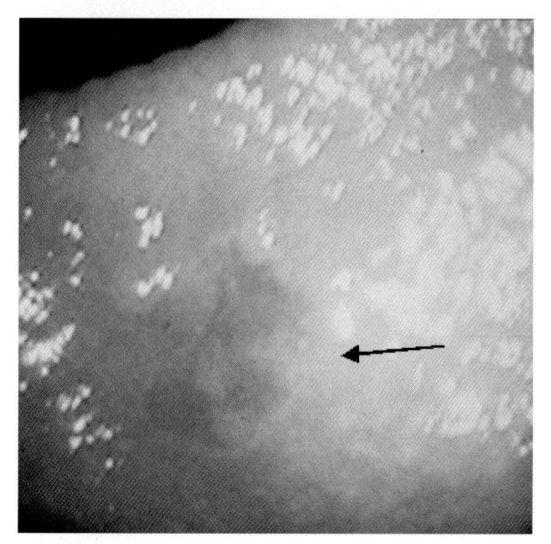

内視鏡写真

症例 49　小Ⅱc型早期胃癌　35歳・女性

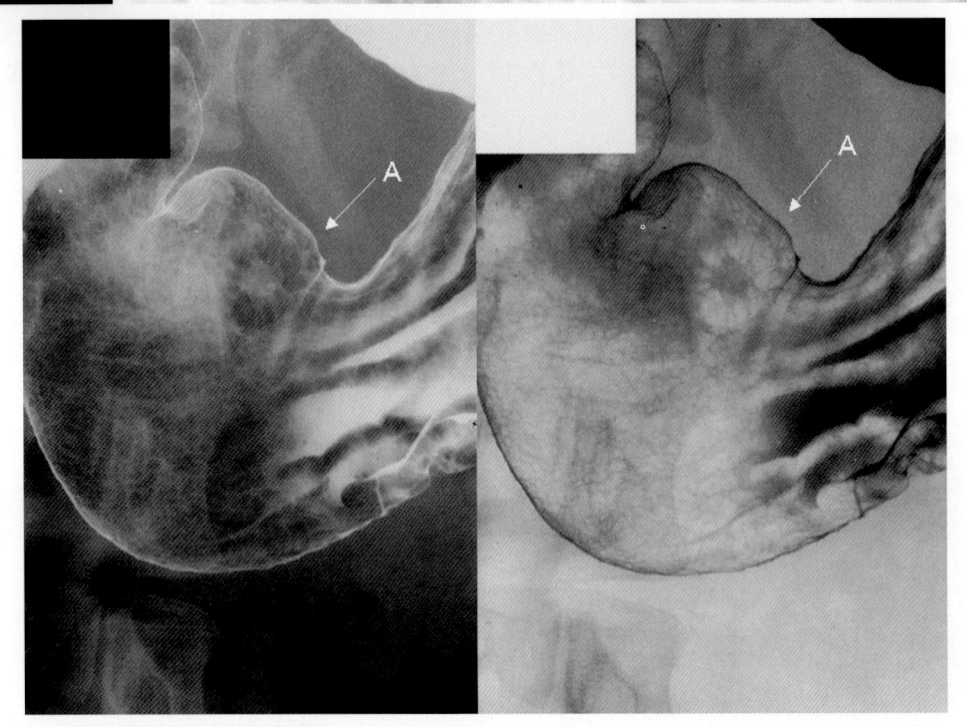

Fig.184　背臥位第1斜位二重造影像

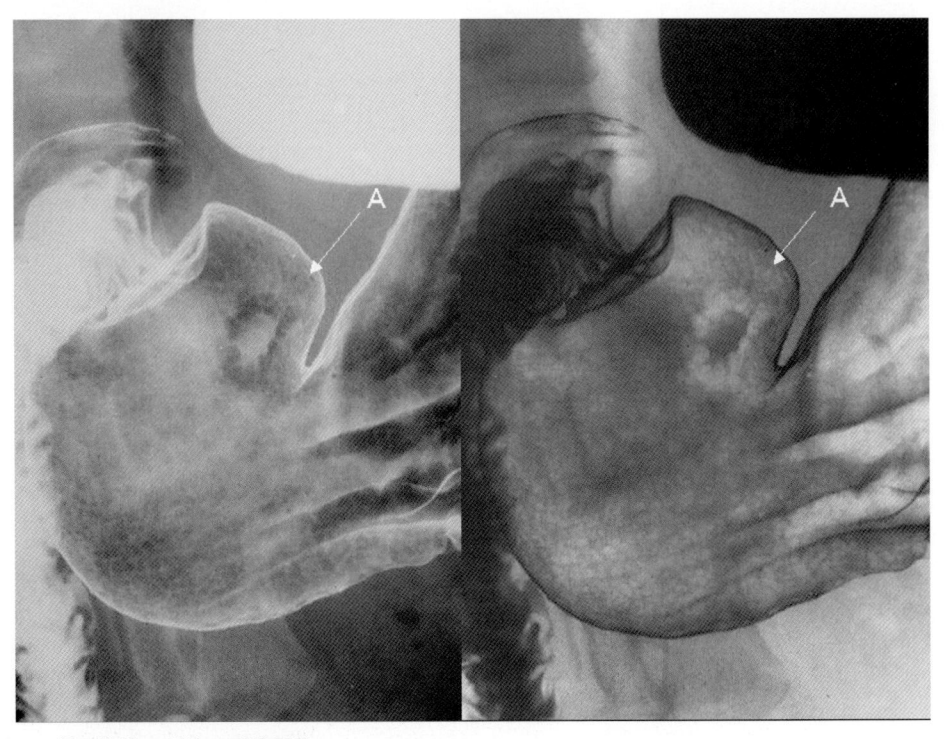

Fig.185　背臥位第1斜位二重造影像

症例49. 小Ⅱc型早期胃癌

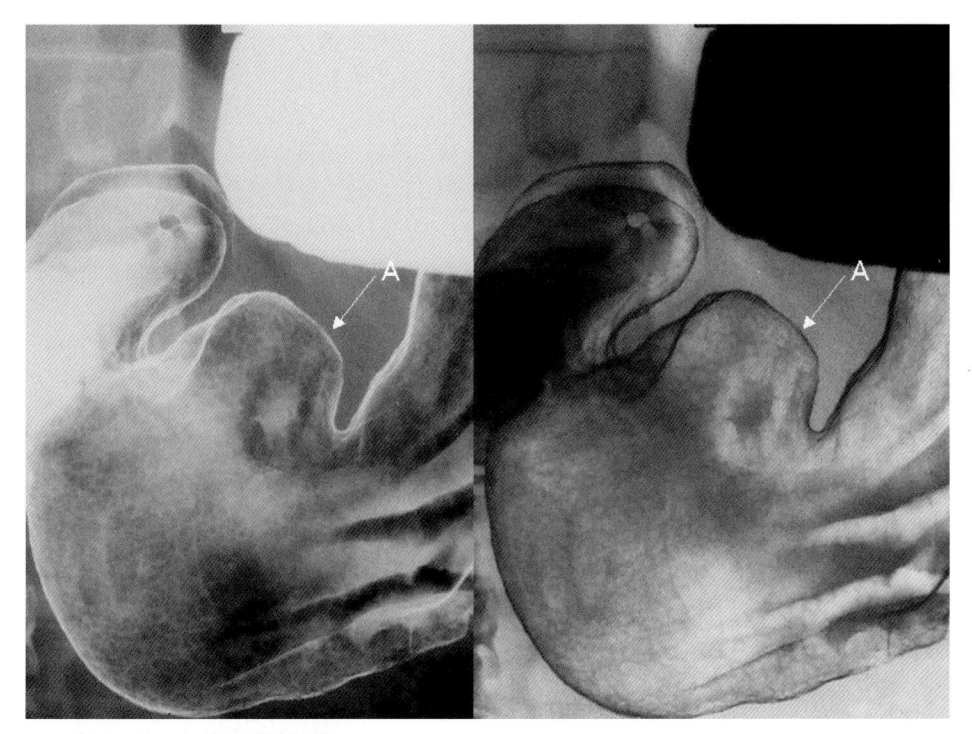

Fig.186　背臥位第1斜位二重造影像

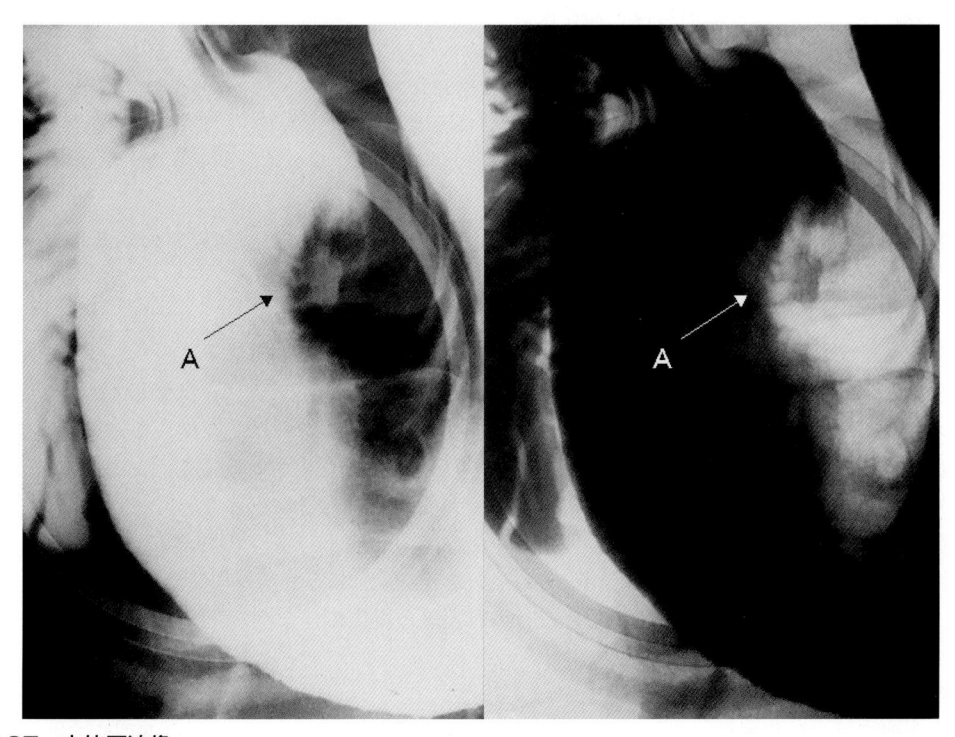

Fig.187　立位圧迫像

Fig.184, 185, 186, 187のネガ像, ポジ像では, 前庭部後壁小弯寄りに不整形な小さく淡いバリウム斑（矢印A）がみられる。

ここでは陥凹境界の変化所見について触れておく。陥凹境界の変化所見は大きく分けて3種類がある。まず, 潰瘍の治癒期に生ずる刷毛状（ブラシ状）陰影の所見であるが, 短い線状陰影の長さは規則的で, 幅は均等であり, 配列は乱れのない, 深さは均一などの変化所見である。次に, 未分化型癌のⅡc病変の鋸歯状陰影は, ギザギザした短いノコギリの歯状陰影の歯であるが, 長さ, 幅, 配列, 深さなどの状態は不整である。

分化型癌のⅡc病変の棘状陰影は, トゲトゲした比較的長い（短いノコギリに対して）棘状陰影および柊の葉状陰影の棘であるが, その棘は長さ, 幅, 配列, 深さなどの状態は不整である。

本例では, ギザギザした鋸歯状陰影とトゲトゲした棘状陰影を比較されたい。分化型癌のⅡc病変の典型例であろう。"微小胃癌, 小胃癌でも詳細に読影すると, 陥凹境界部には不整形の微細なはみ出し状陰影がみられ, 濃淡差のある, 不整形な陰影所見がみられることが多い"に一致する変化所見である。

Fig.184, 185, 186のネガ像, ポジ像では, 不整形な小さく淡いバリウム斑（矢印A）がみられる。病変の大きさは約11×10mmである。

不整形な小さく浅い陥凹（矢印A）の境界はトゲトゲした棘状陰影である。陥凹面（底部）は微細顆粒像がみられ, 濃淡差も認められる。陥凹の辺縁には立ち上がりの緩やかな隆起像（はじき像）が認められる。

Fig.187のネガ像, ポジ像では, 不整形な小さく淡いバリウム斑（矢印A）がみられる。不整形な小さく浅い陥凹（矢印A）の境界はトゲトゲした棘状陰影である。陥凹面（底部）は微細顆粒像が認められる。陥凹の辺縁には小顆粒・顆粒像および立ち上がりの緩やかな透亮像が認められる。

陥凹境界のトゲトゲした棘状陰影は, 癌浸潤が非癌性粘膜の腺管を置換あるいは圧排（発芽増殖）しながら, 正常組織の弱いところを発育し, 浸潤増殖する。その結果, 癌先進部は一様ではなくトゲの長さ, 幅, 配列, 深さなどの状態が不規則, 不均等で乱れがみられ, 不整となる。本例では, その不整な変化所見がネガ像とポジ像を対比することで理解できよう。ギザギザした鋸歯状陰影も不整という点では同様である。

背景粘膜は幽門腺領域であろう。周囲粘膜は小顆粒像がみられるが, 顆粒間の開大した所見はみられず, 軽度から中等度な萎縮変化が推定される。

要　約

不整形な小さく浅い陥凹の境界はトゲトゲした棘状陰影, 陥凹面（底部）は微細顆粒像, 濃淡差, 陥凹の辺縁には小顆粒・顆粒像および立ち上がりの緩やかな隆起像（はじき像）などの所見である。

上記の事柄を考慮し, 境界, 面（底部）, 辺縁の所見から分化型癌の小さいⅡc病変と読影した。本例の小Ⅱc病変は分化型癌のⅡc病変の特徴的な変化所見が現れている。

深達度は厚みと硬さ（凹凸と伸展性）で行うが, 癌の粘膜下以深への浸潤によって生じた所見（因果関係に基づく所見）はみられず, 癌の深部浸潤と関係がある所見（相関関係に基づく所見）を思考しても, 顕微鏡的な微小浸潤を考慮しなければm癌と読影できよう。

考　察

小Ⅱc病変では, 分化型癌の特徴である陥凹の境界のトゲトゲした棘状陰影は適度なコントラストがみられ, ポジ像がわかりやすい。しかし, 淡いトゲトゲした棘状陰影部はネガ像がわかりやすい。

◆**病理組織診断**　小Ⅱc型早期癌　m tub1　9×8mmである。

症例49. 小Ⅱc型早期胃癌

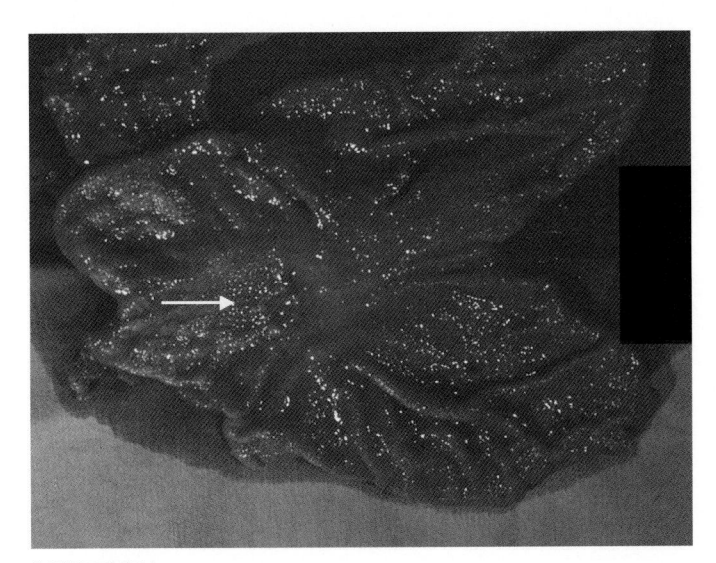

新鮮切除標本

症例 50　小Ⅱc型早期胃癌　60歳・男性

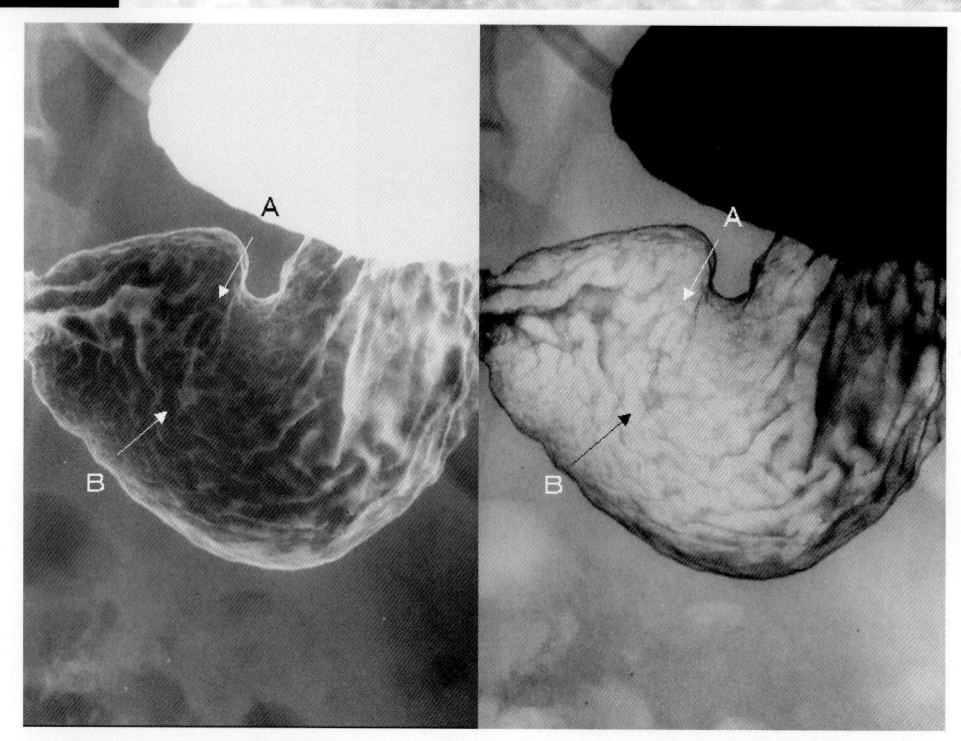

Fig.188　背臥位第1斜位二重造影像

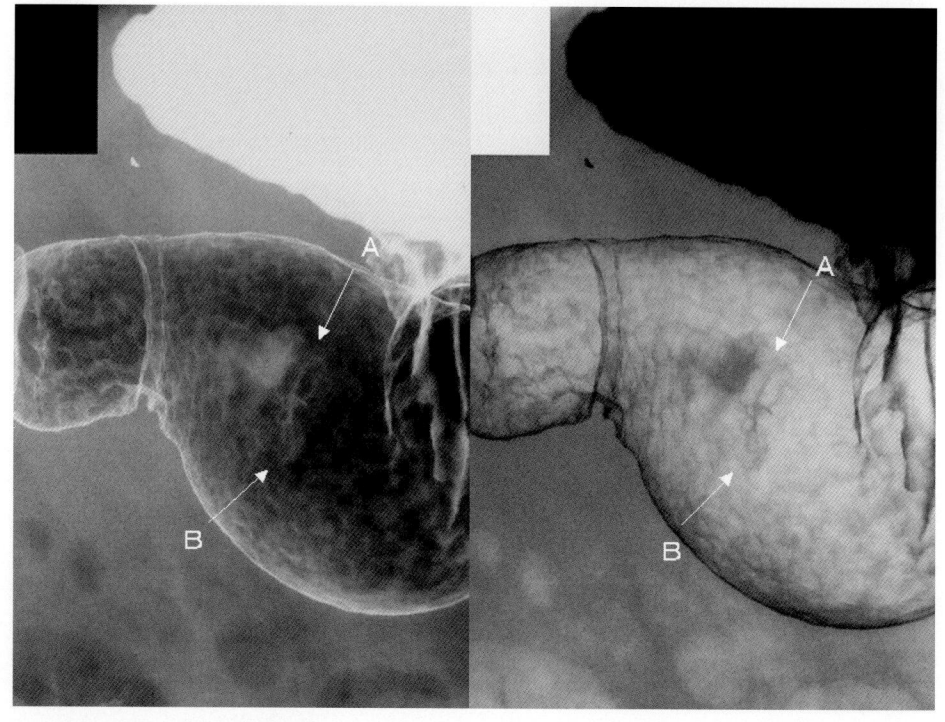

Fig.189　背臥位第1斜位二重造影像

症例50. 小Ⅱc型早期胃癌

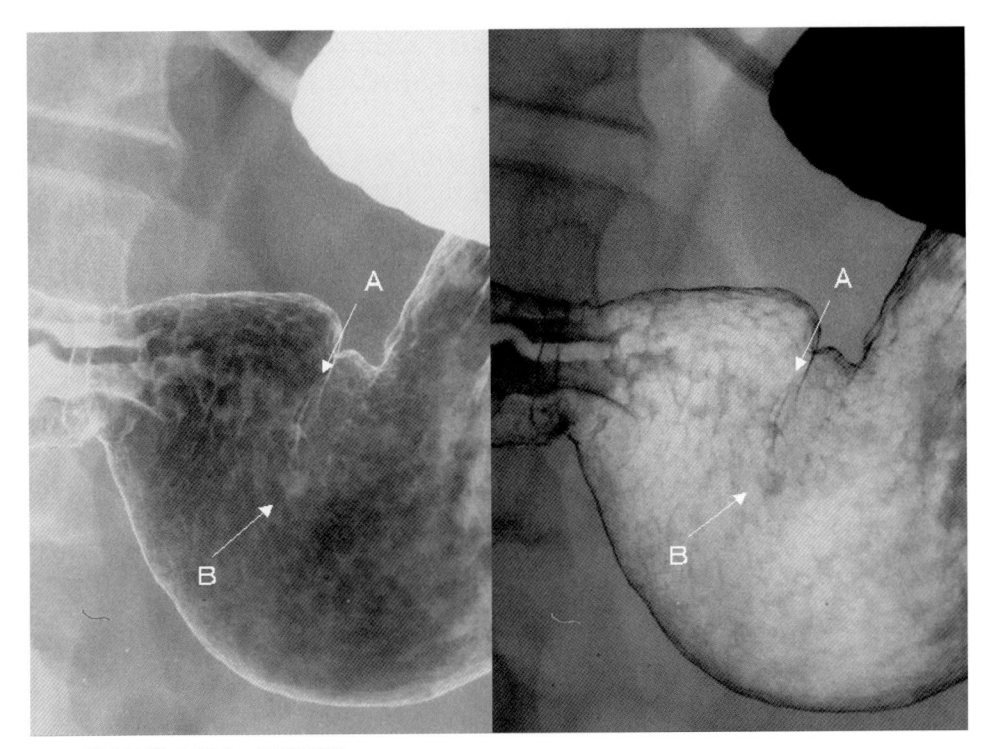

Fig.190　背臥位第1斜位二重造影像

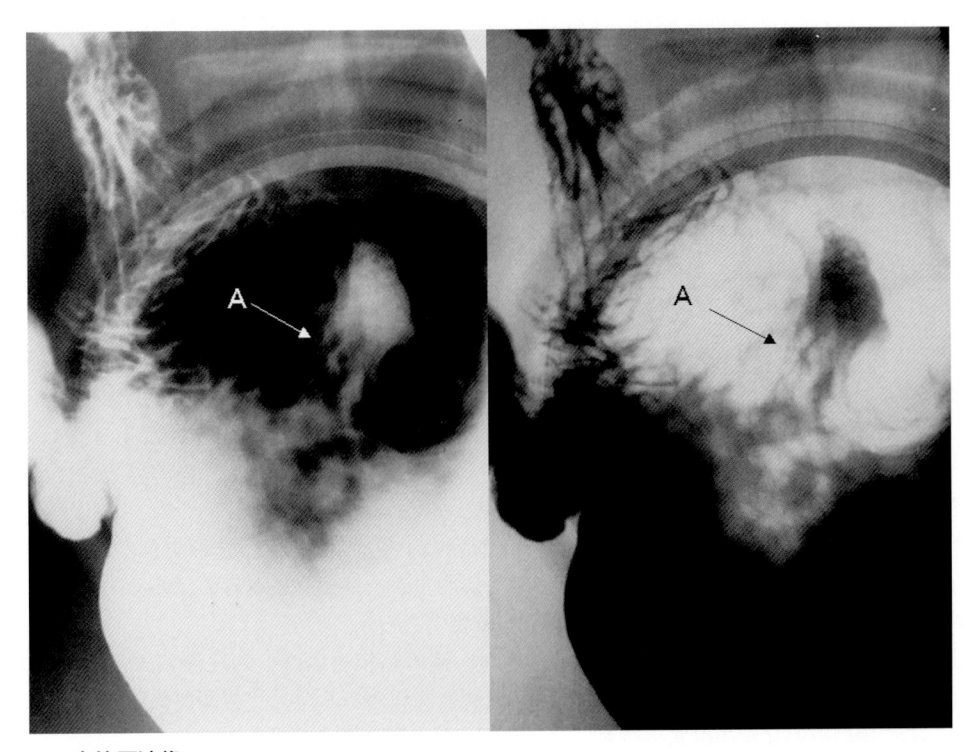

Fig.191　立位圧迫像

177

Fig.188，189，190，191のネガ像，ポジ像では，前庭部後壁中央に不整形な局面をもつ線状の小さく淡い陰影斑（矢印A）がみられる。馬場[5]らの述べている，線状ニッシェに該当するのであろう。

馬場らによると，分化型癌の微小Ⅱc型癌では，X線的に軽度な隆起を伴う線状ニッシェは肉眼的に線状陥凹あるいは不整な多角形の陥凹として現れる。不整な多角形の陥凹がX線的には線状ニッシェとして現れる原因は不明であるが，病変が極端に小さく分化型癌に多いことから，陥凹の辺縁隆起や胃壁の伸展具合（程度と方向）によって陥凹部が十分に現れないことが考えられる，と述べている。

Fig.188，189，190のネガ像，ポジ像では，不整形な局面をもつ線状の小さく淡い陰影斑，すなわち，線状ニッシェがみられる。不整形な局面をもつ線状の小さく淡い陰影斑（矢印A）の大弯側には，不規則な形の小さく淡いバリウム斑（矢印B）が認められる。病変の大きさは約8×4mmである。

不整形な局面をもつ線状の小さく淡い陰影斑（線状ニッシェ）は規則的な線状陰影とは異なり，多彩な形状の陰影所見である。"微小胃癌，小胃癌でも詳細に読影すると，陥凹境界部には不整形の微細なはみ出し状陰影がみられ，濃淡差のある，不整形な陰影所見がみられることが多い"に一致する変化所見である。

不整形な小さく浅い線状陥凹（矢印A）の境界は比較的明瞭である。線状陥凹の面（底部）は微細顆粒像，小顆粒像および濃淡差が認められる。線状陥凹の辺縁には小顆粒・顆粒像および類楕円形の隆起像（はじき像）がみられる。

不整形な局面をもつ線状の小さく淡い陰影斑の大弯側には，不規則な形の小さく淡いバリウム斑（矢印B）がみられる。不規則な形の小さく浅い陥凹（矢印B）の境界は平滑である。陥凹面（底部）は数個の微細顆粒像が認められる。陥凹の辺縁には隆起変化所見はみられない。萎縮粘膜様の変化所見である。萎縮粘膜（非癌粘膜）と小さいⅡc病変との連続性についての詳細は不明であるが，これらの陰影所見は見逃してはならない変化所見であり，組織像との対比が重要である。

Fig.191のネガ像，ポジ像では，不整形な局面をもつ線状の小さく淡い陰影斑（矢印A）がみられる。不整形な小さく浅い線状陥凹（矢印A）の境界は比較的平滑である。陥凹面（底部）は線状であり，性状は不明瞭である。陥凹の辺縁には小顆粒・顆粒像および類楕円形の透亮像が認められる。

背景粘膜は幽門腺領域であろう。周囲粘膜は網状陰影がみられず，萎縮変化はみられない。

要 約

不整形な小さく浅い線状陥凹の境界は比較的明瞭，線状陥凹の面（底部）は微細顆粒像，小顆粒像および濃淡差，線状陥凹の辺縁には小顆粒・顆粒像および類楕円形の隆起像（はじき像）。不規則な形の小さく浅い陥凹の境界は平滑，陥凹面（底部）は数個の微細顆粒像，陥凹の辺縁には隆起変化所見はみられない，萎縮粘膜様などの所見である。

以上の境界，面（底部），辺縁の所見から分化型癌の小さいⅡc病変と読影できるのであろうが，微小胃癌，小胃癌では典型的なⅡc型早期癌のように明らかな根拠を述べるのは難しい。しかし，これら微小胃癌，小胃癌はパターン認識することが重要であろう。

深達度は厚みと硬さ（凹凸と伸展性）で行うが，癌の粘膜下以深への浸潤によって生じた所見（因果関係に基づく所見）はみられず，癌の深部浸潤と関係がある所見（相関関係に基づく所見）を思考しても，顕微鏡的な微小浸潤を考慮しなければm癌と読影できよう。

考 察

ポジ像はネガ像に比べると濃度域が広く，コントラストが低い。ネガ像で濃度が高い部でも，ポジ像ではガンマーカーブはねており，濃度差が少ない。ネガ像で濃度が黒く，または白くつぶれた部

でも，ポジ像ではわずかな濃度差として観察されることが多い。よって，陥凹面（底部）の微細な濃淡差はポジ像がわかりやすい。また，陥凹の境界，陥凹面（底部）の微細顆粒像，小顆粒・顆粒像などは，適度なコントラストがみられ，濃淡差がありポジ像がわかりやすい。ところが，低濃度域の低コントラスト部の淡い微細な陰影斑はネガ像がわかりやすい。

◆**病理組織診断**　小Ⅱc型早期癌　m　tub1　7×3mmである。

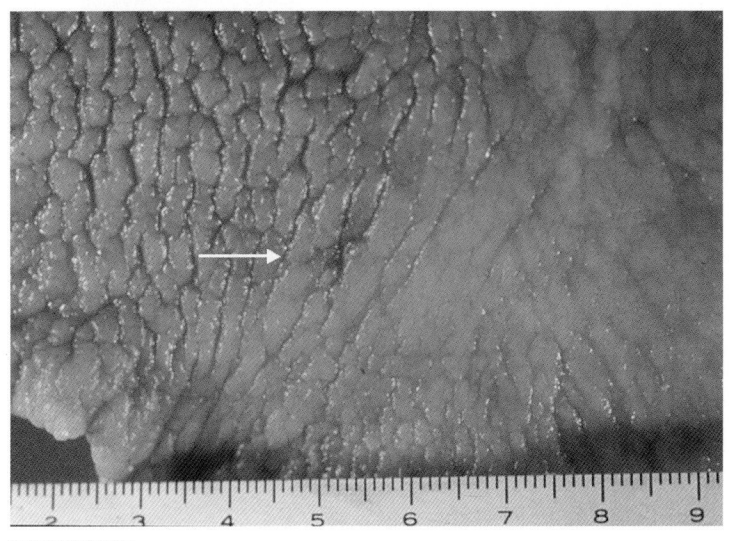

新鮮切除標本

症例 51 微小Ⅱc型早期胃癌 69歳・女性

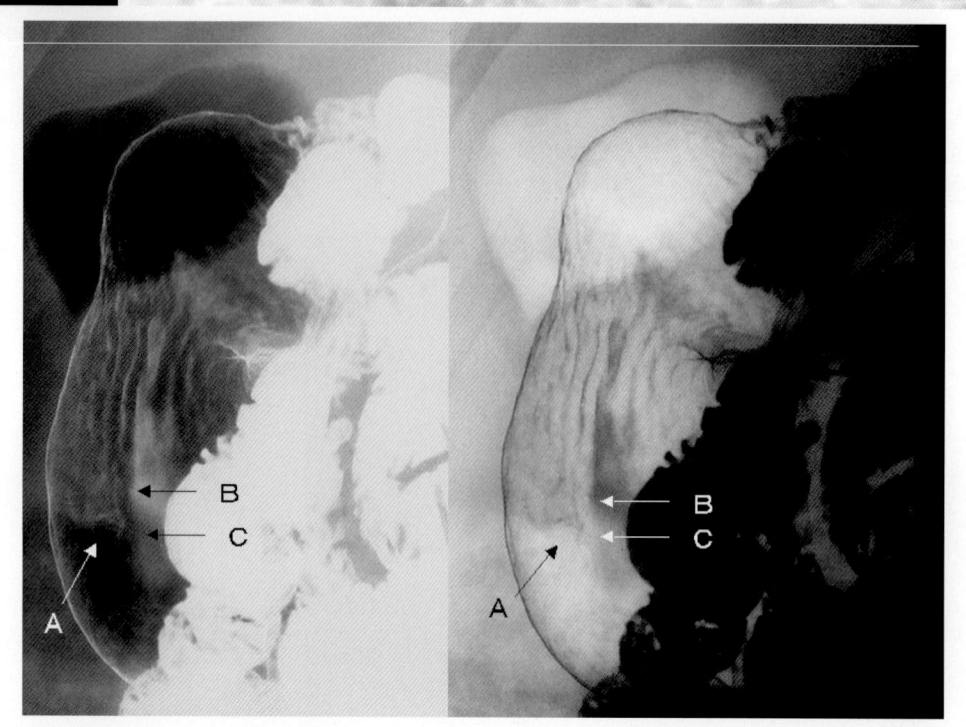

Fig.192　背臥位第2斜位二重造影像

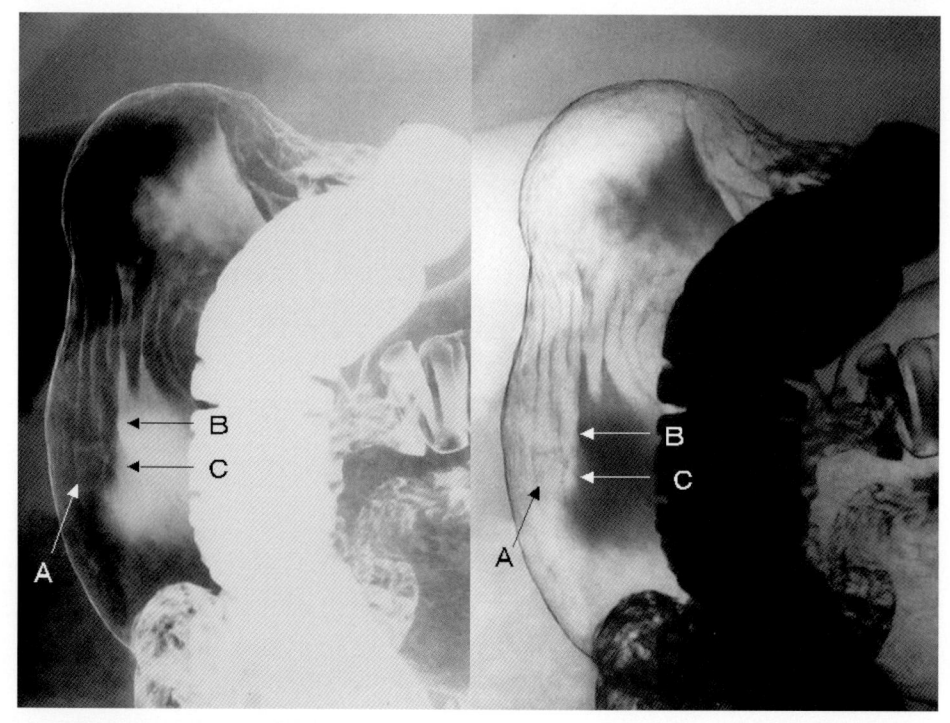

Fig.193　背臥位第2斜位二重造影像

症例51．微小Ⅱc型早期胃癌

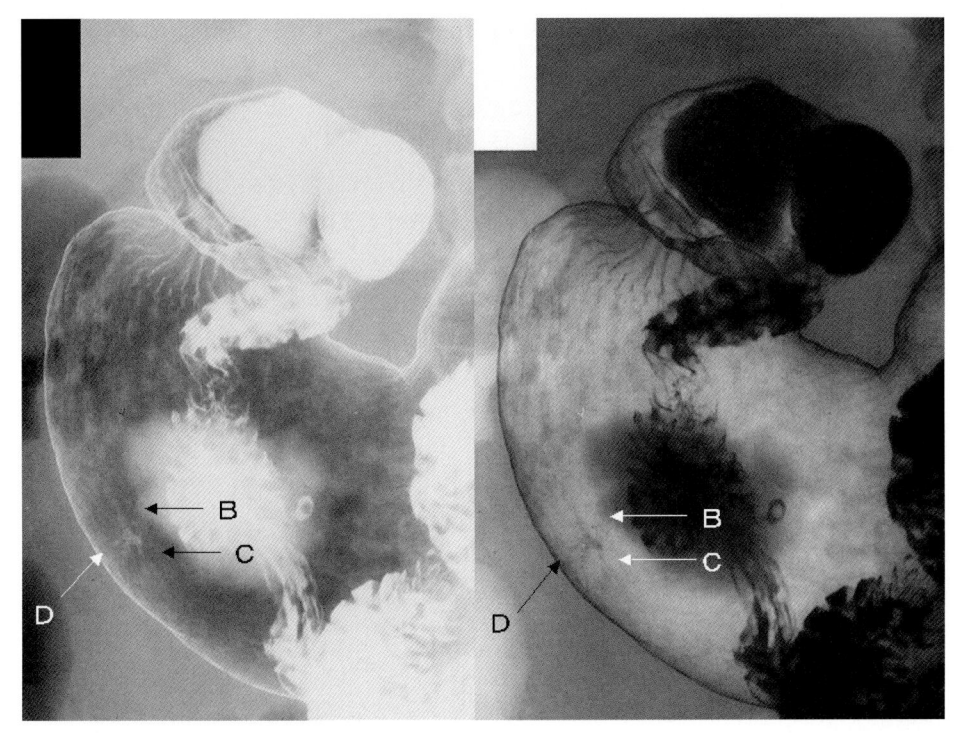

Fig.194　背臥位第2斜位二重造影像

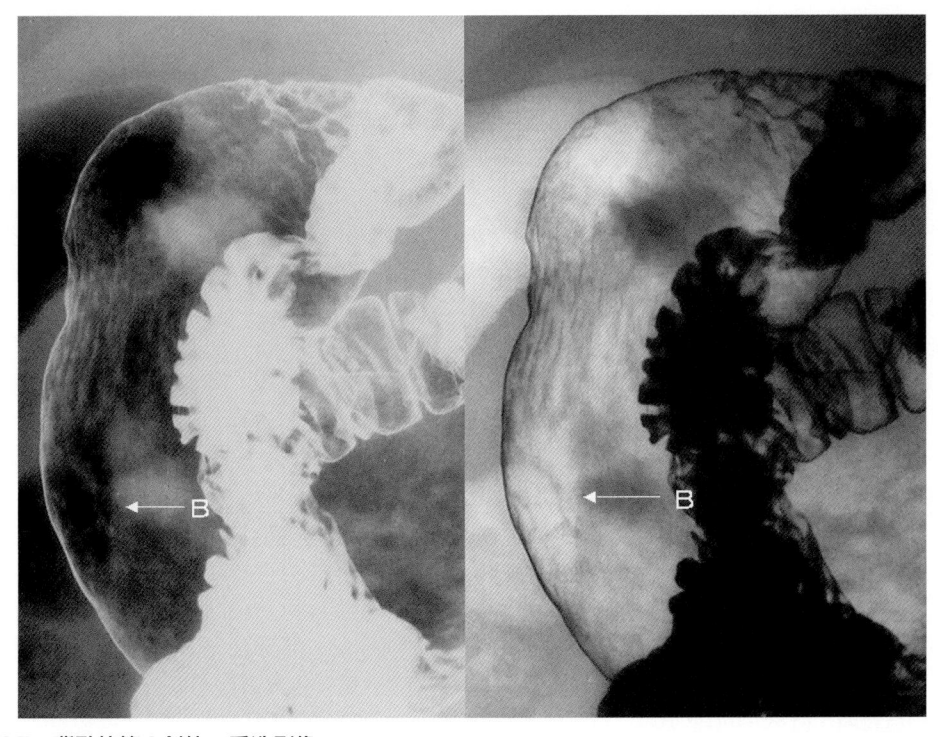

Fig.195　背臥位第2斜位二重造影像

181

Fig.192，193，194，195のネガ像，ポジ像では，前庭部後壁大弯寄りに不整形な小さく淡い陰影斑（矢印A）がみられる。病変の大きさは約5×4mmである。
　不整形な小さく浅い陥凹（矢印A）の境界は比較的平滑である。陥凹面（底部）は数個の微細顆粒像が認められる。陥凹の辺縁には隆起変化所見はみられない。
　Fig.192，193のネガ像，ポジ像では，不整形な小さく淡い陰影斑の周囲には健常な粘膜ひだがみられ，胃壁の伸展度は弱伸展である。Fig.194，195のネガ像，ポジ像では，胃壁の伸展度は中等度から高度伸展である。
　よくみると，Fig.192，193のネガ像，ポジ像では，不整形な小さく淡い陰影斑（矢印A）の口側（矢印C），肛門側（矢印B）には不整形な短い線状および比較的長い線状のはみ出し状陰影がみられる。
　Fig.194，195のネガ像，ポジ像では，口側（矢印C），肛門側（矢印B），大弯側（矢印D）には不整形な短い線状および比較的長い線状のはみ出し状陰影が認められる。不整形な小さく淡い陰影斑，不整形な短い線状および比較的長い線状のはみ出し状陰影の現れ方は，胃壁の伸展性（程度と方向），緊張度が影響すると考えられる。
　不整形な短い線状および比較的長い線状のはみ出し状陥凹（矢印C，B，D）の境界は比較的明瞭である。それらの線状陥凹の面（底部）は微細顆粒像がみられ，濃淡差も認められる。線状陥凹の辺縁には隆起変化所見はみられない。
　"微小胃癌，小胃癌でも詳細に読影すると，陥凹境界部には不整形の微細なはみ出し状陰影がみられ，濃淡差のある，不整形な陰影所見がみられることが多い"に一致する変化所見である。
　背景粘膜は幽門腺領域であろう。周囲粘膜には網状陰影がみられず，明らかな萎縮変化はみられない。

要　約
　不整形な小さく浅い陥凹の境界は比較的平滑，陥凹面（底部）は数個の微細顆粒像，不整形な短い線状および比較的長い線状のはみ出し状陥凹の境界は比較的明瞭，それらの線状陥凹の面（底部）は微細顆粒像，濃淡差などの所見である。
　上記の事柄を考慮し，境界，面（底部）の所見から分化型癌のIIc病変と読影できるのであろうが，微小胃癌では典型的なIIc病変のように明らかな根拠を述べるのは難しい。しかし，これら微小胃癌，小胃癌はパターン認識することが重要であろう。
　深達度は厚みと硬さ（凹凸と伸展性）で行うが，癌の粘膜下以深への浸潤によって生じた所見（因果関係に基づく所見）はみられず，癌の深部浸潤と関係がある所見（相関関係に基づく所見）を思考しても，顕微鏡的な微小浸潤を考慮しなければm癌と読影できよう。

考　察
　微小IIc病変では，不整形の微細な淡い陰影斑はネガ像では保護色（隠蔽色）に関連すると読影が難しい。そのような場合，それらの陰影所見をポジ像で読影すると，比較的詳細な変化所見まで検討できる。本例は，ポジ像では低濃度域の低コントラスト部は白くつぶれた部としてみられるが，濃淡差が軽度にみられることから比較的わかりやすい。通常は，ネガ像では低濃度域の低コントラスト部の淡い陰影斑の性状は比較的わかりやすいが，背景に腸管内ガス像がみられ，わかりにくい。
◆**病理組織診断**　微小IIc型早期癌　m　tub1　4×3mmである。

症例51．微小Ⅱc型早期胃癌

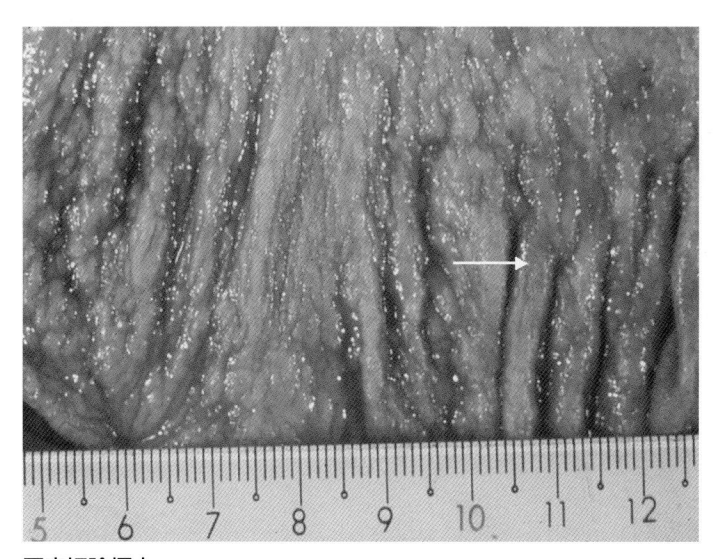

固定切除標本

症例 52　微小Ⅱc型早期胃癌，Ⅱc型早期胃癌　63歳・男性

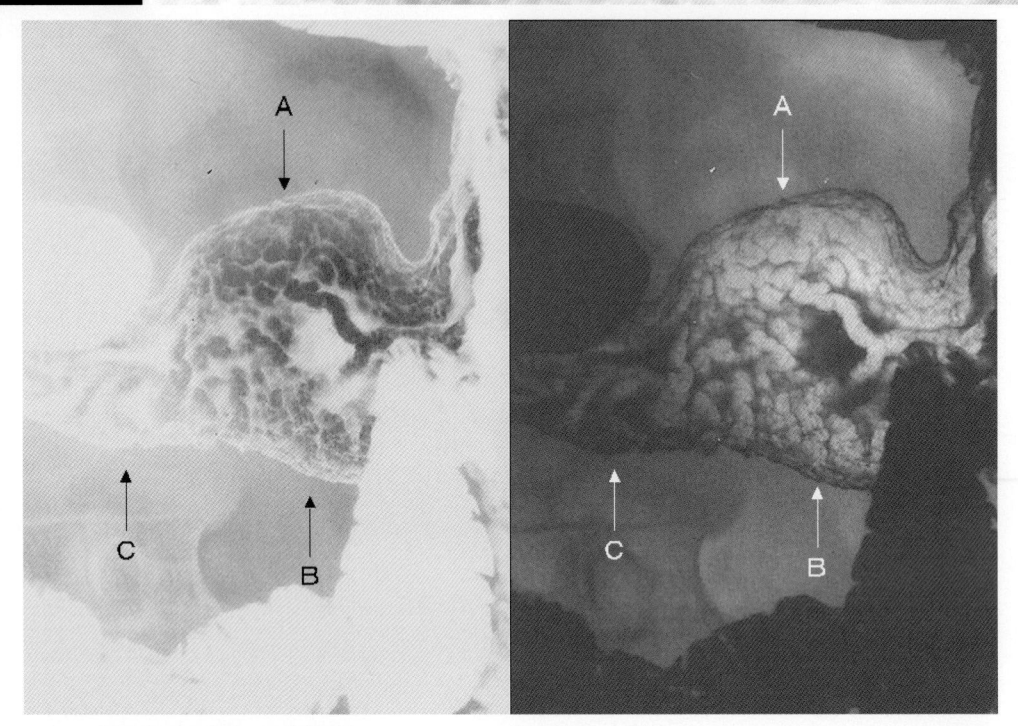

Fig.196　背臥位第1斜位二重造影像

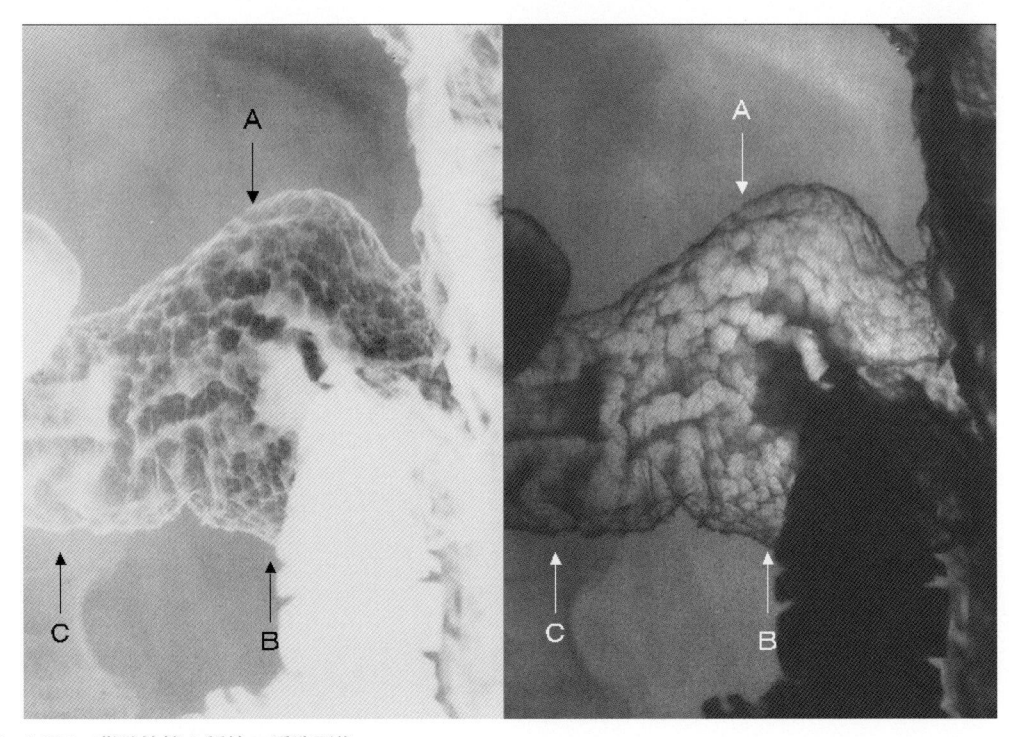

Fig.197　背臥位第1斜位二重造影像

症例52. 微小Ⅱc型早期胃癌，Ⅱc型早期胃癌

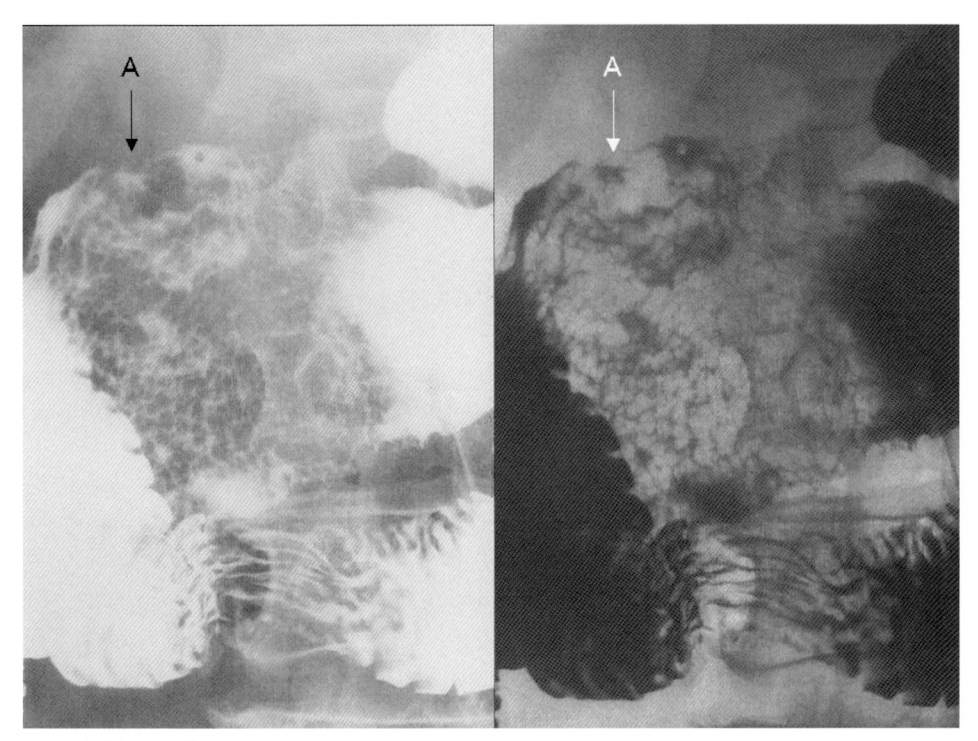

Fig.198 腹臥位圧迫像

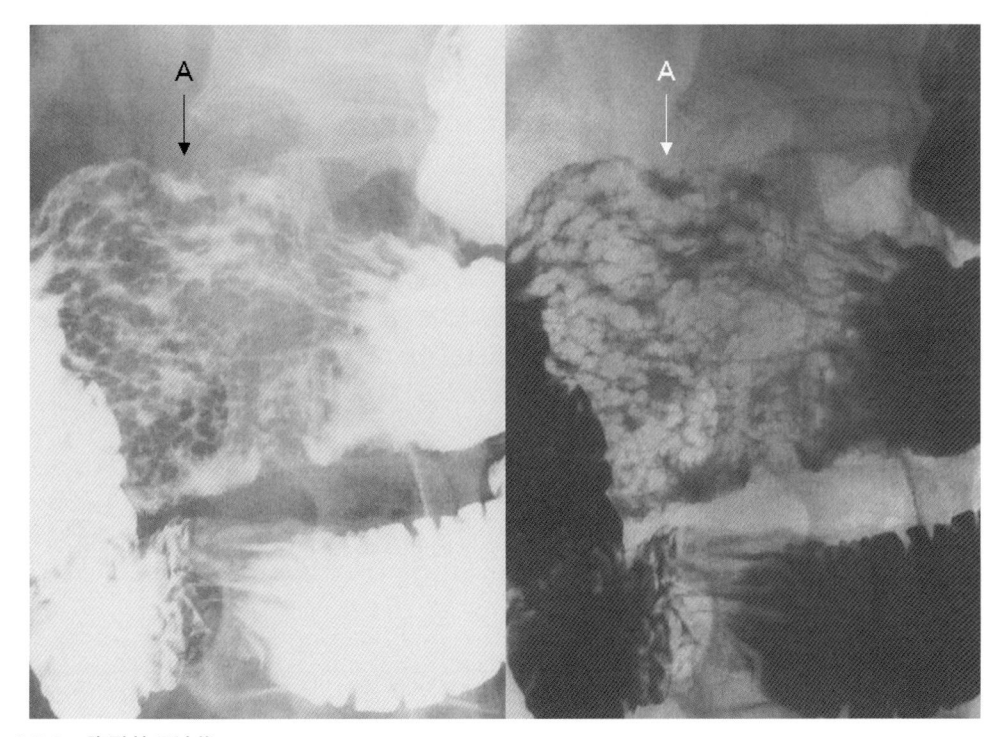

Fig.199 腹臥位圧迫像

185

Fig.196, 197のネガ像，ポジ像では，前庭部後壁小弯寄りに不整形な小さく淡い陰影斑（矢印A）がみられ，前庭部大弯には辺縁不整（矢印B, C）が認められる．小弯側の微小Ⅱc病変と大弯側のⅡc病変を1回の精密検査で現すのは難しい．ことに，大弯側のⅡc病変は描出が不十分であり，病変の存在すら疑わしい変化所見である．

　不整形な小さく浅い陥凹（矢印A）の境界はトゲトゲした棘状陰影である．陥凹面（底部）は小さい陥凹であるにもかかわらず，濃淡差が現れている．これらの変化所見はFig.197, 198のネガ像，ポジ像ともによく現れている．陥凹の辺縁には小顆粒・顆粒像がみられる．Fig.198, 199の腹臥位圧迫像では，不規則な形の立ち上がりの緩やかな透亮像が認められる．病変の大きさは約5×4mmである．

　"微小胃癌，小胃癌でも詳細に読影すると，陥凹境界部には不整形の微細なはみ出し状陰影がみられ，濃淡差のある，不整形な陰影所見がみられることが多い"ことも考慮しながら読影することが大切である．

　大弯側のⅡc病変（矢印B, C）は大きさ約18×14mmであるにもかかわらず，面（領域）としては現れていない．辺縁不整の所見をネガ像で読影すると，口側から微細にギザギザ，軽度のフクラミ，ヘコミ，軽度の棘状，やや突っ張っている，などの変化所見がみられる．

　辺縁不整の所見をポジ像で読影すると，軽度の濃淡差と微細にギザギザ，微細顆粒像，2個の小顆粒像，軽度の棘状，二重輪郭線など軽微で微細な変化所見が現れている．これらの所見はⅡc病変の側面像すなわち陥凹面（底部）の軽度の凹凸状態が現れていることになる．病変の大きさは不明である．

　背景粘膜は幽門腺領域であろう．周囲粘膜は小顆粒像がみられ，顆粒間の開大が認められることから，中等度から高度な萎縮変化が推定される．

要　約

　小弯側の不整形な小さく浅い陥凹の境界はトゲトゲした棘状陰影，陥凹面（底部）は小さい陥凹であるにもかかわらず，濃淡差，陥凹の辺縁には小顆粒・顆粒像，腹臥位圧迫像では，不規則な形の立ち上がりの緩やかな透亮像．大弯側のⅡc病変は，口側から微細にギザギザ，軽度のフクラミ，ヘコミ，軽度の棘状，やや突っ張っている，など辺縁不整の所見である．

　以上の事柄を考慮し，不整形な微小陥凹は境界，面（底部），辺縁の所見から分化型癌の微小Ⅱc病変と読影できるのであろうが，微小胃癌，小胃癌では典型的なⅡc病変のように明らかな根拠を述べるのが難しい．しかし，これら微小胃癌，小胃癌はパターン認識することが重要であろう．

　大弯側のⅡc病変は，辺縁不整の所見から分化型癌のⅡc病変と読影できるのであろうが，境界，面（底部），辺縁の所見が読影できず，難しい陰影所見である．

　深達度は厚みと硬さ（凹凸と伸展性）で行うが，不整形な微小陥凹は，癌の粘膜下以深への浸潤によって生じた所見（因果関係に基づく所見）はみられず，癌の深部浸潤と関係がある所見（相関関係に基づく所見）を思考しても，顕微鏡的な微小浸潤を考慮しなければm癌と読影できよう．大弯側のⅡc病変は，検討することが難しい．

考　察

　小弯側の不整形な小さく淡い陰影斑の面（底部）である濃淡差の所見は，適度なコントラストがみられ，ポジ像がわかりやすい．しかし，淡い陰影斑の微細な変化所見はネガ像がわかりやすい．微小胃癌，小胃癌では陥凹面（底部）の濃淡差の変化所見が良・悪性鑑別の指標となりえるかどうか，今後の検討が大切である．

◆**病理組織診断**　2つのⅡc型早期癌である．1つは微小Ⅱc型早期癌　m　tub 1　4×3mm，もう1つはⅡc型早期癌　m　tub 1　18×14mmである．

症例52. 微小Ⅱc型早期胃癌, Ⅱc型早期胃癌

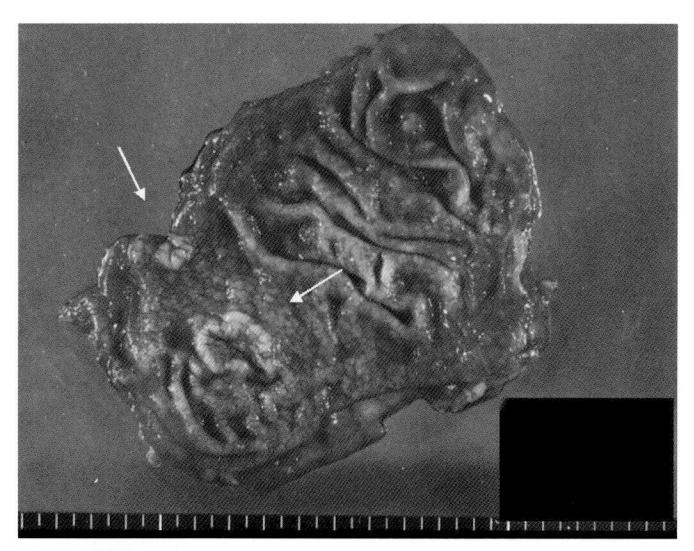

新鮮切除標本

症例 53 微小Ⅱc型早期胃癌　64歳・男性

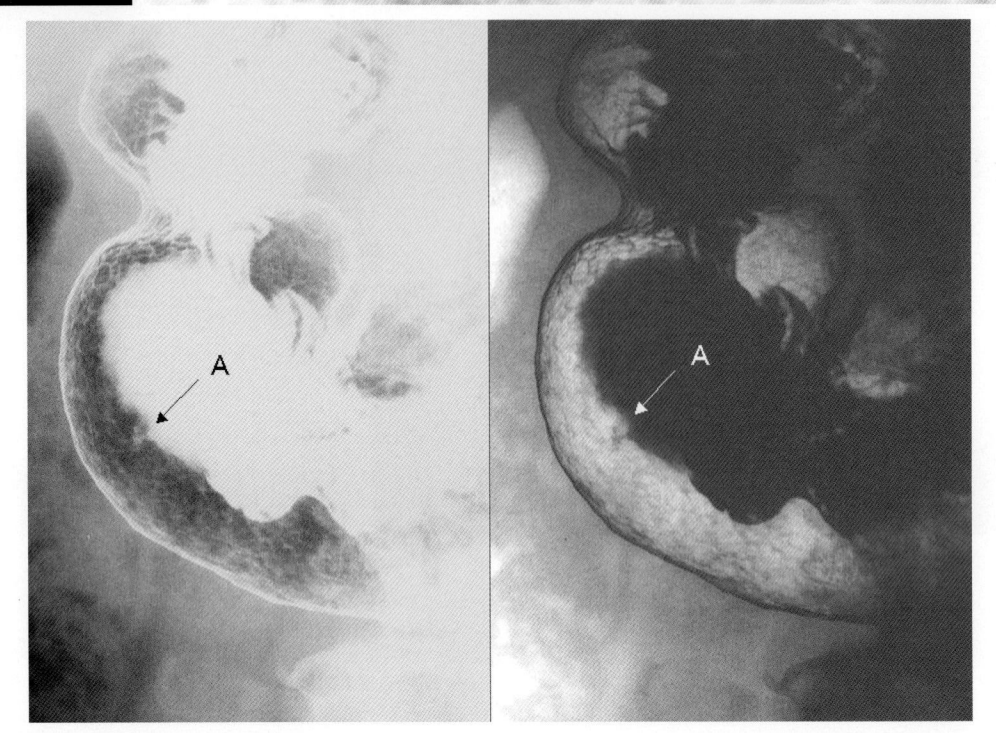

Fig.200　背臥位第2斜位二重造影像

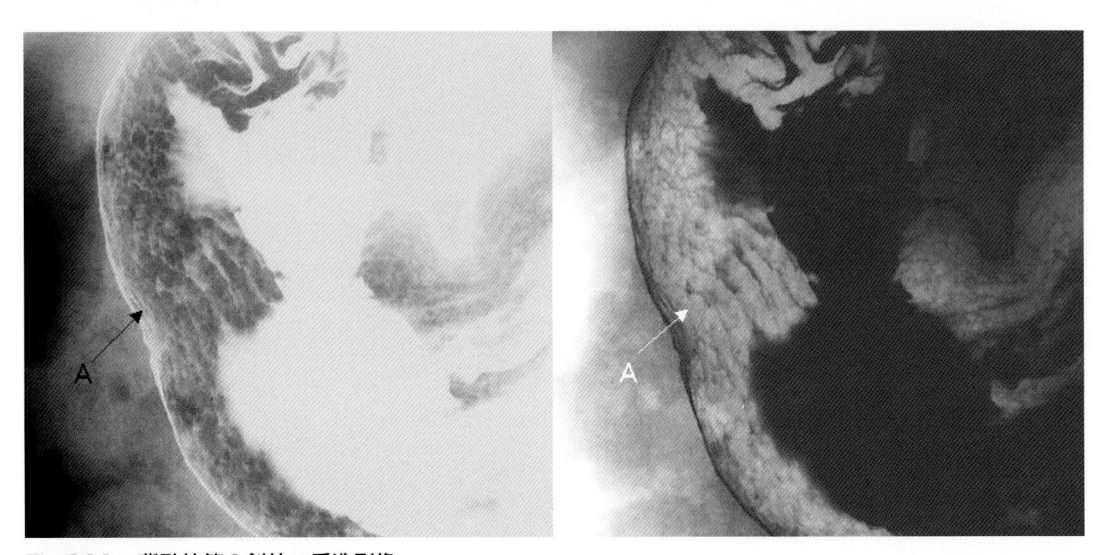

Fig.201　背臥位第2斜位二重造影像

症例53. 微小Ⅱc型早期胃癌

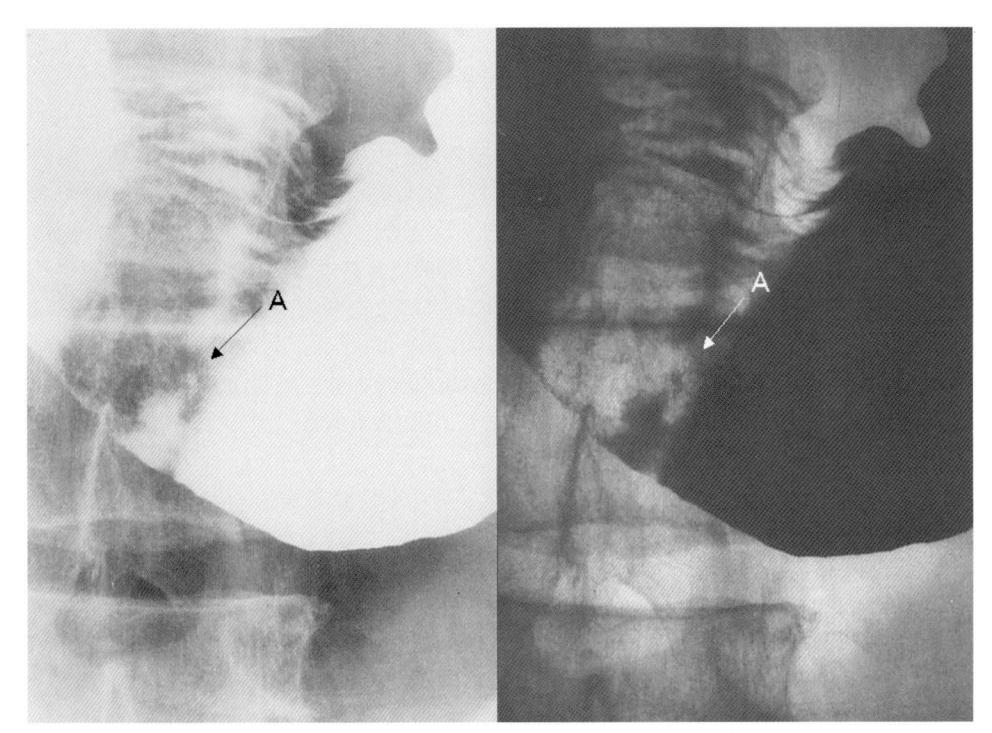

Fig.202　立位圧迫像

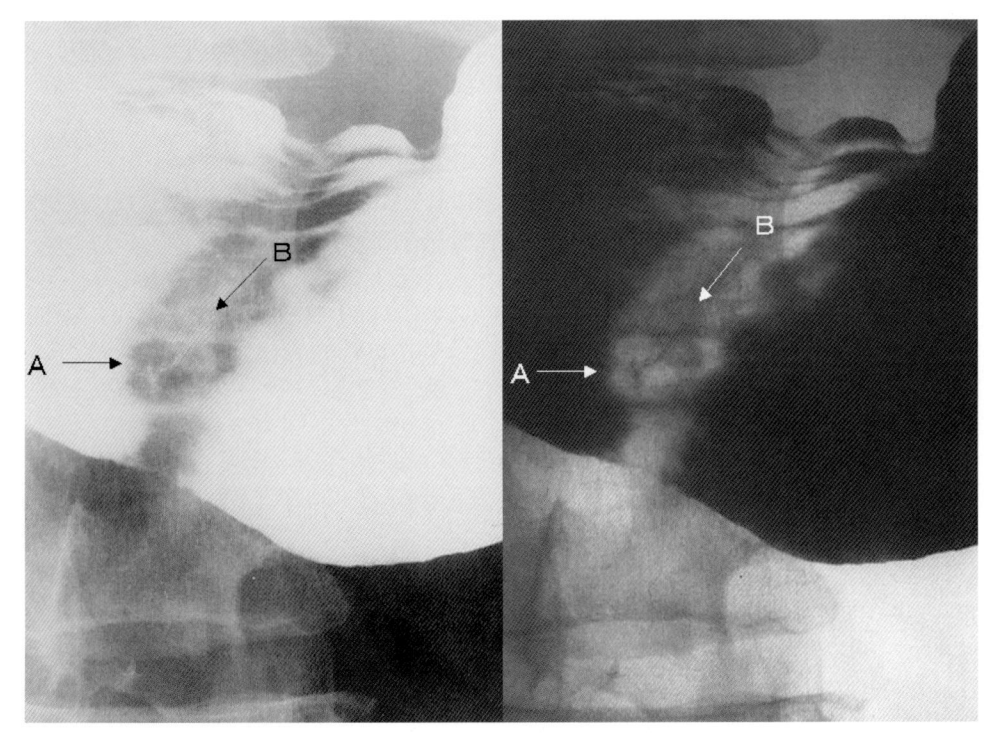

Fig.203　立位圧迫像

189

Fig.200，201，202，203のネガ像，ポジ像では，前庭部後壁大弯寄りに不整形の小さく淡いバリウム斑（矢印A）がみられる。病変の大きさは約5×4mmである。
　タコイボびらんおよび良性びらんと小さいⅡc病変を比較すると，小さいⅡc病変では，1）単発である，2）陥凹の形状が不整である，3）不整形な陥凹の辺縁には，規則性のある，類円形および類楕円形な小さい隆起像（はじき像）とは異なり，不規則な形の隆起像（はじき像）であることが多い，4）陥凹面（底部）には濃淡差がみられる，ことなどである。
　また，"微小胃癌，小胃癌でも詳細に読影すると，陥凹境界部には不整形の微細なはみ出し状陰影がみられ，濃淡差のある，不整形な陰影所見がみられることが多い"ことも考慮しながら読影することが大切である。
　不整形な小さく浅い陥凹（矢印A）の境界は比較的平滑である。陥凹面（底部）は微細顆粒像がみられ，軽度に濃淡差が認められる。陥凹の辺縁は，圧迫像も参考にすると，立ち上がりの緩やかな比較的大きい軽度の透亮像が認められる。
　Fig.200，201，202，203のネガ像，ポジ像では，不整形の小さく淡いバリウム斑（矢印A）がみられ，不整形な小さく浅い陥凹であるにもかかわらず，濃淡差が認められる。これらの変化所見が微小胃癌に特有な所見であるかどうか不明だが，ポジ像がわかりやすい。
　Fig.203の圧迫像では，不整形な小さく淡いバリウム斑の辺縁には，不規則な形の比較的大きい透亮像がみられ，小弯側にはやや幅の広い線状のはみ出し状陰影（矢印B）が認められる。
　微小胃癌および小胃癌と良性びらんとの鑑別では，びらんは多発傾向があり，周囲粘膜は炎症性浮腫状な変化所見であることが多い。微小胃癌では単発傾向があり，周囲粘膜は炎症性浮腫状な変化所見がみられないことが多い。それらの微小Ⅱc病変は，固有粘膜あるいは腸上皮化生粘膜から発生しているのであろう。
　背景粘膜は幽門腺領域であろう。周囲粘膜は小顆粒像がみられ，顆粒間の開大した所見がみられることから，中等度から高度な萎縮変化が推定される。

要　約

　不整形な小さく浅い陥凹の境界は比較的平滑，陥凹面（底部）は微細顆粒像，軽度に濃淡差，陥凹の辺縁には立ち上がりの緩やかな比較的大きい軽度の透亮像，やや幅の広い線状のはみ出し状陰影などの所見である。
　これらの境界，面（底部），辺縁，やや幅の広い線状のはみ出し状陰影などの所見から分化型癌の微小Ⅱc病変と読影できるのであろうが，微小胃癌および小胃癌では典型的なⅡc病変のように明らかな根拠を述べるのが難しい。しかし，これら微小胃癌，小胃癌はパターン認識することが重要であろう。
　深達度は厚みと硬さ（凹凸と伸展性）で行うが，癌の粘膜下以深への浸潤によって生じた所見（因果関係に基づく所見）はみられず，癌の深部浸潤と関係がある所見（相関関係に基づく所見）を思考しても，顕微鏡的な微小浸潤を考慮しなければm癌と読影できよう。

考　察

　浅深（濃淡の差），大小（広狭の差）の病変をネガ像とポジ像を比較検討すると，一般的に浅く，小さい病変（変化所見）の読影はポジ像がややわかりやすい。その原因は背景粘膜のコントラストおよび保護色（隠蔽色）に関連性があることが多い。
◆**病理組織診断**　微小Ⅱc型早期癌　m　tub1　4×3mmである。

症例53. 微小Ⅱc型早期胃癌

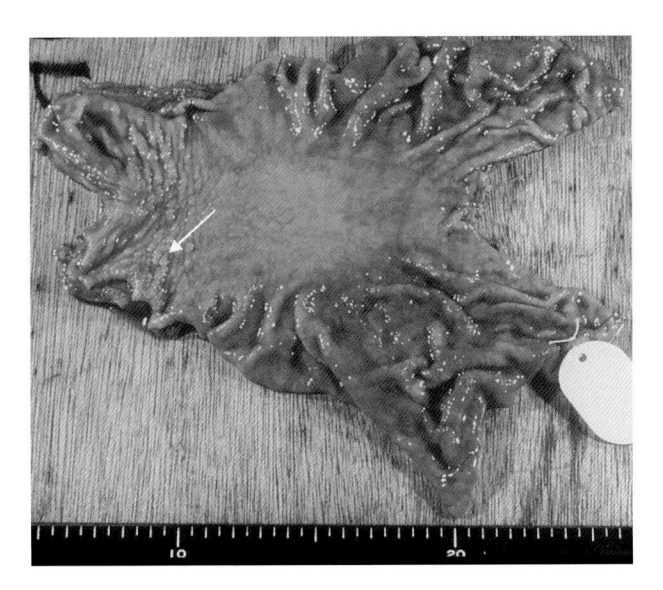

新鮮切除標本

症例 54　微小Ⅱc型早期胃癌　60歳・男性

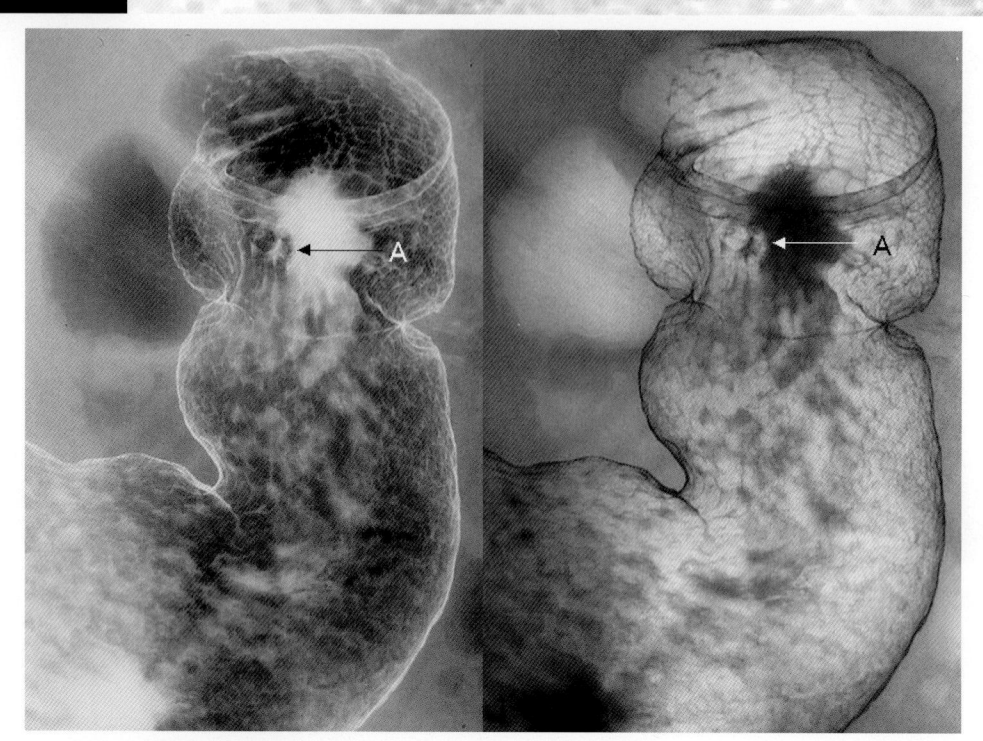

Fig.204　腹臥位正面二重造影像

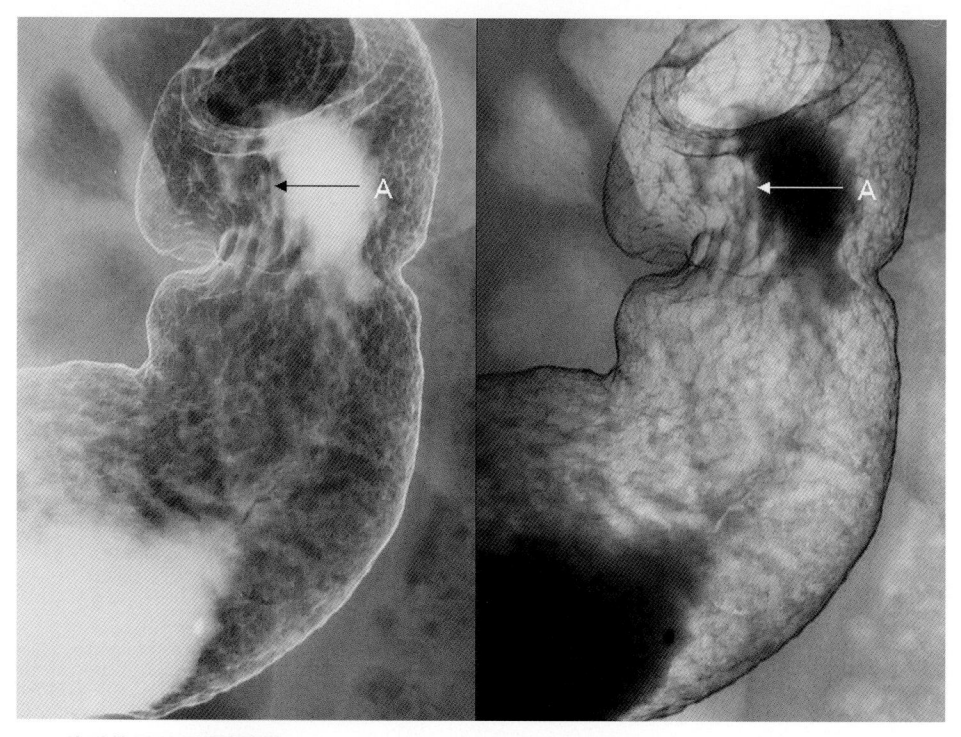

Fig.205　腹臥位正面二重造影像

症例54．微小Ⅱc型早期胃癌

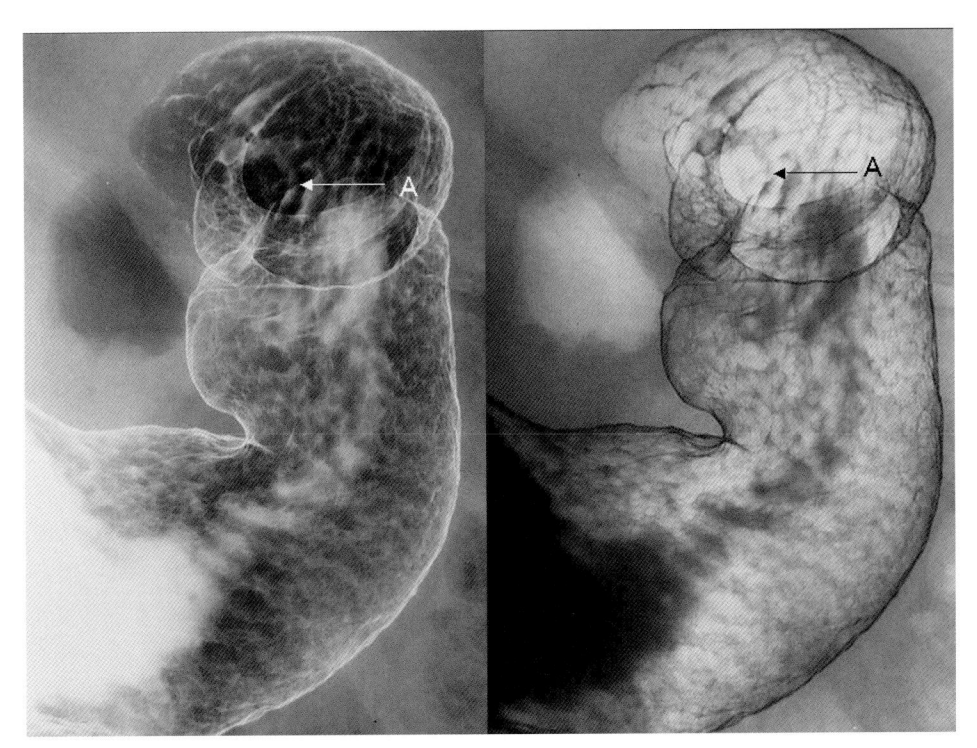

Fig.206 腹臥位正面二重造影像

　本例は微小胃癌であるが，X線写真の造影効果の良否以前に，透視下観察で病変が発見できず，御蔵入りしていた症例である．後に，内視鏡写真と対比すると，数枚のX線写真に病変が現れていた例である．

　Fig.204，205，206のネガ像，ポジ像では，幽門前部前壁小弯寄りに不整形な小さく濃いバリウム斑（矢印A）がみられる．X線的には大きさ約7×5 mmの不整形な小さく濃いバリウム斑（矢印A）が認められる．内視鏡的には，2本の粘膜ひだ間の浅い陥凹部として現れている．粘膜ひだ集中様の先端部としてみれば，先細り，明らかなヤセ部と表現されよう．

　馬場[5]らの述べている線状ニッシェに該当するのであろう．馬場らによると，分化型癌の微小Ⅱc型癌では，X線的に軽度な隆起を伴う線状ニッシェは肉眼的に線状陥凹あるいは不整な多角形の陥凹として現れる．不整な多角形の陥凹がX線的には線状ニッシェとして現れる原因は不明であるが，病変が極端に小さく分化型癌に多いことから，陥凹の辺縁隆起や胃壁の伸展具合（程度と方向）によって陥凹部が十分に現れないことが考えられる，と述べている．

　タコイボびらんおよび良性びらんと小さいⅡc病変を比較すると，小さいⅡc病変では，1）単発である，2）陥凹の形状が不整である，3）不整形な陥凹の辺縁には，規則性のある，類円形および類楕円形な小さい隆起像（はじき像）とは異なり，不規則な形の隆起像（はじき像）であることが多い，4）陥凹面（底部）には濃淡差がみられる，ことなどである．

　また，良性びらんとの鑑別では，びらんは多発傾向があり，周囲粘膜は炎症性浮腫状な変化所見であることが多い．微小胃癌では単発傾向があり，周囲粘膜は炎症性浮腫状な変化所見がみられないことが多い．

　微小胃癌，小胃癌でも詳細に読影すると，陥凹境界部には不整形の微細なはみ出し状陰影がみられ，濃淡差のある，不整形な陰影所見がみられることが多い．本微小胃癌も境界部に濃淡差のある，不整形な陰影所見がみられる．それらの微小Ⅱc病変は，固有粘膜あるいは腸上皮化生粘膜から発生しているのであろう．

193

Fig.204, 205, 206のネガ像, ポジ像では, 不整形な小さく濃いバリウム斑(矢印A)がみられる.

不整形な小さく深い陥凹(矢印A)の境界は微細にトゲトゲしている. 陥凹面(底部)は数個の極微細顆粒像が認められる. 陥凹の辺縁には微細顆粒像および立ち上がりの緩やかな隆起像(はじき像)がみられる.

背景粘膜は幽門腺領域であろう. 周囲粘膜は小顆粒像がみられるが, 顆粒間の開大した所見はみられず, 軽度から中等度な萎縮変化が推定される.

要 約

不整形な小さく深い陥凹の境界は微細にトゲトゲして不規則, 陥凹面(底部)は数個の極微細顆粒像, 陥凹の辺縁には微細顆粒像および立ち上がりの緩やかな隆起像(はじき像)などの所見である.

上記の事柄を考慮し, 境界, 面(底部), 辺縁の所見から分化型癌の微小Ⅱc病変と読影できるのであろうが, 微小胃癌は典型的なⅡc病変のように明らかな根拠を述べるのが難しい. しかし, これら微小胃癌, 小胃癌はパターン認識することが大切であろう.

深達度は厚みと硬さ(凹凸と伸展性)で行うが, 癌の粘膜下以深への浸潤によって生じた所見(因果関係に基づく所見)はみられず, 癌の深部浸潤と関係がある所見(相関関係に基づく所見)を思考しても, 顕微鏡的な微小浸潤を考慮しなければm癌と読影できよう.

考 察

1998年頃は, EMR (endoscopic mucosal resection) およびESD (endoscopic submucosal dissection) が盛んに行われる時期であり, EMRが施行された.

微小Ⅱc病変では, 不整形な小さく濃いバリウム斑はポジ像がわかりやすく, X線写真の濃度がオーバーの場合, ポジ像で読影するほうが比較的容易である. 陥凹の辺縁の微細顆粒像および立ち上がりの緩やかな隆起像(はじき像)は, ポジ像では濃度域が広く, コントラストがネガ像に比べると低いことからわかりやすい. また, 濃度が高く黒くつぶれた部でもわずかな濃度差がみられ, ポジ像では性状がわかりやすい. 逆に, 濃淡差のみられない陥凹境界の性状は, ネガ像がわかりやすい.

◆病理組織診断　微小Ⅱc型早期癌　m tub1　5×4mmである.

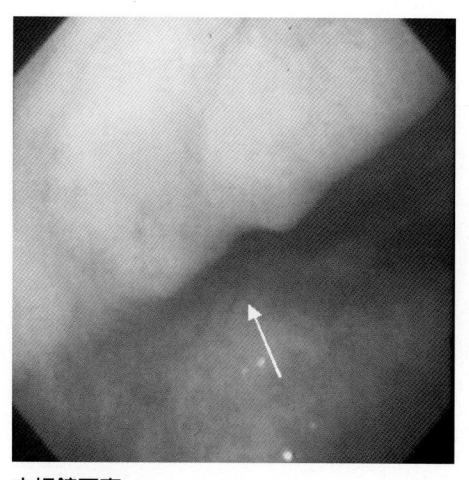

内視鏡写真

症例 55 　微小Ⅱc型早期胃癌　53歳・男性

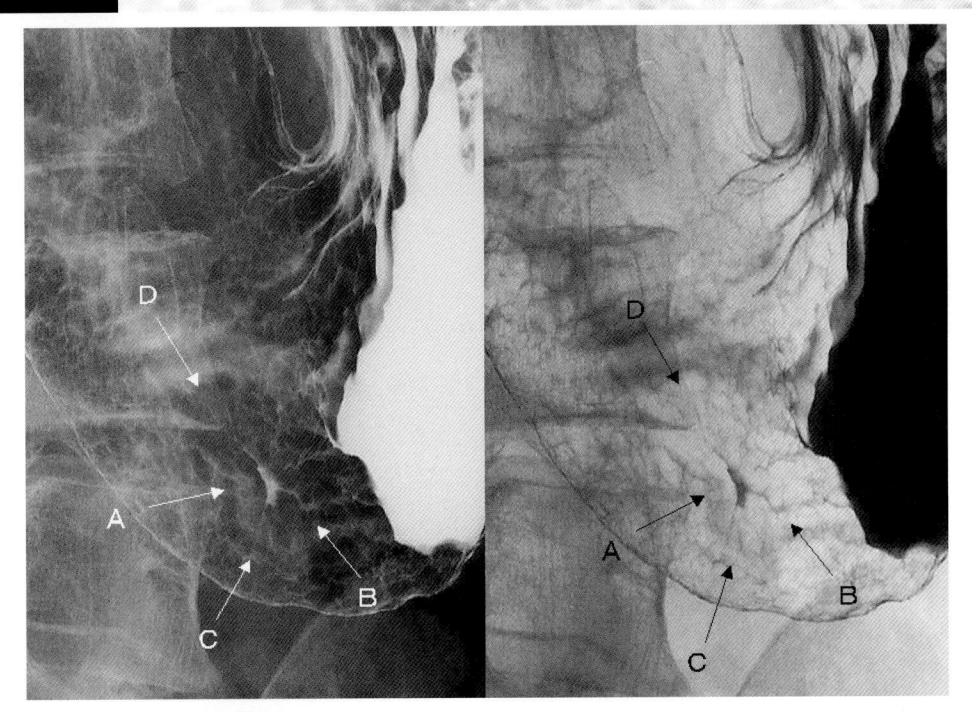

Fig.207　背臥位正面二重造影像

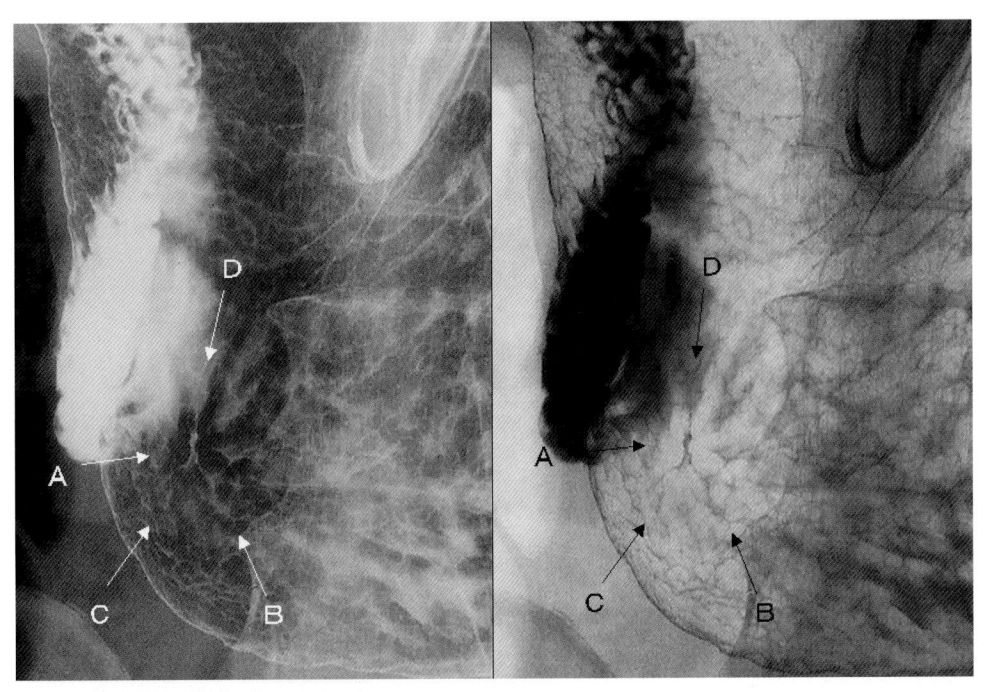

Fig.208　背臥位第2斜位二重造影像

胃癌X線読影法

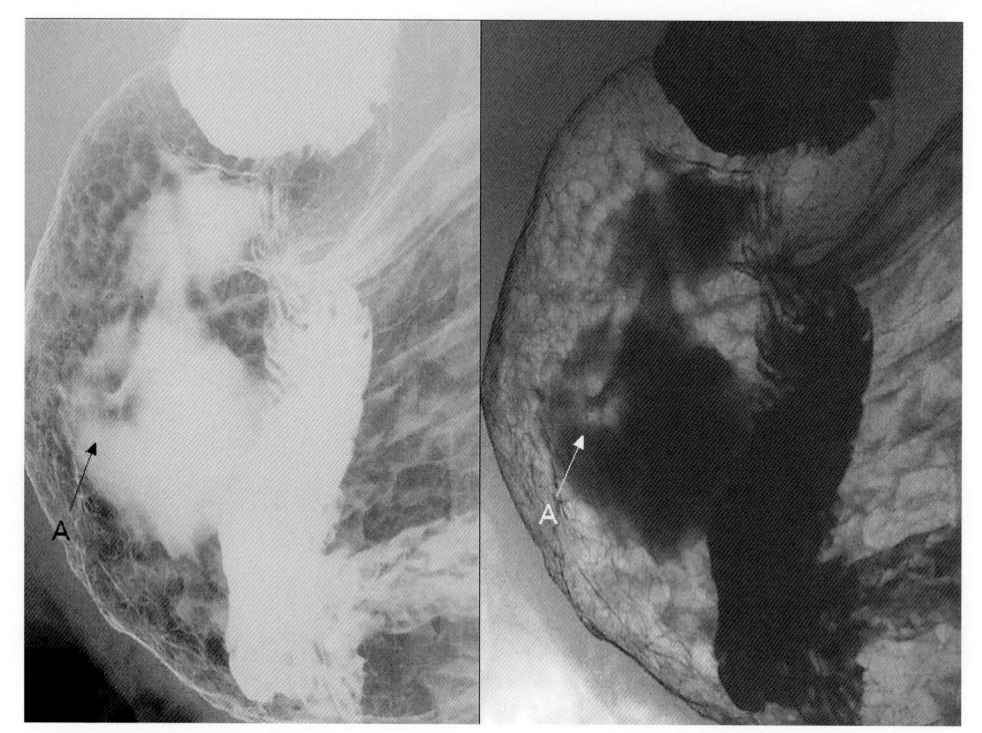

Fig.209　背臥位第2斜位二重造影像

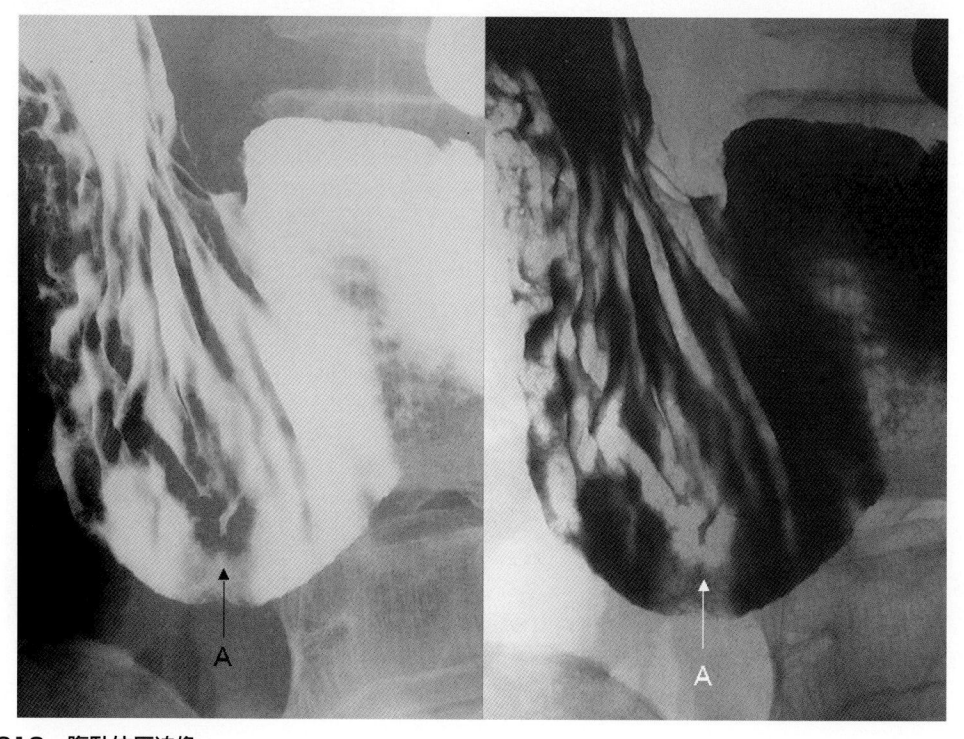

Fig.210　腹臥位圧迫像

症例55．微小Ⅱc型早期胃癌

　本例は微小胃癌であるが，透視下観察で病変が発見でき，描出できた例である．透視下観察の重要性は以前から指摘されているが，微小胃癌ではことに大切である．
　Fig.207，208，209，210のネガ像，ポジ像では，胃角部後壁やや大弯寄りに粘膜ひだ集中を伴う不整形な小さく淡い，やや局面をもつ線状のバリウム斑（矢印A）がみられる．粘膜ひだ集中は空気量の多寡によって現れ方が異なっている．粘膜ひだ集中の先端部および粘膜ひだ間の線状陰影の変化所見は不明瞭である．
　Fig.207，208のネガ像，ポジ像では，不整形な小さく淡いやや局面をもつ線状のバリウム斑（矢印A）がみられ，その境界部には数か所に不整形な小さく淡いひげ状のはみ出し状陰影が認められる．病変の大きさは約6×3mmである．
　不整形な小さく浅いやや局面をもつ線状陥凹（矢印A）の境界は，比較的鮮明である．その境界部には数か所に不整形な小さく浅いひげ状のはみ出し状陰影がみられ，その小さく浅いひげ状のはみ出し状陰影の境界所見はトゲトゲした棘状陰影とはやや異なる変化所見である．
　数か所の不整形な小さく淡いひげ状のはみ出し状陰影を詳細にみると，口側の不整形な小さく淡いひげ状のはみ出し状陰影（矢印B）は，先端部では不規則な形で小さい陥凹局面を呈している．大弯側の不整形な小さく淡いひげ状のはみ出し状陰影（矢印C）は，放射状に2本に分かれている．肛門側の不整形な小さく淡いひげ状のはみ出し状陰影（矢印D）は，濃淡差が認められる．
　"微小胃癌，小胃癌でも詳細に読影すると，陥凹境界部には不整形の微細なはみ出し状陰影がみられ，濃淡差のある，不整形な陰影所見がみられることが多い"に一致する変化所見である．
　これらのはみ出し状陰影は組織像との対比が重要となってくる．しかし，病理組織報告書には詳細な記述がみられないことから，詳細は不明である．
　不整形な小さく浅いやや局面をもつ線状陥凹の面（底部）は，微細顆粒像がみられ，濃淡差も認められる．不整形な小さく淡いやや局面をもつ線状のバリウム斑であるにもかかわらず，濃淡差はポジ像がわかりやすい．不整形な小さく浅いやや局面をもつ線状陥凹の辺縁には，立ち上がりの緩やかな隆起像（はじき像）が認められる．
　Fig.209のネガ像，ポジ像は，二重造影のⅡ法であり，陥凹部および陥凹の辺縁の性状が現れ，病変の形状が理解しやすい．不整形な小さく淡いやや局面をもつ線状のバリウム斑の辺縁には，立ち上がりの緩やかな隆起像（はじき像）がみられる．
　Fig.210のネガ像，ポジ像は，腹臥位圧迫像である．不整形な小さく淡いやや局面をもつ線状のバリウム斑の辺縁には，立ち上がりの緩やかな透亮像がみられる．
　背景粘膜は幽門腺領域であろう．周囲粘膜は小顆粒像がみられるが，顆粒間の開大した所見はみられず，軽度から中等度の萎縮変化が推定される．

要　約

　不整形な小さく浅いやや局面をもつ線状陥凹の境界は，比較的鮮明および数か所に不整形な小さく浅いひげ状のはみ出し状陰影，陥凹面（底部）は微細顆粒像，濃淡差，陥凹の辺縁には立ち上がりの緩やかな隆起像（はじき像）などの所見である．
　これらの境界，面（底部），辺縁の所見から分化型癌の微小Ⅱc病変と読影した．微小Ⅱc病変では，典型的なⅡc病変のように明確な悪性所見を求めることは難しい．しかし，本例は微小Ⅱc病変に特徴的な変化所見が比較的現れている．これらの微小胃癌，小胃癌はパターン認識することが大切であろう．
　深達度は厚みと硬さ（凹凸と伸展性）で行うが，癌の粘膜下以深への浸潤によって生じた所見（因果関係に基づく所見）はみられず，癌の深部浸潤と関係がある所見（相関関係に基づく所見）を思考しても，顕微鏡的な微小浸潤を考慮しなければm癌と読影できよう．

考　察

　微小Ⅱc病変のはみ出し状陰影である不整形な小さく淡いひげ状のはみ出し状陰影が，小さい陥凹局面，複線化，濃淡差としてみられるような場合，その読影は，ポジ像を中心にネガ像をも含めて検討すると詳細な性状まで読影できる。

　本例のような不整形な小さく浅いやや局面をもつ線状陥凹でも，陥凹部には濃淡差がみられ，適度なコントラストがあるためポジ像がわかりやすい。不整形な小さく浅いひげ状のはみ出し状陰影は，淡い陰影斑としてみられる部ではネガ像がわかりやすいが，わずかに濃淡差のある部ではポジ像がわかりやすい。

◆**病理組織診断**　微小Ⅱc型早期癌　m　por 2　5×2 mmである。

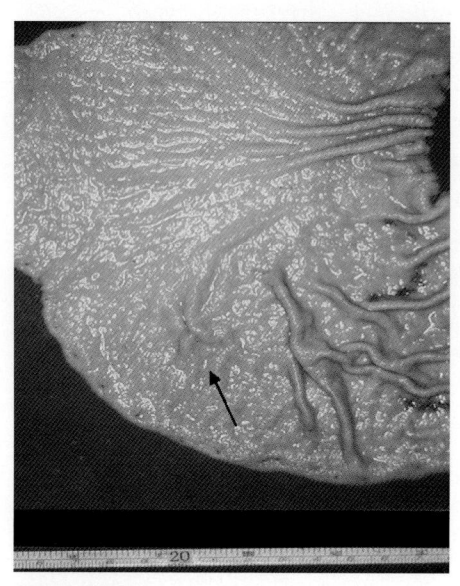

固定切除標本

症例 56　微小Ⅱc型早期胃癌　67歳・女性

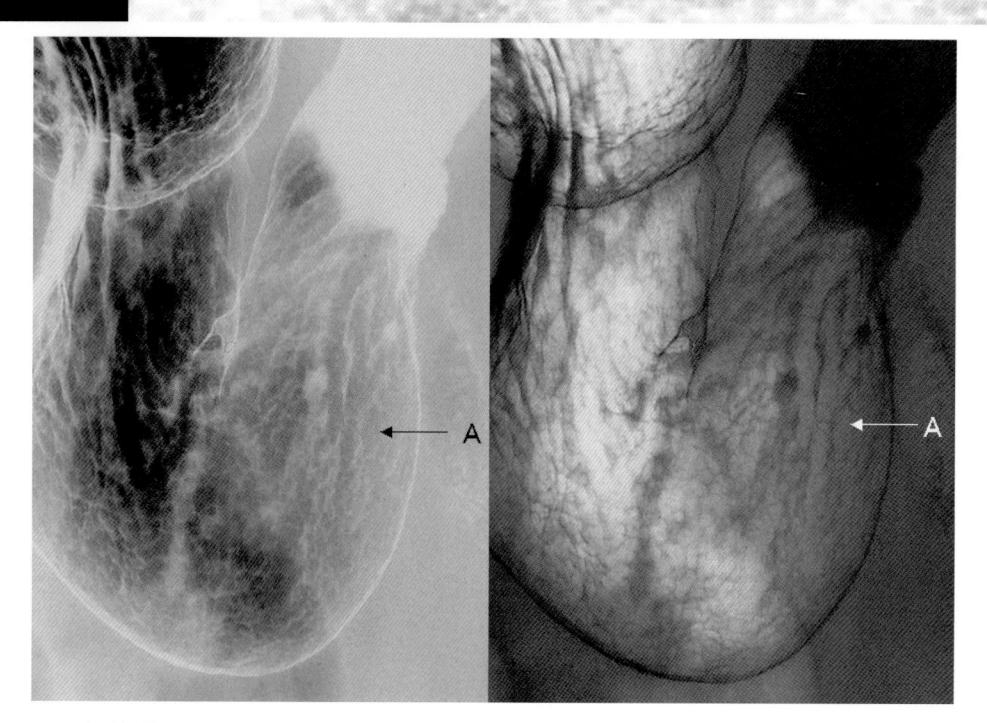

Fig.211　腹臥位第1斜位二重造影像

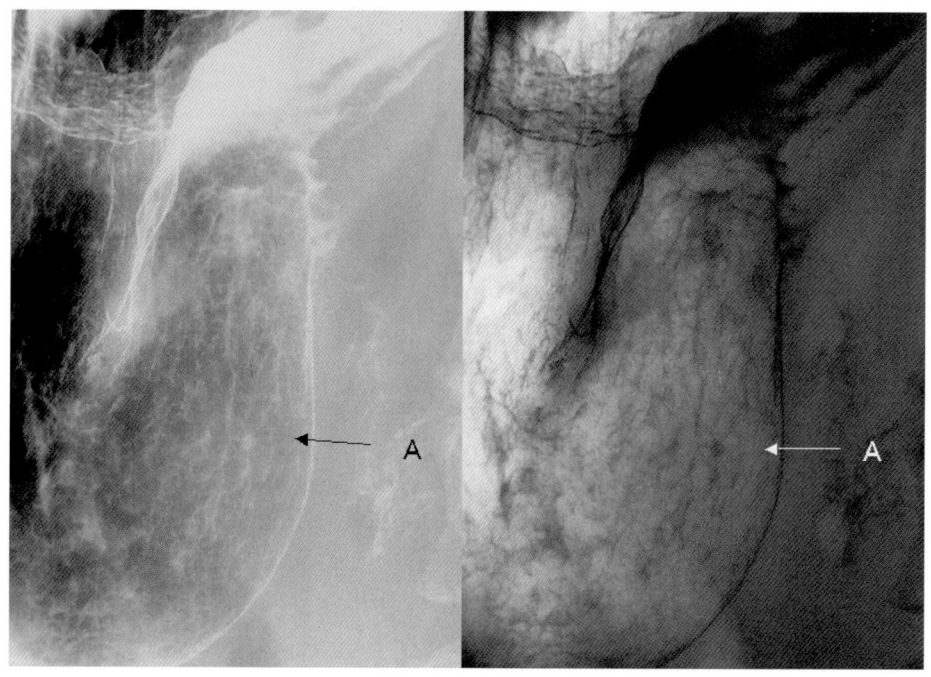

Fig.212　腹臥位第1斜位二重造影像

胃癌X線読影法

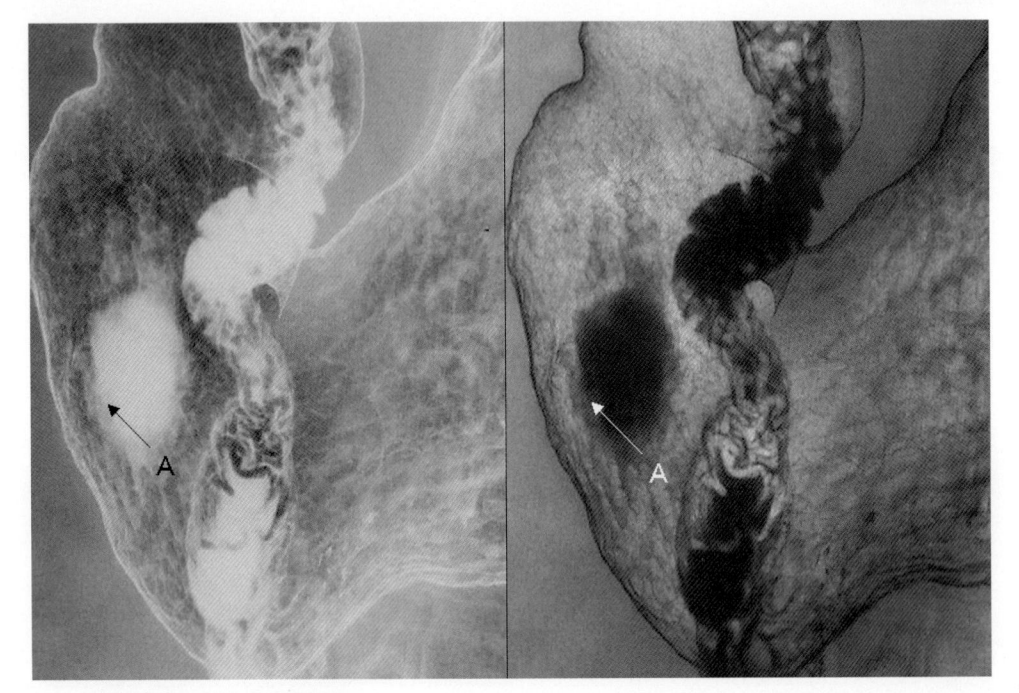

Fig.213　背臥位第2斜位二重造影像

　前例と異なり，本例は透視下観察で病変が発見できず，描出できなかった例である．後に，内視鏡写真および切除標本と対比すると，数枚のX線写真に不十分ながら病変が現れていた例である．

　本例の読影のポイントは，軽度な粘膜ひだ集中様の変化所見（矢印A）が，病変部の局在部位を示しているにもかかわらず，描出できていない．これらのことから，病変の発見および描出には軽度な粘膜集中あるいは粘膜ひだ集中は重要な所見であることが示唆される．内視鏡写真では粘膜ひだ集中がみられず，新鮮切除標本では軽度な粘膜ひだ集中が認められる．

　本症例から反省を含めて自戒すると，撮影中，ある程度撮影した後は，病変部が的確に現れているかどうか，病変部の局在部位が一致しているかどうか，推定した肉眼像が現れているかどうか，現像して確認する必要があった．本例はそれらのことを行わなかったことが致命的な失敗につながった．今後の撮影ではこのようなことのないように戒めたいと考えている．

　Fig.211，212のネガ像，ポジ像では，前庭部大弯に軽度な粘膜ひだ集中を伴う不整形な小さく淡い陰影斑（矢印A）がみられる．不整形な小さく淡い陰影斑のやや大弯側には微細顆粒像が認められる．病変の大きさは不明である．

　不整形な小さく浅い陥凹（矢印A）の境界は軽度にトゲトゲした棘状陰影がみられる．陥凹面（底部）は微細顆粒像が認められる．陥凹の辺縁には隆起変化所見はみられない．

　粘膜ひだ集中の先端部および粘膜ひだ間の線状陰影の変化所見は不明瞭である．軽度な粘膜集中あるいは粘膜ひだ集中がみられることから，陥凹性病変であることはわかるが，陥凹の形状・性状は不明瞭である．

　Fig.213のネガ像，ポジ像では，同部を粘膜集中と読影するのか，不規則な形の線状陰影の集合像と読影するのか難しいが，中心部には極微細顆粒像が認められる．また，その先端部にはわずかな陥凹局面がみられ，規則性のある複数の線状陰影（潰瘍瘢痕では粘膜集中は瘢痕収縮に向かう単一の方向性である）がみられることから，不規則な形の線状陰影の集合像と読影するよりは，粘膜集中と読影するほうが妥当であろう．

　背景粘膜は幽門腺領域であろう．周囲粘膜は小顆粒像がみられ，顆粒間の開大した所見がみられ

ることから，中等度から高度な萎縮変化が推定される。

要 約
　不整形な小さく浅い陥凹の境界は軽度にトゲトゲした棘状陰影，陥凹面（底部）は微細顆粒像，粘膜集中などの所見である。
　以上の境界，面（底部），粘膜集中などの所見から検討しても，微小Ⅱc病変とは読影できない。病変が的確に描出されていない場合，読影することは難しい。
　深達度は厚みと硬さ（凹凸と伸展性）で行うが，病変が的確に描出されていない場合，深達度の読影はできない。

考 察
　軽度な粘膜集中や複数の線状陰影による淡い陰影斑などは，ネガ像，ポジ像による二画像からの情報を収集して，あらゆる変化所見から病変の発見，良・悪性を読影することが大切であるが，本例はそれ以前に病変部を描出することが前提である。

◆**病理組織診断**　微小Ⅱc型早期癌　m　sig　5×4mmである。

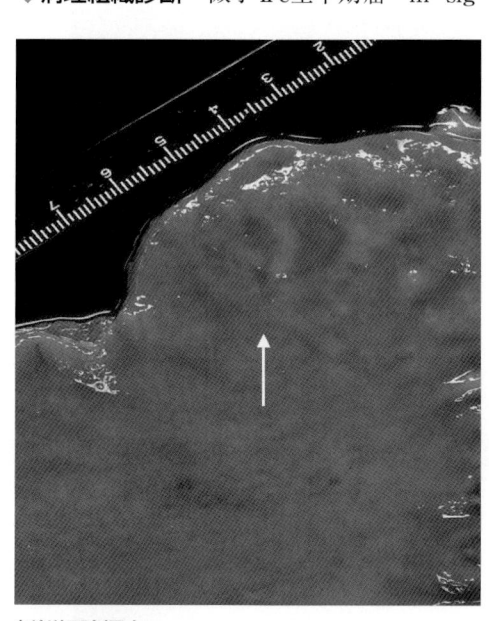

新鮮切除標本

症例 57　微小Ⅱc型早期胃癌　55歳・男性

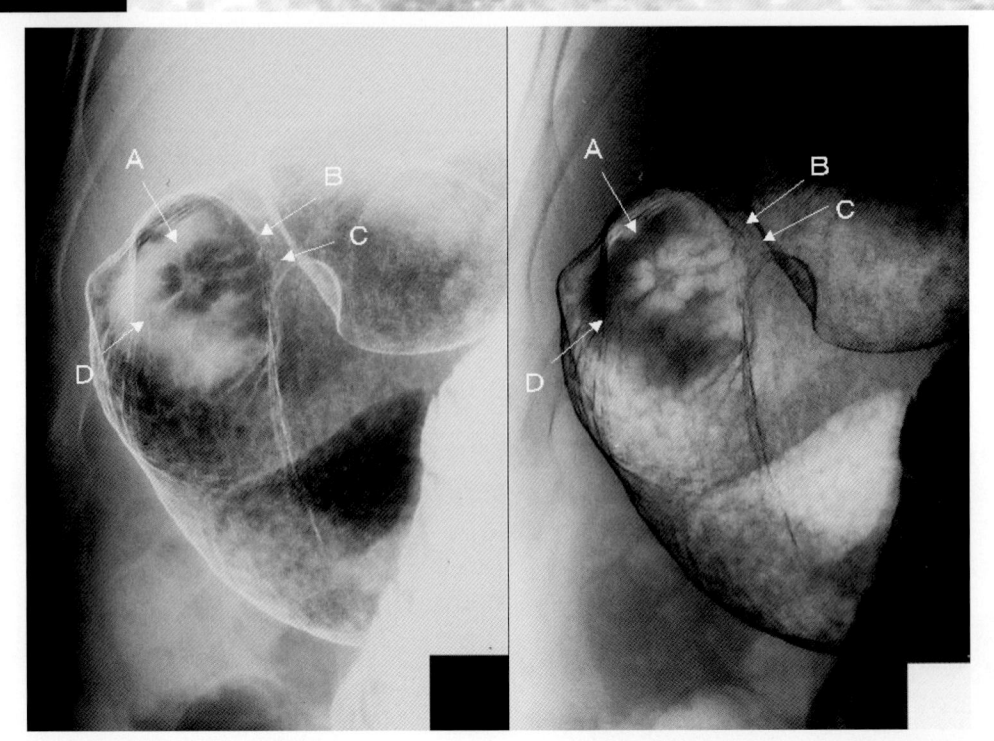

Fig.214　背臥位第2斜位二重造影像

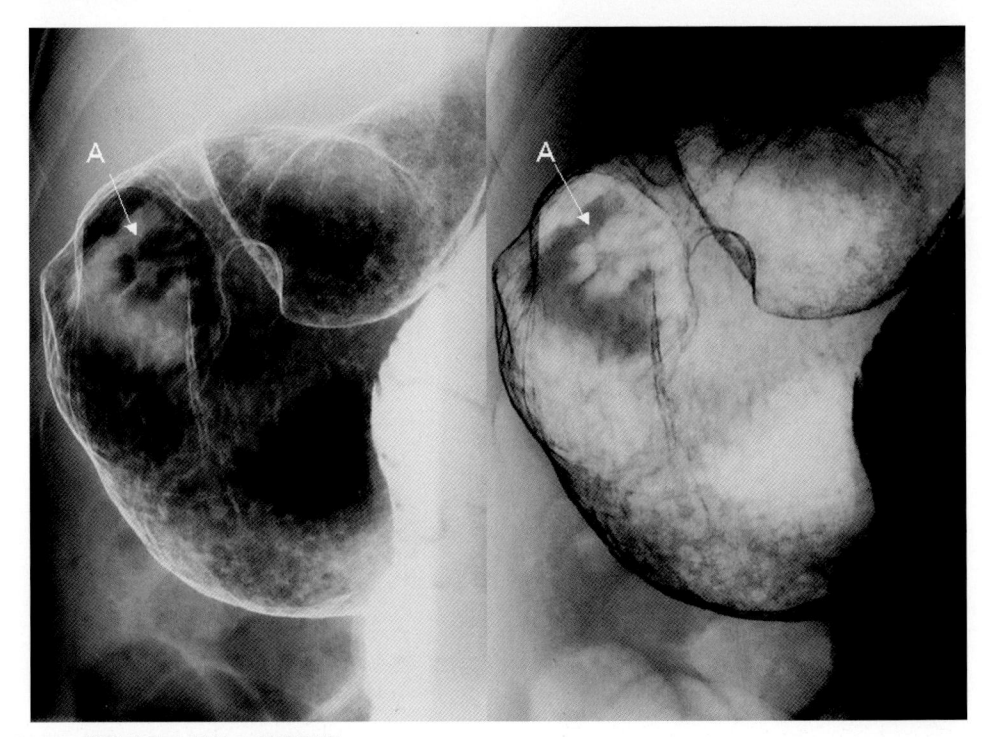

Fig.215　背臥位第2斜位二重造影像

症例57. 微小Ⅱc型早期胃癌

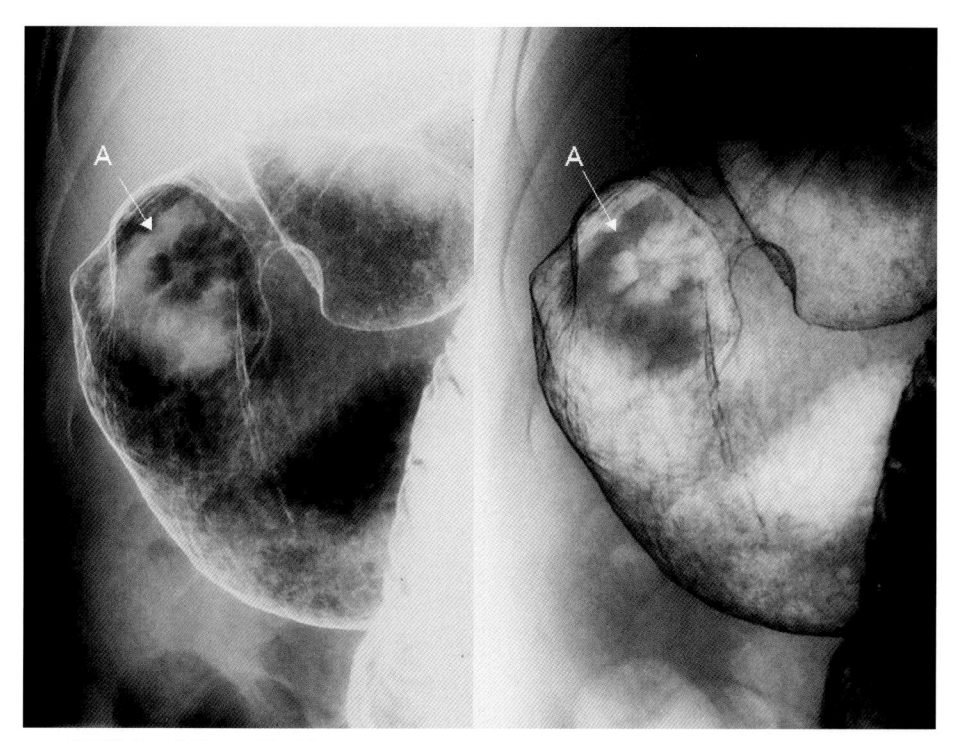

Fig.216　背臥位第2斜位二重造影像

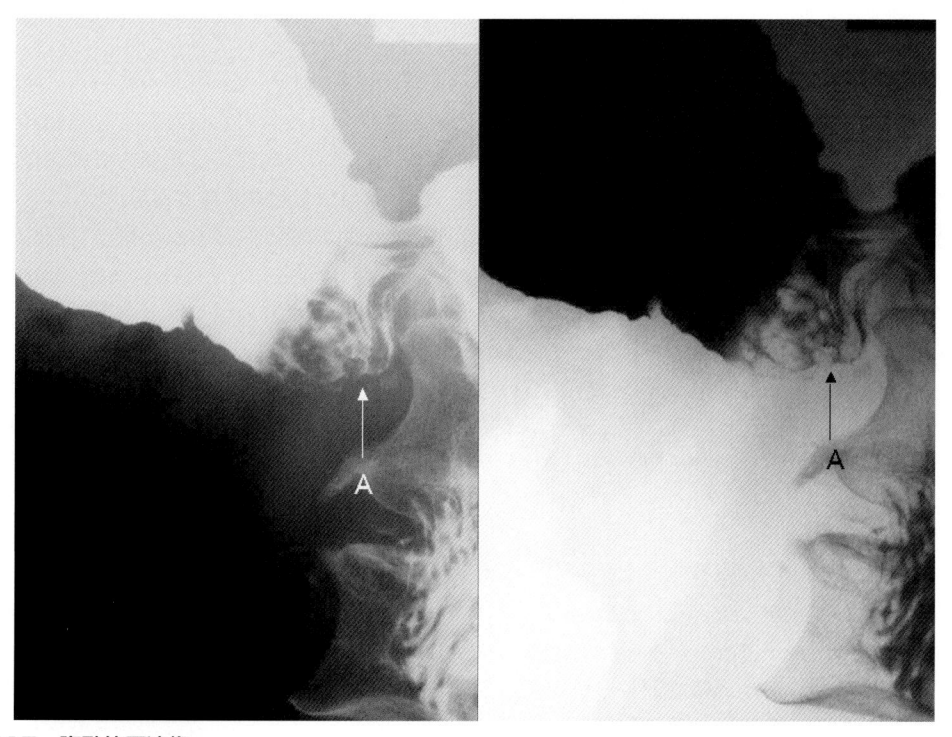

Fig.217　腹臥位圧迫像

203

本例は体上部前壁小弯寄りに潰瘍がみられ，内視鏡検査が施行され，その検査中に発見された微小胃癌である。Fig.214，215，216，217のX線写真は精密検査写真である。幽門前部大弯に不整形な小さく淡いバリウム斑（矢印A）がみられる。一見すると，良性潰瘍や良性びらんのようにもみえる。

不整形な小さく淡いバリウム斑の小弯側には，不整形な2本のやや幅のある線状陰影（矢印B，C）が，はみ出し状陰影として認められる。大弯側にも，不整形なやや幅のある線状のはみ出し状陰影（矢印D）がみられる。肛門側には短くやや幅のある線状陰影が放射状に2本みられる。よくみると，陥凹の境界には多彩な小さく淡いやや幅のある線状陰影が，はみ出し状陰影として認められる。

Fig.214，215，216のネガ像，ポジ像では，不整形な小さく淡いバリウム斑（矢印A）がみられる。不整形な小さく浅い陥凹（矢印A）の境界は比較的平滑であるが，上記した多彩なはみ出し状陰影が認められる。陥凹面（底部）は数個の微細顆粒像がみられ，濃淡差も認められる。陥凹の辺縁には立ち上がりの緩やかな隆起像（はじき像）がみられる。

"微小胃癌，小胃癌でも詳細に読影すると，陥凹境界部には不整形の微細なはみ出し状陰影がみられ，濃淡差のある，不整形な陰影所見がみられることが多い"に一致する変化所見である。

Fig.217のネガ像，ポジ像では，不整形な小さく淡いバリウム斑（矢印A）がみられる。病変の大きさは約6×5mmである。

不整形な小さく浅い陥凹（矢印A）の境界は比較的明瞭である。陥凹面（底部）は微細顆粒像が認められる。陥凹の辺縁には小顆粒・顆粒像が認められる。

背景粘膜は幽門腺領域であろう。周囲粘膜は小顆粒像がみられるが，顆粒間の開大した所見はみられず，軽度から中等度な萎縮変化が推定される。

要 約

不整形な小さく浅い陥凹の境界は比較的平滑，小弯側には不整形な2本のやや幅のある線状陰影のはみ出し状陰影，大弯側にも不整形な濃いやや幅のある線状のはみ出し状陰影，肛門側には短くやや幅のある線状陰影が放射状に2本のはみ出し状陰影，陥凹面（底部）は数個の微細顆粒像，濃淡差，陥凹の辺縁には立ち上がりの緩やかな隆起像（はじき像）などの所見である。

以上の境界，面（底部），辺縁の所見から分化型癌の微小Ⅱc病変と読影した。微小胃癌，小胃癌では，典型的なⅡc病変のように明確な悪性所見を求めることは難しい。しかし，本例は微小Ⅱc病変の特徴的な変化所見が比較的現れており，これらの微小胃癌，小胃癌はパターン認識することが大切であろう。

深達度は厚みと硬さ（凹凸と伸展性）で行うが，癌の粘膜下以深への浸潤によって生じた所見（因果関係に基づく所見）はみられず，癌の深部浸潤と関係がある所見（相関関係に基づく所見）を思考しても，顕微鏡的な微小浸潤を考慮しなければm癌と読影できよう。

考 察

上記した陥凹境界の多彩な小さく淡いやや幅のある線状のはみ出し状陰影は，適度なコントラストがあり，ネガ像，ポジ像ともに現れている。詳細にみると，わずかに濃淡差がみられる部ではポジ像がわかりやすく，濃淡差がみられない部ではネガ像がわかりやすい。

陥凹面（底部）の数個の微細顆粒像は保護色（隠蔽色）が関連し，輝度のない灰色の中の微細顆粒像と輝度のある白色の中の微細顆粒像とでは，前者はわかりにくく，後者はわかりやすい。これらの事象は通常の読影にも適応できることが多い。

◆**病理組織診断** 微小Ⅱc型早期癌 m tub1 5×4mmである。

症例57. 微小Ⅱc型早期胃癌

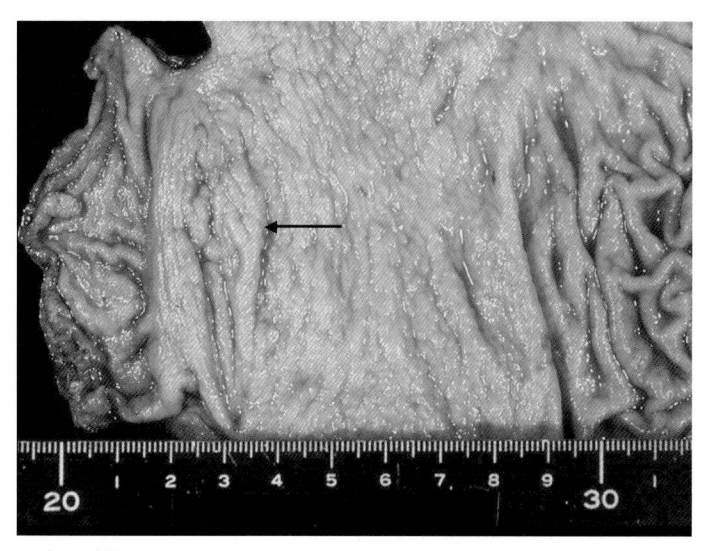

固定切除標本

症例 58　微小Ⅱc型早期胃癌　54歳・女性

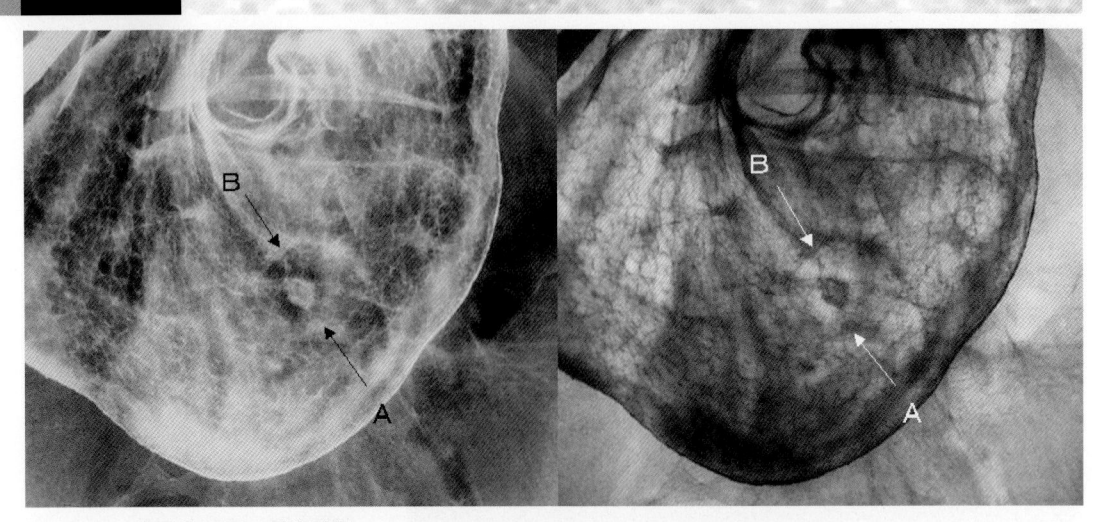

Fig.218　腹臥位正面二重造影像

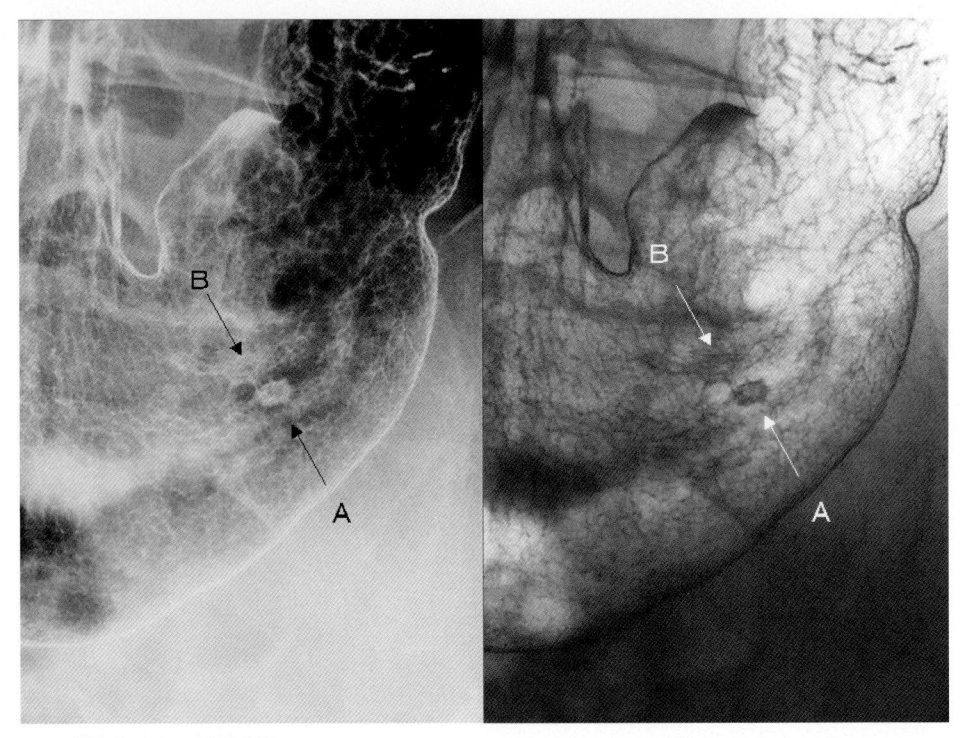

Fig.219　腹臥位正面二重造影像

症例58．微小Ⅱc型早期胃癌

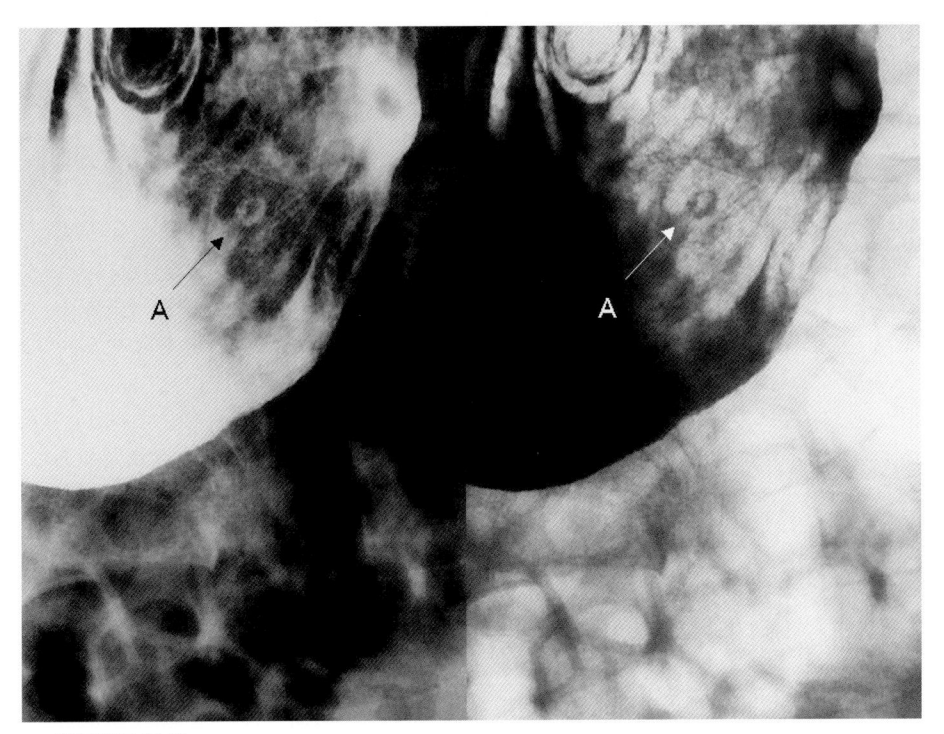

Fig.220　腹臥位圧迫像

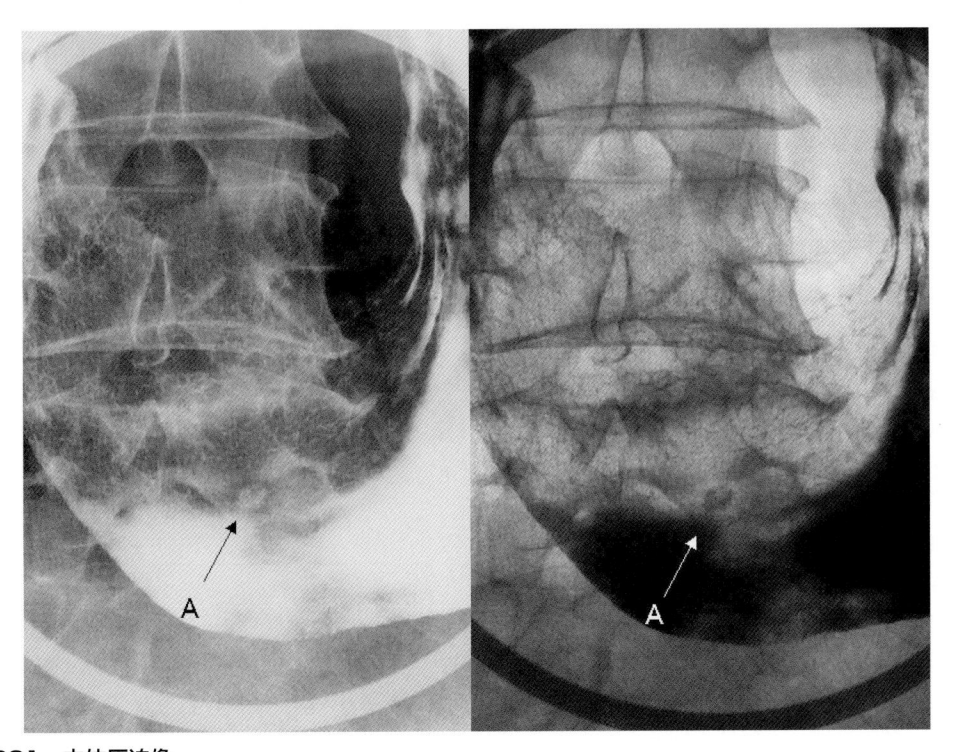

Fig.221　立位圧迫像

207

Fig.218, 219, 220, 221のネガ像，ポジ像では，胃角部肛門側前壁中央に不整形な小さく淡いバリウム斑（矢印A）がみられる。

　Fig.218, 219のネガ像，ポジ像では，不整形な小さく淡いバリウム斑（矢印A）がみられる。不整形な小さく浅い陥凹（矢印A）の境界は微細にギザギザした鋸歯状陰影である。陥凹面（底部）は小顆粒像がみられ，濃淡差も認められる。小さい陥凹面（底部）であるにもかかわらず，まだらな濃淡差はポジ像がわかりやすい。陥凹の辺縁には幅の狭い立ち上がりの緩やかな隆起像（はじき像）がみられる。

　不整形な小さく浅い陥凹の小弯側には，不規則な形の微小のはみ出し状陰影（矢印B）が認められる。この部も浅い陥凹部に連続しており，同一病変であろう。病変の大きさは約6×5mmである。

　"微小胃癌，小胃癌でも詳細に読影すると，陥凹境界部には不整形の微細なはみ出し状陰影がみられ，濃淡差のある，不整形な陰影所見がみられることが多い"に一致する変化所見である。

　Fig.220, 221のネガ像，ポジ像では，不整形な小さく淡いバリウム斑（矢印A）がみられる。不整形な小さく浅い陥凹（矢印A）の境界は微細にギザギザした鋸歯状陰影である。陥凹面（底部）は小顆粒像が認められる。陥凹の辺縁には幅の狭い立ち上がりの緩やかな隆起像（はじき像）がみられる。

　微小胃癌では典型的なⅡc型早期癌のように明らかな根拠を述べるのは難しい。しかし，今後は微小胃癌，小胃癌では，陥凹面（底部）のまだらな濃淡差の変化所見が，良・悪性鑑別の指標および根拠のひとつとして有用か否かについては検討する必要があろう。

　背景粘膜は腺境界領域であろう。腺境界領域の近傍粘膜であれば，このような領域に存在する小さいⅡc病変の大部分は未分化型癌が推定される。周囲粘膜は小顆粒像がみられるが，顆粒間の開大した所見がみられず，軽度から中等度な萎縮変化が推定される。

要　約

　不整形な小さく浅い陥凹の境界は微細にギザギザした鋸歯状陰影，陥凹面（底部）は小顆粒像，濃淡差，陥凹の辺縁には幅の狭い立ち上がりの緩やかな隆起像（はじき像），不規則な形の微小なはみ出し状陰影などの所見である。

　上記の事柄を考慮し，境界，面（底部），辺縁の所見から未分化型癌の小さいⅡc病変と読影できるのであろうが，微小胃癌では典型的なⅡc型早期癌のように明らかな根拠を述べるのは難しい。しかし，これら微小胃癌，小胃癌はパターン認識することが重要であろう。

　深達度は厚みと硬さ（凹凸と伸展性）で行うが，癌の粘膜下以深への浸潤によって生じた所見（因果関係に基づく所見）はみられず，癌の深部浸潤と関係がある所見（相関関係に基づく所見）を思考しても，顕微鏡的な微小浸潤を考慮しなければm癌と読影できよう。

考　察

　微小Ⅱc病変の陥凹面（底部）であるにもかかわらず，まだらな濃淡差はポジ像がわかりやすい。これらのまだらな濃淡差の変化所見が，微小陥凹性病変の良・悪性鑑別の指標および根拠のひとつとして有用か否かについては，今後の検討が必要である。微小Ⅱc病変の微細なはみ出し状陰影は，周囲粘膜と比較すると濃淡差がみられ，それらの陰影所見の読影はポジ像がわかりやすい。

　ネガ像をポジ像に反転させて読影することは，アナログ撮影からデジタル撮影へ変化したことが関与している。その変化によって陰影所見に濃度差（濃淡差）の変化所見の読影がクローズアップしてきたが，過去のデータがみられず，今回新たな知見として加わったが，今後，さらなる検討が必要であろう。

◆**病理組織診断**　微小Ⅱc型早期癌　m　sig　5×4mmである。

症例58．微小Ⅱc型早期胃癌

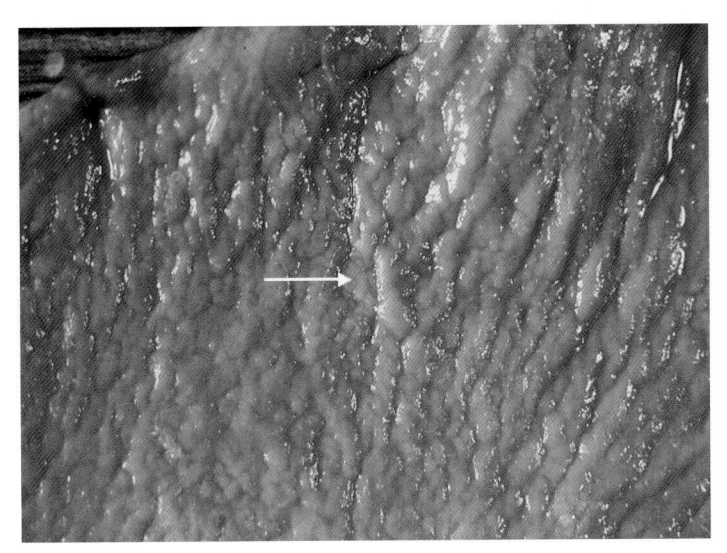

固定切除標本

症例 59　IIc類似進行胃癌　67歳・男性

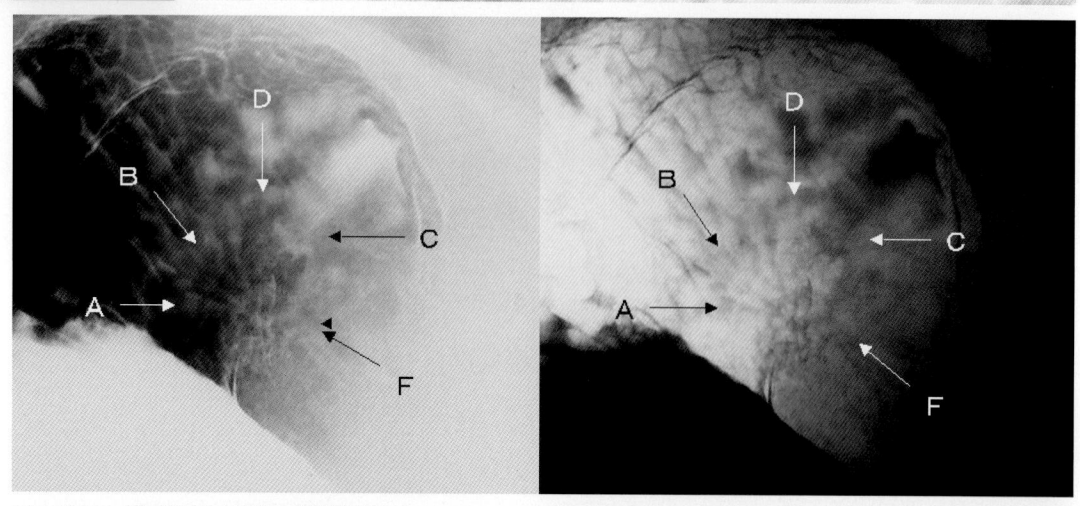

Fig.222　腹臥位第1斜位二重造影像

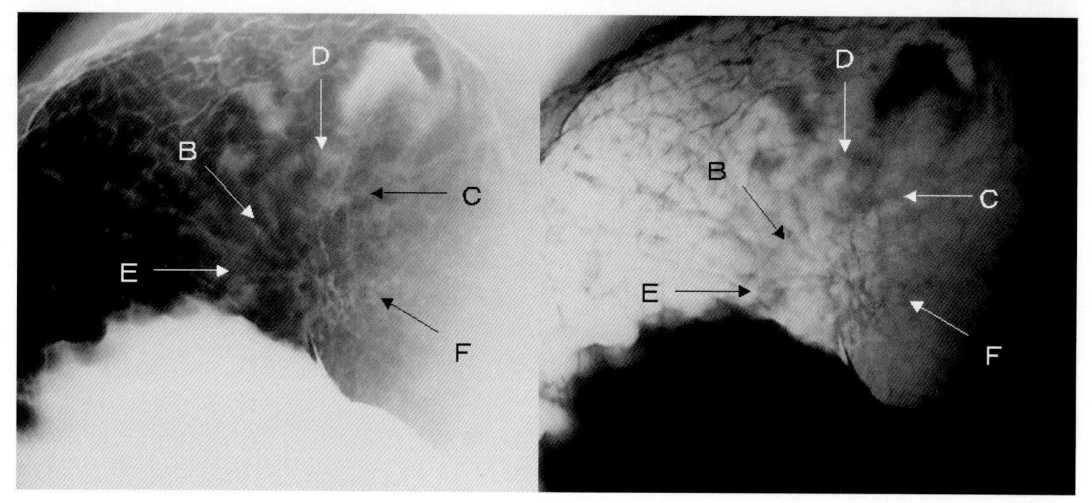

Fig.223　腹臥位第1斜位二重造影像

　内視鏡によるbiopsyから10日後の精密検査写真であるため，複数の小顆粒像および微小なバリウム斑が数か所（矢印A～F）にみられるが，生検痕の変化所見も考慮する必要があろう。
　Fig.222，223，224のネガ像，ポジ像では，噴門下部小弯前・後壁から体上部小弯前・後壁に粘膜ひだ集中を伴う不整形な淡い陰影斑（矢印A）がみられる。病変の大きさは約23×12mmである。
　不整形な浅い陥凹（矢印A）の境界は比較的鮮明である。陥凹面（底部）は数個の小顆粒像，微細顆粒像がみられ，口側部には局所的なわずかに深い陥凹が認められる。陥凹の辺縁には小顆粒・顆粒像および立ち上がりの緩やかな隆起像（はじき像），隆起幅の不均等な高低差の異なる変化所見がみられる。
　陥凹の辺縁の立ち上がりの緩やかな隆起像（はじき像）の幅（大小）を計測すると，口側，大弯側では約7mmと広く，小弯側，肛門側では約2mmと狭く，不均等である。また，口側，大弯側の隆起像（はじき像）の形状は，台状挙上様の変化所見（矢印B，D，E）である。それらの台状挙上様の変化所見は，不完全型の幅の狭い透亮帯（矢印B～F）のようにもみられる。
　大弯側では粘膜ひだ集中がみられ，粘膜ひだ集中の先端部には中断，先細りはみられないが，なだらかなヤセ（矢印B，E）が認められる。粘膜ひだ間の線状陰影は狭小化，不整開大，濃淡の差

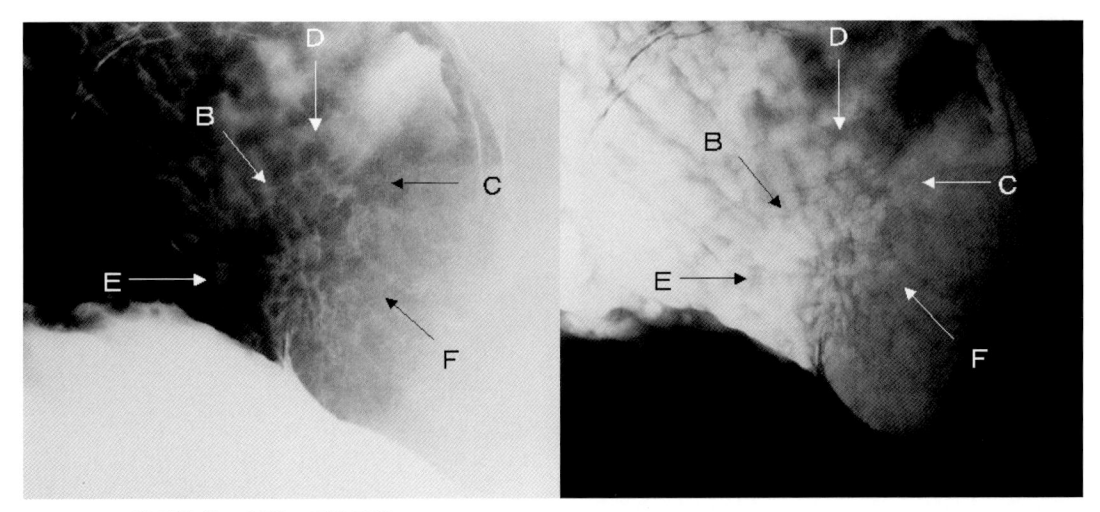

Fig.224 腹臥位第 1 斜位二重造影像

(矢印B，E) などの所見がみられ，ことに，狭小化の変化所見が明瞭である。

　Fig.222，223，224のネガ像，ポジ像では，不整形な淡い陰影斑（矢印A）の口側には不規則な形の淡いバリウム斑（矢印C）がみられる。その不規則な形の淡いバリウム斑は，不整形な淡い陰影斑に連続するような変化所見である。大きさは約14×11mmである。

　不規則な形の浅い陥凹（矢印C）の境界は比較的明瞭である。陥凹面（底部）は微細顆粒像が認められる。陥凹の辺縁にも微細顆粒像がみられる。萎縮粘膜とⅡc病変との鑑別が難しい。この陰影所見は，ポジ像による陰影斑の濃淡差の変化所見から指摘できたものである。

　組織学的な検索が不十分なため，不規則な形の浅い陥凹（矢印C）がⅡc病変と連続しているか否かについて詳細は不明であるが，これらの変化所見は見逃してはならない陰影所見であろう。

　背景粘膜は噴門腺領域であろう。周囲粘膜は網状陰影がみられず，明らかな萎縮変化はみられない。

要 約

　不整形な浅い陥凹の境界は比較的鮮明，陥凹面（底部）は数個の小顆粒像，微細顆粒像，陥凹の辺縁には小顆粒・顆粒像および立ち上がりの緩やかな隆起像（はじき像），隆起幅の不均等な高低差の異なる不完全型の幅の狭い透亮帯，粘膜ひだ集中の先端部はなだらかなヤセ，粘膜ひだ間の線状陰影は狭小化，不整開大，濃淡の差などの所見である。

　これらの境界，面（底部），辺縁，粘膜ひだ集中の先端部，粘膜ひだ間の線状陰影などの所見から分化型癌のⅡc病変と読影した。

　深達度は厚みと硬さ（凹凸と伸展性）で行うが，癌の粘膜下以深への浸潤によって生じた所見（因果関係に基づく所見），陥凹辺縁の隆起（台状挙上様の変化所見，隆起幅の不均等な高低差の異なる，不完全型の幅の狭い透亮帯），ひだ間の狭小化，局所的なわずかに深い陥凹，癌の深部浸潤と関係がある所見（相関関係に基づく所見），局在部位，癌組織型，肉眼型，大きさ，潰瘍合併の有無などから推定してsm以深癌と読影できよう。

考 察

　本例は，ネガ像では，陥凹辺縁の隆起変化所見は低濃度域の低コントラストであり，淡いバリウムでせき止められた隆起像（はじき像）の性状はわかりやすい。ポジ像では，陥凹境界の変化所見は適度なコントラストがみられ，鮮明な変化所見がわかりやすく，陥凹面（底部）の局所的なわず

かに深い陥凹の所見も同様である。
◆**病理組織診断**　Ⅱc類似進行癌　mp　tub 2　21×11mmである。

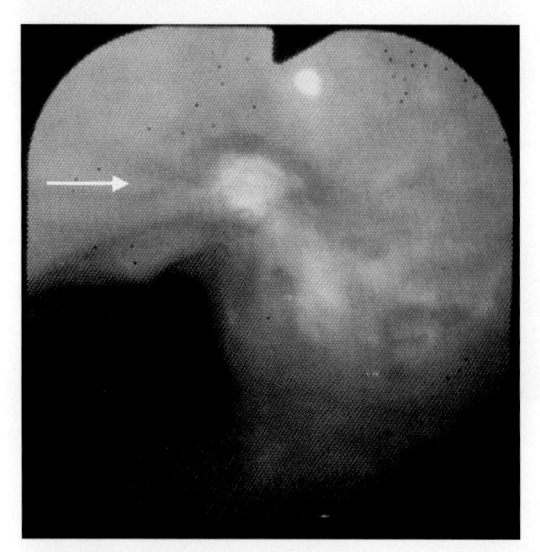

内視鏡写真（精密検査の10日前）

症例 60　IIc類似進行胃癌　61歳・女性

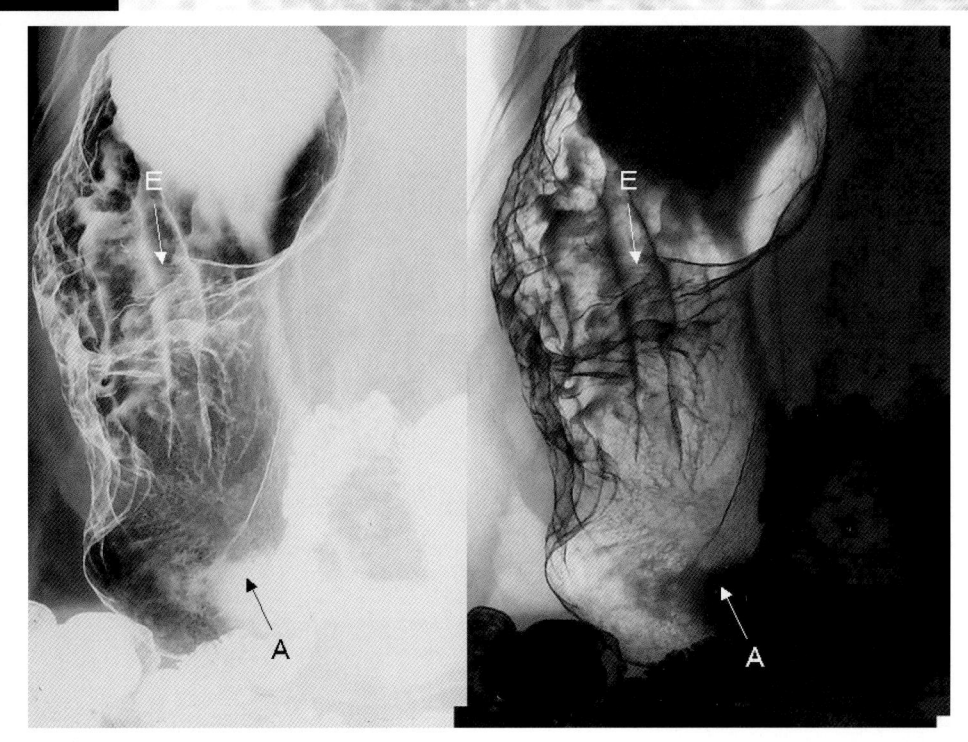

Fig.225　腹臥位正面二重造影像

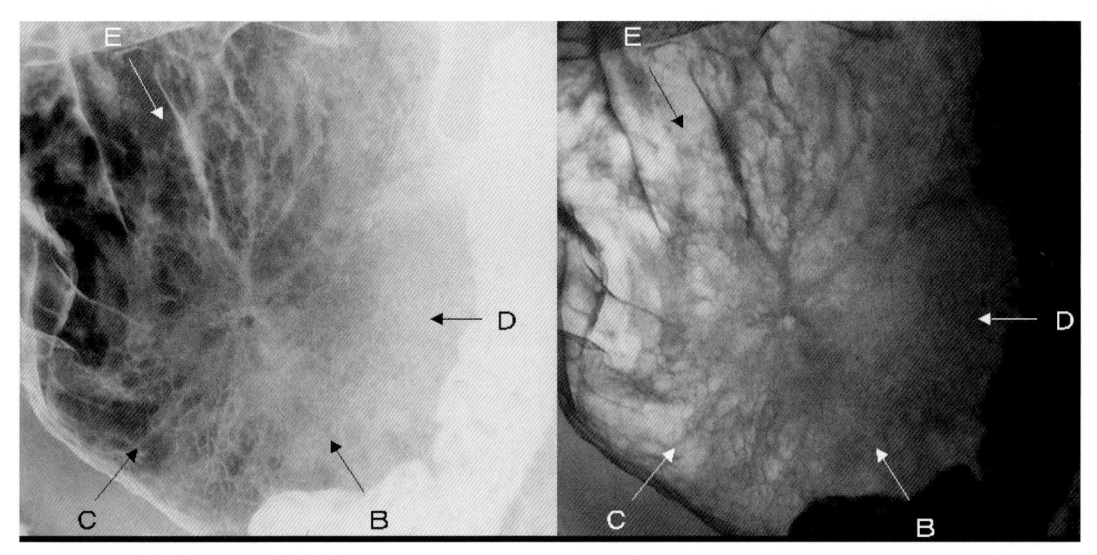

Fig.226　腹臥位正面二重造影像

　本例は，結果的には精密検査を行ったことにより検査中に副病変が発見できた症例である。主病変は体下部後壁小弯寄りの潰瘍瘢痕である。
　Fig.225のネガ像，ポジ像（弱拡大写真）では，胃角部前壁ほぼ中央に粘膜ひだ集中を伴う不整形な淡い陰影斑（矢印A）がみられる。一見すると，口側から集中する1本の粘膜ひだは直線的な走行と肥厚所見（矢印E）が認められる。
　Fig.226，227，228のネガ像，ポジ像では，不整形な淡い陰影斑（矢印B，C，D，E）が認められる。その不整形な淡い陰影斑部には，大部分に網状陰影，小顆粒・顆粒像がみられず，無構造

213

胃癌X線読影法

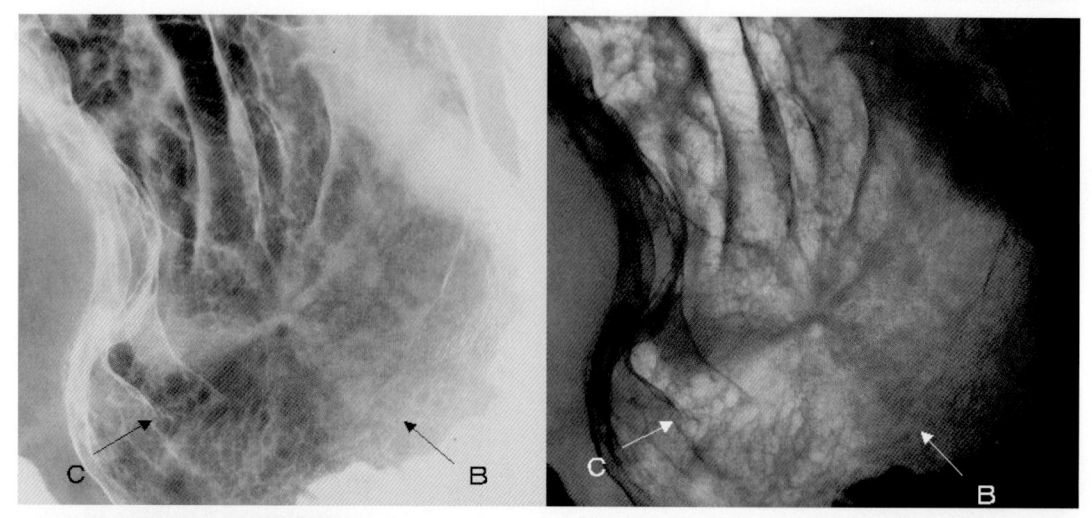

Fig.227　腹臥位正面二重造影像

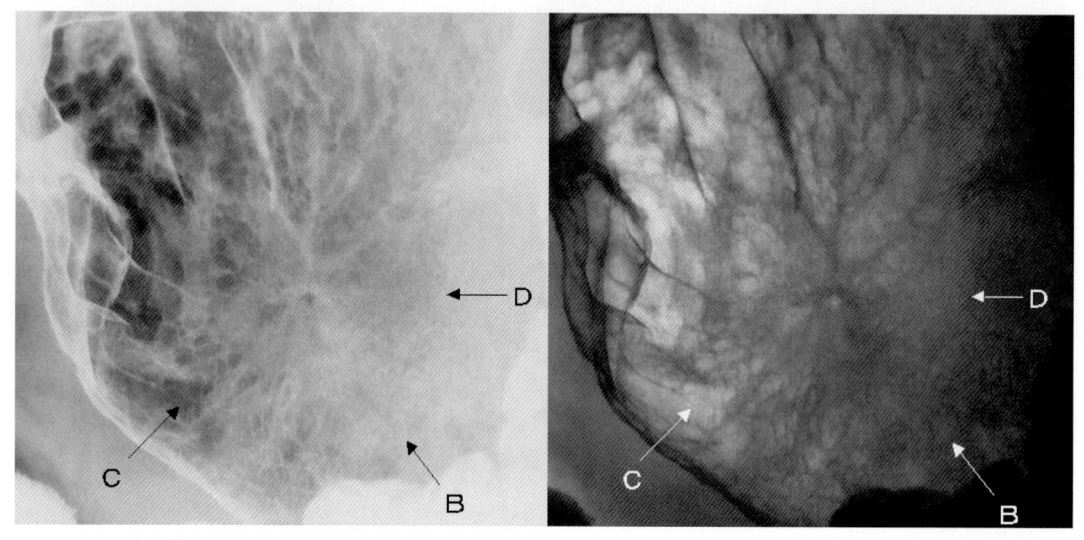

Fig.228　腹臥位正面二重造影像

模様に近似した陰影所見である。病変の大きさは約43×39mmである。
　不整形な浅い陥凹（矢印B，C，D，E）の境界は口側および大弯側では比較的鮮明であるが，小弯側および肛門側では不明瞭である。陥凹面（底部）は1個の小顆粒像がみられるが，大部分は無構造模様（矢印B，C，D，E）である。陥凹の辺縁には多数の小顆粒・顆粒像，網状陰影（矢印C，E）が認められる。
　小弯側および肛門側を除いては，多数の小顆粒・顆粒像，網状陰影などが陥凹部を押し上げているような，または，画然とした硬化像のようにもみえる。陥凹部の口側からは粘膜ひだ集中がみられ，それらの粘膜ひだ間の線状陰影は不整開大がみられ，その線状陰影は小顆粒像と接着して，突っ張っているような変化所見である。
　粘膜ひだ集中の先端部は中断，先細りが認められる。粘膜ひだ間の線状陰影は狭小化，不整開大，濃淡の差などの所見がみられる。
　Fig.227，228のネガ像，ポジ像では，不整形な浅い陥凹内の小顆粒像の口側には，"への字形"

214

のやや濃いバリウム斑（矢印D）がみられる。線状のニッシェであろう。

　背景粘膜は胃底腺領域から腺境界領域であろう。腺境界領域の近傍粘膜であれば，このような領域に存在するⅡc病変の大部分は未分化型癌が推定される。Ⅱc類似進行癌でも同様であろう。周囲粘膜の大部分には網状陰影がみられず，萎縮変化はみられない。

要　約

　不整形な浅い陥凹の境界は口側および大弯側では比較的鮮明，小弯側および肛門側は不明瞭，陥凹面（底部）は1個の小顆粒像，大部分は無構造模様，線状のニッシェ，陥凹の辺縁には多数の小顆粒・顆粒像，網状陰影，粘膜ひだ集中の先端部は中断，先細り，粘膜ひだ間の線状陰影は狭小化，不整開大，濃淡の差などの所見である。

　上記の事柄を考慮し，境界，面（底部），辺縁，粘膜ひだ集中の先端部，粘膜ひだ間の線状陰影などの所見から未分化型癌のⅡc病変と読影した。

　深達度は厚みと硬さ（凹凸と伸展性）で行うが，癌の粘膜下以深への浸潤によって生じた所見（因果関係に基づく所見），陥凹部の軽度な硬化像，ひだの走行や形状変化の異常，ひだ間の狭小化，局所的な深い陥凹，陥凹面（底部）の無構造模様，癌の深部浸潤と関係がある所見（相関関係に基づく所見），局在部位，癌組織型，肉眼型，大きさ，潰瘍合併の有無などから推定してsm以深癌と読影できよう。

考　察

　不整形な浅い陥凹面（底部）部は低濃度域の低コントラストである。ポジ像では低濃度域の低コントラストであっても，わずかな濃淡差がみられることから，小顆粒像および小さい線状のニッシェはわかりやすい。しかし，全体的な淡い陰影斑の詳細な読影は，ネガ像がわかりやすい。

◆**病理組織診断**　　Ⅱc類似進行癌　ss　por　39×36mmである。

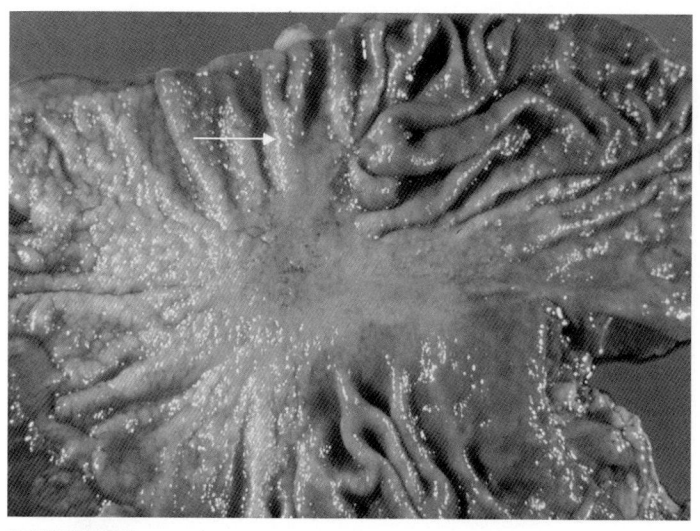

新鮮切除標本

| 症例 61 | Ⅱc類似進行胃癌　54歳・男性 |

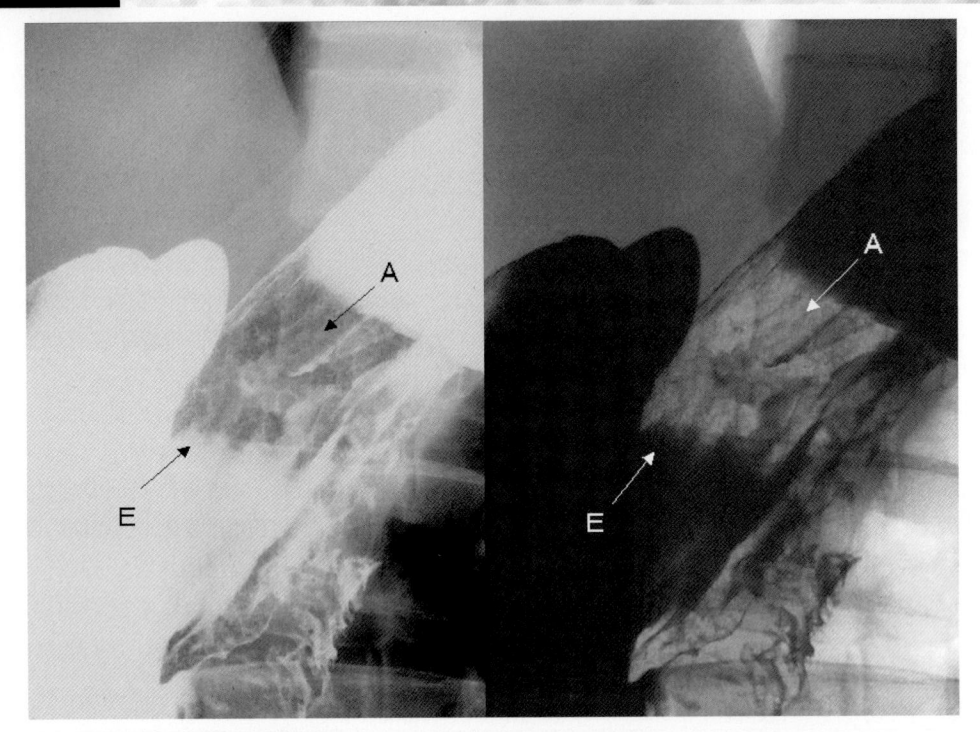

Fig.229　背臥位第2斜位二重造影像

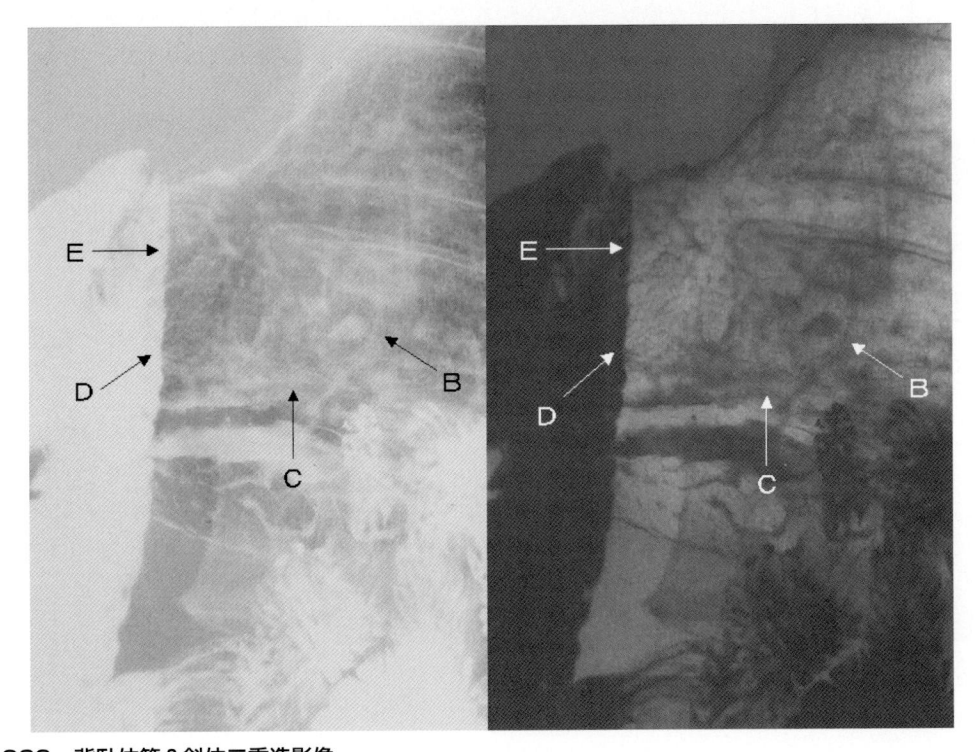

Fig.230　背臥位第2斜位二重造影像

症例61. Ⅱc類似進行胃癌

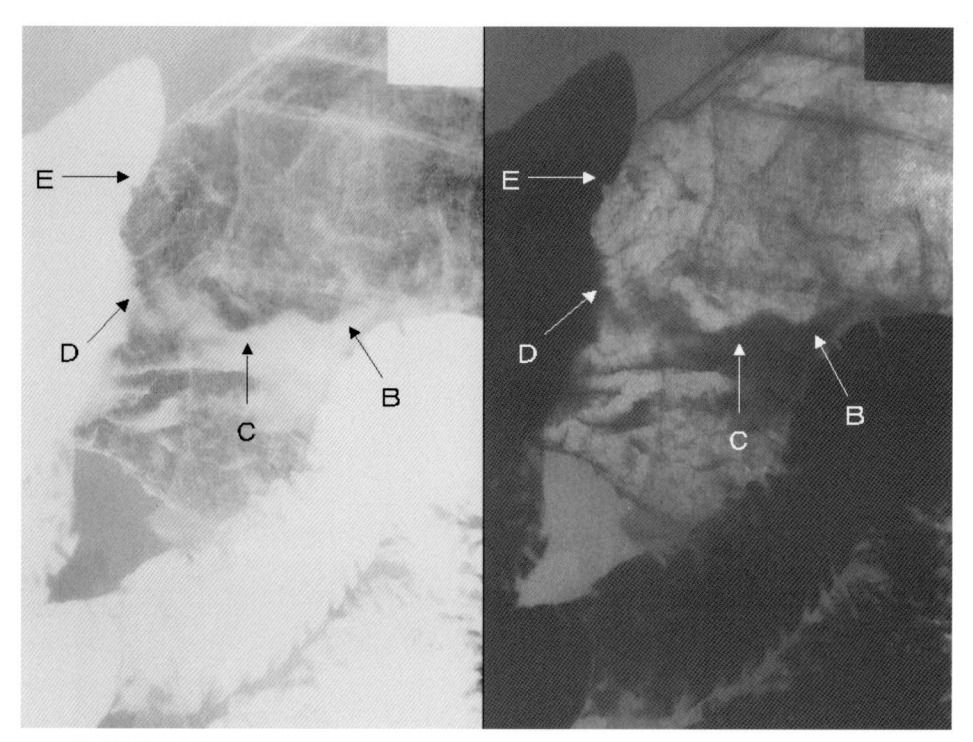

Fig.231　背臥位第2斜位二重造影像

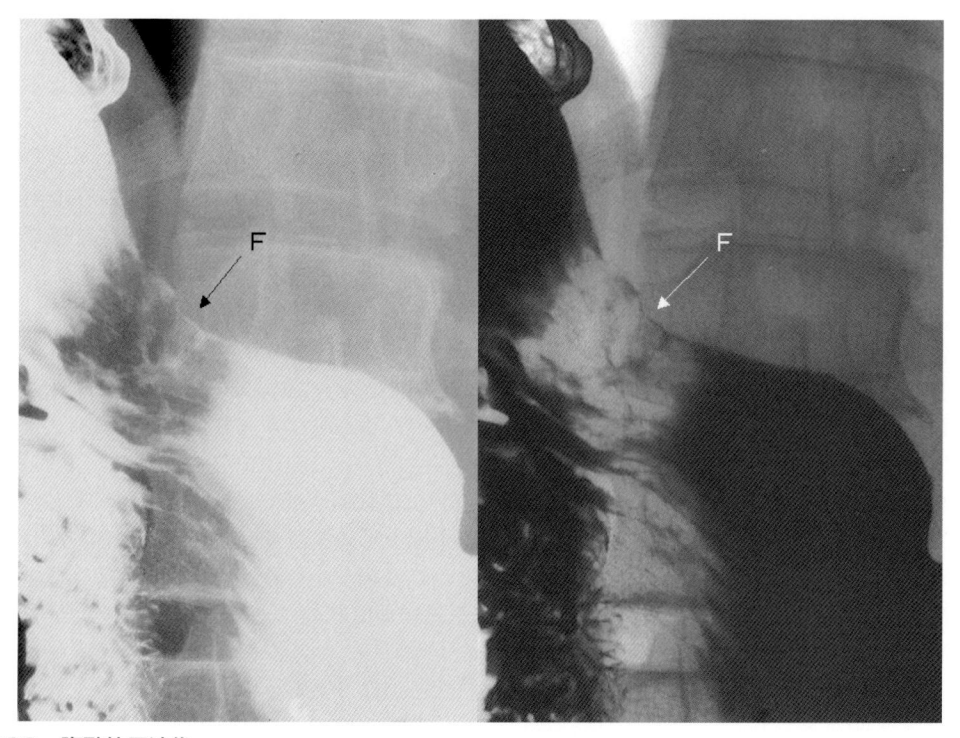

Fig.232　腹臥位圧迫像

217

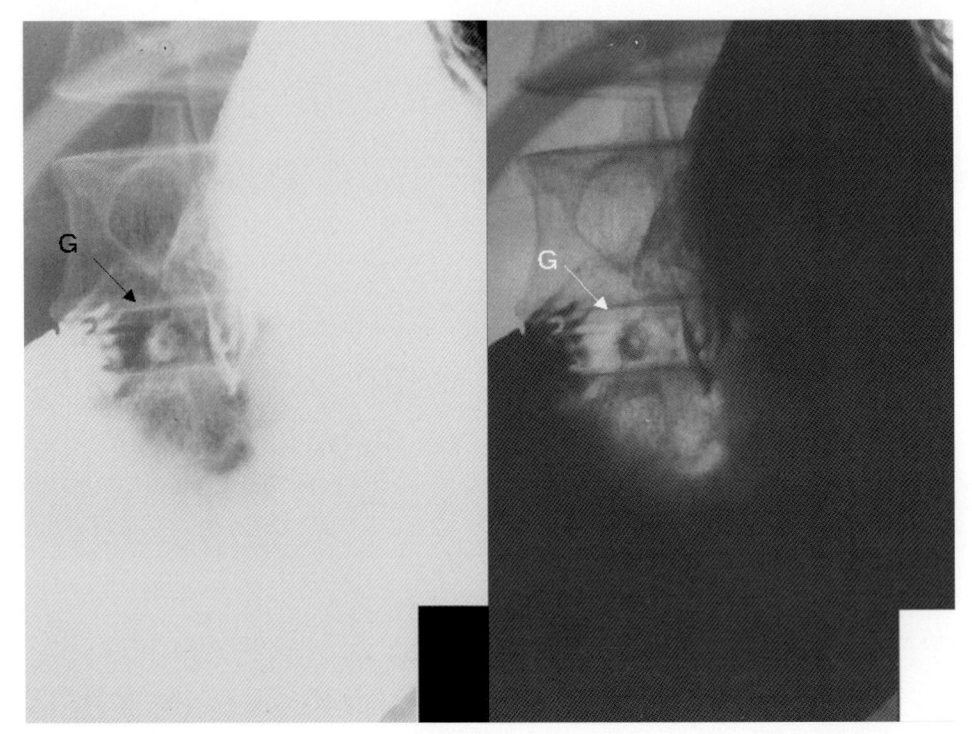

Fig.233 立位圧迫像

　Fig.229のネガ像，ポジ像は，空気少量の二重造影像である。体下部後壁小弯寄りに粘膜ひだ集中を伴う不整形な淡いバリウム斑（矢印A）がみられる。粘膜ひだ集中の先端部の性状は不明瞭だが，粘膜ひだ間の線状陰影は不整開大の所見が認められる。

　不整形な浅い陥凹（矢印A）の境界は鮮明である。陥凹面（底部）は不規則な形の小さく濃いバリウム斑および2個の顆粒像が認められる。陥凹の辺縁には立ち上がりの緩やかな軽度の隆起像（はじき像）がみられるが，大部分は粘膜ひだ集中像が認められる。空気少量の二重造影像では，Ⅱc病変の大きさは約20×14mmである。

　Fig.230，231のネガ像，ポジ像は，空気過伸展気味の二重造影像である。前記した不整形な浅い陥凹（矢印A）は不明瞭である。大弯側には不整形な濃淡差のある比較的大きく淡い陰影斑（矢印B，C）がみられる。辺縁隆起を伴う不整形な比較的大きく淡い陰影斑の大きさは，約45×31mm（矢印B〜E）である。また，不整形な陰影斑は濃淡差のあるバリウム斑および陰影斑（矢印B，C）として現れている。

　不整形な濃淡差のある浅い陥凹（矢印B〜E）の境界は比較的明瞭である。陥凹面（底部）は小顆粒・顆粒像，不規則な形の濃いバリウム斑および不規則な形の濃淡差のみられる小さいバリウム斑など多彩な変化所見である。陥凹の辺縁には立ち上がりの緩やかな隆起像（はじき像）およびひだ状の隆起像（はじき像）（矢印C）がみられる。空気過伸展気味の二重造影像のみの変化所見では，悪性の根拠に乏しい陰影所見であろう。

　Fig.232，233のネガ像，ポジ像は，腹臥位，立位圧迫像である。病変部の大きさを考慮せずに撮影されたX線写真である。圧迫の範囲が狭すぎる。腹臥位圧迫像では，不整形な濃淡差のあるバリウム斑の小弯側には不規則な形の透亮像（矢印F）が認められる。立位圧迫像では不整形な濃淡差のあるバリウム斑（矢印G）がみられる。

　背景粘膜は腺境界領域であろう。腺境界領域の近傍粘膜であれば，このような領域に存在するⅡc病変の大部分は未分化型癌が推定される。周囲粘膜は網状陰影がみられず，萎縮変化はみられない。

症例61．Ⅱc類似進行胃癌

要　約

　不整形な浅い陥凹（矢印A）の境界は鮮明，陥凹面（底部）は不規則な形の小さく濃いバリウム斑および2個の顆粒像，陥凹の辺縁には軽度の立ち上がりの緩やかな隆起像（はじき像），粘膜ひだ間の線状陰影は不整開大。

　不整形な濃淡差のある浅い陥凹（矢印B〜E）の境界は比較的明瞭，陥凹面（底部）は小顆粒・顆粒像，不規則な形の濃いバリウム斑および不規則な形の濃淡差のみられる小さいバリウム斑，陥凹の辺縁には立ち上がりの緩やかな隆起像（はじき像）およびひだ状の隆起像（はじき像），不規則な形の透亮像などの所見である。

　以上の不整形な浅い陥凹の境界，面（底部），辺縁，粘膜ひだ間の線状陰影，不整形な濃淡差のある比較的大きく浅い陥凹の境界，面（底部），辺縁などの所見から，未分化型癌のⅡc病変と読影した。

　深達度は厚みと硬さ（凹凸と伸展性）で行うが，癌の粘膜下以深への浸潤によって生じた所見（因果関係に基づく所見），局所的な濃淡差のある深い陥凹，陥凹の辺縁のひだ状隆起，不規則な形の透亮像，癌の深部浸潤と関係がある所見（相関関係に基づく所見），局在部位，癌組織型，肉眼型，大きさ，潰瘍合併の有無などから推定してsm以深癌と読影できよう。

考　察

　本例のような大きい病変では，軽微な粘膜模様主体の変化所見を解析する場合，ネガ像で読影できる変化所見はネガ像で読影し，その読影が難しければポジ像を参考にする。逆に，ポジ像で読影できる変化所見はポジ像で読影し，その読影が難しければネガ像を参考にする。それぞれの微細な変化所見の形状・性状を検討することによって，肉眼型，深達度，浸潤範囲が読影できる。粘膜ひだ集中を伴う浅いⅡc病変では，浅深が浅いほど，その軽微な濃淡差の読影はポジ像がわかりやすい。

　本例においては，陥凹の境界，陥凹面（底部）および陥凹の辺縁の性状は，濃淡差のある適度なコントラストがみられる部ではポジ像がわかりやすく，淡い陰影斑部で現れている陰影所見はネガ像がわかりやすい。

◆**病理組織診断**　Ⅱc類似進行癌　mp　sig　42×28mmである。

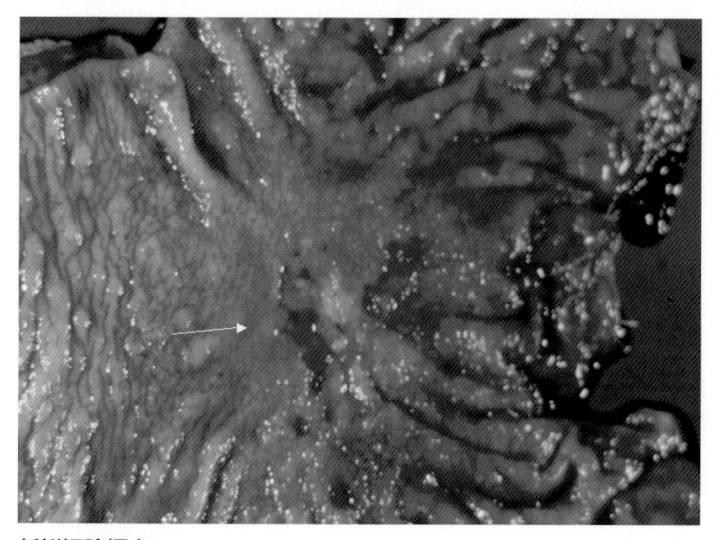

新鮮切除標本

症例 62　IIc類似進行胃癌　62歳・男性

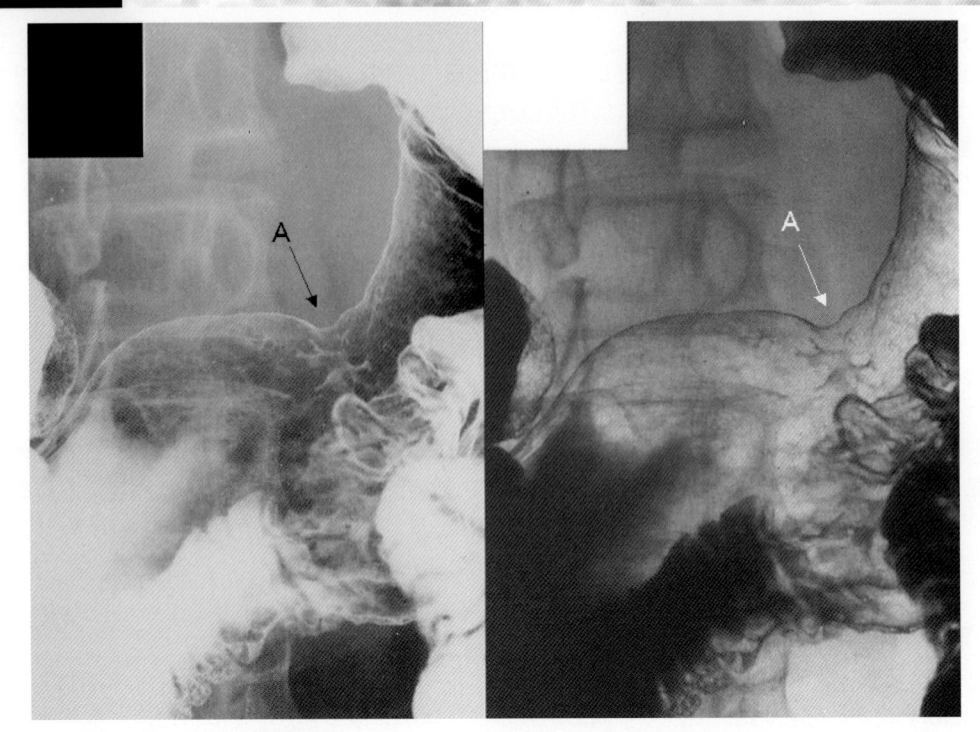

Fig.234　背臥位第1斜位二重造影像

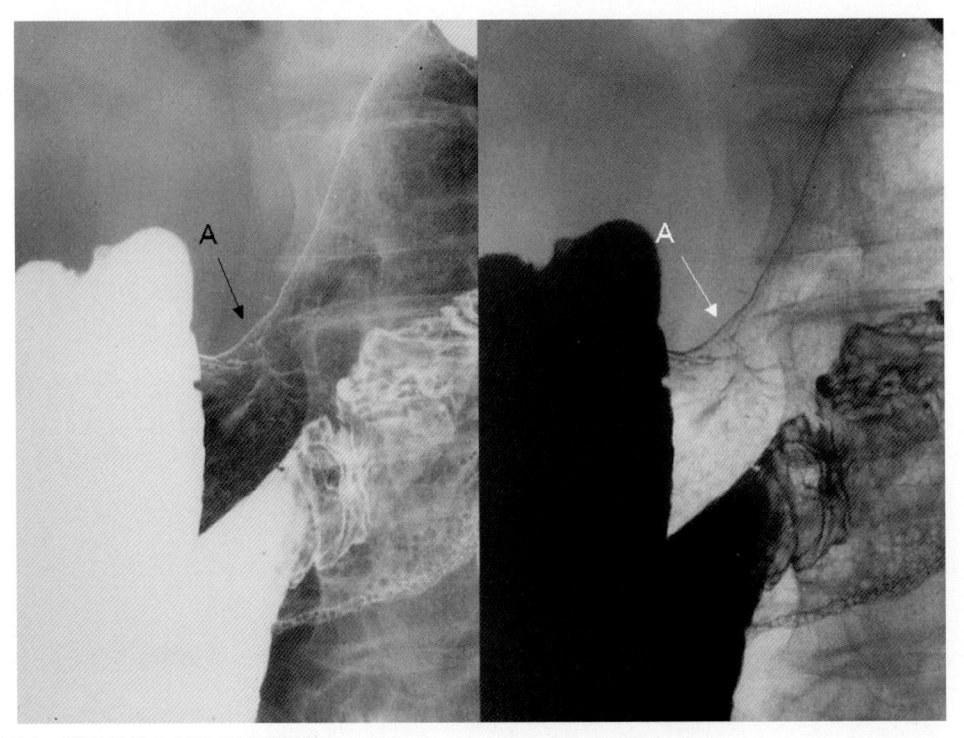

Fig.235　背臥位第2斜位二重造影像

症例62．Ⅱc類似進行胃癌

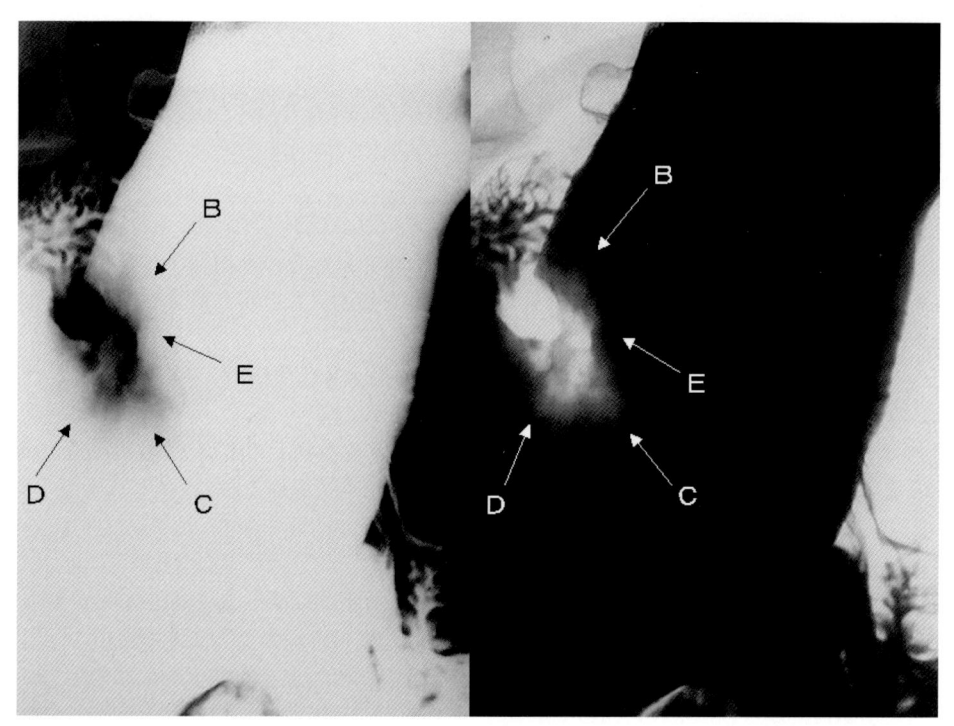

Fig.236　立位圧迫像

　Fig.234，235，236のネガ像，ポジ像では，胃角部後壁小弯寄りに不整形な淡い陰影斑（矢印A）がみられる。

　不整形な淡い陰影斑の境界は，小弯側および大弯側では微細に淡いトゲトゲ，ギザギザした棘状および鋸歯状陰影がみられる。不整形な淡い陰影斑の辺縁には，不整形な隆起幅の不均等な高低差の異なる透亮像が圧迫像で認められる。

　切除標本では，陥凹部の大弯側を中心に口側，肛門側にも不規則な形の隆起幅の不均等な高低差の異なる明らかな隆起がみられる。本例は，切除標本からみれば病変部の描出が明らかに不十分なX線写真である。

　不整形な浅い陥凹（矢印A）の境界はトゲトゲ，ギザギザした棘状および鋸歯状陰影である。陥凹面（底部）は微細顆粒像，小顆粒像がみられ，濃淡差も認められる。二重造影像では，陥凹の辺縁には隆起変化所見はみられない。大きさは約14×8mmである。

　Fig.236の圧迫像のネガ像とポジ像では陰影所見の現れ方が異なっている。すなわち，ポジ像はネガ像に比べると濃度域が広く，コントラストが低い。ネガ像では濃度が高い部でも，ポジ像ではガンマーカーブはねており，濃度差が少ない。ネガ像で濃度が高くつぶれた部でも，ポジ像ではわずかな濃度差として観察される変化所見である。

　圧迫像をポジ像で読影すると，陥凹の辺縁の不規則な形の隆起幅の不均等な高低差の異なる透亮像は，不規則な形の二段隆起の変化所見（矢印B～E）が現れている。すなわち，陥凹の辺縁の口側では不規則な形の立ち上がりの比較的急峻な透亮像（矢印E，D）がみられ，その外側部では不規則な形の立ち上がりの緩やかな透亮像（矢印B，C）が認められる。これら透亮像の大きさは約28×20mmである。

　それらの変化所見は，ネガ像で再度よく見直せば現れているが，印象としては難しい変化所見であろう。これらの変化所見はネガ像では視覚的に黒くつぶれた部としてみられる。ポジ像では黒くつぶれた部にわずかな濃淡差がみられることから，それらの陰影所見が読影できたのであろう。

背景粘膜は腺境界領域であろう。腺境界領域の近傍粘膜であれば，このような領域に存在するⅡc病変の大部分は未分化型癌が推定されるが，本病変は中分化型腺癌（tub 2）＞低分化型腺癌（por）である。周囲粘膜は網状陰影がみられず，萎縮変化はみられない。

要　約

　不整形な浅い陥凹の境界はトゲトゲ，ギザギザした棘状および鋸歯状陰影，陥凹面（底部）は微細顆粒像，小顆粒像，濃淡差，陥凹の辺縁には不規則な形の隆起幅の不均等な高低差の異なる，立ち上がりの比較的急峻な透亮像，その外側部では不規則な形の立ち上がりの緩やかな透亮像などの所見である。

　上記の事柄を考慮し，境界，面（底部），辺縁の所見から未分化型癌のⅡc病変と読影した。結果的には，中分化型腺癌（tub 2）＞低分化型腺癌（por）である。

　境界，面（底部），辺縁の所見からⅡc病変と読影したが，進行癌との鑑別は難しい。その原因は，病変部の描出不足であろう。二重造影像のX線写真では，二重造影のⅠ法のX線写真も不十分だが，Ⅱ法のX線写真がなく，粘膜の凹凸状態を現していないことが問題である。また，立位圧迫像も肉眼形態を十分に現わしていない。

　深達度は厚みと硬さ（凹凸と伸展性）で行うが，癌の粘膜下以深への浸潤によって生じた所見（因果関係に基づく所見），陥凹の辺縁の不規則な形の隆起幅の不均等な高低差の異なる，二段隆起すなわち陥凹の辺縁の比較的急峻な透亮像，不規則な形の立ち上がりの緩やかな透亮像，癌の深部浸潤と関係がある所見（相関関係に基づく所見），局在部位，癌組織型，肉眼型，大きさ，潰瘍合併の有無などから推定してsm以深癌と読影できよう。

考　察

　陥凹面（底部）は濃淡差があり，適度なコントラストがみられ，ポジ像がわかりやすい。ところが，小弯側および大弯側の浅い陥凹境界の微細な淡いトゲトゲ，ギザギザした棘状および鋸歯状陰影はネガ像がわかりやすい。ポジ像では低濃度域の低コントラストであり，白くつぶれた部に濃度差がみられないことから，性状がわかりにくい。

◆**病理組織診断**　　Ⅱc類似進行癌　ss　tub 2＞por ul-Ⅳs　25×17mmである。

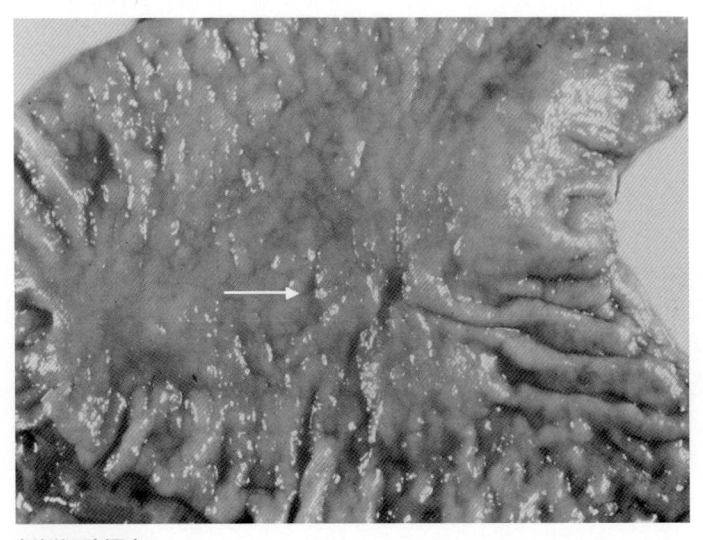

新鮮切除標本

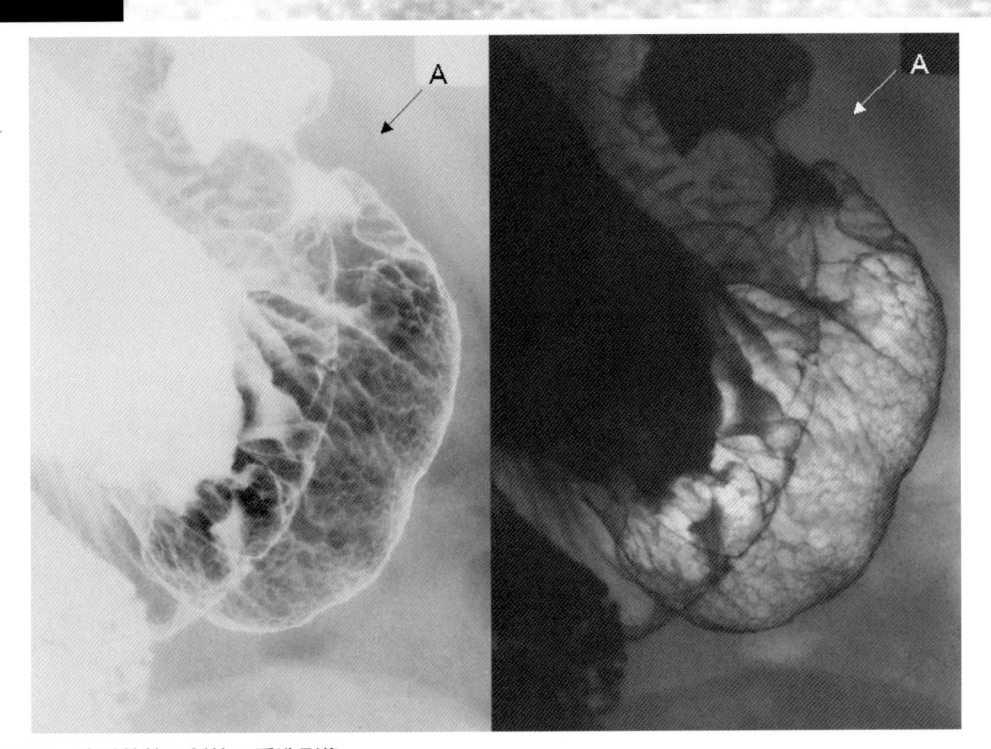

症例 63　Ⅲ型早期胃癌　42歳・男性

Fig.237　腹臥位第2斜位二重造影像

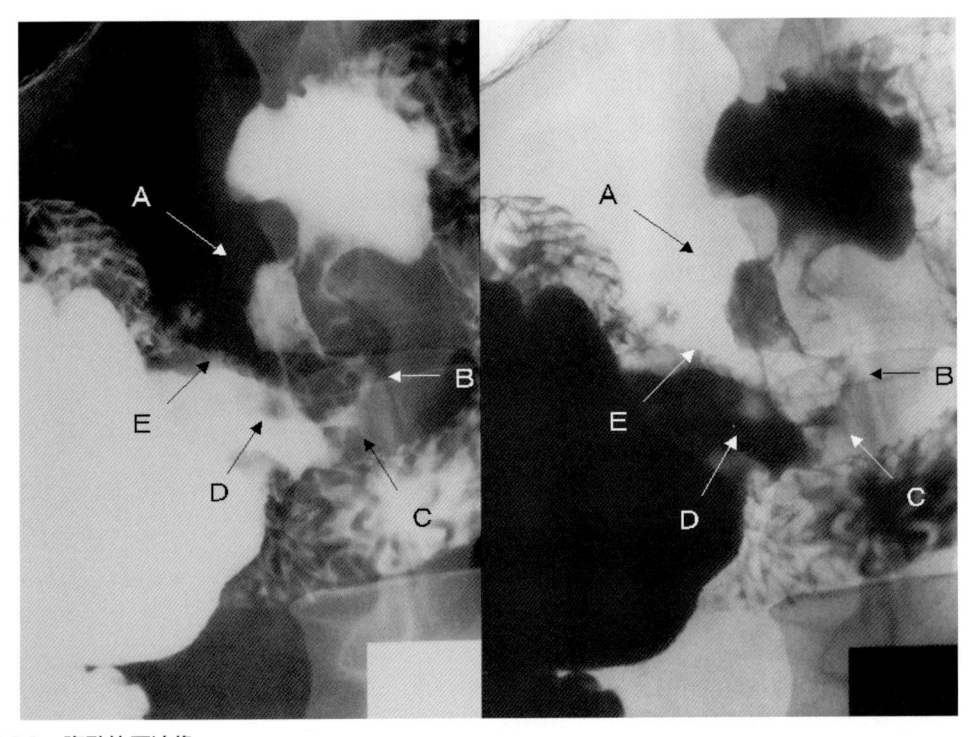

Fig.238　腹臥位圧迫像

223

胃癌X線読影法

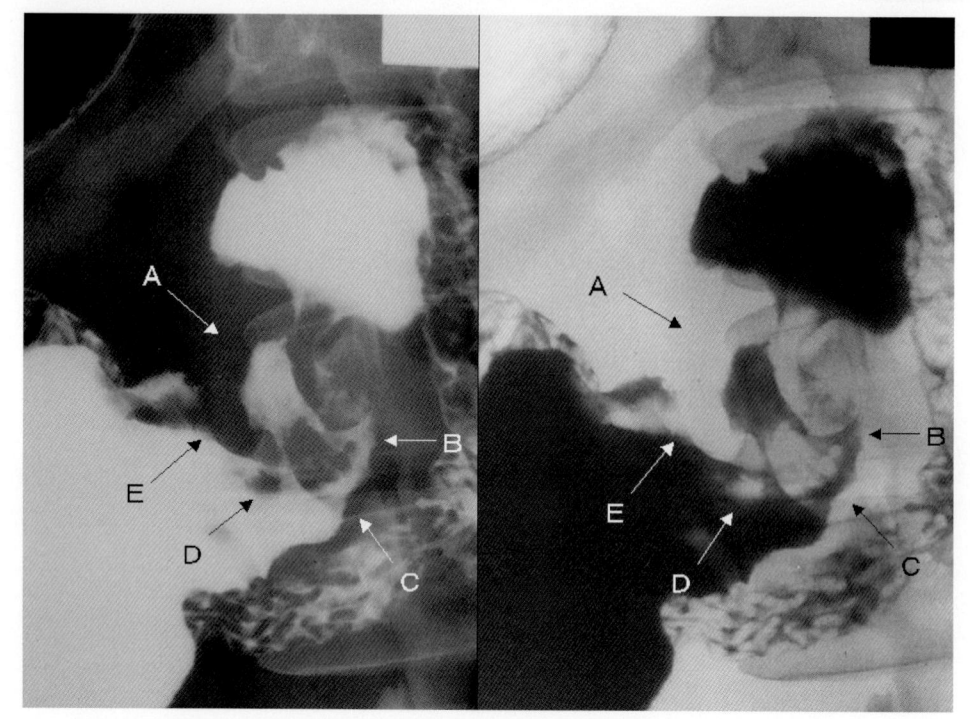

Fig.239 腹臥位圧迫像

　Fig.237，238，239のネガ像，ポジ像では，幽門前部前壁ほぼ中央に不規則な形の濃いバリウム陰影（矢印A）がみられる。不規則な形の濃いバリウム陰影はニッシェである。

　ニッシェ（矢印A）の境界は平滑である。ニッシェの面（底部）はバリウムが溜まって性状は不明瞭である。ニッシェの辺縁は口側大弯寄りに不規則な形の隆起像（はじき像）（矢印C）が認められる。これらの所見から潰瘍と読影した。内視鏡によるbiopsy前の診断は潰瘍である。biopsyの結果はGroup Vであった。

　Fig.237のネガ像，ポジ像では，不規則な形の濃いバリウム陰影（矢印A）がみられ，良性潰瘍であろう。ところが，Fig.238，239のネガ像，ポジ像を読影すると，不規則な形の濃いバリウム陰影（矢印A）がみられ，ニッシェの面（底部）および境界部には濃淡差（矢印E）が認められ，その境界は鮮明である。ニッシェの大弯側には不整形な淡いはみ出し状陰影（矢印B）がみられ，その口側大弯寄りには不規則な形の透亮像（矢印C）が認められる。ニッシェの口側には局面をもつ線状のはみ出し状陰影（矢印D）がみられる。病変の大きさは約21×20mmである。

　良性潰瘍では整合性のみられない変化所見が多すぎる。

1) 活動期の潰瘍では潰瘍底に凹凸がみられることが多いが，本潰瘍は明らかな活動期ではない。潰瘍の境界部に不整形な陰影所見および明瞭な濃淡差がみられ，不整形な変化所見が認められれば，再度，組織像を検討し，Ⅱc病変の有無を検証することが大切である。そのような例では，Ⅲ＋Ⅱc病変を疑うことが重要である。

2) 潰瘍の境界部に濃淡差がみられ，多彩で不整形な浅いはみ出し状陰影の境界部が鮮明な変化所見であれば，Ⅲ＋Ⅱc病変を疑うことが大切である。

3) 良性潰瘍にも線状および面状のはみ出し状陰影がみられることはあるが，不整形な局面をもつはみ出し状陰影がみられ，濃淡差のある境界部の所見であり，その境界部所見が明瞭であれば，良性潰瘍よりⅢ＋Ⅱc病変を疑うことが大切である。

　そうすると，口側大弯寄りの不規則な形の透亮像の解析は難しいが，Ⅲ型とは異なり，Ⅲ＋Ⅱc病

変と読影することが妥当であろう。
　背景粘膜は幽門腺領域であろう。周囲粘膜は網状陰影がみられ，軽度な萎縮変化が推定される。

要　約
　ニッシェの境界は平滑，ニッシェの面（底部）はバリウムが溜まって性状は不明瞭，ニッシェの辺縁は不規則な形の隆起像（はじき像）。潰瘍の境界部に不整形な陰影所見および明瞭な濃淡差がみられ，不整形な変化所見。潰瘍の境界部に濃淡差がみられ，多彩で不整形な淡いはみ出し状陰影の境界部が鮮明。不整形な局面をもつはみ出し状陰影がみられ，濃淡差のある境界部，その境界部が明瞭などの所見である。
　これらの所見から，組織型は不明だが，Ⅲ型早期癌ではなくⅢ＋Ⅱc病変と読影した。
　深達度は厚みと硬さ（凹凸と伸展性）で行うが，癌の粘膜下以深への浸潤によって生じた所見（因果関係に基づく所見）はみられず，癌の深部浸潤と関係がある所見（相関関係に基づく所見）を思考しても，顕微鏡的な微小浸潤を考慮しなければm癌と読影できよう。結果的には一部smへ微小浸潤している。

考　察
　微細で微小な陰影所見の読影は，ネガ像を中心にポジ像をも含めて検討することが重要である。適度なコントラストがみられ，濃淡差のある変化所見の読影はポジ像がわかりやすい。ネガ像では，低濃度域において低コントラスト部の淡い陰影斑はその性状が比較的わかりやすい。

◆**病理組織診断**　　Ⅲ型早期癌　sm　por　18×17mmである。

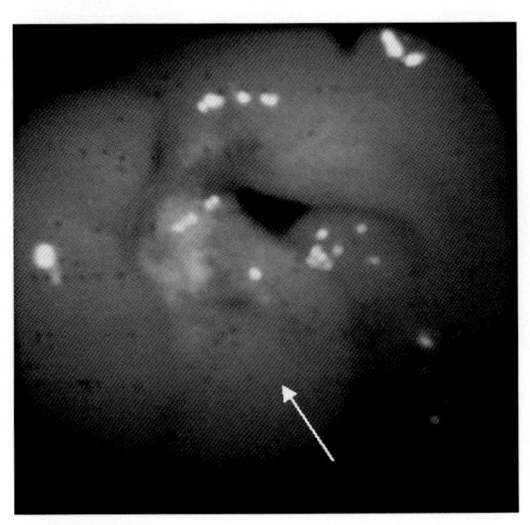

内視鏡写真

症例 64　Ⅲ型早期胃癌　46歳・男性

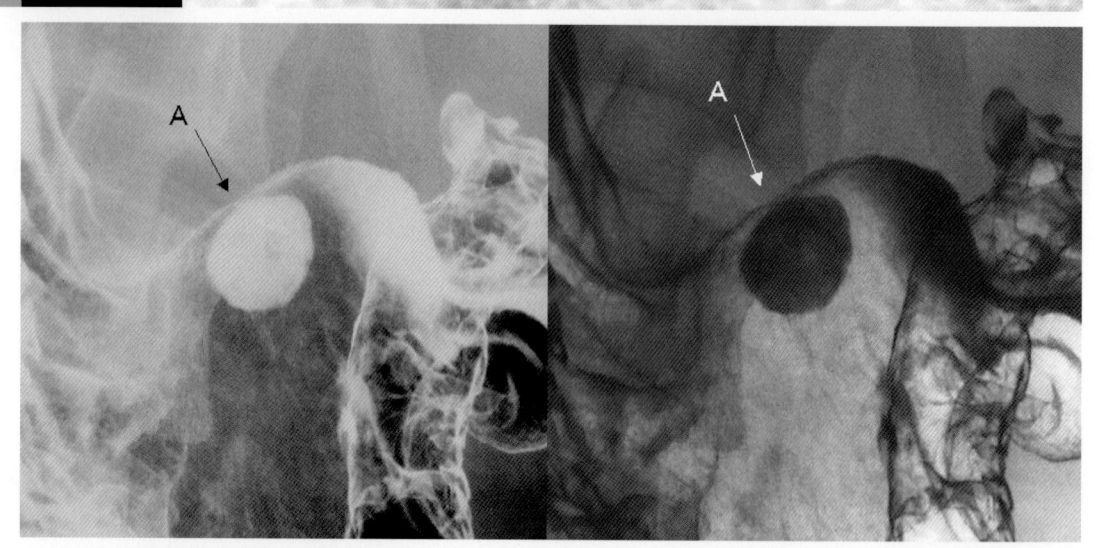

Fig.240　腹臥位第2斜位二重造影像

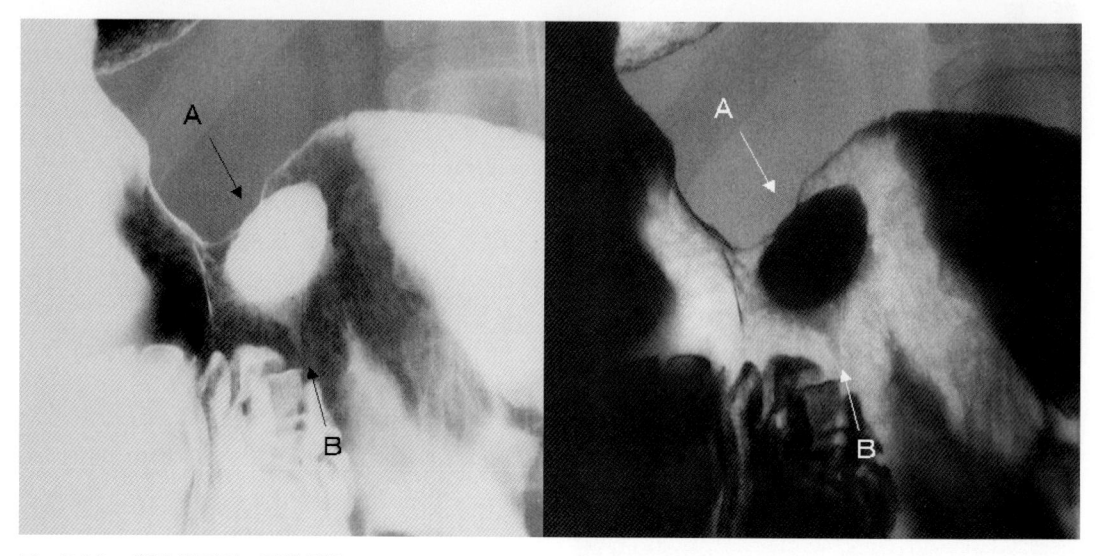

Fig.241　腹臥位正面二重造影像

　Fig.240，241，242のネガ像，ポジ像では，胃角部肛門側前壁小弯寄りに類円形の濃いバリウム陰影（矢印A）がみられる。

　類円形の濃いバリウム陰影はニッシェである。ニッシェ（矢印A）の境界は平滑である。ニッシェの面（底部）はバリウムが溜まって性状は不明瞭である。ニッシェの辺縁には立ち上がりの緩やかな隆起像（はじき像）が認められる。これらの所見から潰瘍と読影した。内視鏡によるbiopsy前の診断も潰瘍である。biopsyの結果はGroup Vであった。病変の大きさは約19×15mmである。

　Fig.241，242のネガ像，ポジ像では，類円形の濃いバリウム陰影（矢印A）がみられる。ニッシェ（矢印A）の境界は平滑である。ニッシェの面（底部）はバリウムが溜まって性状は不明瞭である。ニッシェの辺縁には立ち上がりの緩やかな隆起像（はじき像）がみられ，炎症性浮腫性壁肥厚が推定される。良性潰瘍の変化所見である。

　ところが，ニッシェの大弯側には逆三角形の小さく淡いはみ出し状陰影（矢印B）が認められる。この部がⅡc病変であるが，その変化所見は切除標本，病理組織報告書から再検討して読影できた変

症例64．Ⅲ型早期胃癌

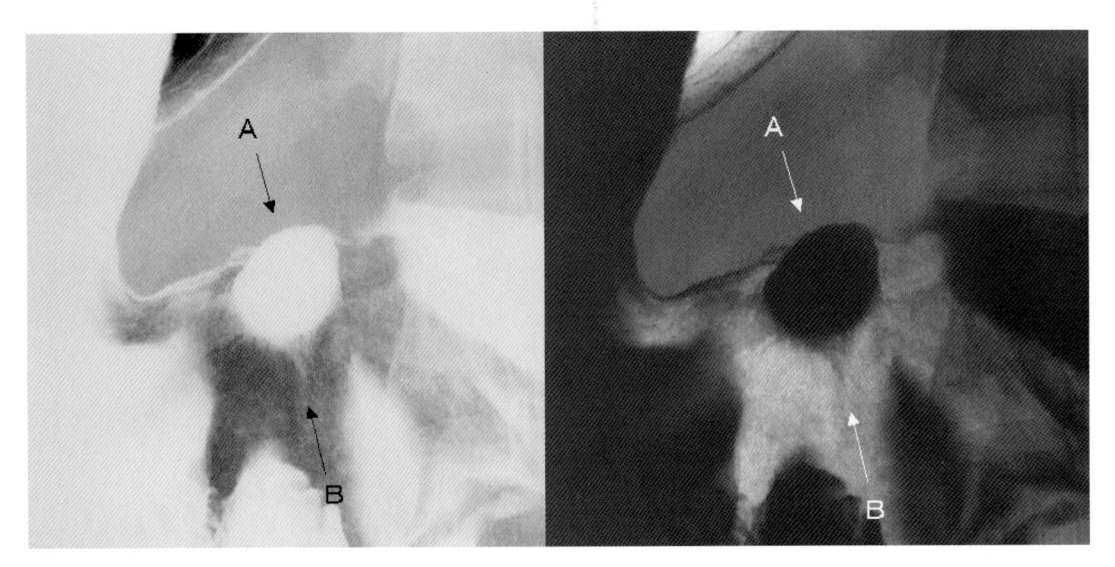

Fig.242 腹臥位正面二重造影像

化所見である。
　逆三角形の小さく浅いはみ出し状陰影（矢印B）の境界は比較的明瞭である。陥凹面（底部）は微細顆粒像がみられる。陥凹の辺縁には隆起変化所見は認められない。Ⅱc病変の大きさは約4×3mmである。
　ニッシェの辺縁は炎症性浮腫状であり，粘稠な胃液，粘液がみられ，朦朧像，ひび割れ像，凝固像などが認められる。潰瘍の活動期の状態では，微小なⅡc病変の描出は難しい。
　背景粘膜は幽門腺領域であろう。周囲粘膜は網状陰影がみられず，萎縮変化はみられない。

要　約

　ニッシェの境界は平滑，ニッシェの面（底部）はバリウムが溜まって性状は不明瞭，ニッシェの辺縁には立ち上がりの緩やかな隆起像（はじき像），逆三角形の小さく浅いはみ出し状陰影の境界は比較的明瞭，陥凹面（底部）は微細顆粒像などの所見である。
　上記の事柄を考慮し，逆三角形の小さく浅いはみ出し状陰影の境界，面（底部）の所見から未分化型癌のⅢ＋Ⅱc病変と読影できるのであろうが，微小胃癌，小胃癌では典型的なⅡc病変のように明らかな根拠を述べるのが難しい。
　深達度は厚みと硬さ（凹凸と伸展性）で行うが，逆三角形の小さく浅いはみ出し状陰影は，癌の粘膜下以深への浸潤によって生じた所見（因果関係に基づく所見）はみられず，癌の深部浸潤と関係がある所見（相関関係に基づく所見）を思考しても，顕微鏡的な微小浸潤を考慮しなければm癌と読影できよう。

考　察

　Ⅲ型早期癌は，内視鏡によるbiopsyが癌病変部を的確に採取しないと現れない肉眼型である。X線的には良性潰瘍と読影するもやむを得ないが，潰瘍の治癒期および潰瘍瘢痕部となればⅡc病変が現れるのであろう。
　適度なコントラストがみられるⅢ＋Ⅱc病変であるが，小さいⅡc部が淡い陰影斑としてみられ，ネガ像がわかりやすく，濃度差がみられる部ではポジ像がわかりやすい。

◆**病理組織診断**　Ⅲ型早期癌　m　sig　16×12mm（Ⅱc部 3×2mm）である。

胃癌X線読影法

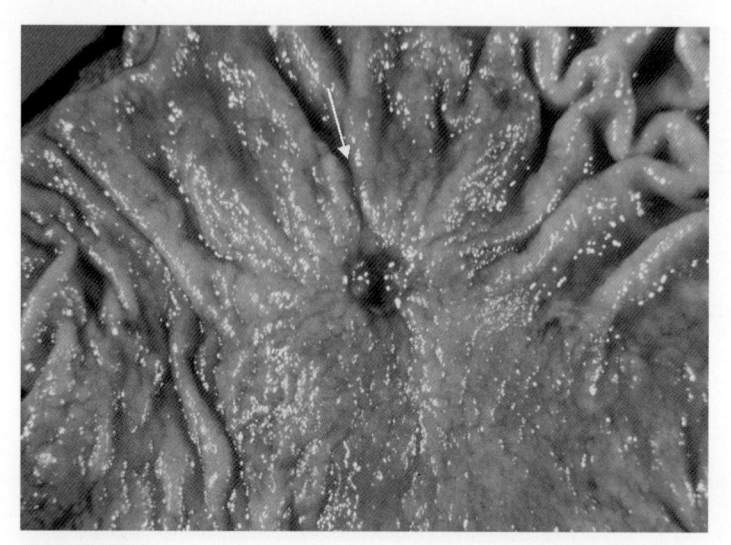

新鮮切除標本

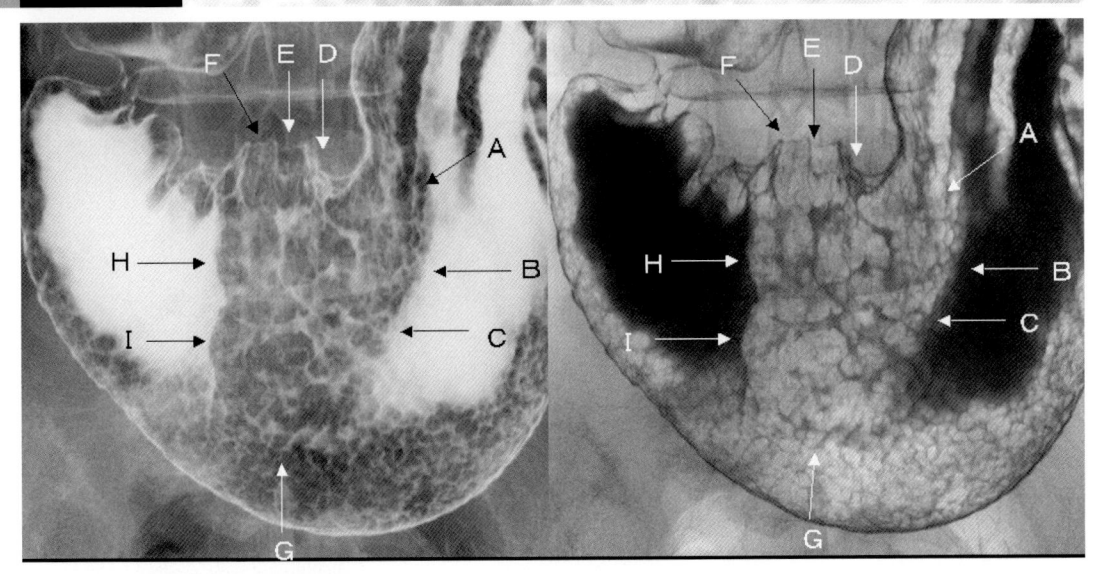

症例 65　Ⅰ＋Ⅱa＋Ⅱc型早期胃癌　70歳・女性

Fig.243　背臥位正面二重造影像

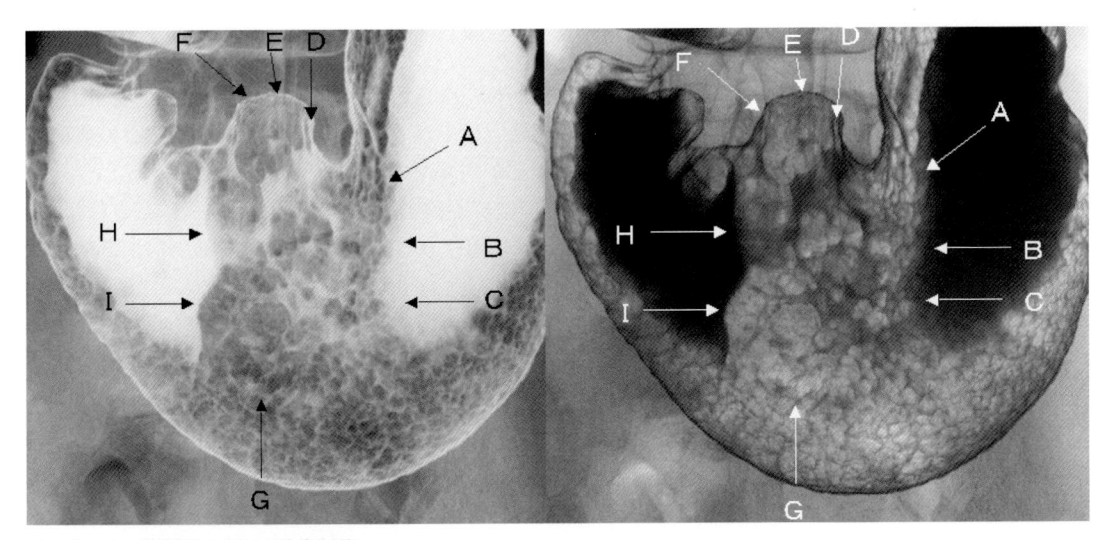

Fig.244　背臥位正面二重造影像

　FPD（flat panel detector）で撮影されたX線写真である。**Fig.243，244，245，246，247**のネガ像，ポジ像では，胃角部肛門側後壁から前庭部後壁に多彩で不整形なバリウム斑（矢印E）および不整形な淡い陰影斑（矢印C，G）の辺縁に比較的急峻な隆起像（はじき像）（矢印H，I）がみられ，不整形な隆起＋陥凹病変が認められる。

　Fig.243，244，245のネガ像，ポジ像について，病変部を構成する形状の変化所見を読影する。
　病変部の口側小弯寄りには，不整形な淡いやや局面をもつ線状のバリウム斑（矢印A）がみられる。その肛門側には不規則な形の軽度な隆起像（はじき像）（矢印D）が認められる。隆起像（はじき像）の表面には不整形な淡いバリウム斑（矢印B）がみられる。
　病変部の口側大弯寄りでは，不整形な淡い陰影斑（矢印C）が認められる。不整形な淡い陰影斑の辺縁には粗大結節像，小顆粒・顆粒像がみられる。病変部中央の後壁小弯寄りには不整形なバリウム斑（矢印E）が認められる。そのやや口側大弯寄りには，前記した不規則な形の軽度な隆起像（はじき像）（矢印D）が認められ，その小弯寄りには不規則な形の小さいバリウム斑（矢印F）がみ

229

胃癌X線読影法

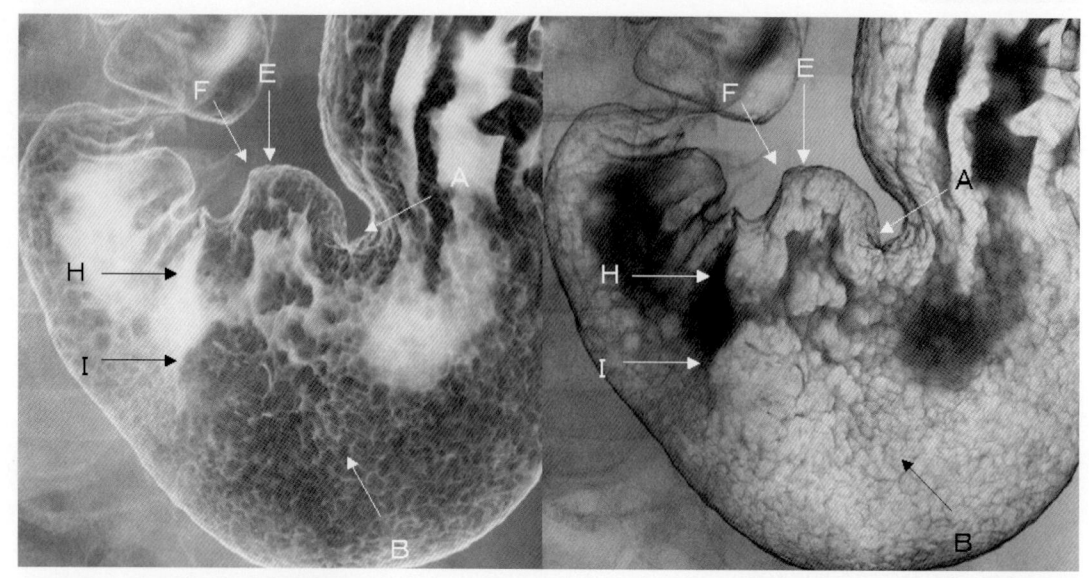

Fig.245 背臥位正面二重造影像

られる。

　前記した不整形な淡い陰影斑（矢印C）の肛門側大弯寄りには，不整形な淡い陰影斑（矢印G）が認められる。その肛門側には不整形の明らかな隆起像（はじき像）（矢印I）がみられ，その表面には不整形な淡い陰影斑（矢印I）が認められる。この部が病変部の最肛門側の大弯寄りである。

　前記した不整形なバリウム斑（矢印E）の肛門側には，不整形の明らかな隆起像（はじき像）（矢印H）がみられ，その表面には不整形な淡い陰影斑（矢印H）が認められる。この部が病変部の最肛門側の小弯寄りである。

　個々の陥凹の性状を検討して記述することが望ましいが，本例は陥凹が多発しているため，矢印C，E，Gの陥凹の性状を解析する。大部分の不整形な浅い陥凹の境界はトゲトゲした棘状陰影，ギザギザした鋸歯状陰影である。陥凹面（底部）は数個の微細顆粒像，小顆粒・顆粒像がみられる。陥凹の辺縁には小顆粒・顆粒像，粗大結節像および立ち上がりの比較的急峻な隆起像（はじき像）が認められる。

　隆起の性状は大部分が立ち上がりの比較的急峻な隆起であり，表面には微細顆粒像，小顆粒・顆粒像および不整形な陰影斑および不整形なバリウム斑がみられる。病変の大きさは約48×38mmである。

　Fig.246, 247のネガ像，ポジ像では，病変部の肛門側は立ち上がりの比較的急峻な透亮像がみられ，表面には不整形な淡いバリウム斑，不整形な淡い陰影斑および微細顆粒像，小顆粒・顆粒像が認められる。

　病変部の口側は立ち上がりの緩やかおよび局所的に急峻な透亮像がみられる。表面には不整形な淡いやや局面をもつ線状のバリウム斑，多数の点状の微小なバリウム斑が認められる。

　病変部の肛門側を二重造影像と圧迫像で対比すると，二重造影像では立ち上がりの比較的急峻な隆起像（はじき像）（矢印H，I），また，圧迫像では立ち上がりの比較的急峻な透亮像（矢印H，I）とほぼ同様な変化所見である。

　病変部の口側を二重造影像と圧迫像で対比すると，二重造影像では立ち上がりの緩やかな隆起像（はじき像）（矢印A，B，C），圧迫像では立ち上がりの緩やかおよび局所的に急峻な透亮像（矢印A，B，C）が認められ，やや隆起の性状が異なる変化所見である。

　隆起も多発しており，矢印Iの隆起の性状を解析する。立ち上がりの比較的急峻な隆起像（はじき

症例65. Ⅰ＋Ⅱa＋Ⅱc型早期胃癌

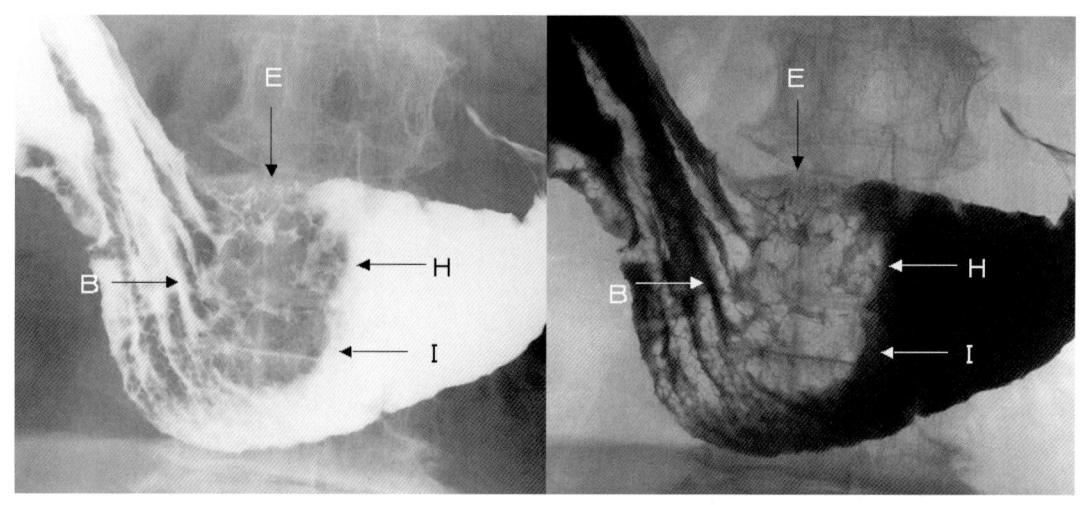

Fig.246　腹臥位圧迫像

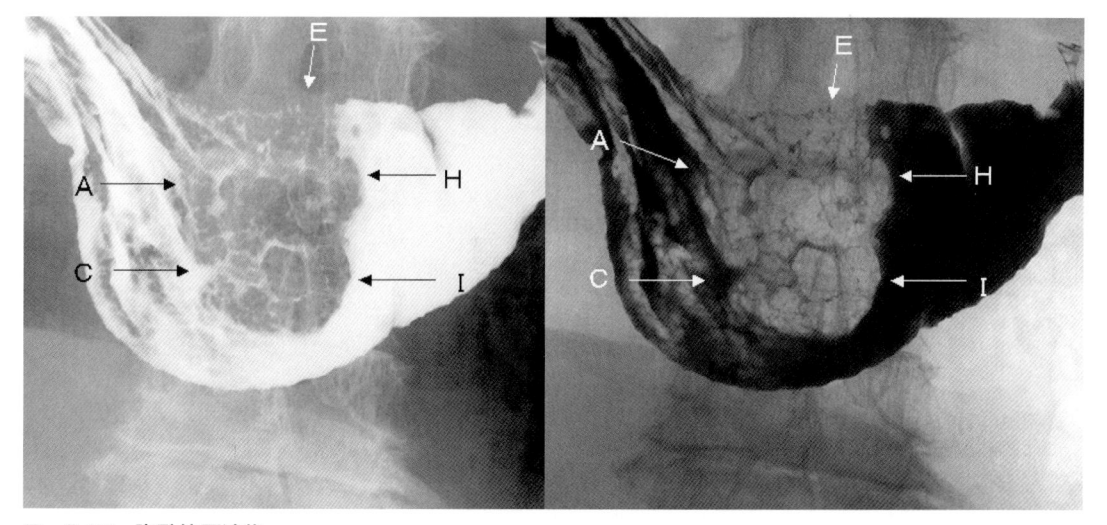

Fig.247　腹臥位圧迫像

像）の隆起起始部の形はⅡ型である。隆起の大きさは約23×20mmである。隆起表面の形態は微細顆粒像，小顆粒・顆粒像，粗大結節像，不整形な淡いバリウム斑および不整形な陰影斑などが認められる。隆起輪郭の形は中心部から外側へ向かって凸状で不規則である。隆起の高低差は高度である。

　本来，Ⅱa＋Ⅱc，Ⅱc＋Ⅱa型早期癌では，Ⅱa部すなわち隆起部の性状の読影については，隆起の立ち上がりの急峻および緩やかさなどを検討すればよい，とされている。筆者もその正当性については疑う余地はない。しかし，多彩な隆起＋陥凹病変では，その隆起部の性状を隆起性病変としてとらえ，検討している。隆起性病変でもないのに違和感を持たれることが予想されるが，筆者は1つでも多くの変化所見から，良・悪性鑑別の指標を求めることを目的としているため，以下の症例も，そのような見地からの読影であることをご容赦願いたい。

　背景粘膜は幽門腺領域であろう。周囲粘膜は小顆粒像がみられ，顆粒間の開大した所見がみられることから，中等度から高度な萎縮変化が推定される。

要 約

　大部分の不整形な浅い陥凹の境界はトゲトゲした棘状陰影，ギザギザした鋸歯状陰影，陥凹面（底部）は数個の微細顆粒像，小顆粒・顆粒像，陥凹の辺縁には小顆粒・顆粒像，粗大結節像および立ち上がりの比較的急峻な隆起像（はじき像）。

　立ち上がりの比較的急峻な隆起像（はじき像）の隆起起始部の形はⅡ型，隆起の大きさは約23×20mm，隆起表面の形態は微細顆粒像，小顆粒・顆粒像，不整形な淡いバリウム斑および不整形な陰影斑，隆起輪郭の形は中心部から外側へ向かって凸状で不規則，隆起の高低差は高度などの所見である。

　上記の事柄を考慮し，多彩な隆起性変化，陥凹の境界，面（底部），辺縁などの所見から分化型癌のⅠ＋Ⅱa＋Ⅱc病変と読影した。

　深達度は厚みと硬さ（凹凸と伸展性）で行うが，癌の粘膜下以深への浸潤によって生じた所見（因果関係に基づく所見）として，陥凹辺縁の多彩な隆起，局所的な深い陥凹，粗大結節像，癌の深部浸潤と関係がある所見（相関関係に基づく所見），局在部位，癌組織型，肉眼型，大きさ，潰瘍合併の有無などから推定してsm癌と読影できよう。

考 察

　表層拡大型の多彩な凹凸を呈するⅠ＋Ⅱa＋Ⅱc病変では，濃淡差，高低差は一見してポジ像がわかりやすいが，ポジ像を中心にネガ像をも含めて検討するほうが詳細に読影できる。多彩で不整形な隆起＋陥凹病変では，ネガ像で読影できる変化所見はネガ像で読影し，その読影が難しければポジ像を参考にする。逆に，ポジ像で読影できる変化所見はポジ像で読影し，その読影が難しければネガ像を参考にする。それぞれの微細変化所見の形状・性状を検討することによって，肉眼型，深達度，浸潤範囲が読影できる。

　また，本例のように，一見，多彩な病変を読影する場合，一気に肉眼型を推定するより，一つひとつの変化所見を読影し，病変全体の凹凸変化を組み立て，肉眼所見の成り立ちを思考し，肉眼型を想定することが大切であろう。

◆**病理組織診断**　Ⅰ＋Ⅱa＋Ⅱc型早期癌　sm-2　pap＞tub 1＞tub 2　45×35mmである。

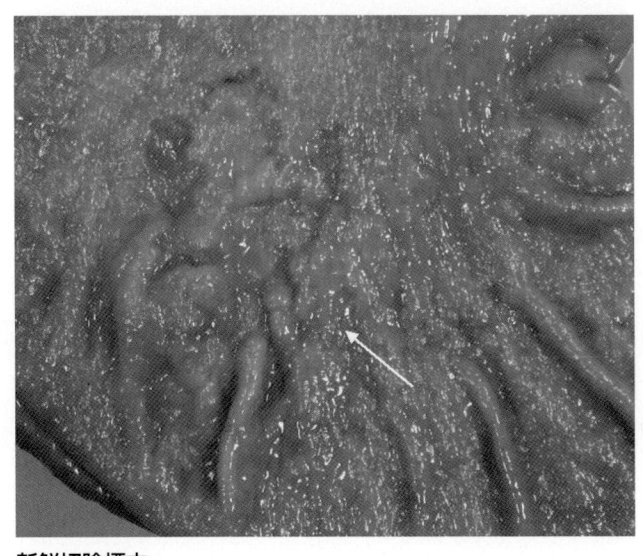

新鮮切除標本

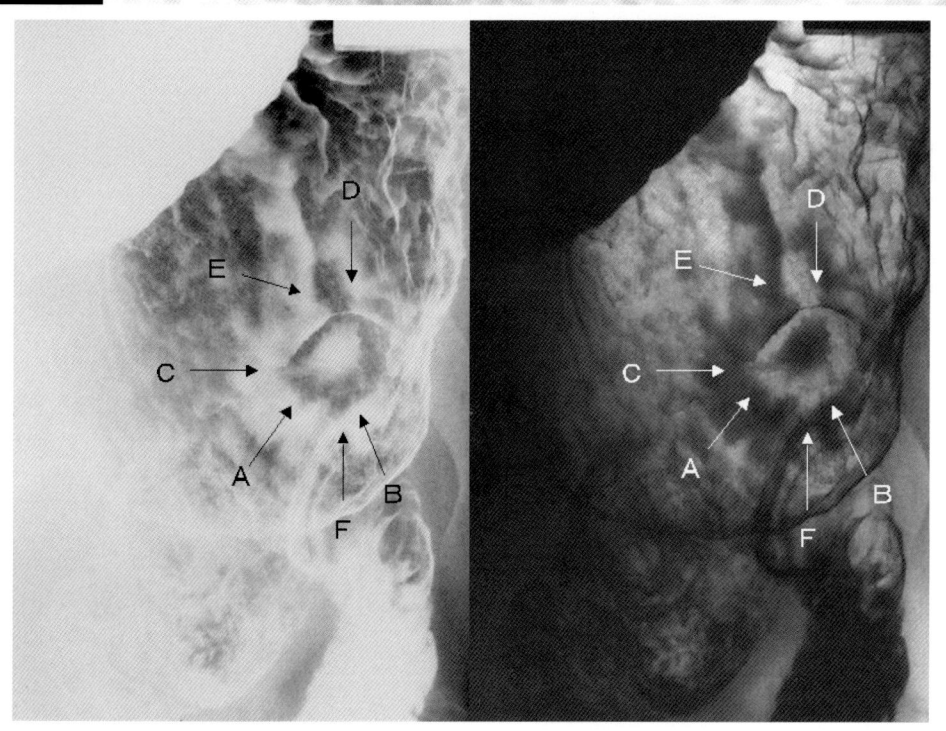

症例 66 IIa+IIc型早期胃癌 43歳・男性

Fig.248　左側臥位二重造影像

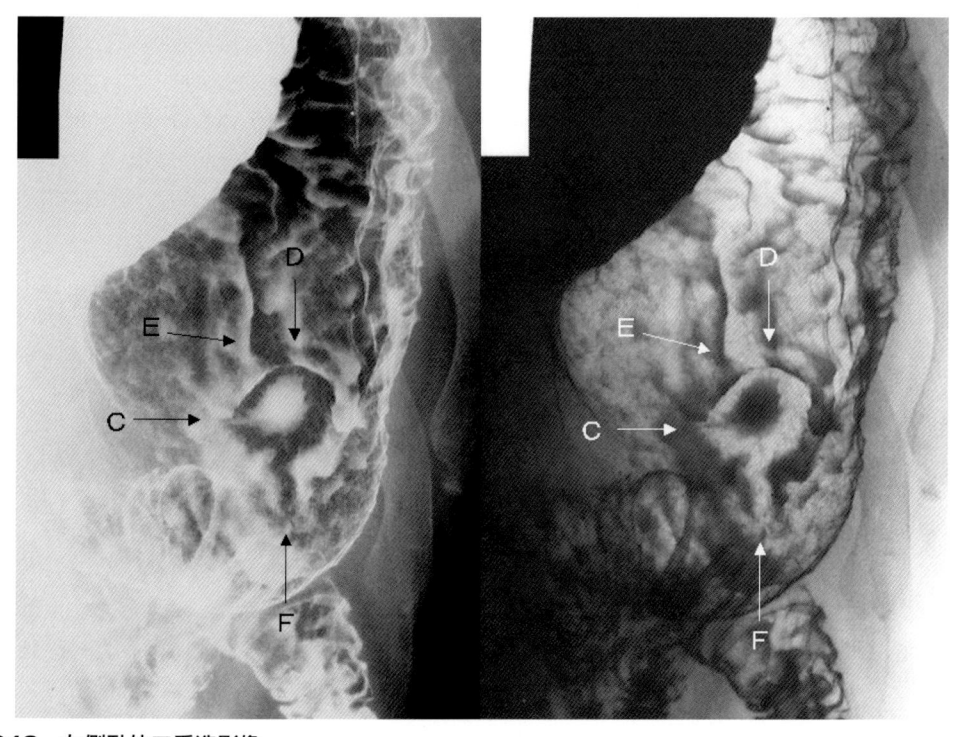

Fig.249　左側臥位二重造影像

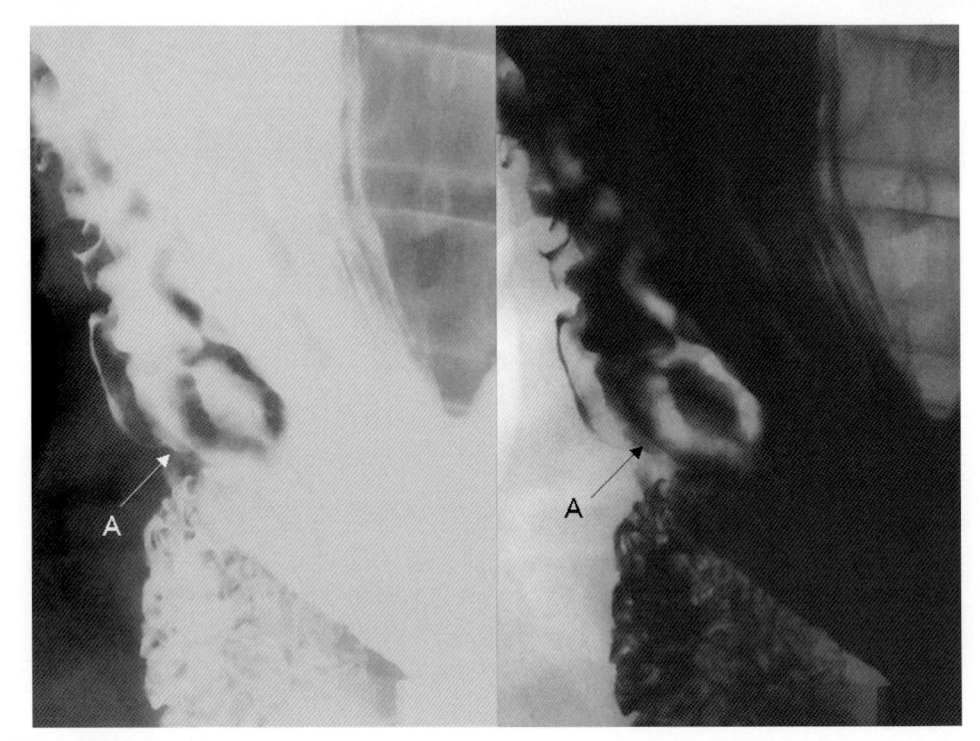

Fig.250 腹臥位圧迫像

　Fig.248，249，250のネガ像，ポジ像では，体下部大弯に不整形な濃淡差のあるバリウム陰影（矢印A）の辺縁に隆起像（はじき像）がみられ，不整形な隆起＋陥凹病変が認められる。
　不整形な濃淡差のあるバリウム陰影（矢印A）の中央部には，類円形の濃いバリウム陰影（矢印A）がみられ，その陰影所見はニッシェである。ニッシェの境界は大部分が平滑であるが，大弯側ではギザギザして不規則である。ニッシェの面（底部）はバリウムが溜まって，性状は不明瞭である。ニッシェの辺縁は隆起幅の不均等な高低差の異なる隆起像（はじき像）が認められる。
　類円形のニッシェの大弯側には，不整形な淡い陰影斑がはみ出し状陰影（矢印B）としてみられ，肛門側小弯寄りにも淡い局面をもつ線状のはみ出し状陰影（矢印C）が認められる。口側には，幅の狭い不整形な淡い陰影斑（矢印D）が類円形のニッシェの外側にみられ，二段陥凹として認められる。
　不整形な濃淡差のあるバリウム陰影の口側（矢印E）および肛門側（矢印F）には，架橋粘膜ひだ（bridging fold）が認められる。病変の大きさは約23×22mmである。
　それぞれの不整形な浅いはみ出し状陥凹（矢印B，C，D）の境界は，トゲトゲ，ギザギザした棘状および鋸歯状陰影である。陥凹は二段陥凹で，それぞれの不整形な浅いはみ出し状陥凹の面（底部）は微細顆粒像がみられ，濃淡差も認められる。
　境界，面（底部）のみをみれば，Ⅲ＋Ⅱc病変の形態である。類円形の深い陥凹は潰瘍であり，周囲の不整形な浅いはみ出し状陥凹はⅡc病変である。陥凹の辺縁は口側では立ち上がりの急峻な隆起像（はじき像）がみられ，肛門側では立ち上がりの緩やかな，隆起幅の不均等な高低差の異なる隆起像（はじき像）が認められる。
　Fig.250のネガ像，ポジ像の圧迫像では，小弯側は立ち上がりの急峻な透亮像がみられ，大弯側では立ち上がりの比較的緩やかな隆起幅の不均等な高低差の異なる透亮像が認められる。
　類円形ニッシェの口側，大弯側，肛門側小弯寄りの，それぞれの不整形な浅いはみ出し状陥凹の面（底部）には微細顆粒像および濃淡差がみられ，全体的に深さが一様な陥凹面（底部）ではなく，

また，不整形な浅い陥凹境界部の変化所見などからは，明らかな進行癌とは異なる変化所見であろう。

Fig.248のネガ像，ポジ像を対比すると，ポジ像では，コントラストのみられる陥凹の大弯側の不整形な浅いはみ出し状陥凹（矢印B），肛門側小弯寄りの浅い局面をもつ線状のはみ出し状陥凹（矢印C），口側の幅の狭い不整形な浅い陥凹（矢印D）などの形状・性状がわかりやすい。しかし，コントラストの不十分な低濃度域の部では，ネガ像のほうが形状・性状はわかりやすい。

背景粘膜は胃底腺領域から腺境界領域であろう。周囲粘膜は網状陰影がみられず，明らかな萎縮変化はみられない。

要 約

類円形なニッシェの境界は大部分が平滑，大弯側ではギザギザして不規則，ニッシェの面（底部）はバリウムが溜まって性状は不明瞭，ニッシェの辺縁は隆起幅の不均等な高低差の異なる隆起像（はじき像）。

それぞれの不整形な浅いはみ出し状陥凹の境界はトゲトゲ，ギザギザした棘状および鋸歯状陰影，不整形な浅いはみ出し状陥凹の面（底部）は微細顆粒像，濃淡差，不整形の浅いはみ出し状陥凹の辺縁は口側では立ち上がりの急峻な隆起像（はじき像），肛門側では立ち上がりの緩やかで隆起幅の不均等な高低差の異なる隆起像（はじき像）などの所見である。

これらの境界，面（底部），辺縁の所見から分化型癌のⅡa＋Ⅱc病変と読影した。

深達度は厚みと硬さ（凹凸と伸展性）で行うが，癌の粘膜下以深への浸潤によって生じた所見（因果関係に基づく所見），不整形の浅深な二段陥凹，陥凹辺縁の周提隆起，癌の深部浸潤と関係がある所見（相関関係に基づく所見），局在部位，癌組織型，肉眼型，大きさ，潰瘍合併の有無などから推定してsm以深癌と読影できよう。

考 察

Ⅱa＋Ⅱc病変では，陥凹面（底部）の上皮模様の有無は，進行癌との鑑別においては重要である。陥凹面（底部）の上皮模様は，濃淡差のある部ではポジ像がややわかりやすい。

それぞれのはみ出し状陰影は，ネガ像では淡い陰影斑としてみられる部ではわかりやすく，ポジ像では淡い陰影斑に濃淡差のみられる部では比較的わかりやすい。本例のように，明らかな凹凸のみられる病変では，ネガ像を中心にポジ像をも含めて検討することが大切である。

◆**病理組織診断** Ⅱa＋Ⅱc型早期癌　sm-3　tub2　20×19mmである。

胃癌X線読影法

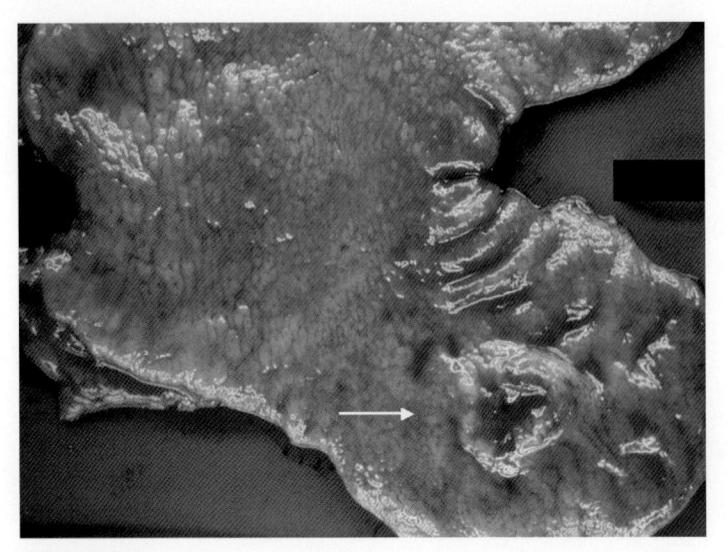

新鮮切除標本

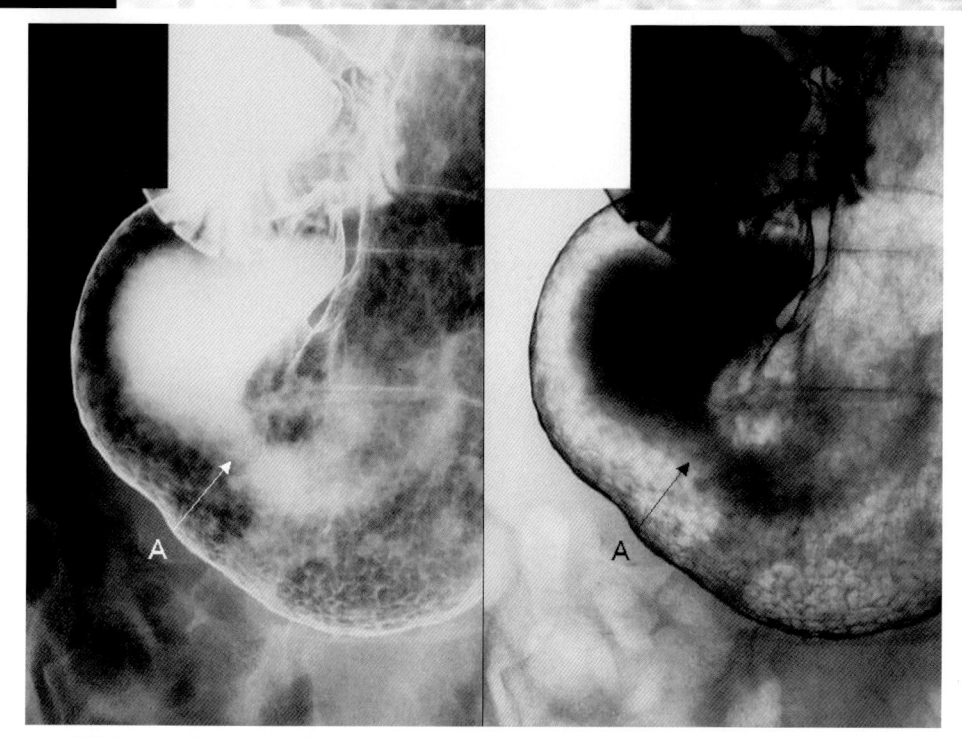

症例 67 Ⅱa＋Ⅱc型早期胃癌　52歳・女性

Fig.251　背臥位第2斜位二重造影像

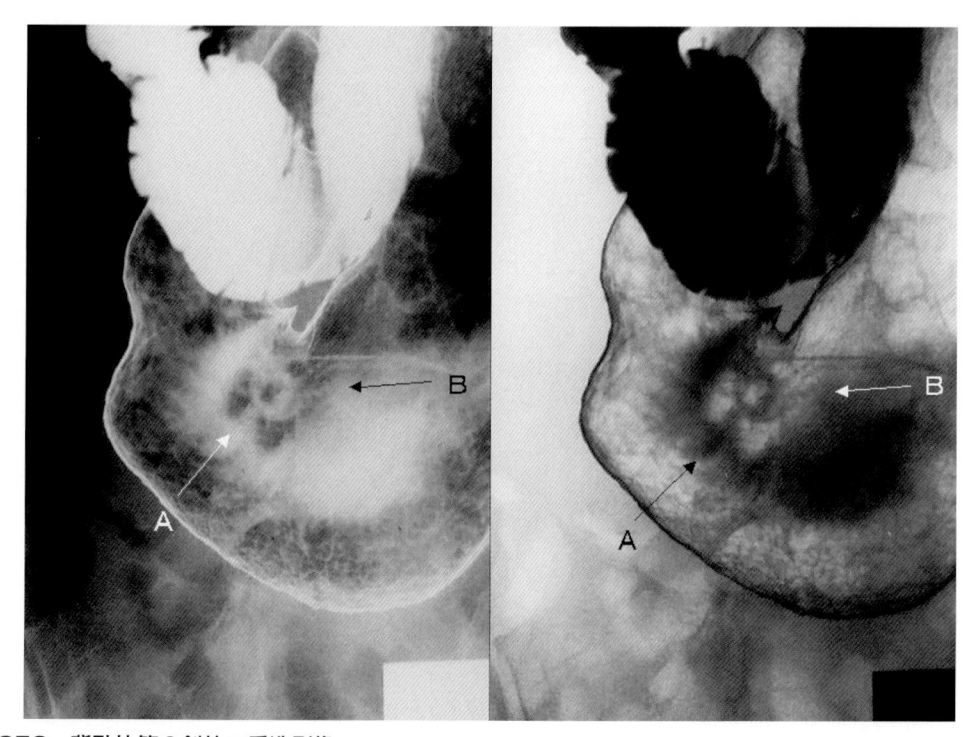

Fig.252　背臥位第2斜位二重造影像

胃癌X線読影法

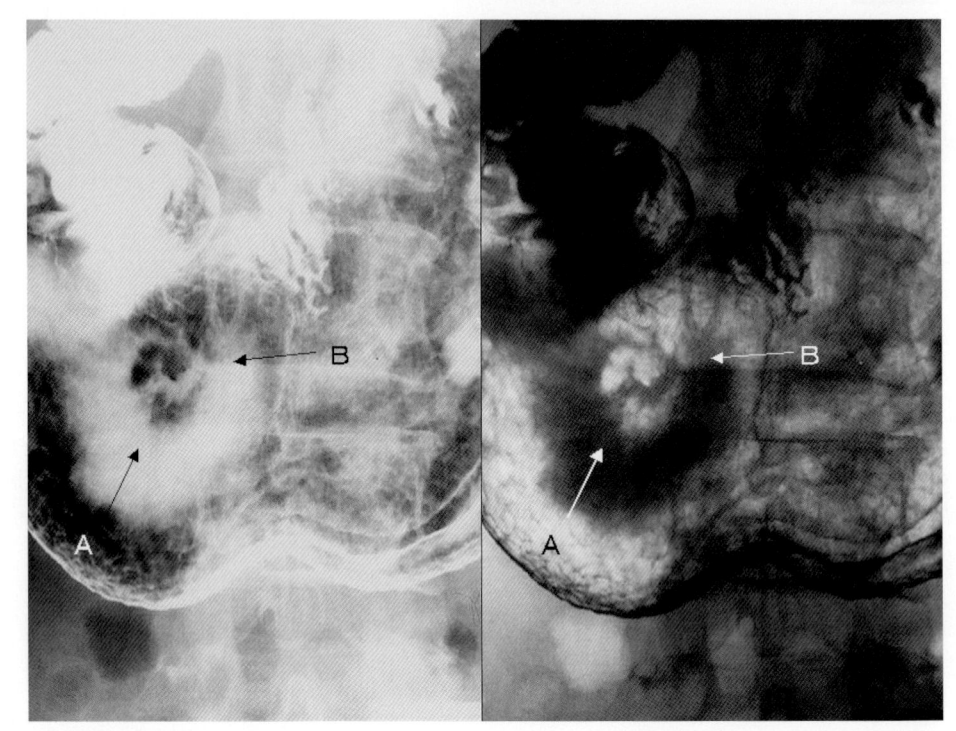

Fig.253 背臥位第2斜位二重造影像

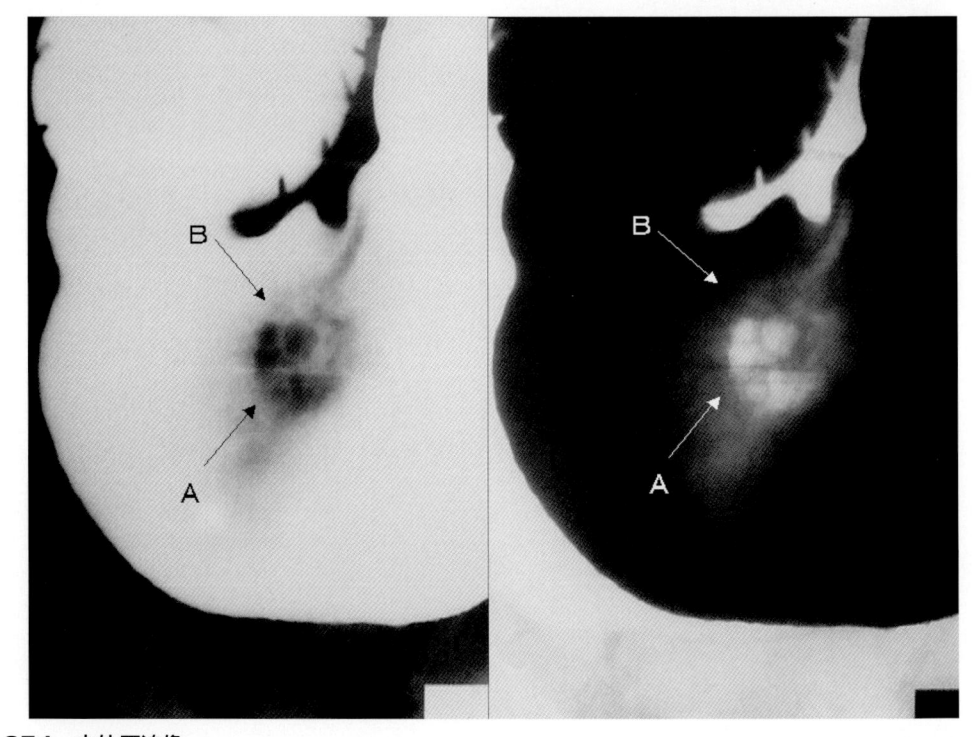

Fig.254 立位圧迫像

238

症例67．Ⅱa＋Ⅱc型早期胃癌

　Fig.251，252，253，254のネガ像，ポジ像では，胃角部後壁小弯寄りに不整形なバリウム斑（矢印A）の辺縁に隆起像（はじき像）がみられ，不整形な陥凹＋隆起病変が認められる．

　本病変のバリウムの付着が不十分な点は，技術的に問題があることは当然であるが，同日検査で内視鏡による生検後のX線写真であるため，内視鏡による前処置薬とバリウムが混ざって付着異常が生じている．

　Fig.251，252，253のネガ像，ポジ像では，生検後であるため異常な濃淡差のある不整形なバリウム斑が認められる．その周囲にも不規則な形の数個のバリウム斑がみられ，そのバリウム斑部にも濃淡差が認められる．病変の大きさは約17×16mmである．

　不整形な陥凹（矢印A）の境界はトゲトゲした棘状陰影である．陥凹面（底部）は小顆粒・顆粒像が認められる．陥凹の辺縁には不規則な形の隆起幅の不均等な高低差の異なる隆起像（はじき像）がみられる．陥凹の辺縁は立ち上がりの急峻な周堤隆起（環状隆起）ではなく，全体的に立ち上がりの緩やかな隆起像（はじき像）が認められる．

　Fig.254のネガ像，ポジ像では，不整形なバリウム斑（矢印A）がみられる．不整形な陥凹（矢印A）の境界は明瞭な部とトゲトゲした棘状陰影が認められる．陥凹面（底部）は輪郭が不明瞭な粘膜下腫瘍様の透亮像（粗大結節像）（矢印B）がみられる．二重造影像を見直せば陥凹面（底部）の小弯側には粗大結節像が現れている．

　陥凹の辺縁には，顆粒像および不規則な形の隆起幅の不均等な高低差の異なる透亮像が認められる．その透亮像は立ち上がりの急峻な周堤隆起（環状隆起）ではなく，全体的には立ち上がりの緩やかな透亮像である．

　陥凹面（底部）の濃淡差および陥凹辺縁の隆起の表面性状である不整形な萎縮粘膜，びらん，または圧迫像でみられる粘膜下腫瘍様の透亮像などの変化所見は，適度なコントラストがみられ，全体的にはポジ像のほうがわかりやすい．

　背景粘膜は腺境界領域から幽門腺領域であろう．周囲粘膜は網状陰影がみられ，軽度な萎縮変化が推定される．

要　約

　不整形な陥凹の境界は明瞭な部とトゲトゲした棘状陰影，陥凹面（底部）は輪郭が不明瞭な粘膜下腫瘍様の透亮像（粗大結節像），陥凹の辺縁には顆粒像および不規則な形の隆起幅の不均等な高低差の異なる隆起像（はじき像）などの所見である．

　上記の事柄を考慮し，境界，面（底部），辺縁の所見から分化型癌のⅡa＋Ⅱc病変と読影した．

　深達度は厚みと硬さ（凹凸と伸展性）で行うが，癌の粘膜下以深への浸潤によって生じた所見（因果関係に基づく所見）として，陥凹内のSMT様所見，陥凹辺縁の隆起，粗大結節像，癌の深部浸潤と関係がある所見（相関関係に基づく所見），局在部位，癌組織型，肉眼型，大きさ，潰瘍合併の有無などから推定してsm癌と読影できよう．

考　察

　Ⅱa＋Ⅱc病変では，陥凹面（底部）の濃淡差，粗大結節像，陥凹辺縁の隆起表面の性状などはポジ像がわかりやすい．すなわち，本例のように凹凸を呈する病変の読影は，ネガ像よりポジ像のほうが一見して読影しやすいが，それは病変部に適度なコントラストがみられる場合である．詳細な読影を行うには，淡い陰影斑部の変化所見はネガ像をも含めて検討することが大切である．

◆**病理組織診断**　Ⅱa＋Ⅱc型早期癌　sm　tub 2　14×13mmである．

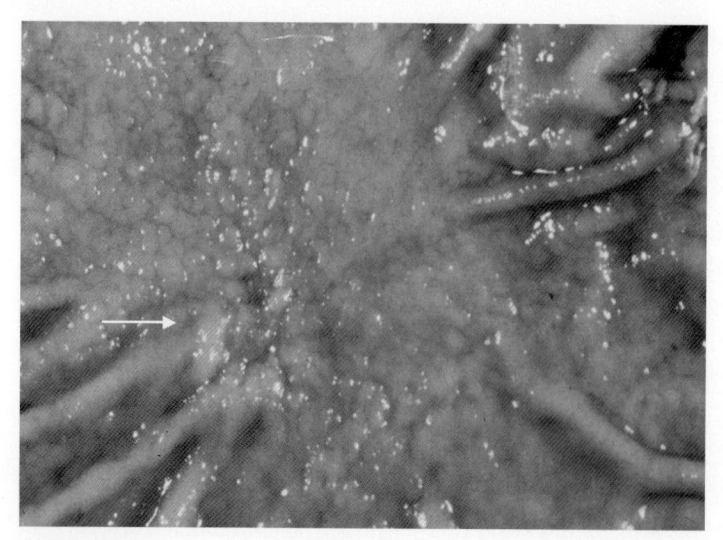

新鮮切除標本

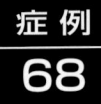

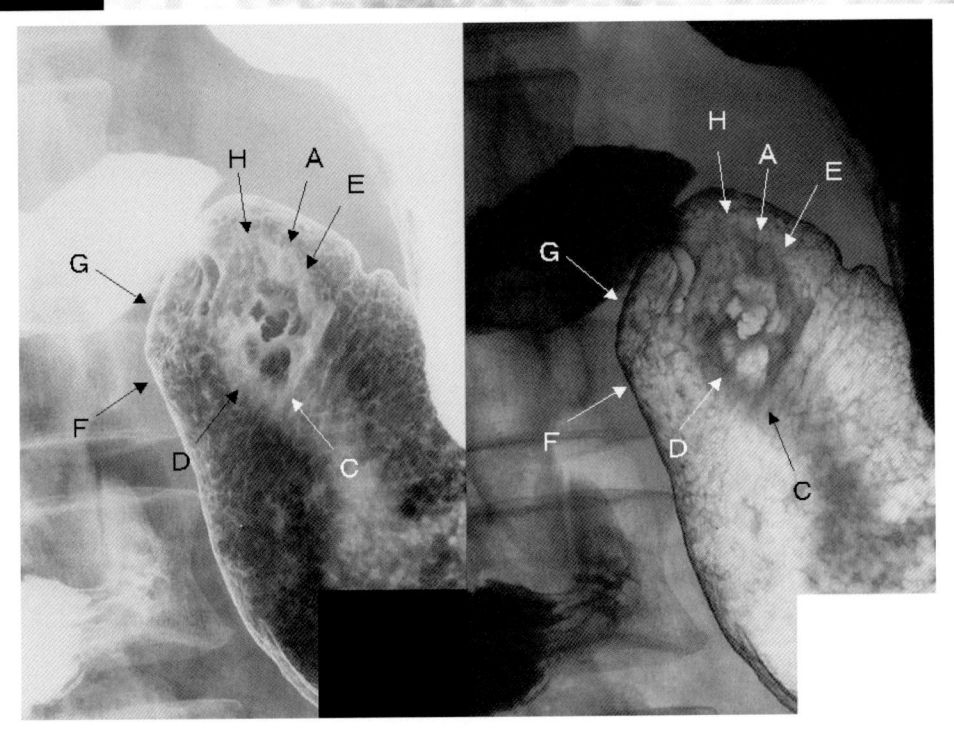

症例 68　Ⅱa+Ⅱc型早期胃癌　52歳・男性

Fig.255　背臥位第1斜位二重造影像

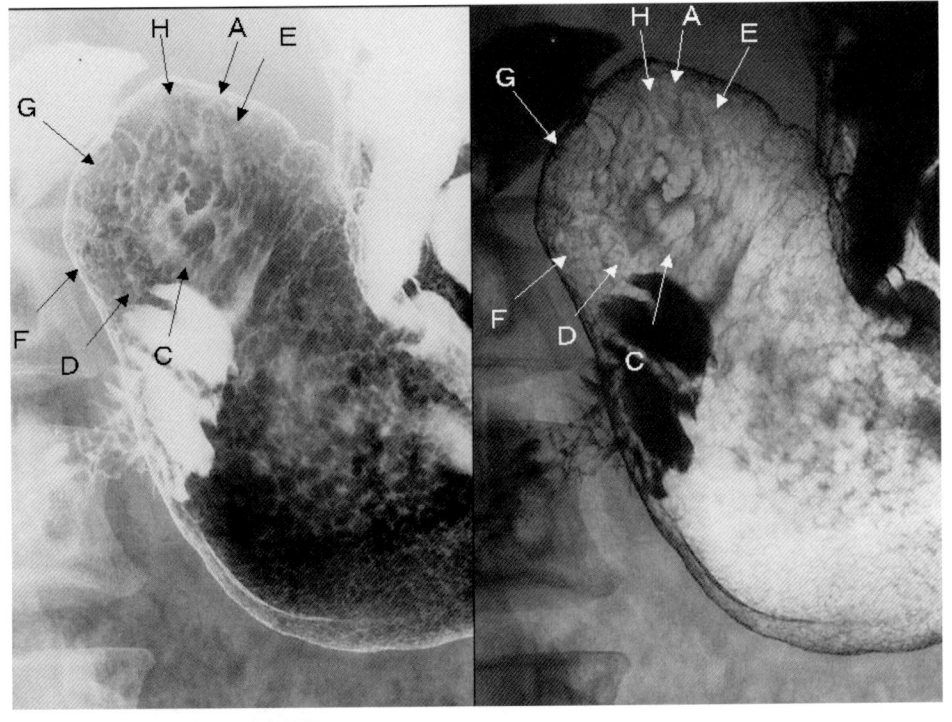

Fig.256　背臥位第1斜位二重造影像

241

胃癌X線読影法

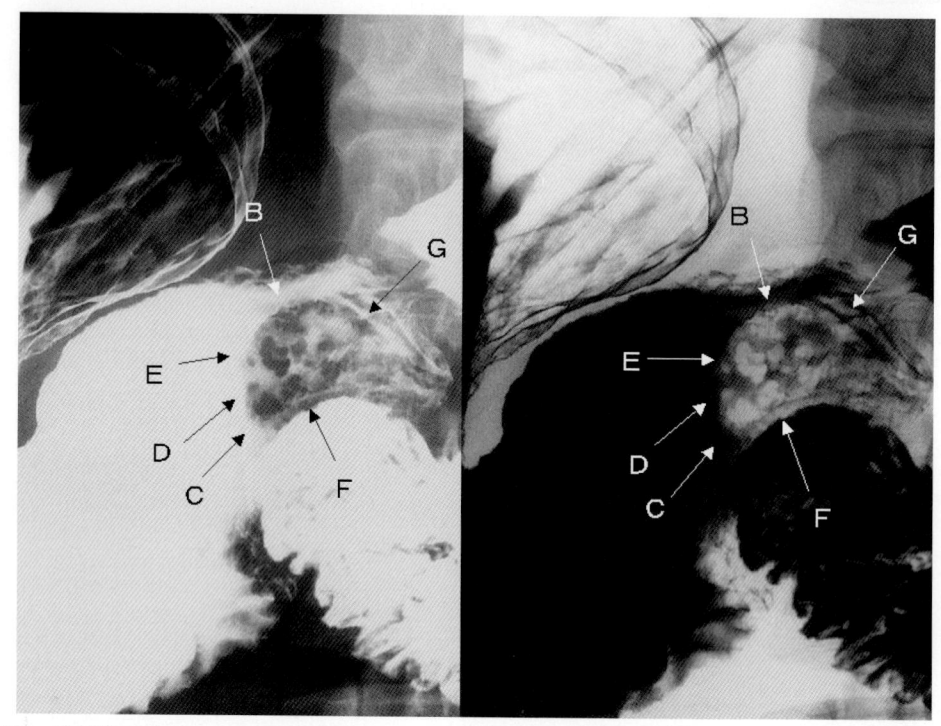

Fig.257　腹臥位圧迫像

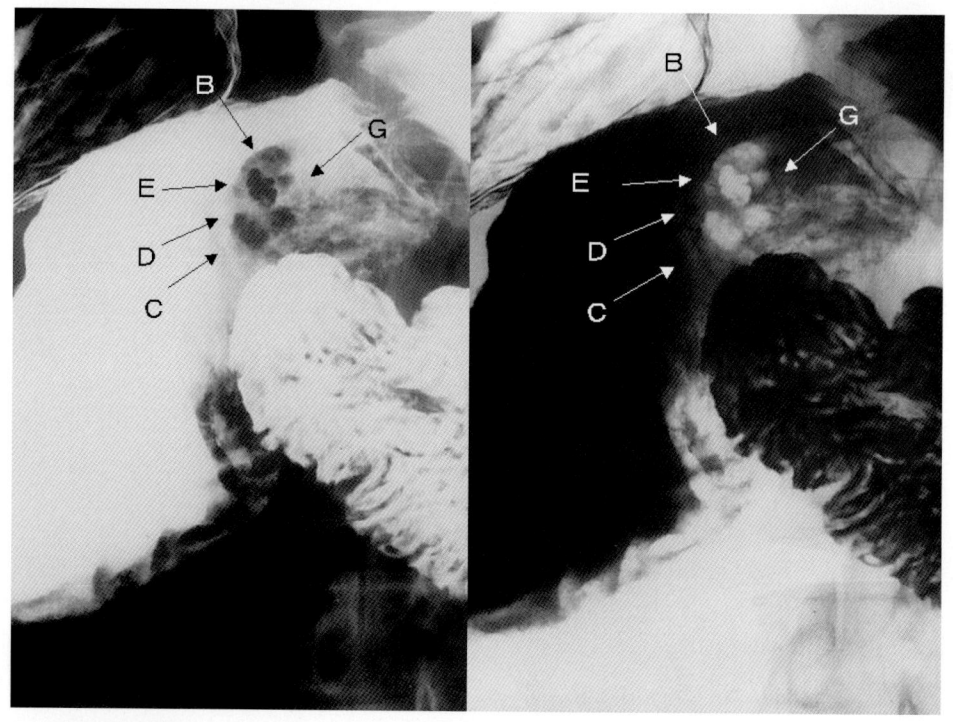

Fig.258　腹臥位圧迫像

242

症例68．Ⅱa＋Ⅱc型早期胃癌

　Fig.255，256，257，258のネガ像，ポジ像では，前庭部後壁中央から幽門前部後壁中央に不整形な淡いバリウム斑（矢印A）の辺縁に隆起像（はじき像）がみられ，多彩で不整形な隆起＋陥凹病変が認められる．

　Fig.255，256のネガ像，ポジ像では，病変部を構成する形状の変化所見を詳細にみると，最外周は環状隆起（矢印B）が認められる（圧迫像でみられる）．口側から肛門側へ向かって読影する．

　口側は粗大結節像（矢印C）がみられ，やや肛門側には不整形な比較的濃いバリウム斑（Ⅱc病変）（矢印D）が認められる．不整形な比較的濃いバリウム斑（Ⅱc病変）（矢印D）の小弯側および大弯側には不規則な形の顆粒像がみられ，肛門側では平盤状隆起（Ⅱa病変）（矢印E）が認められる．

　平盤状隆起（Ⅱa病変）（矢印E）の肛門側には菱形の顆粒像（矢印H）がみられ，小弯側には不整形な淡いバリウム斑（Ⅱc病変）（矢印A）が認められる．その肛門側には不整形な小さく比較的濃いバリウム斑（矢印F）がみられ（ポジ像で明瞭），より肛門側では多数の不規則な形の小さいバリウム斑（矢印G）が認められる．小弯側から肛門側の一部の最外周には環状隆起（矢印B）がみられる（圧迫像でみられる）．多数の不規則な形の小さいバリウム斑はびらん，萎縮粘膜とⅡc病変との鑑別が難しい．病変の大きさは約28×21mmである．

　不整形な比較的深い陥凹（矢印D）の境界はトゲトゲした棘状陰影である．陥凹面（底部）は微細顆粒像が認められる．陥凹の辺縁には口側に粗大結節像，小弯側および大弯側には不規則な形の顆粒像がみられ，肛門側には平盤状隆起（Ⅱa病変）（矢印E）が認められる．

　不整形な浅い陥凹（矢印A）の境界は微細にギザギザしている．陥凹面（底部）は極微細顆粒像がみられる．陥凹の辺縁には口側に平盤状隆起（Ⅱa病変），大弯側には菱形の顆粒像，小弯側から肛門側には幅の狭い立ち上がりの緩やかな隆起像（はじき像）が認められる．

　不整形な小さく比較的深い陥凹（矢印F）（ポジ像で明瞭）の境界は，明瞭な部と不明瞭な部がみられる．陥凹面（底部）はバリウムが溜まって性状は不明瞭である．陥凹の辺縁は小弯側のやや肛門側寄りに平盤状隆起，小弯側には菱形の顆粒像，大弯側から肛門側には小顆粒・顆粒像が認められる．

　平盤状隆起（矢印E）の隆起起始部の形はⅡ型である．隆起の大きさは約7×4mmである．隆起表面の形態は小顆粒像がみられる．隆起輪郭の形は中心部から外側へ向かって凸状で不規則である．隆起の高低差は軽度から中等度である．小弯側から肛門側の一部の最外周には環状隆起が認められる．

　Fig.257，258のネガ像，ポジ像では，上記した変化所見に追加する所見は，小弯側から肛門側の一部の立ち上がりの比較的急峻な透亮像（矢印B）である．

　背景粘膜は幽門腺領域であろう．周囲粘膜は小顆粒像がみられ，顆粒間の開大した所見がみられることから，中等度から高度な萎縮変化が推定される．

要　約

　不整形な比較的深い陥凹（矢印D）の境界はトゲトゲした棘状陰影，陥凹面（底部）は微細顆粒像，陥凹の辺縁には口側に粗大結節像，小弯側および大弯側には不規則な形の顆粒像，肛門側では平盤状隆起．

　不整形な浅い陥凹（矢印A）の境界は微細にギザギザ，陥凹面（底部）は極微細顆粒像，陥凹の辺縁には口側に平盤状隆起，大弯側には菱形の顆粒像，小弯側から肛門側には幅の狭い立ち上がりの緩やかな隆起像（はじき像）．

　不整形な小さく比較的深い陥凹（矢印F）の境界は明瞭な部と不明瞭な部，陥凹の辺縁には小弯側のやや肛門側寄りに平盤状隆起，小弯側には菱形の顆粒像，大弯側から肛門側には小顆粒・顆粒像．

　平盤状隆起（矢印E）の隆起起始部の形はⅡ型，隆起の大きさは約7×4mm，隆起表面の形態は

小顆粒像，隆起輪郭の形は中心部から外側へ向かって凸状で不規則，隆起の高低差は軽度から中等度，小弯側から肛門側の一部の最外周には環状隆起などの所見である．

　これらの境界，面（底部），辺縁，隆起の性状などの所見から分化型癌のⅡa＋Ⅱc病変と読影した．

　深達度は厚みと硬さ（凹凸と伸展性）で行うが，癌の粘膜下以深への浸潤によって生じた所見（因果関係に基づく所見）として，陥凹辺縁の環状隆起，局所的な深い陥凹，粗大結節状隆起，癌の深部浸潤と関係がある所見（相関関係に基づく所見），局在部位，癌組織型，肉眼型，大きさ，潰瘍合併の有無などから推定してsm癌と読影できよう．

考　察

　多彩な凹凸を呈するⅡa＋Ⅱc病変では，濃淡差，高低差は一見してポジ像がわかりやすいが，ネガ像をも含めて検討するほうが詳細に読影できる．また，隆起表面の微細な淡い陰影斑の変化所見はネガ像がわかりやすい．

◆**病理組織診断**　Ⅱa＋Ⅱc型早期癌　sm　tub 2　25×18mmである．

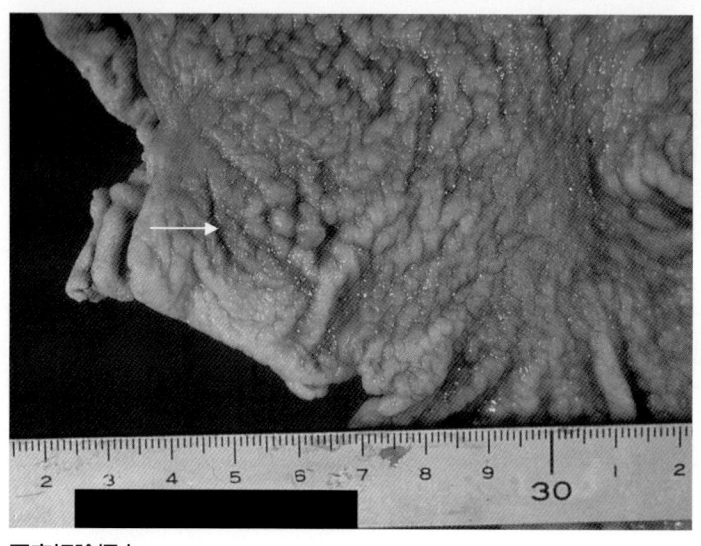

固定切除標本

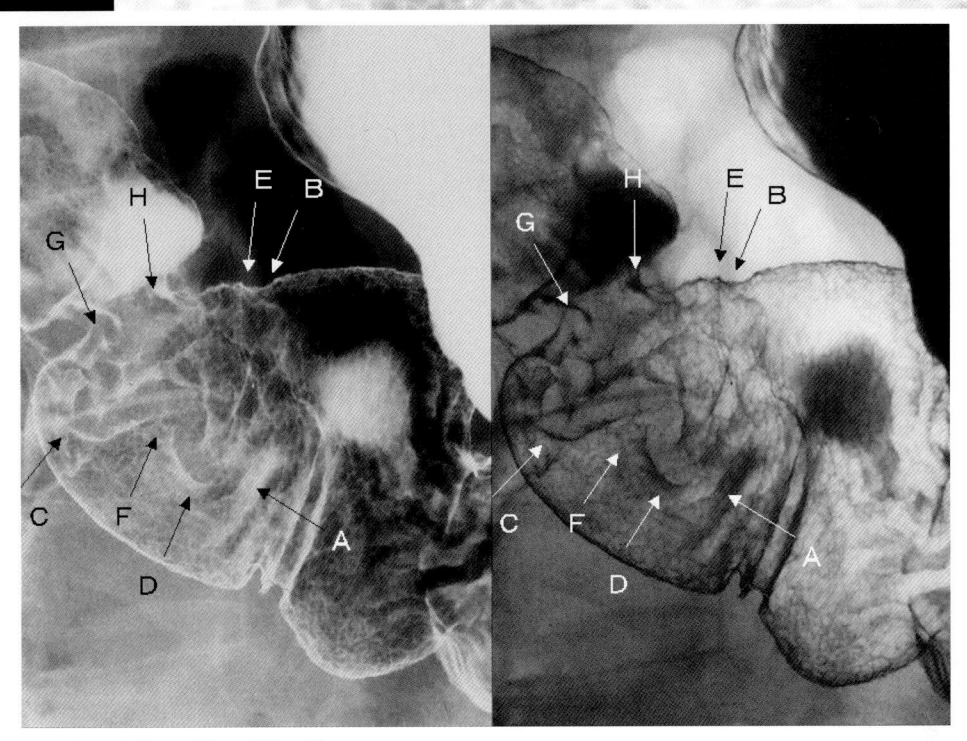

症例 69　Ⅱa+Ⅱc型早期胃癌　72歳・女性

Fig.259　背臥位第1斜位二重造影像

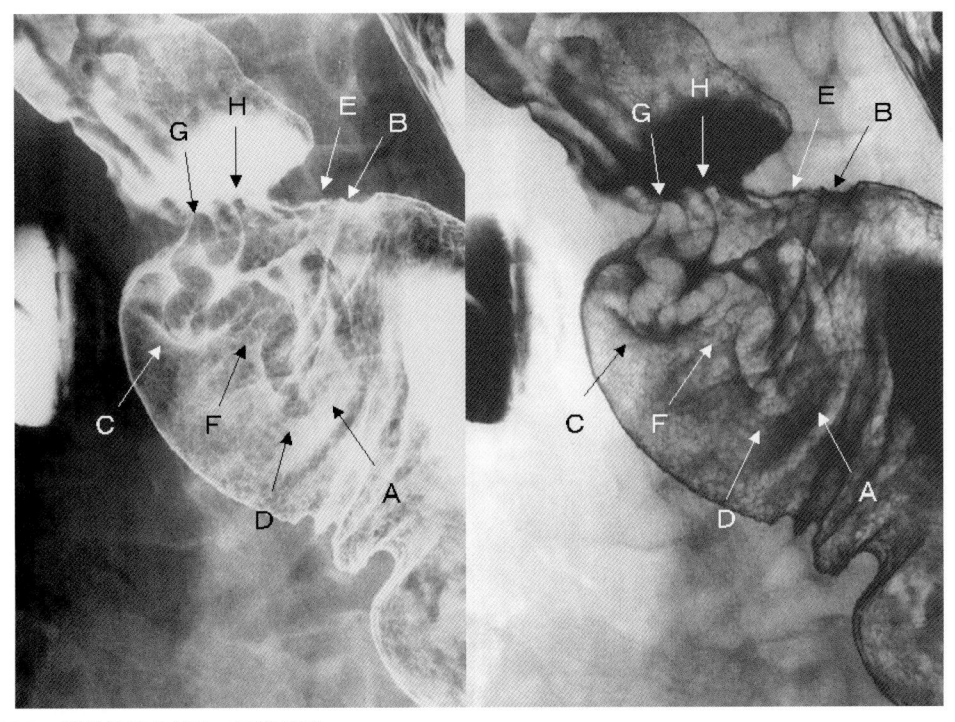

Fig.260　背臥位第1斜位二重造影像

胃癌X線読影法

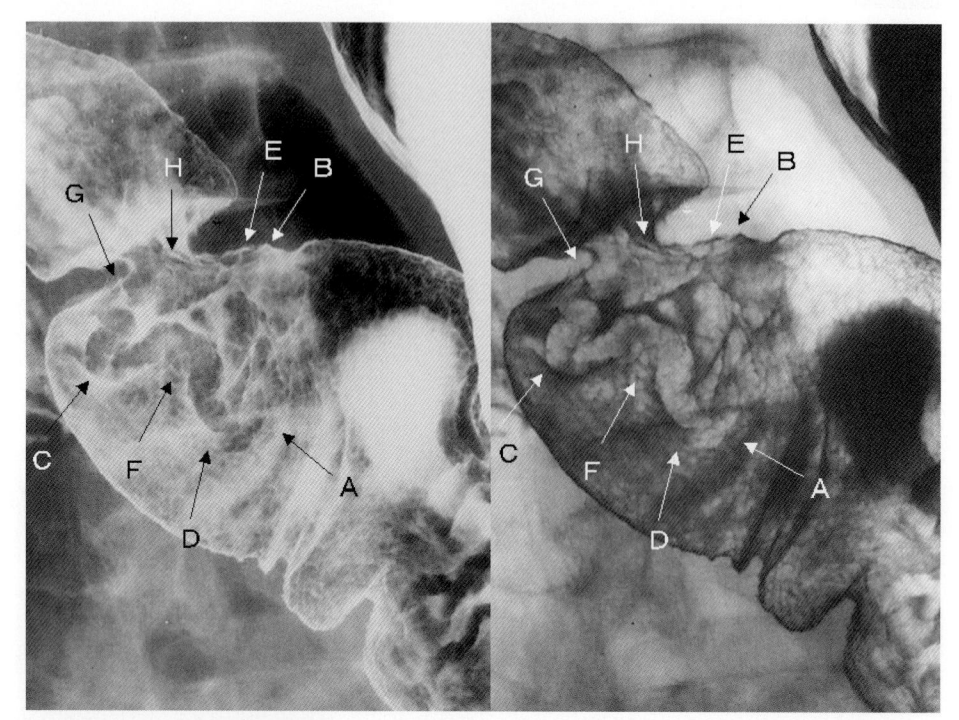

Fig.261　背臥位第1斜位二重造影像

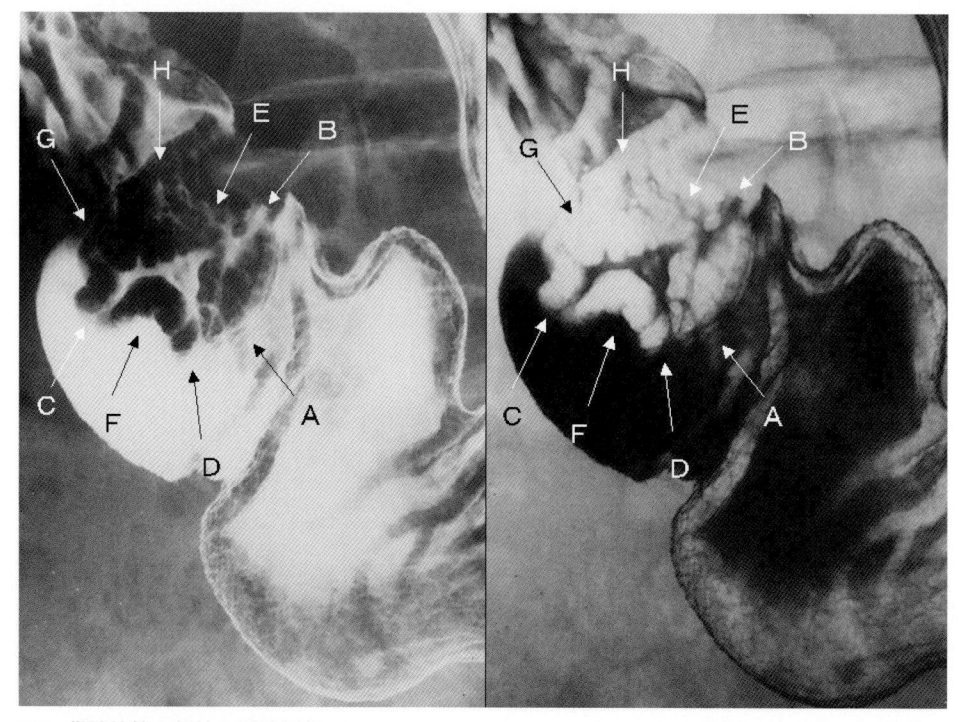

Fig.262　背臥位第1斜位二重造影像

症例69．Ⅱa＋Ⅱc型早期胃癌

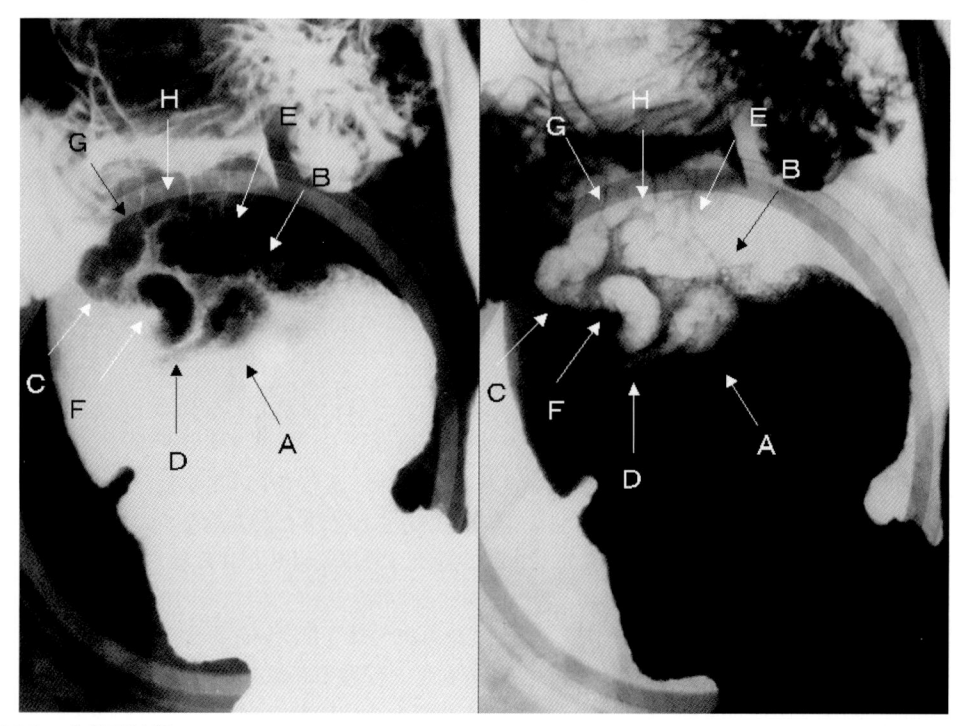

Fig.263　立位圧迫像

　Fig.259，260，261，262，263のネガ像，ポジ像では，幽門前部後壁小弯寄りに不整形な陰影斑および不整形なバリウム陰影（矢印A〜H）の辺縁に隆起像（はじき像）がみられ，不整形な隆起＋陥凹病変が認められる。前症例と異なる変化所見は，陥凹の境界および陥凹の辺縁の隆起の性状であろう。
　Fig.259，260，261（二重造影のⅠ法），262（二重造影のⅡ法）のネガ像，ポジ像では，病変部を構成する形状の変化所見を詳細にみると，口側には環状隆起（矢印A）がみられ，小弯側（矢印B）にも認められる。環状隆起の立ち上がりは比較的急峻である。
　口側から肛門側へ向かって陥凹の形状・性状について読影する。陥凹の形状は口側から肛門側の胃軸に向かって"大の字状"である。"大の字状"の口側大弯寄り（矢印D）の陥凹の境界はトゲトゲした棘状陰影がみられるが，大部分は比較的鮮明である。また，狭い陥凹局面ではボヤーとして染み出すような淡い陰影斑が認められる。
　小弯側（矢印E）の陥凹の境界部は，不整形な濃淡差のみられるボヤーとして染み出すような淡い陰影斑がみられる。大弯側（矢印F）の陥凹の境界は大部分が比較的鮮明であるが，濃淡差のみられる滲んだような淡い陰影斑が認められる。
　肛門側大弯寄り（矢印G）の陥凹の境界は大部分が比較的鮮明であるが，濃淡差のみられる滲んだような淡い陰影斑が認められる。肛門側（矢印H）の陥凹の境界は比較的鮮明であるが，ボヤーとして染み出すような淡い陰影斑がみられる。
　陥凹の境界は，一般的にはギザギザした鋸歯状陰影，断崖状，トゲトゲした棘状陰影，刷毛状（ブラシ状）の変化所見と理解していたが，本例の陥凹の境界では，濃淡差のみられるボヤーとして染み出すような淡い陰影所見，濃淡差のみられる滲んだような淡い陰影所見も追認する必要があろう。
　陥凹面（底部）は，数個の微細顆粒像，小顆粒・顆粒像がみられる。陥凹の辺縁は，Fig.263のネガ像，ポジ像も参考にすると，大弯側には立ち上がりの比較的急峻な環状隆起の一部が明瞭に認

められる。
　Fig.263のネガ像，ポジ像では，不整形な"大の字状"のバリウム陰影がみられる。不整形な"大の字状"の陥凹の境界は鮮明である。陥凹面（底部）は微細顆粒像が認められる。陥凹の辺縁には数個の粗大結節像がみられ，口側から大弯側では立ち上がりの比較的急峻な透亮像が認められる。大弯側から肛門側にも立ち上がりの比較的急峻な透亮像がみられる。病変の大きさは約42×38mmである。
　背景粘膜は幽門腺領域であろう。周囲粘膜は小顆粒像がみられるが，顆粒間の開大した所見がみられず，軽度から中等度な萎縮変化が推定される。

要　約
　"大の字状"の口側大弯寄りの陥凹の境界はトゲトゲした棘状陰影，大部分は比較的鮮明，また，狭い陥凹局面ではボヤーとして染み出すような淡い陰影斑。
　小弯側の陥凹の境界部は，不整形な濃淡差のみられるボヤーとして染み出すような淡い陰影斑。
　大弯側の陥凹の境界は大部分が比較的鮮明，濃淡差のみられる滲んだような淡い陰影斑。
　肛門側大弯寄りの陥凹の境界は，大部分が比較的鮮明，濃淡差のみられる滲んだような淡い陰影斑。
　肛門側の陥凹の境界は比較的鮮明，ボヤーとして染み出すような淡い陰影斑。
　陥凹面（底部）は数個の微細顆粒像，小顆粒・顆粒像，陥凹の辺縁は数個の粗大結節像，口側から大弯側では立ち上がりの比較的急峻な透亮像，大弯側から肛門側にも立ち上がりの比較的急峻な透亮像（粗大結節状な環状隆起）などの所見である。
　以上の境界，面（底部），辺縁の所見から分化型癌のⅡa＋Ⅱc病変と読影した。
　深達度は厚みと硬さ（凹凸と伸展性）で行うが，癌の粘膜下以深への浸潤によって生じた所見（因果関係に基づく所見）として，陥凹辺縁の環状隆起，局所的な深い陥凹，数個の粗大結節像，癌の深部浸潤と関係がある所見（相関関係に基づく所見），局在部位，癌組織型，肉眼型，大きさ，潰瘍合併の有無などから推定してsm癌と読影できよう。結果的にはm癌である。

考　察
　比較的大きく多彩な凹凸を呈するⅡa＋Ⅱc病変では，ネガ像で読影できる変化所見はネガ像で読影し，その読影が難しければポジ像を参考にする。逆に，ポジ像で読影できる変化所見はポジ像で読影し，その読影が難しければネガ像を参考にする。それぞれの特徴所見を読影することによって，病変の成り立ち（肉眼像）が推定できる。不整形な隆起＋陥凹病変では，濃淡差および高低差は一見してポジ像がわかりやすいが，微細な淡い陰影斑の性状の読影は，ネガ像がわかりやすい。
◆**病理組織診断**　Ⅱa＋Ⅱc型早期癌　m　tub2　39×35mmである。

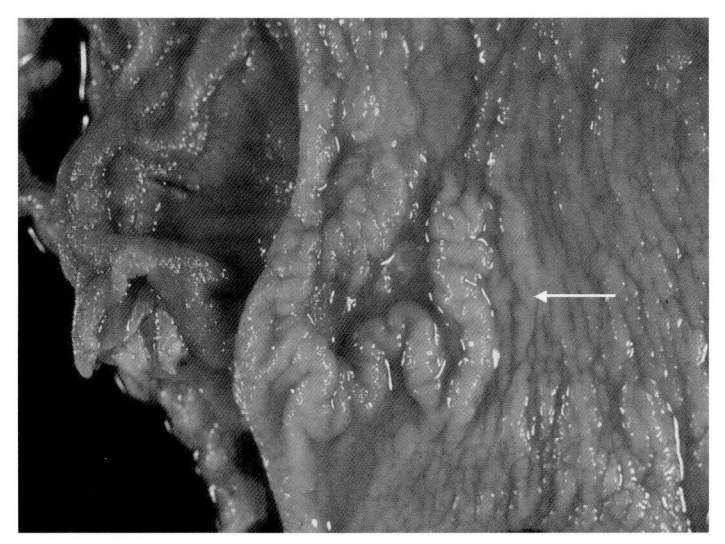

症例69. Ⅱa+Ⅱc型早期胃癌

固定切除標本

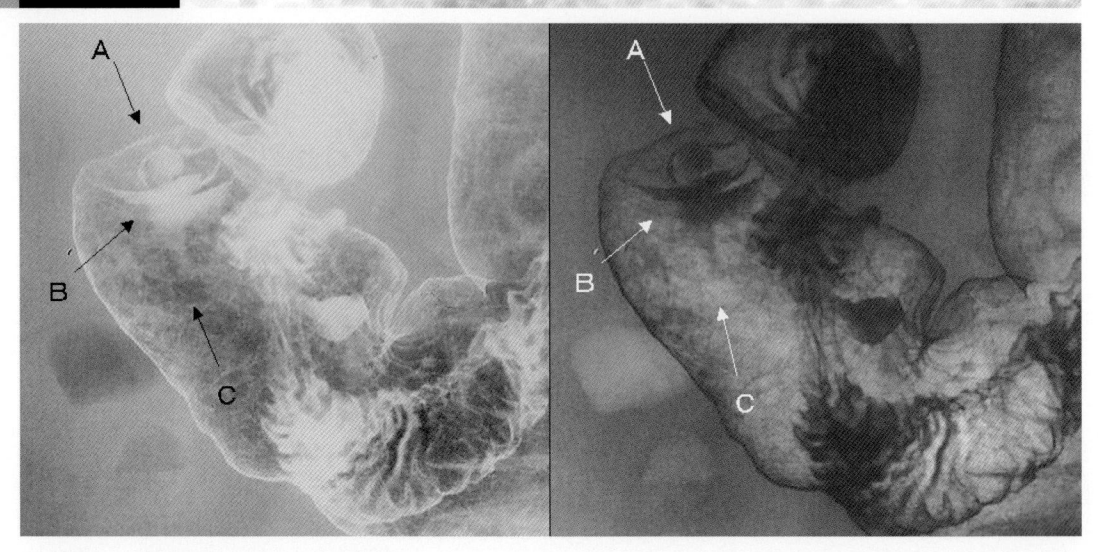

症例 70　Ⅱa＋Ⅱc型早期胃癌　66歳・女性

Fig.264　背臥位第2斜位二重造影像

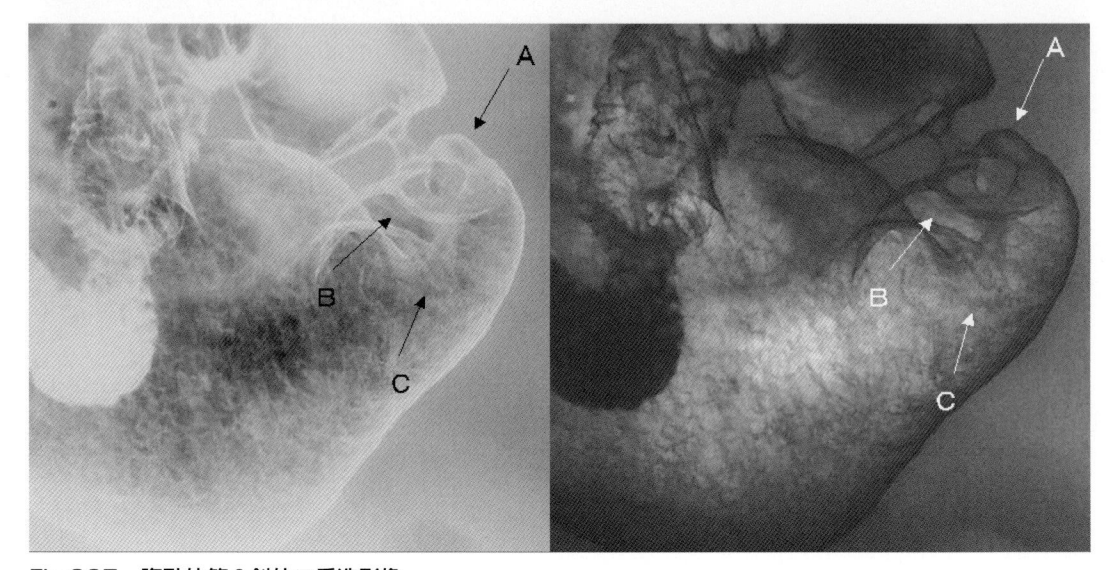

Fig.265　腹臥位第2斜位二重造影像

　Fig.264，265，266，267のネガ像，ポジ像では，幽門前部大弯に不規則な形のバリウム斑（矢印A）の辺縁に隆起像（はじき像）がみられ，不規則な形の隆起＋陥凹病変が認められる。一見して，不規則な形のバリウム斑の形状からは良性潰瘍および迷入膵なども思考できそうな例である。

　Fig.264，265，266のネガ像，ポジ像では，不規則な形のバリウム斑（矢印A）がみられる。不規則な形の陥凹（矢印A）の境界は比較的平滑で明瞭である。境界部所見と部位的には，迷入膵および潰瘍でも誤読影にはなるまい。

　陥凹面（底部）は微細顆粒像，小顆粒像がみられる。陥凹の辺縁には立ち上がりの急峻な隆起像（はじき像）（矢印B）が認められる。

　Fig.267のネガ像，ポジ像では，不規則な形のバリウム斑（矢印A）がみられる。不規則な形の陥凹（矢印A）の境界は比較的平滑で鮮明である。陥凹面（底部）は小顆粒像がみられる。陥凹の辺縁には立ち上がりの急峻な透亮像（矢印B）が認められる。透亮像部の表面を詳細にみると，凹凸不整がみられる。すなわち，微細な凹凸や滲みの陰影所見が認められる。

症例70．Ⅱa＋Ⅱc型早期胃癌

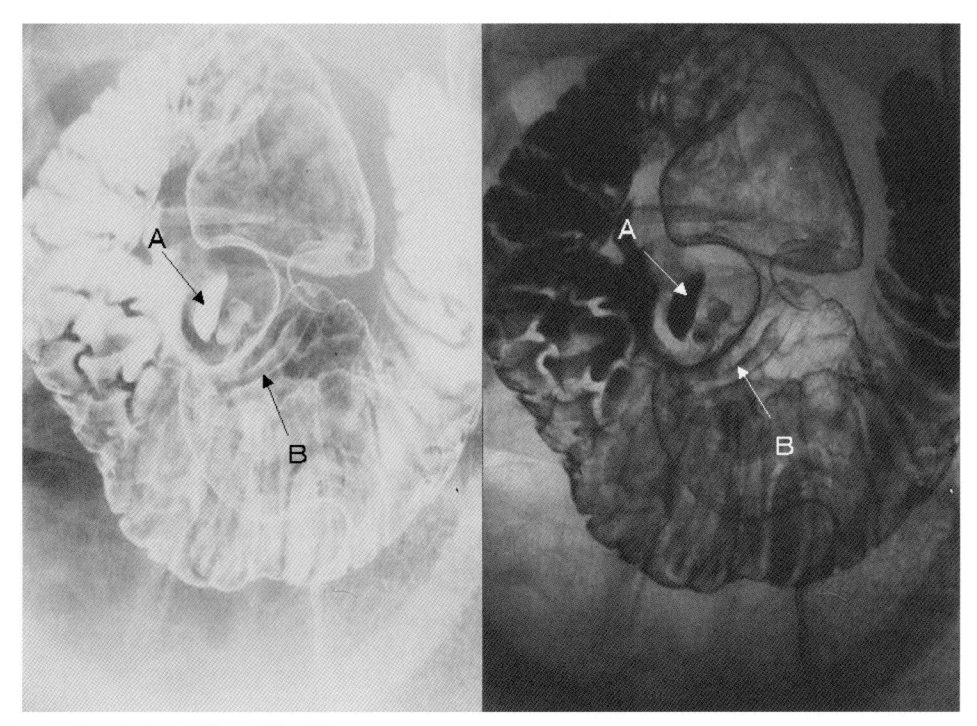

Fig.266　背臥位第1斜位二重造影像

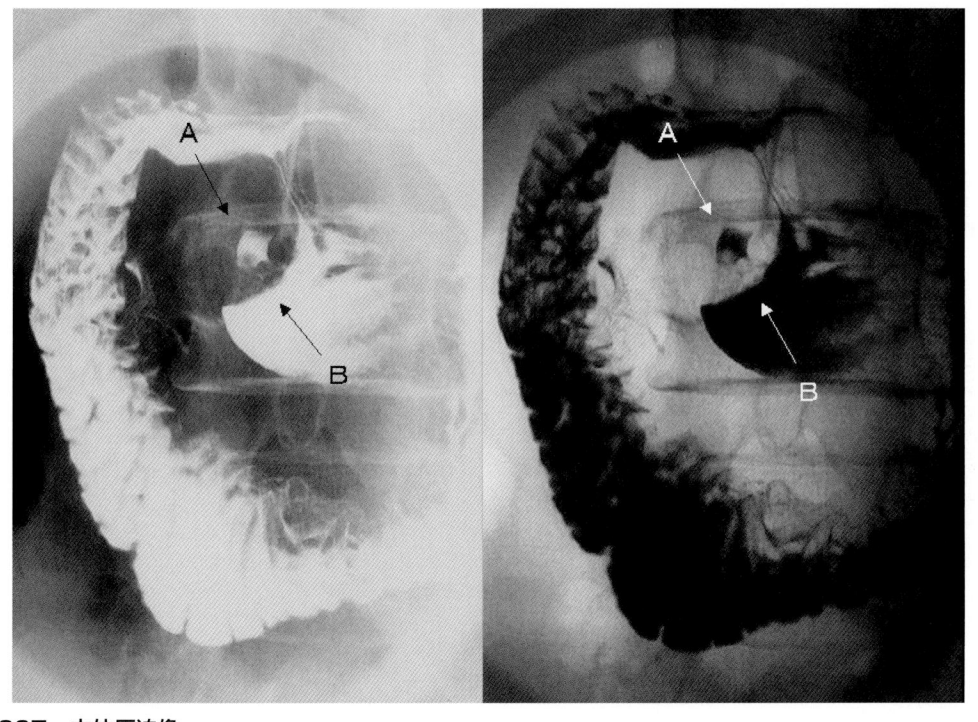

Fig.267　立位圧迫像

251

しかし，ここまでの読影では，陥凹の辺縁の立ち上がりの急峻な隆起像（はじき像）および立ち上がりの急峻な透亮像部の表面の微細な凹凸や滲みの陰影所見のみが悪性の所見で，陥凹部には悪性の所見がみられないことになる。

再度，X線写真を見直すと，**Fig.265**のネガ像，ポジ像では，不規則な形のバリウム斑の口側前壁中央に約14×6mmの不整形な淡い陰影斑（矢印C）が認められる。不整形な浅いはみ出し状陰影である。病変の大きさは約25×23mmである。

不整形な浅いはみ出し状陥凹（矢印C）の境界は微細にギザギザして不規則であるが，大部分は比較的平滑である。陥凹面（底部）は微細顆粒像がみられる。陥凹の辺縁は口側に幅の狭い立ち上がりの緩やかな隆起像（はじき像）（矢印C）が認められる。

背景粘膜は幽門腺領域であろう。周囲粘膜は小顆粒像がみられ，顆粒間の開大した所見がみられることから，中等度から高度な萎縮変化が推定される。

要約

不規則な形の陥凹の境界は比較的平滑で鮮明，陥凹面（底部）は微細顆粒像，小顆粒像，陥凹の辺縁には立ち上がりの急峻な隆起像（はじき像），不整形な浅いはみ出し状陥凹の境界は微細にギザギザして不規則，大部分は比較的平滑，陥凹面（底部）は微細顆粒像，陥凹の辺縁は口側に幅の狭い立ち上がりの緩やかな隆起像（はじき像）などの所見である。

これらの境界，面（底部），辺縁の所見から分化型癌のⅡa＋Ⅱc病変と読影した。

深達度は厚みと硬さ（凹凸と伸展性）で行うが，癌の粘膜下以深への浸潤によって生じた所見（因果関係に基づく所見）として，陥凹辺縁の周提様隆起，癌の深部浸潤と関係がある所見（相関関係に基づく所見），局在部位，癌組織型，肉眼型，大きさ，潰瘍合併の有無などから推定してsm癌と読影できよう。

考察

ポジ像がわかりやすい変化所見は，不整形な淡いはみ出し状陰影である。ポジ像はネガ像に比べると濃度域が広く，コントラストが低い部でもわずかな濃淡差がみられ，読み取りやすい。

◆**病理組織診断**　Ⅱa＋Ⅱc型早期癌　sm　tub 2　22×20mmである。

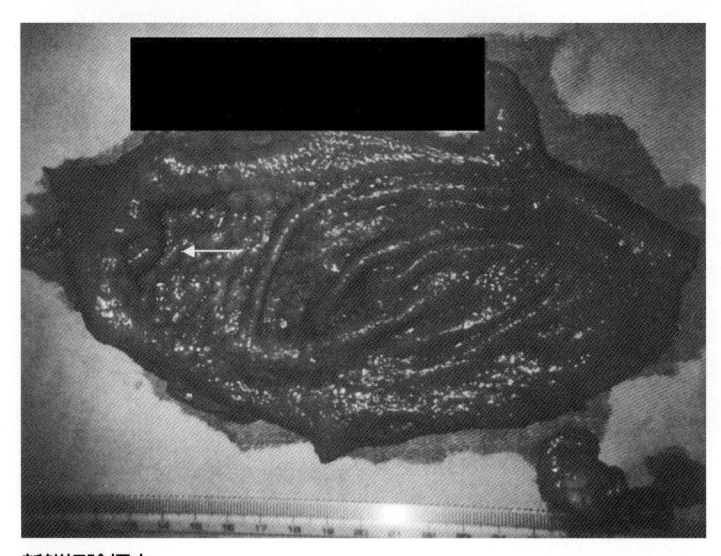

新鮮切除標本

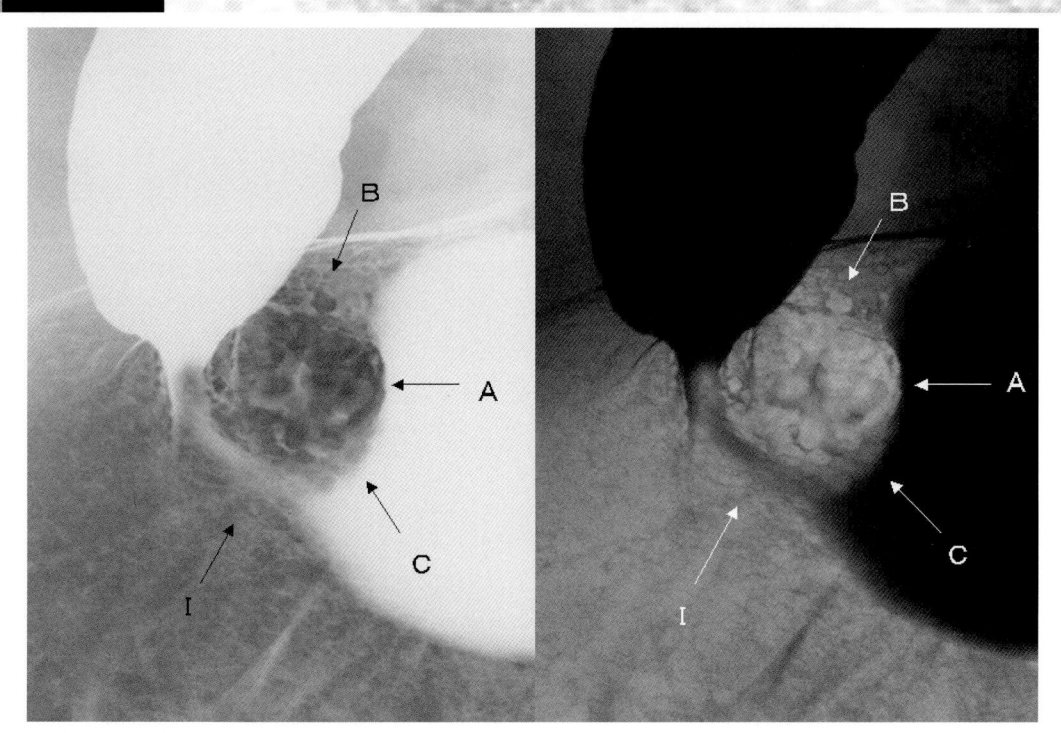

症例 71　Ⅱa＋Ⅱc型早期胃癌　76歳・女性

Fig.268　半臥位第2斜位二重造影像

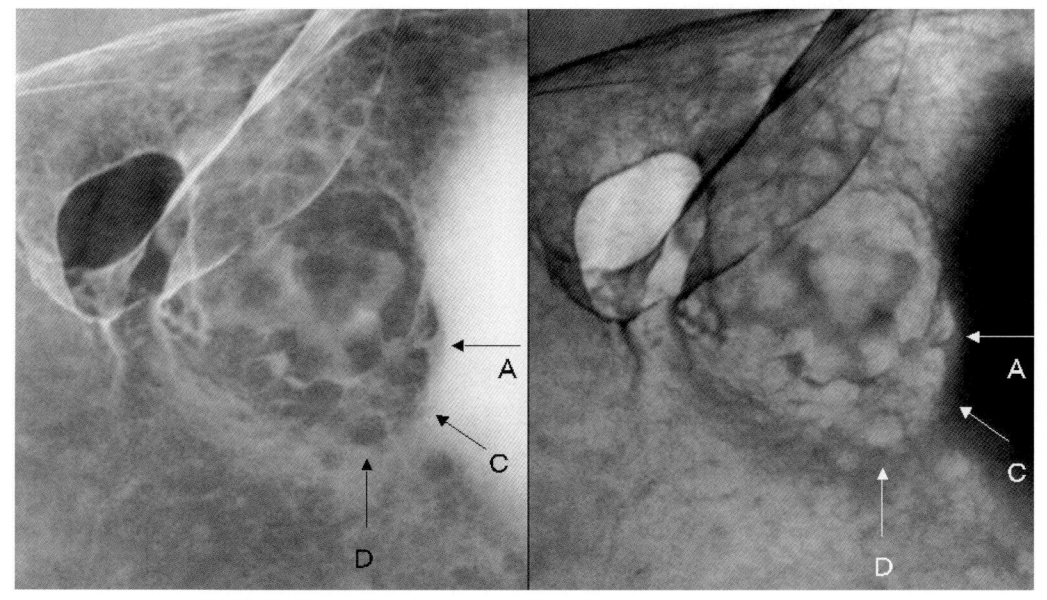

Fig.269　半臥位第2斜位二重造影像

253

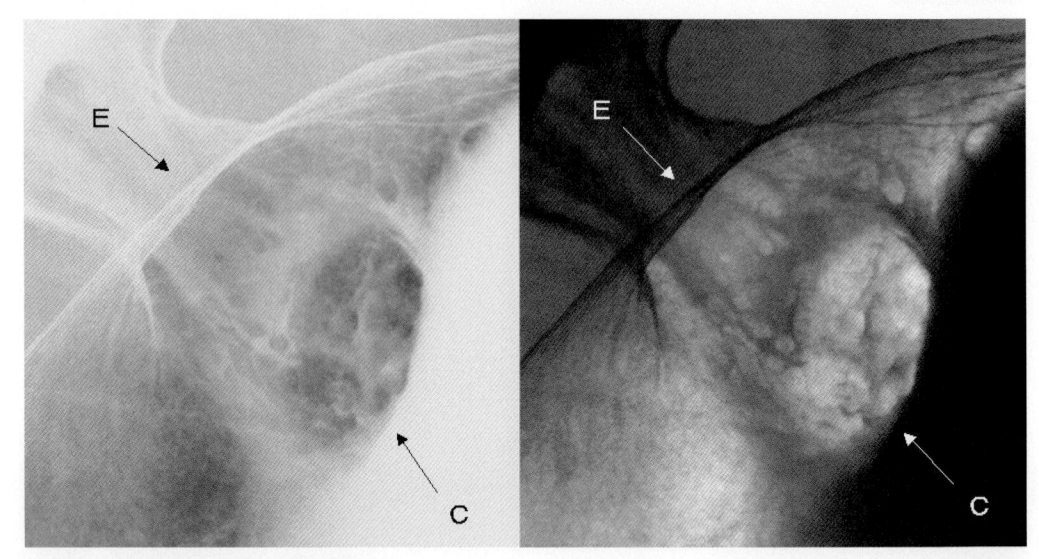

Fig.270 半臥位第2斜位二重造影像

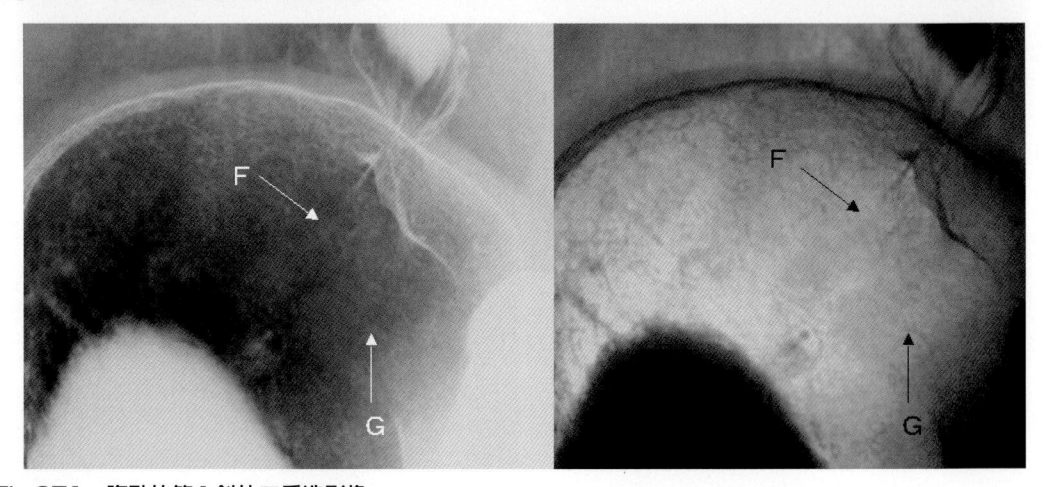

Fig.271 腹臥位第1斜位二重造影像

　DR (digital radiography) で撮影されたX線写真である。Fig.268, 269, 270, 271, 272のネガ像，ポジ像では，噴門部後壁小弯寄りに不整形なバリウム陰影の辺縁に隆起像（はじき像）（矢印A）がみられ，不整形な隆起＋陥凹病変が認められる。

　Fig.268, 269, 270のネガ像，ポジ像で隆起の性状をみると，口側および大弯側では隆起幅の不均等な高低差の異なる，隆起の立ち上がりが比較的急峻な（矢印A, C）変化所見がみられる。小弯側および肛門側（矢印D, E, I）では，隆起幅の不均等な高低差の異なる，隆起の立ち上がりが緩やかな陰影所見が認められる。

　I，IIa型の隆起の性状を呈しているのは，口側の隆起の一部と大弯側の隆起の一部（矢印B, C）であるが，それらの変化所見は陥凹面（底部）の顆粒像に類似しており，IおよびIIa型の隆起の性状とは異なる。

　隆起と陥凹の高低差についてみると，病変部にバリウムを流すと隆起部と陥凹部の境が不明瞭となることから，2型進行癌の不整形な噴火口状の陥凹（クレーター）および周提隆起とは異なり，粘膜下腫瘍様の肉眼形態を示す胃癌を考慮する必要があろう。病変の大きさは約27×23mmである。

　不整形な陥凹（矢印A）の境界は口側，大弯側，肛門側は比較的明瞭であり，小弯側（矢印E）で

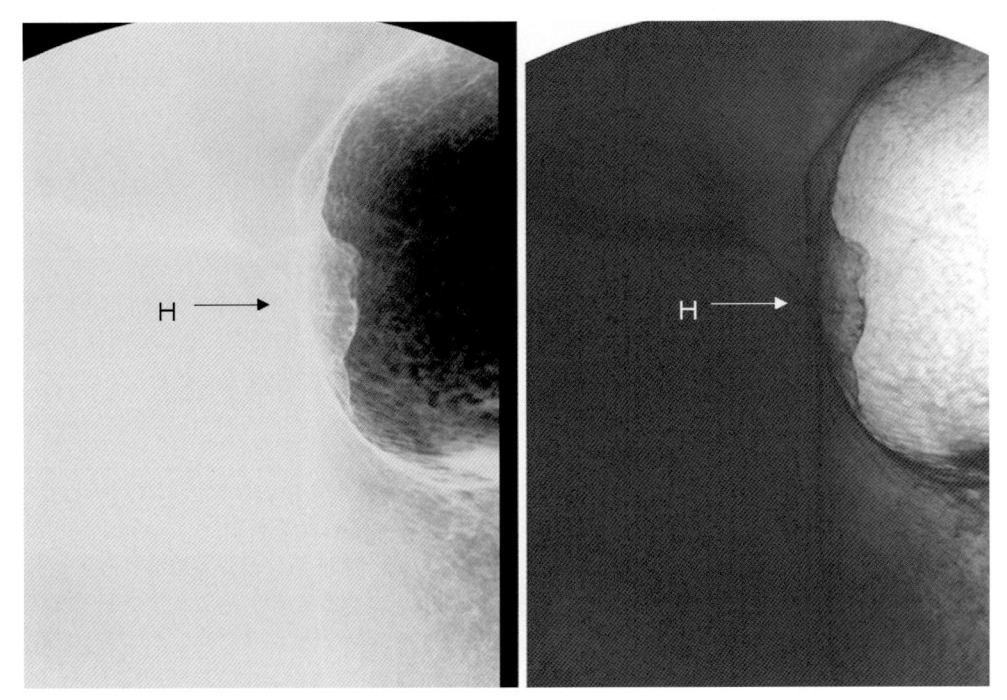

Fig.272　立位正面二重造影像

は不明瞭である。陥凹面（底部）は明瞭な小顆粒・顆粒像とは異なり，全体的にボンヤリした小顆粒・顆粒像である。また，陥凹面（底部）の口側および肛門側では，不整形な濃い局所的にやや局面をもつ線状のバリウム斑がみられ，濃淡差も比較的明瞭に認められる。陥凹の辺縁の性状は前記している。

　Fig.270のネガ像，ポジ像では，小弯側に不整形なやや局面をもつ線状陰影が樹枝状の形状でみられ，より小弯側では小顆粒・顆粒像（矢印E）が認められる。

　Fig.271のネガ像，ポジ像では，小弯側に不整形な淡い陰影斑（矢印F，G）がみられ，その不整形な淡い陰影斑の小弯側では小顆粒・顆粒像が認められる。

　不整形な浅い陥凹（矢印F，G）の境界は不明瞭である。陥凹面（底部）は微細顆粒像が認められる。陥凹の辺縁には隆起変化所見はみられない。これらのことから，萎縮粘膜とⅡc病変との鑑別が難しい。

　Fig.272のネガ像，ポジ像では，部分的にはschattenplus im schattenminus（陰影欠損中の陰影附加像）（矢印H）の変化所見である。口側では隆起幅の不均等な高低差の異なる，隆起の立ち上がりは比較的急峻な変化所見がみられる。肛門側では隆起幅の不均等な高低差の異なる，隆起の立ち上がりは緩やかな陰影所見が認められる。

　本例は裂口ヘルニアがみられ，噴門入口部の癌浸潤の有無の読影が難しいが，前記したことから食道浸潤の大部分は否定できよう。

　2型進行癌と異なる変化所見は，明らかな周提形成がみられず，陥凹面（底部）には小顆粒・顆粒像の上皮模様の所見がみられ，陥凹境界の性状などからⅡa＋Ⅱc病変と読影した。

　本例は粘膜下腫瘍様の肉眼形態を示す胃癌であり，medullary carcinoma with lymphoid stroma（por 1）である。

　背景粘膜は噴門腺領域であろう。周囲粘膜は小顆粒像がみられるが，顆粒間の開大した所見がみられず，軽度から中等度な萎縮変化が推定される。

要　約

　不整形な陥凹の境界は口側，大弯側，肛門側が比較的明瞭，小弯側は不明瞭。陥凹面（底部）は明瞭な小顆粒・顆粒像とは異なり，全体的にボンヤリした小顆粒・顆粒像。陥凹の辺縁の口側および大弯側では隆起幅の不均等な高低差の異なる隆起，その立ち上がりは比較的急峻。小弯側および肛門側では隆起幅の不均等な高低差の異なる隆起，その立ち上がりは緩やかなどの所見である。

　上記の事柄を考慮し，境界，面（底部），辺縁の所見から未分化型癌のⅡa＋Ⅱc病変と読影した。

　深達度は厚みと硬さ（凹凸と伸展性）で行うが，癌の粘膜下以深への浸潤によって生じた所見（因果関係に基づく所見）として，陥凹辺縁の隆起，陰影欠損中の陰影附加像，輪郭が不明瞭な粘膜下腫瘍様の隆起像（はじき像），癌の深部浸潤と関係がある所見（相関関係に基づく所見），局在部位，癌組織型，肉眼型，大きさ，潰瘍合併の有無などから推定してsm以深癌と読影できよう。

考　察

　本例のように凹凸を呈する病変の所見を解析する場合，不整形な淡い陰影斑およびその濃淡差，小顆粒・顆粒像の性状はネガ像を中心にポジ像をも含めた検討が必要である。

　粘膜下腫瘍様の肉眼形態を示すⅡa＋Ⅱc病変では，陥凹面（底部）の濃淡差の有無や，進行癌との鑑別に重要な陥凹面（底部）の上皮模様の有無の読影はポジ像がややわかりやすい。濃淡差のみられない，不整形な淡い陰影斑の性状はネガ像がわかりやすい。

◆**病理組織診断**　Ⅱa＋Ⅱc型早期癌　sm-3　por 1　24×20mmである。

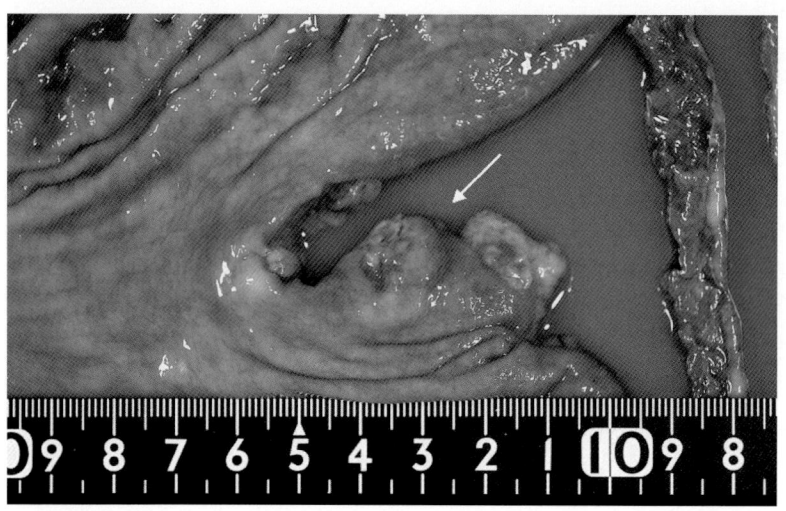

新鮮切除標本

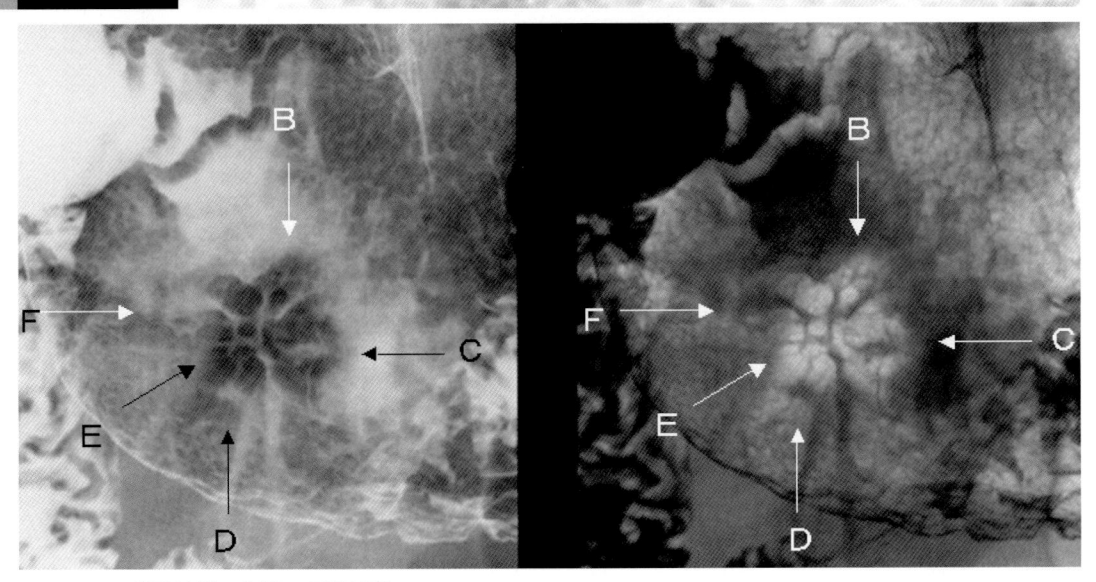

症例 72 IIa+IIc型早期胃癌　52歳・男性

Fig.273　背臥位第2斜位二重造影像

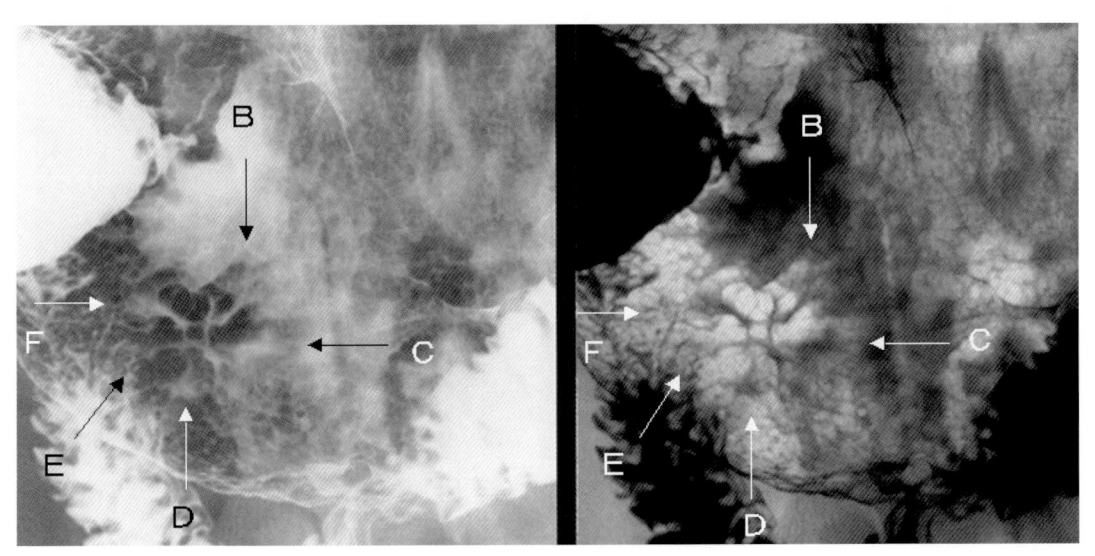

Fig.274　背臥位第2斜位二重造影像

　DR（digital radiography）で撮影されたX線写真である。**Fig.273，274，275，276**のネガ像，ポジ像では，胃角部肛門側後壁大弯寄りに粘膜ひだ集中を伴う不整形な多数の線状のバリウム斑（矢印A）が面（領域）としてみられる。
　Cアーム型装置で撮影しており，病変部は大弯側近傍に存在するため，管球角度を頭尾方向の尾方向から20°斜入して撮影したX線写真である。
　Fig.273，274，275，276のネガ像，ポジ像では，粘膜ひだ集中を伴う複雑な形の線状のバリウム斑がみられる。複雑な形の線状のバリウム斑の中心部には顆粒像がみられ，辺縁には小弯側および肛門側に明瞭な数個の顆粒像（矢印B，F）が認められ，その部以外では立ち上がりの緩やかな隆起像（はじき像）（矢印C～E）がみられる。立ち上がりの緩やかな隆起像（はじき像）は，不規則な形の透亮帯として現れている。
　複雑な形の線状のバリウム斑の口側には，不規則な形の淡いバリウム斑（矢印C）がみられ，小

257

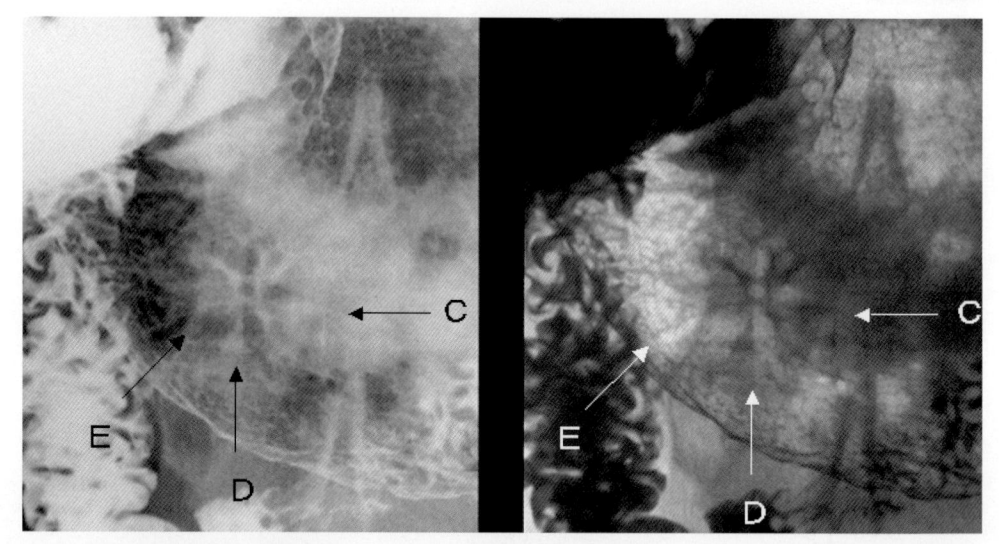

Fig.275 背臥位第2斜位二重造影像

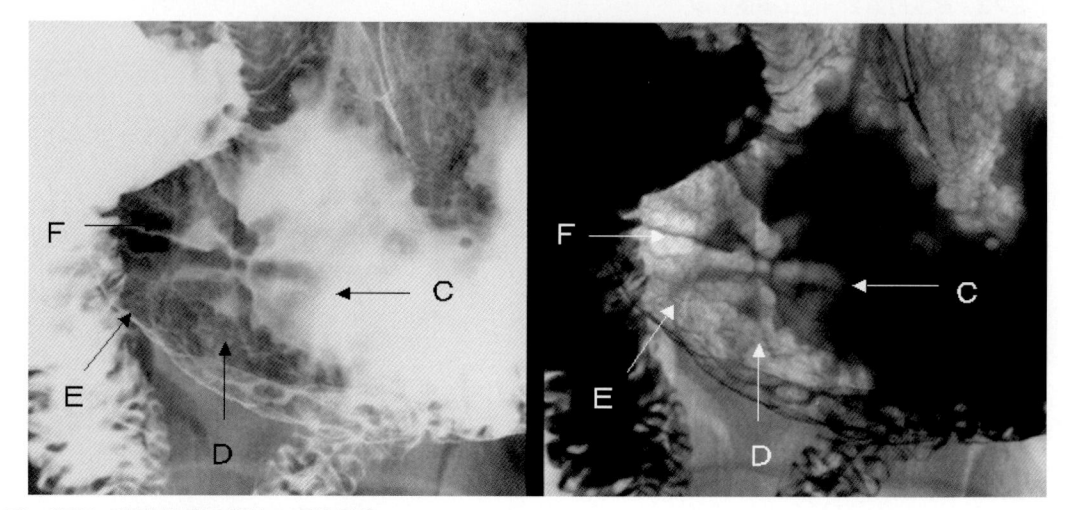

Fig.276 背臥位第2斜位二重造影像

弯側にも不整形な淡いバリウム斑（矢印B）が認められる。

複雑な形の線状のバリウム斑の大弯側には，不規則な形の淡いバリウム斑（矢印D）がみられ，肛門側にも不整形な淡いバリウム斑（矢印F）が認められる。それぞれの不規則，不整形なバリウム斑の辺縁には立ち上がりの緩やかな隆起像（はじき像）がみられる。

不規則，不整形な浅い陥凹（矢印B，C，D，F）および隆起像（はじき像）と，複雑な形の線状陥凹（矢印A）および隆起像（はじき像）について大きさをみると，前者は約23×23mmであり，後者は約18×18mmである。

要は，不整形な浅い陥凹は複雑な形の線状陥凹の外側までみられ，立ち上がりの緩やかな隆起像（はじき像）はその部よりもさらに外側に認められる。

これらのことが明確でないと，陥凹の境界，陥凹面（底部），陥凹の辺縁の読影が曖昧となり，病変の大きさも異なることになる。以上のことを踏まえて，複雑な形の線状陥凹の性状を解析する。

病変部全体の変化所見をみると，それぞれの陥凹の性状は未分化型癌のⅡc病変のように，陥凹境界が連続的に，明瞭に追えるわけではない。また，陥凹の深さは一様ではなく，複雑な形の線状陥

凹（矢印A）に連続して，その外側に不規則および不整形な浅い陥凹（矢印B，C，D，F）がみられ，大部分が浅い陥凹と推定される。これらの深さは相対的な意味合いの陥凹の深さである。

　口側の不規則な形の浅い陥凹（矢印C）の大きさは約6×3mmである。不規則な形の浅い陥凹（矢印C）の境界はややギザギザした部とトゲトゲした部がみられる。陥凹面（底部）は微細顆粒像がみられ，濃淡差も認められる。陥凹の辺縁には小顆粒・顆粒像が認められる。

　小弯側の不整形な浅い陥凹（矢印B）の大きさは約7×4mmである。不整形な浅い陥凹（矢印B）の境界は微細にトゲトゲした部がみられる。陥凹面（底部）は微細顆粒像がみられ，濃淡差も認められる。陥凹の辺縁には立ち上がりの緩やかな隆起像（はじき像）がみられる。

　大弯側の不規則な形の浅い陥凹（矢印D）の大きさは約6×4mmである。不規則な形の浅い陥凹（矢印D）の境界はややギザギザした部と平滑な部がみられる。陥凹面（底部）は微細顆粒像がみられ，濃淡差も認められる。陥凹の辺縁には隆起変化所見はみられない。

　肛門側の不整形な浅い陥凹（矢印F）の大きさは胃の短軸では約8mmであるが，胃の長軸は複雑な形の線状陥凹に連続しているために計測できない。不整形な浅い陥凹（矢印F）の境界はトゲトゲした棘状陰影である。陥凹面（底部）は類楕円形の小顆粒像がみられ，濃淡差も認められる。陥凹の辺縁には立ち上がりの緩やかな隆起像（はじき像）がみられる。

　複雑な形の線状陥凹（矢印A）はネガ像とポジ像の両面から解析するが，一見して濃淡差のある線状陥凹である。複雑な形の線状陥凹（矢印A）の境界はトゲトゲした部や枝分かれ状である。線状陥凹の面（底部）は微細顆粒像がみられ，濃淡差も認められる。線状陥凹の辺縁には立ち上がりの緩やかな隆起像（はじき像）および小顆粒・顆粒像がみられる。

　粘膜ひだ集中の先端部には中断，先細り，なだらかなヤセなどの所見はみられないが，粘膜ひだ間の線状陰影には狭小化の所見がみられ，不整開大，濃淡の差の所見は認められない。

　全体的な形状を述べると，複雑な形の線状陥凹の外側には不規則な形および不整形な浅い陥凹がみられ，中央部には濃淡差のある複雑な形の線状陥凹が認められる。その線状陥凹，不規則な形および不整形な浅い陥凹の辺縁には立ち上がりの緩やかな隆起像（はじき像）がみられる。

　背景粘膜は腺境界領域から幽門腺領域であろう。周囲粘膜は小顆粒像がみられるが，顆粒間の開大した所見がみられず，軽度から中等度な萎縮変化が推定される。

要　約

　複雑な形の線状陥凹（矢印A）の境界はトゲトゲした部や枝分かれ状，線状陥凹の面（底部）には微細顆粒像，濃淡差，線状陥凹の辺縁には立ち上がりの緩やかな隆起像（はじき像）および小顆粒・顆粒像，不規則な形の透亮帯。

　口側の不規則な形の浅い陥凹（矢印C）の大きさは約6×3mm，不規則な形の浅い陥凹の境界はややギザギザした部とトゲトゲした部，陥凹面（底部）は微細顆粒像および濃淡差，陥凹の辺縁には小顆粒・顆粒像。

　小弯側の不整形な浅い陥凹（矢印B）の大きさは約7×4mm，不整形な浅い陥凹の境界は微細にトゲトゲした部，陥凹面（底部）は微細顆粒像および濃淡差，陥凹の辺縁には立ち上がりの緩やかな隆起像（はじき像）。

　大弯側の不規則な形の浅い陥凹（矢印D）の大きさは約6×4mm，不規則な形の浅い陥凹の境界はややギザギザした部と平滑な部，陥凹面（底部）は微細顆粒像。

　肛門側の不整形な浅い陥凹（矢印F）の大きさは胃の短軸で約8mm，不整形な浅い陥凹の境界はトゲトゲした棘状陰影，陥凹面（底部）は類楕円形の小顆粒像および濃淡差，陥凹の辺縁には立ち上がりの緩やかな隆起像（はじき像），粘膜ひだ間の線状陰影は狭小化などの所見である。

　上記の事柄を考慮し，境界，面（底部），辺縁，粘膜ひだ間の線状陰影の所見から分化型癌のⅡc病変と読影した。

深達度は厚みと硬さ（凹凸と伸展性）で行うが，癌の粘膜下以深への浸潤によって生じた所見（因果関係に基づく所見）はみられず，癌の深部浸潤と関係がある所見（相関関係に基づく所見）を思考しても，顕微鏡的な微小浸潤を考慮しなければm癌と読影できよう．

考　察

当初の肉眼型は，Ⅱa＋Ⅱc病変と記述していたが，組織像を参考に検討すればⅡa病変としての変化所見は認められなかった．本例はESD（endoscopic submucosal dissection）が施行された．

不規則，不整形な淡いバリウム斑および複雑な形の線状のバリウム斑の周囲には不規則な形の透亮帯がみられる．本例の不規則，不整形な浅い陥凹および複雑な形の線状陥凹は，ul-Ⅱsの潰瘍瘢痕をベースにした粘膜集中が癌により置き換わって，不規則，不整形な浅い陥凹および複雑な形の線状陥凹として現れたものであろう．なぜなら，不規則，不整形な浅い陥凹および複雑な形の線状陥凹はul-Ⅱsの潰瘍瘢痕に近似しているからである．これらのことは，癌によって不規則，不整形な浅い陥凹および複雑な形の線状陥凹が生じた症例がきわめて少ないことからの推論である．

Ⅱc病変では，陥凹の辺縁である隆起像（はじき像）の高低差は厚薄に関係し，透亮像の濃度差（濃淡差）および輝度の差として現れる．透亮像の濃度差（濃淡差）および輝度の差から辺縁隆起を読影するにはポジ像がわかりやすい．本例のような微細な凹凸所見を解析する場合，濃淡差のもつ役割が大きいことが示唆され，ネガ像，ポジ像のそれぞれの利点を考慮して詳細な読影を行うことが大切である．

◆**病理組織診断**　Ⅱa＋Ⅱc型早期癌　m　tub1　20×20mmである．

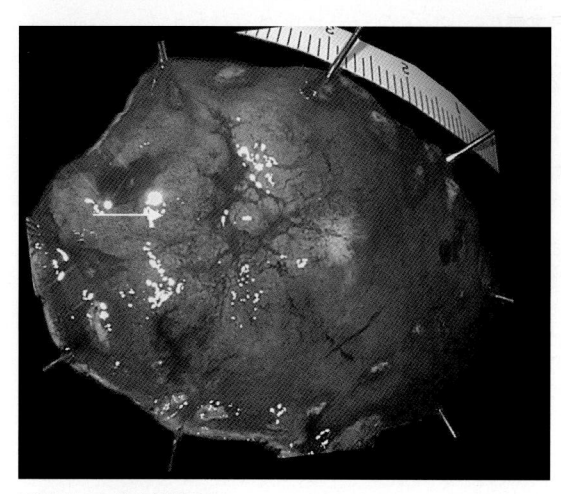

ESDによる切除標本

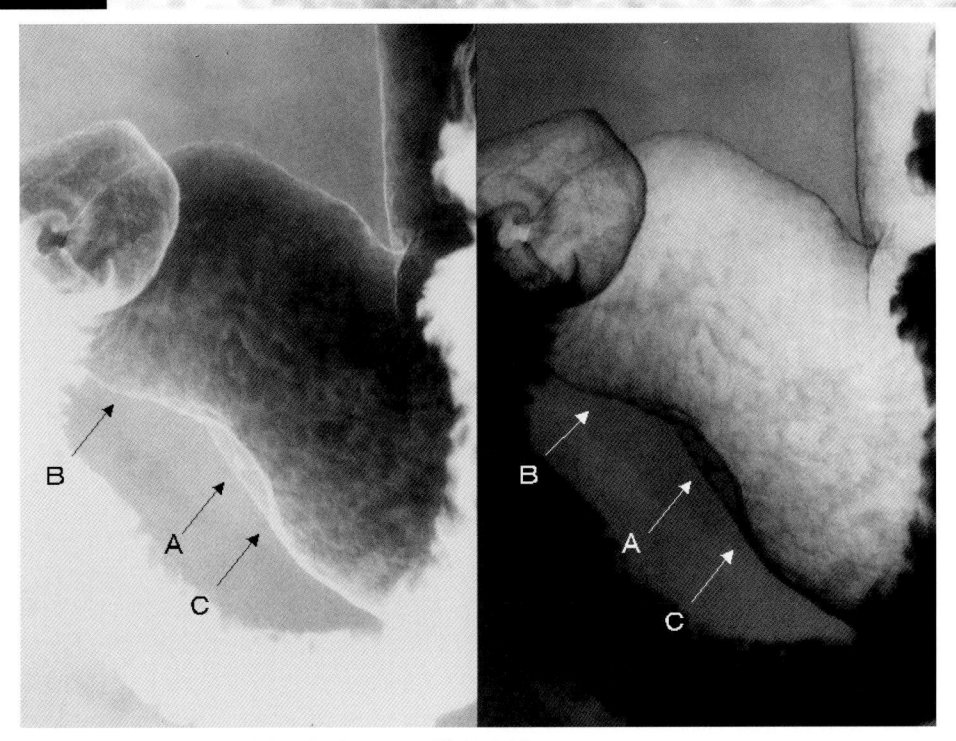

症例 73　IIa＋IIc＋III型早期胃癌　64歳・男性

Fig.277　背臥位第1斜位二重造影像（ルーチン検査写真）

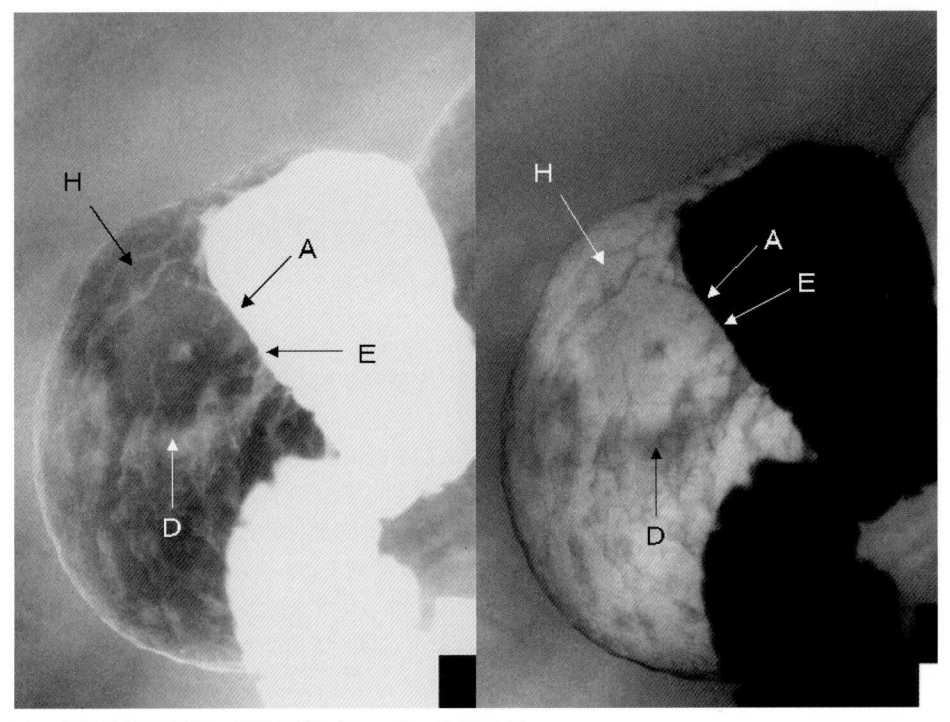

Fig.278　背臥位第2斜位二重造影像（ルーチン検査写真）

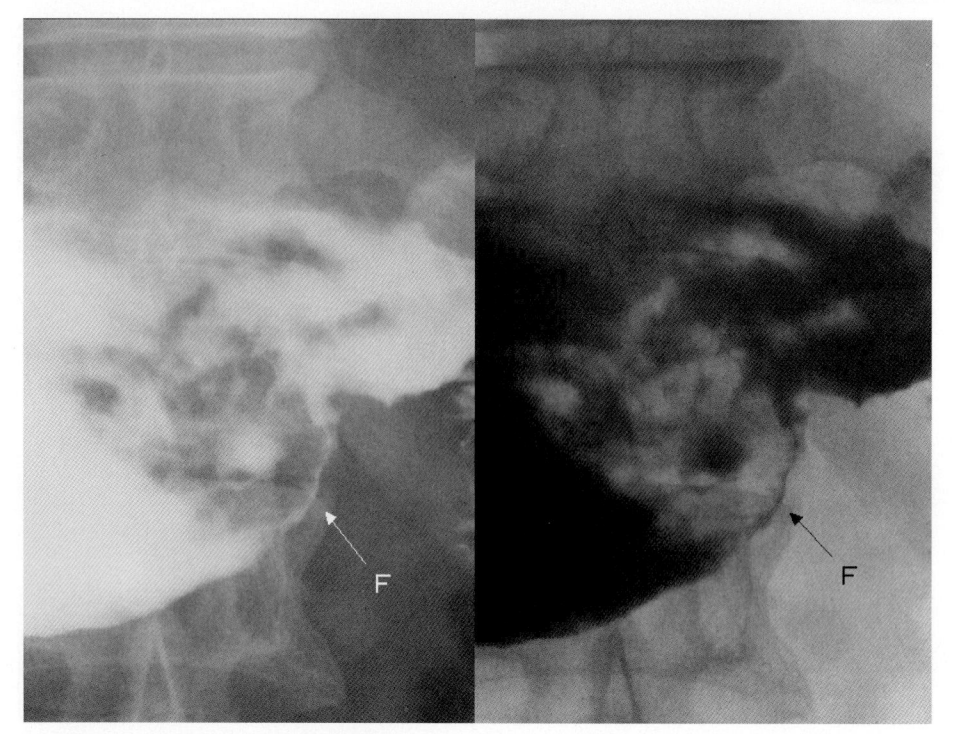

Fig.279 腹臥位圧迫像（ルーチン検査写真）

　Fig.277，278，279のネガ像，ポジ像はルーチン検査写真である。前庭部後壁大弯寄りに不規則な形の小さいバリウム斑（矢印A）がみられ，その周囲には不整形な淡い陰影斑（矢印D，E）が認められる。不整形な淡い陰影斑（矢印D，E）の辺縁には立ち上がりの緩やかな隆起像（はじき像）がみられ，不整形な隆起＋陥凹病変（矢印A，D，H）が認められる。粘膜下腫瘍様の形態を呈する胃癌である。

　Fig.277のネガ像，ポジ像では病変部の側面像が現れている。隆起の立ち上がりは緩やかな隆起像（はじき像），すなわち粘膜下腫瘍様（矢印B〜C）であり，その表面の中心部には小さい側面ニッシェ（矢印A）がみられる。

　Fig.278のネガ像，ポジ像では，病変部の正面像がみられ，隆起の中心部には不規則な形の小さいバリウム斑（矢印A）が認められる。その周囲には不整形な淡い陰影斑（矢印D，E）が二段陥凹としてみられる。

　不整形な淡い陰影斑は口側大弯寄り（矢印D）および小弯側（矢印E）に認められる。不整形な淡い陰影斑の辺縁には，立ち上がりの緩やかな隆起像（はじき像）（矢印A，D，H）が認められる。

　Fig.279のネガ像，ポジ像では，類円形の濃いバリウム斑の周囲には不整形な淡いバリウム斑がみられる。類円形の濃いバリウム斑はニッシェ（矢印F）である。

　ニッシェの境界は平滑である。ニッシェの面（底部）はバリウムが溜まって性状は不明瞭である。ニッシェの辺縁には立ち上がりの緩やかな隆起像（はじき像）がみられる。病変の大きさは約33×31mmである。

　Fig.280，281のネガ像，ポジ像は精密検査写真である。粘膜下腫瘍様の形態を呈する胃癌で，最も大切なことは癌の粘膜変化所見がみられるか否かである。癌の粘膜変化所見がみられなければ病変部全体を癌と読影することは難しい。

　Fig.280のネガ像，ポジ像では，不規則な形の濃いバリウム斑の口側大弯寄りには不整形な淡い陰影斑（矢印D）がみられる。**Fig.281**のネガ像，ポジ像では，不規則な形の濃いバリウム斑のほぼ

症例73．IIa＋IIc＋III型早期胃癌

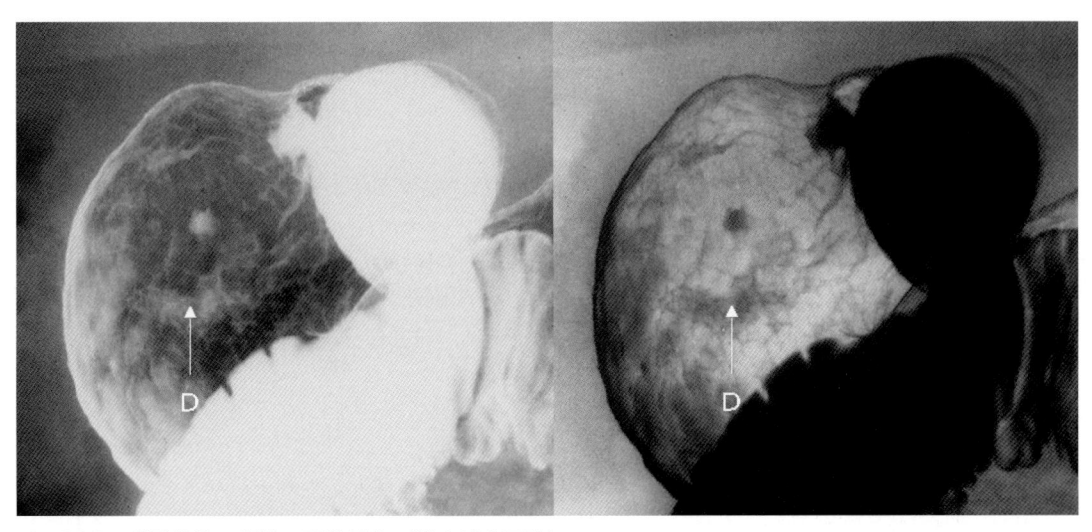

Fig.280 背臥位第2斜位二重造影像（精密検査写真）

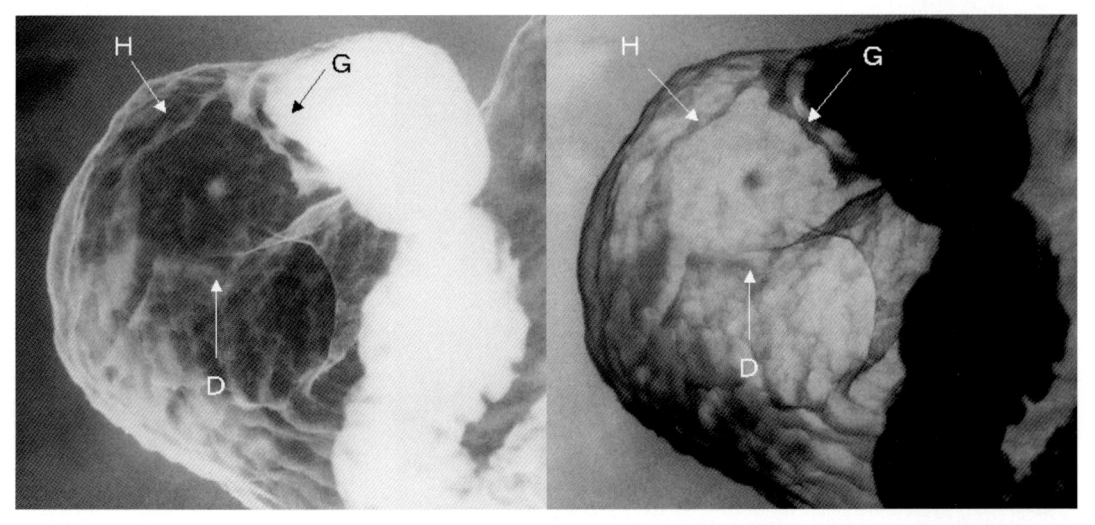

Fig.281 背臥位第2斜位二重造影像（精密検査写真）

全周性に不整形な淡い陰影斑（矢印D，G，H）が認められる。不規則な形の濃いバリウム斑はニッシェである。

　ニッシェの境界は平滑である。ニッシェの面（底部）はバリウムが溜まって性状は不明瞭である。ニッシェの辺縁には立ち上がりの緩やかな隆起像（はじき像）がみられる。病変の大きさは約34×32mmである。

　それぞれの不整形な浅い陥凹（矢印D，G，H）の境界はトゲトゲ，ギザギザした棘状，鋸歯状陰影および比較的明瞭である。不整形な浅い陥凹面（底部）は微細顆粒像が認められる。陥凹の辺縁には立ち上がりの緩やかな隆起像（はじき像）がみられる。

　背景粘膜は幽門腺領域であろう。周囲粘膜は小顆粒像がみられ，顆粒間の開大が軽度に認められることから，軽度から中等度な萎縮変化が推定される。

要　約

　ニッシェの境界は平滑，ニッシェの面（底部）はバリウムが溜まって性状は不明瞭，ニッシェの

辺縁には立ち上がりの緩やかな隆起像（はじき像）。

　それぞれの不整形な浅い陥凹の境界はトゲトゲ，ギザギザした棘状，鋸歯状陰影および比較的明瞭，陥凹面（底部）は微細顆粒像，陥凹の辺縁には立ち上がりの緩やかな隆起像（はじき像）などの所見である。

　以上の境界，面（底部），辺縁などの所見から分化型癌の粘膜下腫瘍様隆起（Ⅱa）＋Ⅱc＋Ⅲ病変と読影した。

　深達度は厚みと硬さ（凹凸と伸展性）で行うが，癌の粘膜下以深への浸潤によって生じた所見（因果関係に基づく所見），局所的な深い陥凹，輪郭が不明瞭な粘膜下腫瘍様の隆起像（はじき像），癌の深部浸潤と関係がある所見（相関関係に基づく所見），局在部位，癌組織型，肉眼型，大きさ，潰瘍合併の有無などから推定してsm以深癌と読影できよう。

考　察

　Fig.281のネガ像とポジ像を対比すると，ネガ像のX線写真は濃度がややオーバーである。ポジ像では濃度域が比較的広いため，視覚的に黒くつぶれた部でもわずかな濃淡差として現れ，それら異常な陰影所見の粘膜変化を読み取ることができる。

◆**病理組織診断**　Ⅱa＋Ⅱc＋Ⅲ型早期癌　sm　tub 2　30×28mmである。

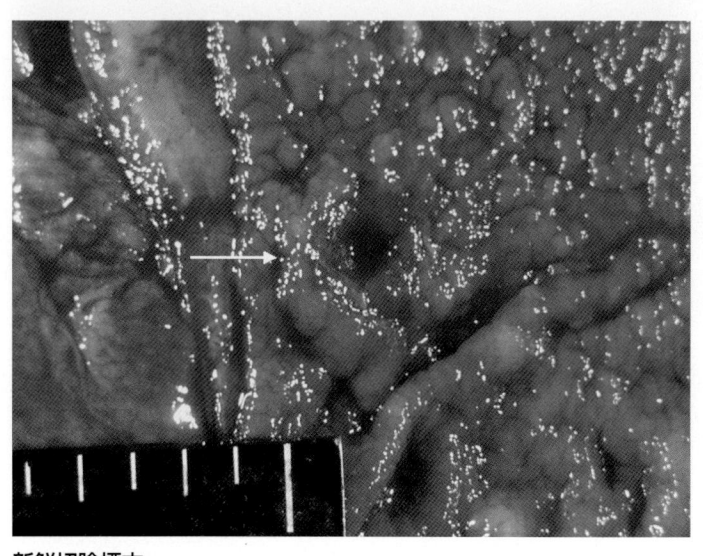

新鮮切除標本

症例 74　Ⅱa＋Ⅱc＋Ⅲ型早期胃癌　76歳・女性

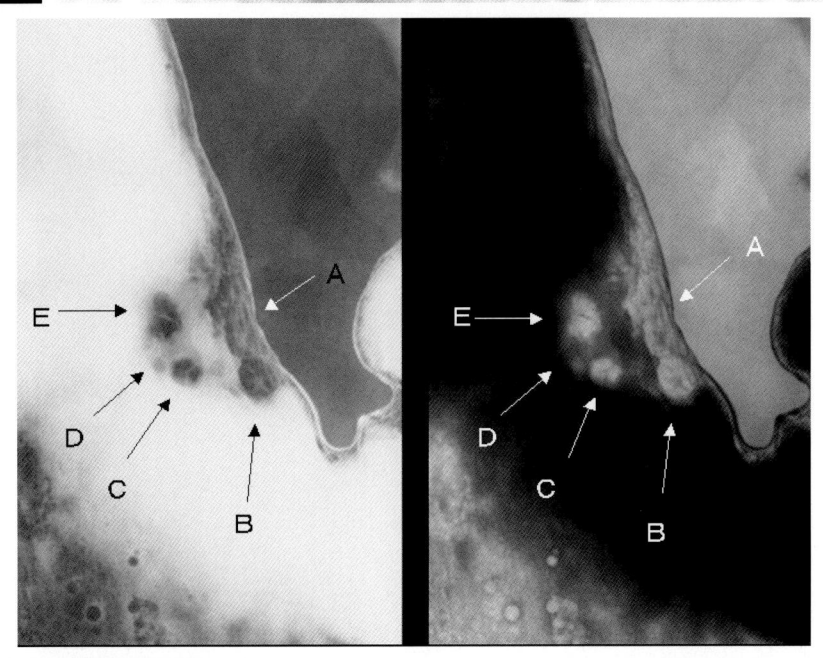

Fig.282　腹臥位正面二重造影像

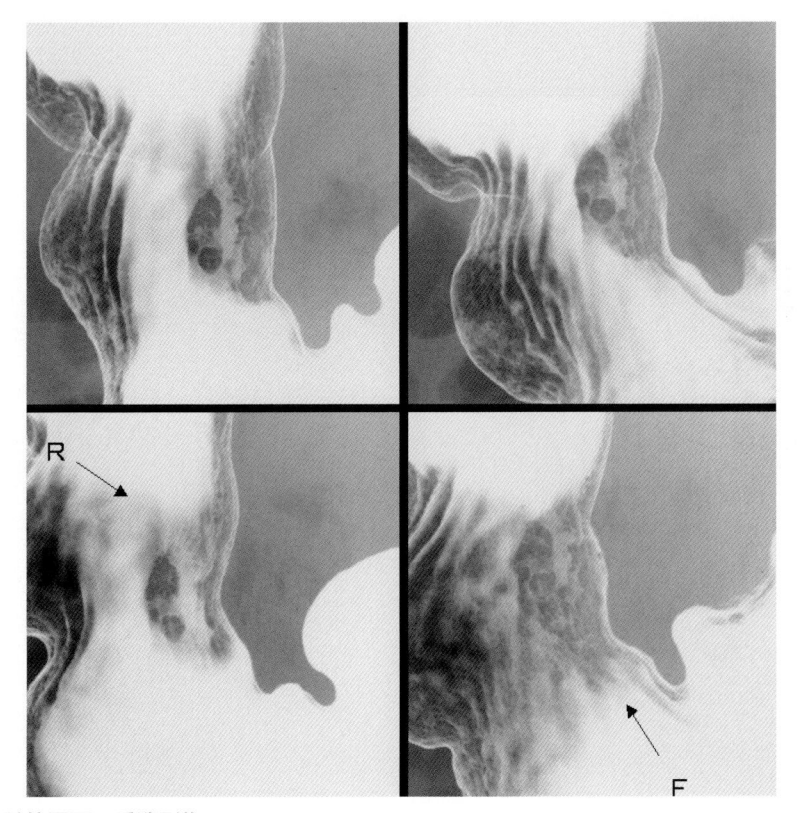

Fig.283　腹臥位正面二重造影像

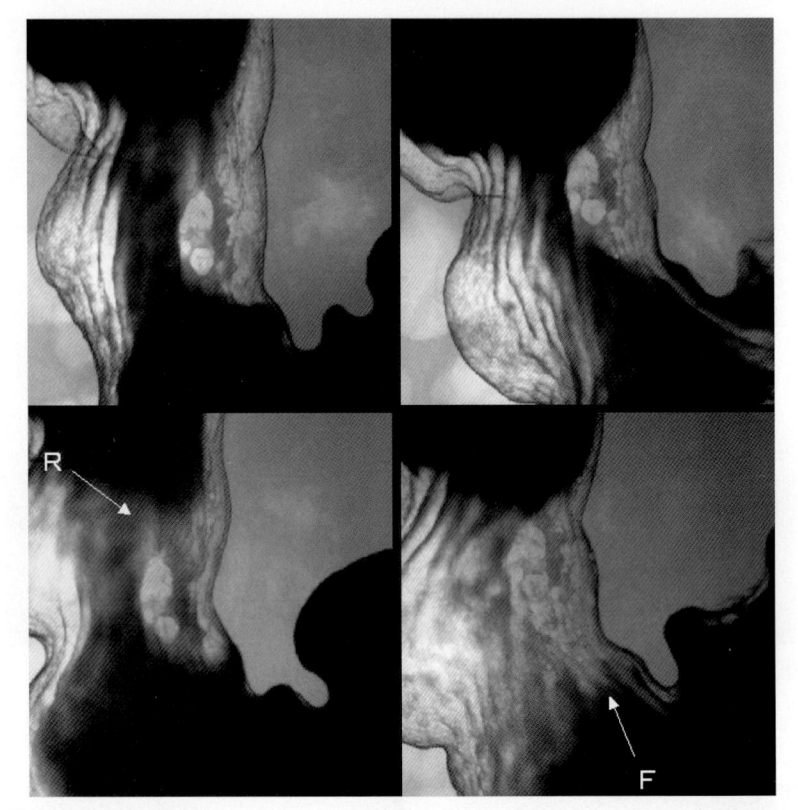

Fig.284　腹臥位正面二重造影像

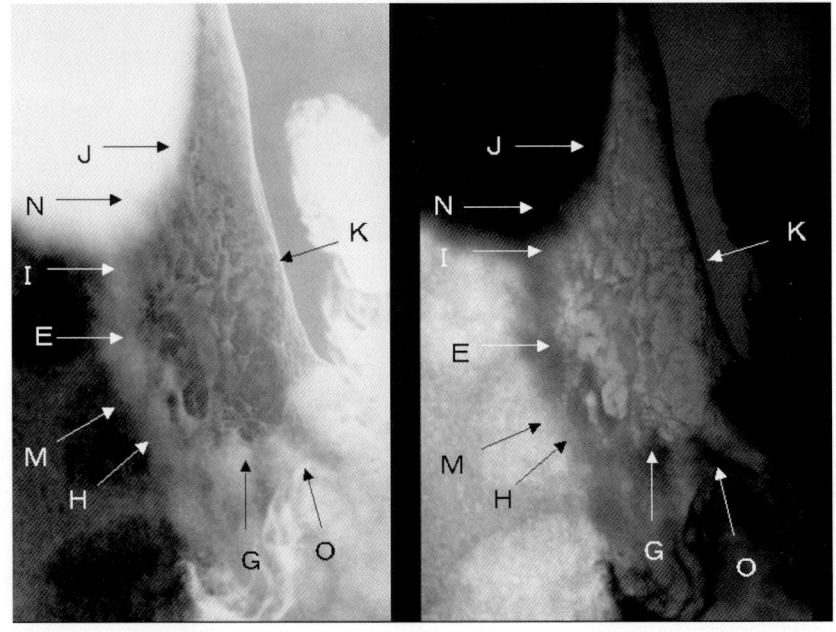

Fig.285　腹臥位正面二重造影像

症例74．Ⅱa＋Ⅱc＋Ⅲ型早期胃癌

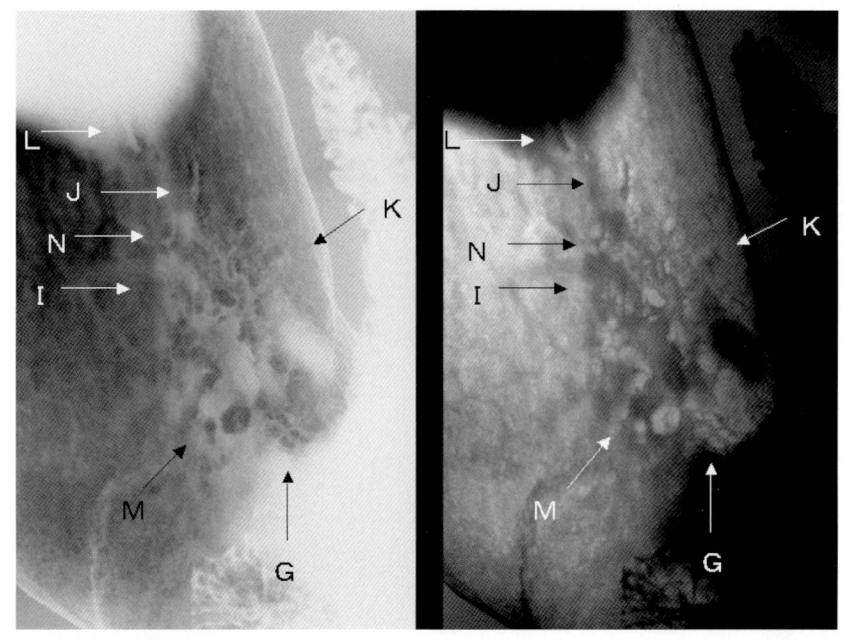

Fig.286 腹臥位正面二重造影像

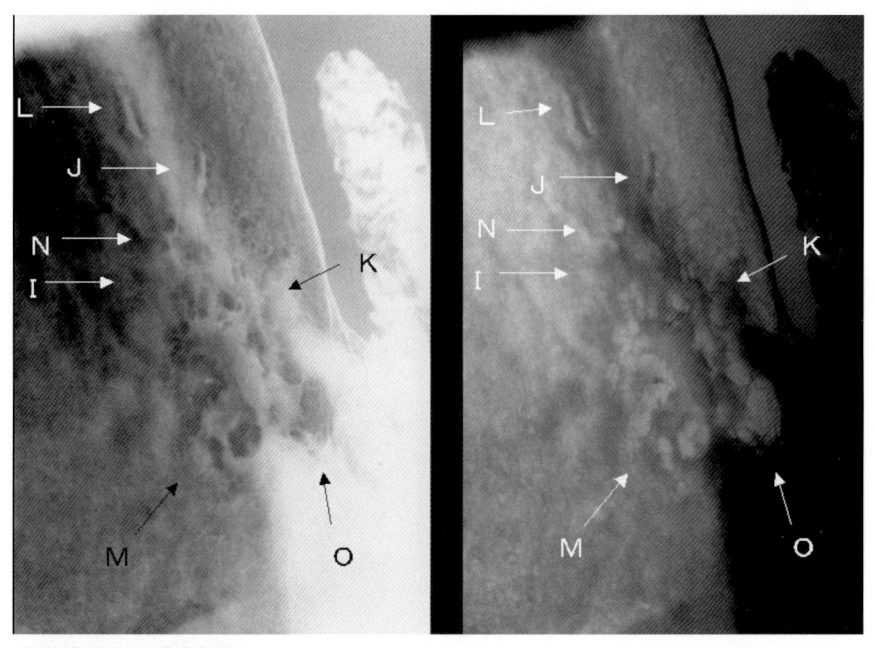

Fig.287 腹臥位正面二重造影像

胃癌X線読影法

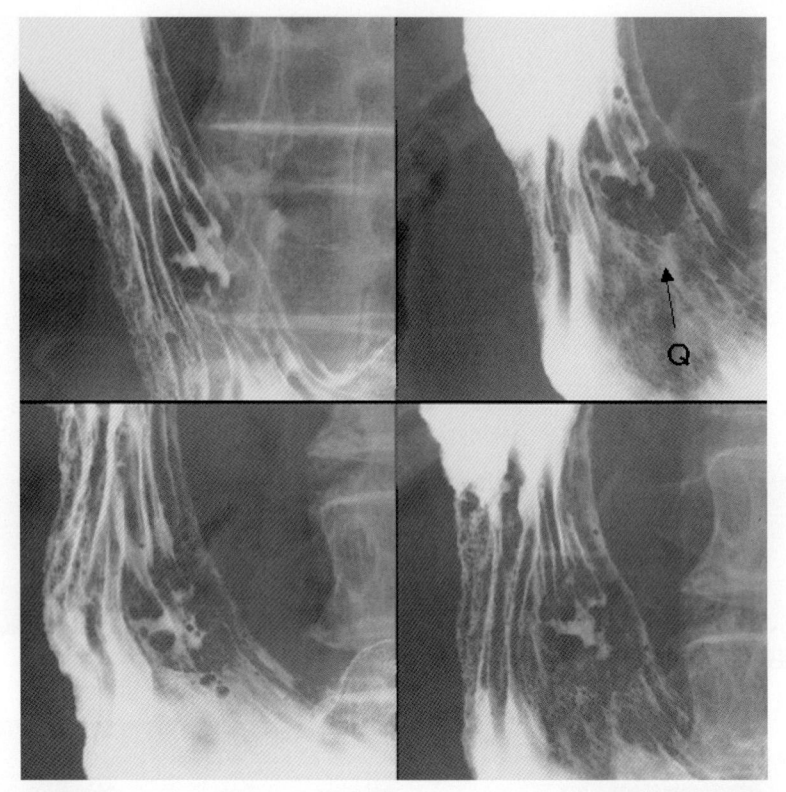

Fig.288　腹臥位圧迫像

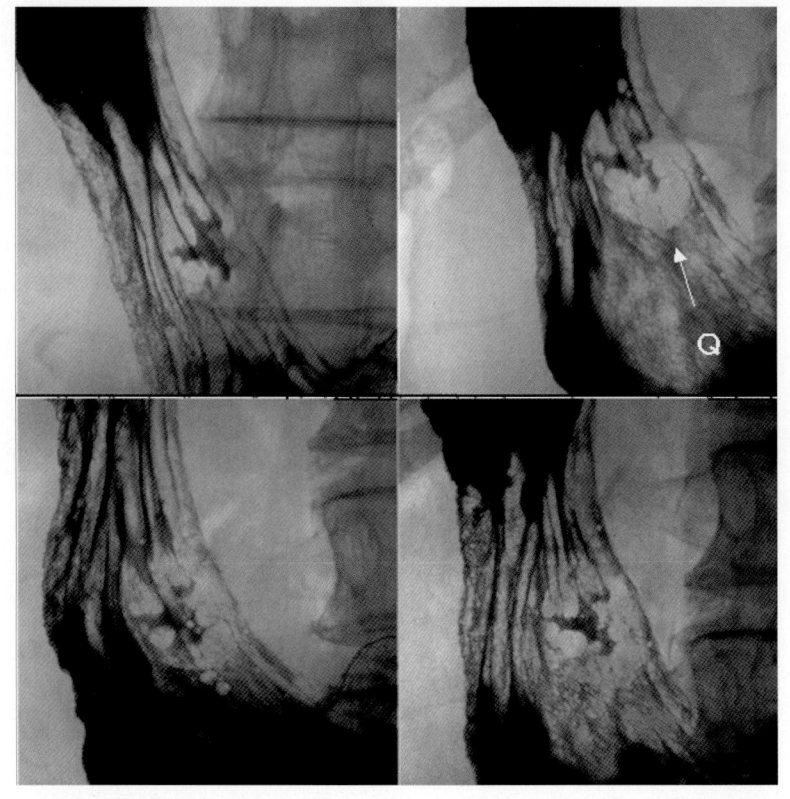

Fig.289　腹臥位圧迫像

症例74. Ⅱa＋Ⅱc＋Ⅲ型早期胃癌

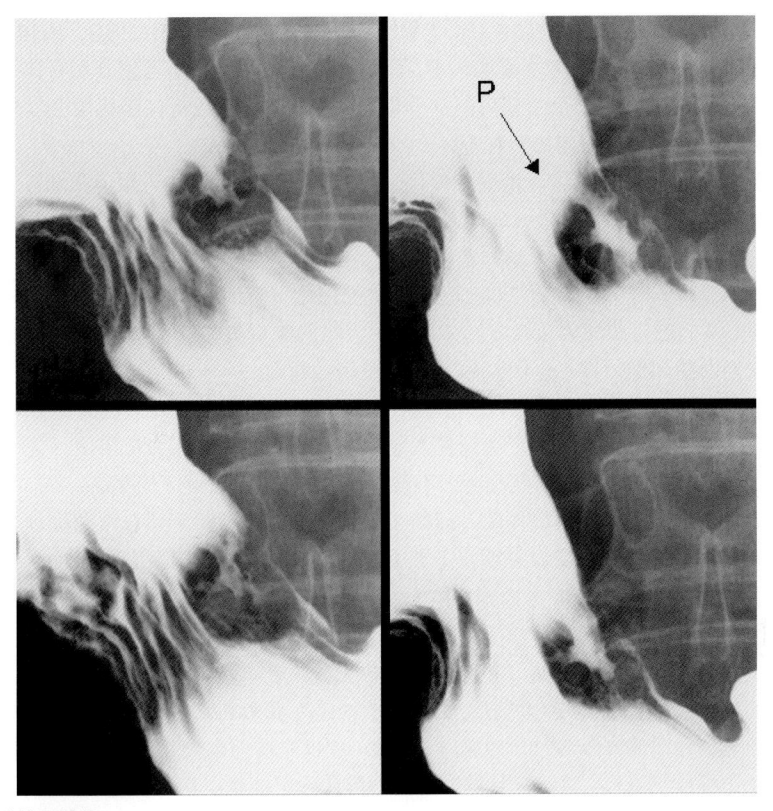

Fig.290 腹臥位圧迫像

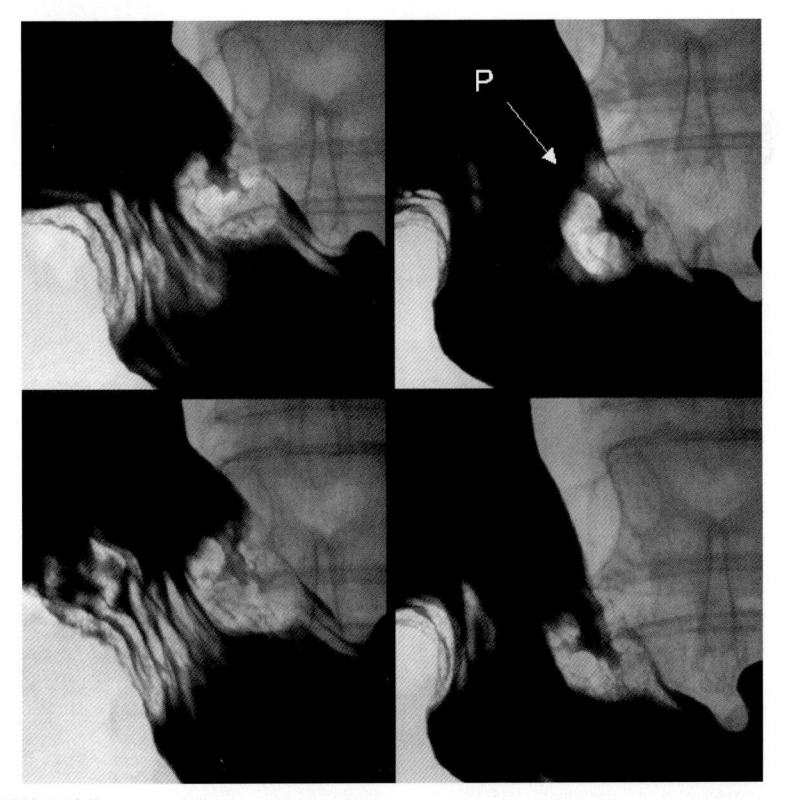

Fig.291 腹臥位圧迫像

269

DR（digital radiography）で撮影されたX線写真である。**Fig.282，283，284，285，286，287，288，289，290，291**のネガ像，ポジ像では，体中部前壁小弯寄りから体下部前壁小弯寄りに，粘膜ひだ集中を伴う不整形な淡いバリウム斑（矢印A）の辺縁に隆起像（はじき像）がみられ，不整形な隆起＋陥凹病変が認められる。

　Fig.282，283，284のネガ像，ポジ像では，不整形な淡いバリウム斑（矢印A）のほぼ中央部に類楕円形のやや濃いバリウム陰影（矢印A）がみられる。類楕円形のやや濃いバリウム陰影はニッシェである。

　不整形な淡いバリウム斑の大弯側には2個の粗大結節像（矢印C，E）と顆粒像がみられ，肛門側にも粗大結節像（矢印B）が認められる。2個の粗大結節像（矢印C，E）の大弯側では，辺縁に立ち上がりの緩やかな隆起像（はじき像）（矢印D）がみられる。

　Fig.283，284のネガ像，ポジ像では，口側（矢印R）および肛門側（矢印F）に粘膜ひだ集中がみられ，先端部はやや肥厚している。大弯側および肛門側の3個の粗大結節像（矢印B，C，E）の表面には，線状，枝分かれ状，星芒状などの不整形な淡い陰影斑が認められる。

　不整形な浅い陥凹（矢印A）の境界は，口側ではトゲトゲ，ギザギザした棘状および鋸歯状陰影がみられ，小弯側および大弯側では鮮明，トゲトゲ，ギザギザした棘状および鋸歯状陰影が認められる。肛門側には不整形な2〜3本の線状陰影および数個のびらんもしくは萎縮粘膜（矢印F）がみられる。

　不整形な浅い陥凹（矢印A）の面（底部）は，ニッシェを除いて小顆粒・顆粒像，微細顆粒像がみられ，局所的に無構造模様の変化所見であり，濃淡差も認められる。粘膜ひだ集中は不整形な浅い陥凹の口側および肛門側にみられ，口側（矢印R）では先端部は彎並び状，肛門側（矢印F）では架橋皺襞様の変化所見が認められる。粘膜ひだ間の線状陰影は狭小化の所見がみられる。

　Fig.285，286，287のネガ像，ポジ像では，前記した不整形な淡いバリウム斑（矢印A）の性状および隆起像（はじき像）の性状とはやや異なっている点について，それらを列記する。

1）不整形な淡いバリウム斑（矢印K，M）の大弯側には，不整形な隆起像（はじき像）（矢印E，H）がみられ，それらの大きさは約15×8mmである。不整形な浅い陥凹（矢印K，M）の境界は明瞭である。陥凹面（底部）は数個の微細顆粒像がみられるが，比較的無構造模様であり，濃淡差も認められる。陥凹の辺縁には小顆粒・顆粒像，粗大結節像が認められる。

2）不整形な淡いバリウム斑（矢印K，M）の肛門側には，不整形な淡い陰影斑（矢印G）がみられ，大きさは約7×7mmである。不整形な浅い陥凹（矢印G）の境界は比較的明瞭である。陥凹面（底部）は小顆粒像，微細顆粒像がみられ，濃淡差も認められる。陥凹の辺縁には明らかな隆起変化所見はみられない。萎縮粘膜様な陥凹である。

3）**Fig.286，287**のネガ像，ポジ像では，不整形な淡いバリウム斑の（矢印K，M）口側には，不規則な形の線状のバリウム斑（矢印J）がみられ，より口側ではやや局面をもつ線状のバリウム斑（矢印L）が認められる。不規則な形の線状陥凹およびやや局面をもつ線状陥凹の境界は明瞭である。陥凹面（底部）は微細顆粒像がみられ，濃淡差も認められる。陥凹の辺縁には立ち上がりの緩やかな隆起像（はじき像）が認められる。

4）不整形な淡いバリウム斑（矢印K，M）の小弯側には，大きさ約25×6mmのやや局面をもつ線状のバリウム斑（矢印Kの不整形な淡いバリウム斑のより小弯側部）がみられる。やや局面をもつ線状陥凹の境界は，ギザギザした鋸歯状陰影である。陥凹面（底部）は数個の微細顆粒像がみられ，濃淡差も認められる。陥凹の辺縁には小顆粒・顆粒像および立ち上がりの緩やかな隆起像（はじき像）が認められる。

5）それらの不整形な淡いバリウム斑（矢印K，M）の口側には，不整形な淡い陰影斑（矢印I）がみられ，その辺縁には微細顆粒像，小顆粒・顆粒像が認められる。不整形な浅い陥凹（矢印I）の境界は比較的明瞭である。陥凹面（底部）は極微細顆粒像，微細顆粒像，小顆粒・顆粒像がみら

症例74. Ⅱa＋Ⅱc＋Ⅲ型早期胃癌

れ，濃淡差も認められる．陥凹の辺縁には微細顆粒像，小顆粒・顆粒像が認められる．
6）不整形な淡いバリウム斑（矢印K，M）の肛門側には，大きさ約12×7mmの粘膜下腫瘍様の隆起像（はじき像）（矢印O）がみられる．
7）不整形な淡いバリウム斑（矢印K，Mと矢印Kの小弯側部および矢印I，N部）の大きさは約32×22mmである．口側の粗大結節像（矢印Iと矢印Nの間）のより口側にも不整形な淡い陰影斑（矢印N；矢印Iの口側部）が連続して認められる．不整形な淡い陰影斑（矢印I，N）の辺縁には極微細顆粒像および微細顆粒像，小顆粒像がみられる．

不整形な浅い陥凹（矢印I，N）の境界は比較的明瞭である．陥凹面（底部）は極微細顆粒像，微細顆粒像がみられ，濃淡差も認められる．陥凹の辺縁には微細顆粒像，小顆粒・顆粒像が認められる．萎縮粘膜様な陥凹である．
8）病変部の最口側部には2個の局面をもつ線状のバリウム斑（矢印J，L）がみられ，線状びらんであろう．

Fig.288，289，290，291のネガ像，ポジ像は，前者は空気の入っていない圧迫像であり，後者は空気中等量の圧迫像である．

二重造影像と比較すると，境界が鮮明な不整形のバリウム斑がみられ，陥凹の辺縁は口側では立ち上がりの緩やかな透亮像（矢印P）が認められる．大弯側から肛門側では立ち上がりの比較的急峻な透亮像（矢印Q）がみられる．病変の大きさは約33×30mmである．

背景粘膜は胃底腺領域から腺境界領域であろう．胃底腺領域から腺境界領域の近傍粘膜であれば，このような領域に存在するⅡc病変の大部分は未分化型癌が推定される．周囲粘膜は網状陰影がみられず，萎縮変化はみられない．

要 約

中心となる陥凹部の性状を記載すると，不整形な浅い陥凹の境界は口側ではトゲトゲ，ギザギザした棘状および鋸歯状陰影，小弯側，大弯側では鮮明およびトゲトゲ，ギザギザした棘状および鋸歯状陰影．陥凹面（底部）は小顆粒・顆粒像，微細顆粒像，局所的には無構造模様の変化所見，濃淡差，2個の粗大結節像と顆粒像，肛門側にも粗大結節像．陥凹の辺縁には立ち上がりの比較的急峻および緩やかな隆起像（はじき像）．

粘膜ひだ集中は口側では先端部は彎並び状，肛門側では架橋皺襞様の陰影所見，粘膜ひだ間の線状陰影は狭小化などの所見である．

上記の事柄を考慮し，境界，面（底部），辺縁，粘膜ひだ集中の先端部，粘膜ひだ間の線状陰影などの所見から未分化型癌のⅡa＋Ⅱc＋Ⅲ病変と読影した．

深達度は厚みと硬さ（凹凸と伸展性）で行うが，癌の粘膜下以深への浸潤によって生じた所見（因果関係に基づく所見）として，陥凹辺縁の周堤様隆起，局所的な深い陥凹，粗大結節像，輪郭が不明瞭な粘膜下腫瘍様の隆起像（はじき像），癌の深部浸潤と関係がある所見（相関関係に基づく所見），局在部位，癌組織型，肉眼型，大きさ，潰瘍合併の有無などから推定してsm以深癌と読影できよう．

考 察

Ⅱa＋Ⅱc＋Ⅲ病変のような凹凸を呈する病変では，不整形な淡い陰影斑の濃淡差，極微細顆粒像，微細顆粒像，小顆粒・顆粒像，粗大結節像などの性状はポジ像がわかりやすい．しかし，微細な陰影所見で構成されている変化所見は，ネガ像を中心にポジ像をも含めた読影が大切である．

また，本例のように凹凸を呈する病変の所見を解析する場合，不整形な淡い陰影斑の極微細顆粒像，微細顆粒像，小顆粒・顆粒像などはネガ像がわかりやすいが，それに濃度差が加われば性状はポジ像がわかりやすい．

◆**病理組織診断**　Ⅱa＋Ⅱc＋Ⅲ型早期癌　sm　por　30×27mmである。

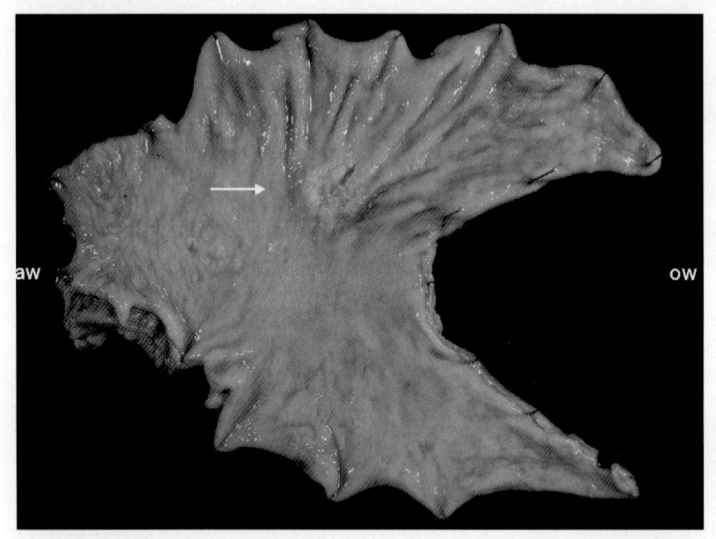

半固定切除標本

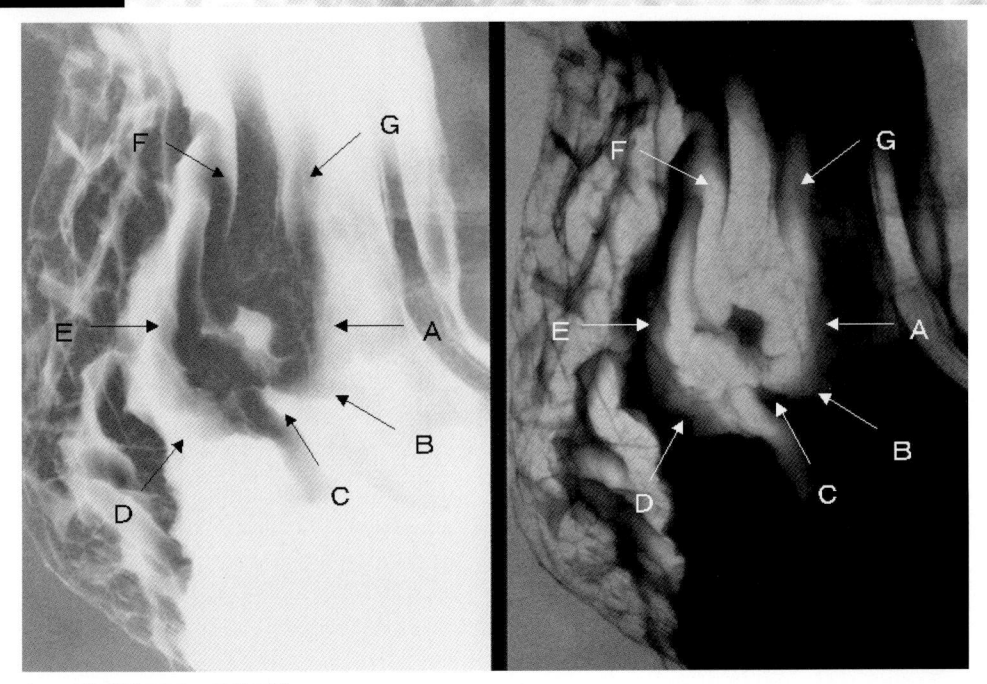

症例 75　IIa＋III＋IIc類似進行胃癌　60歳・女性

Fig.292　腹臥位正面二重造影像

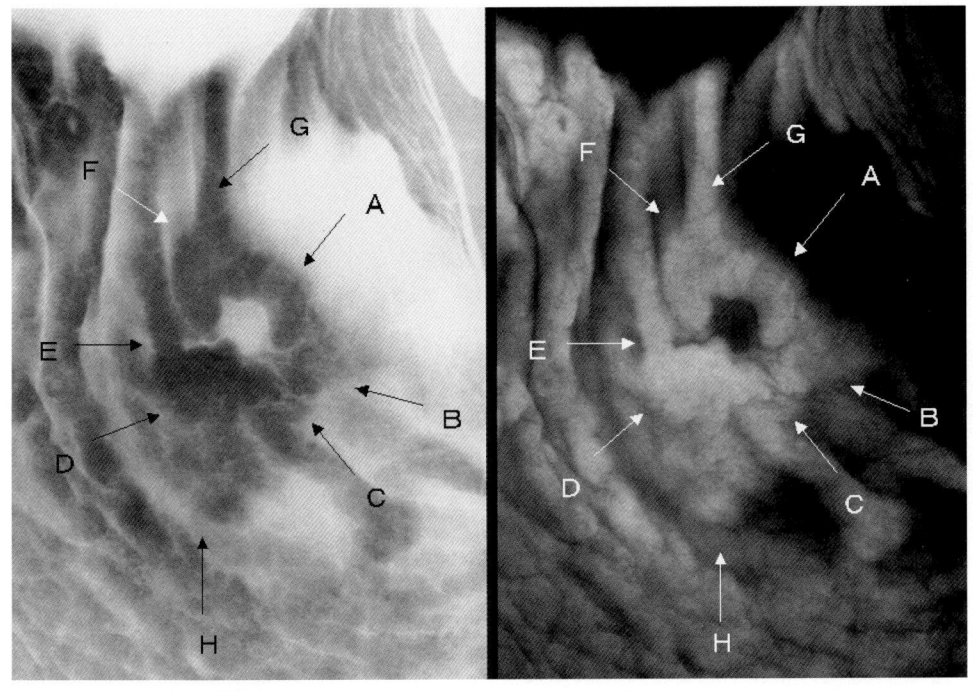

Fig.293　腹臥位正面二重造影像

胃癌X線読影法

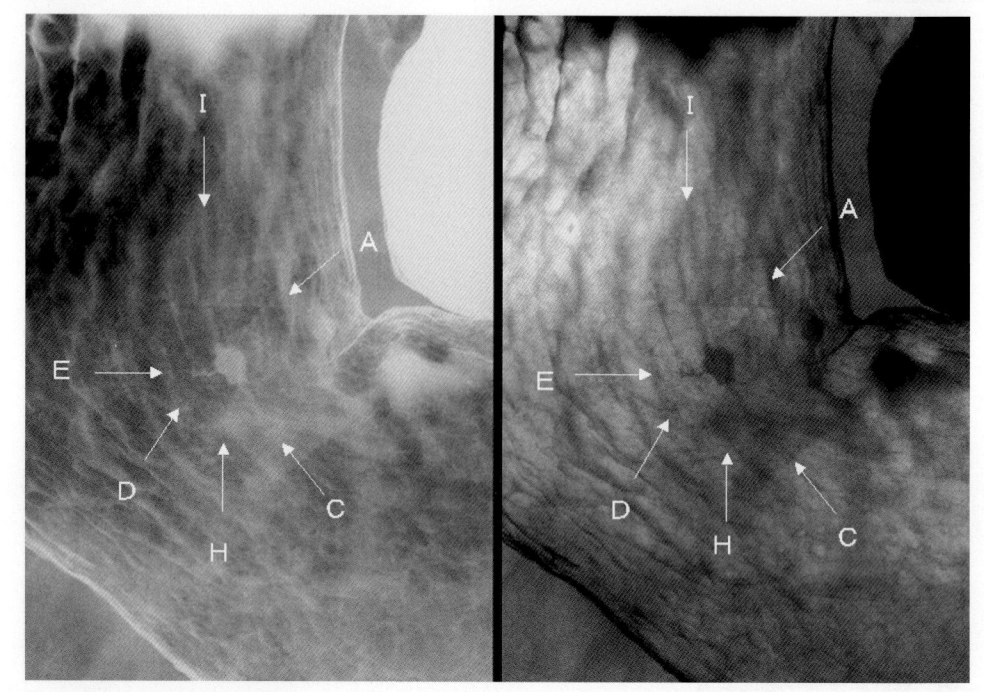

Fig.294 腹臥位正面二重造影像

　DR（digital radiography）で撮影されたX線写真である。**Fig.292，293，294，295，296**のネガ像，ポジ像では，体下部前壁中央に粘膜ひだ集中を伴う不規則な形のバリウム陰影（矢印A）の辺縁に隆起像（はじき像）がみられ，不整形な隆起＋陥凹病変が認められる。粘膜ひだ集中は架橋皺襞（bridging fold）（矢印F，G）のような変化所見がみられる。

　Fig.292，293のネガ像，ポジ像では，粘膜ひだ集中を伴う不規則な形のバリウム陰影（矢印A）認められる。不規則な形のバリウム陰影（矢印A）は大部分がニッシェの変化所見である。ニッシェの境界は一見すると平滑である。ニッシェの面（底部）はバリウムが溜まって性状は不明瞭である。ニッシェの辺縁には，隆起幅の不均等な高低差の異なる立ち上がりの緩やかな隆起像（はじき像）がみられる。

　ところが，ニッシェの大弯側から肛門側には，不整形な淡いはみ出し状陰影が面（領域）（矢印B〜Eの範囲）として認められる。二段陥凹を呈している。不整形な淡いはみ出し状陰影の形状は，不整形な線状のはみ出し状陰影である。

　粘膜ひだ集中の先端部には肥大，肥厚した陰影所見がみられ，中断，先細り，なだらかなヤセなどはみられないが，粘膜ひだ間の線状陰影は狭小化，不整開大，濃淡の差の所見が認められる。

　隆起の性状は，全周性に立ち上がりの緩やかな隆起像（はじき像）がみられ（矢印A〜I），粘膜下腫瘍様の変化所見が認められる。隆起表面の形態は多彩で不整形の微細な淡い線状陰影および不整形な線状の淡いバリウム斑がみられ，周囲の正常粘膜模様と"かけ離れ"の程度は軽度である。

　ニッシェの辺縁の粘膜下腫瘍様の隆起幅は，口側で約18mm，小弯側で約8mm，肛門側で約12mm，大弯側では約10mmと不均等な大きさである。

　ニッシェの大弯側（矢印E）および肛門側（矢印C）の不整形な線状のはみ出し状陥凹の境界は，線状陰影であるにもかかわらず比較的鮮明である。不整形な淡いはみ出し状陰影を面（領域）としてとらえれば，境界は不明瞭である。不整形な線状のはみ出し状陥凹の面（底部）は微細顆粒像が認められ，その辺縁には全周性に立ち上がりの緩やかな隆起像（はじき像）がみられる。

　Fig.294のネガ像，ポジ像は，空気量を増やした二重造影像であるが，前記した変化所見に追加

症例75．Ⅱa＋Ⅲ＋Ⅱc類似進行胃癌

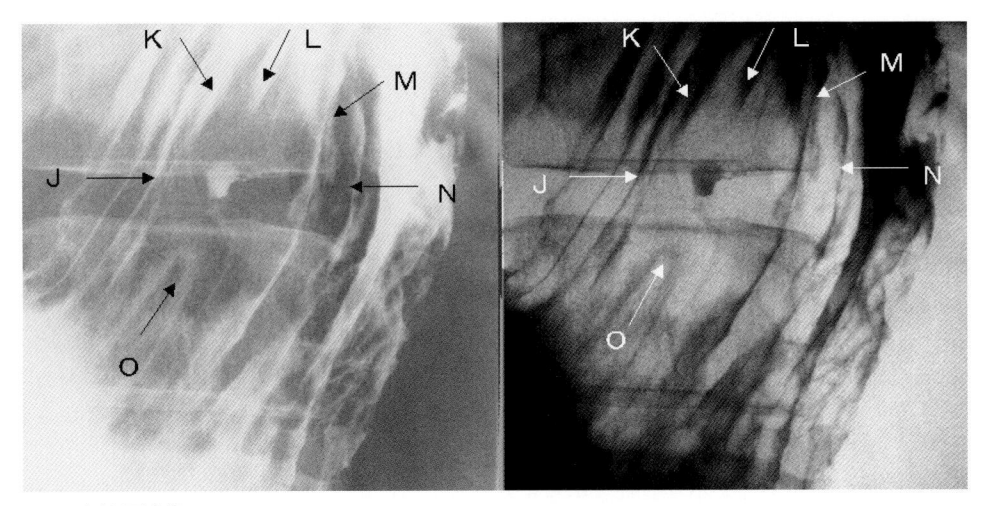

Fig.295　立位圧迫像

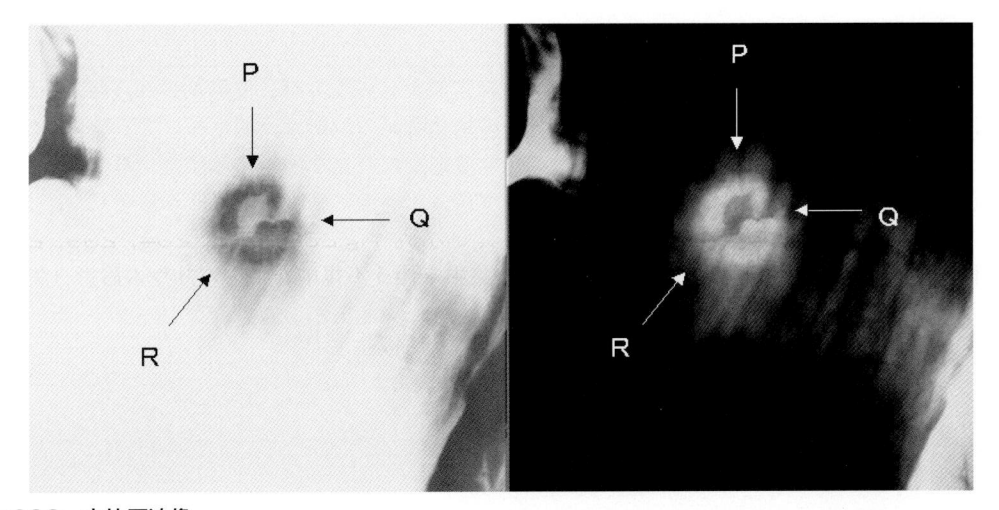

Fig.296　立位圧迫像

する所見はみられない。

　Fig.295, 296のネガ像，ポジ像では，不規則な形のバリウム陰影の辺縁に隆起像（はじき像）がみられ，不整形な隆起＋陥凹病変が認められる。

　ニッシェの辺縁は立ち上がりの緩やかな透亮像（矢印J～O）がみられ，その透亮像内には，立ち上がりが比較的急峻な透亮像（矢印P～R）が認められる。その部を組織像と対比すれば，深達度sm, mp浸潤部とほぼ一致する。粘膜下腫瘍様のびまん性な透亮像と比較的限局性の透亮像（隆起の丈の高い部）が二段隆起として現れている。病変の大きさは約33×28mmである。

　背景粘膜は胃底腺領域であろう。胃底腺領域であれば，このような領域に存在するⅡc病変の大部分は未分化型癌が推定される。周囲粘膜は網状陰影がみられず，萎縮変化はみられない。

要　約

　ニッシェの境界は一見すると平滑，ニッシェの面（底部）はバリウムが溜まって性状は不明瞭，ニッシェの辺縁には隆起幅の不均等な高低差の異なる立ち上がりの緩やかな隆起像（はじき像）。

　ニッシェの大弯側および肛門側の不整形な線状のはみ出し状陥凹の境界は，線状であるにもかかわらず比較的鮮明，不整形な淡いはみ出し状陰影を面（領域）としてとらえれば境界は不明瞭，不

整形な線状のはみ出し状陥凹の面（底部）は微細顆粒像，不整形な線状のはみ出し状陥凹の辺縁には全周性に隆起幅の不均等な高低差の異なる立ち上がりの緩やかな隆起像（はじき像），圧迫像では立ち上がりの緩やかな透亮像内に立ち上がりが比較的急峻な透亮像。

粘膜ひだ集中の先端部には肥大，肥厚した陰影所見，粘膜ひだ間の線状陰影は狭小化，不整開大，濃淡の差などの所見である。

これらの境界，面（底部），辺縁，粘膜ひだ集中の先端部，粘膜ひだ間の線状陰影などの所見から未分化型癌のⅡa＋Ⅲ＋Ⅱc病変と読影した。

深達度は厚みと硬さ（凹凸と伸展性）で行うが，癌の粘膜下以深への浸潤によって生じた所見（因果関係に基づく所見）として，局所的な陥凹辺縁の周提様隆起，粘膜ひだ先端の肥大，肥厚，ひだ間の狭小化，輪郭が不明瞭な粘膜下腫瘍様の隆起像（はじき像），癌の深部浸潤と関係がある所見（相関関係に基づく所見），局在部位，癌組織型，肉眼型，大きさ，潰瘍合併の有無などから推定してsm以深癌と読影できよう。

粘膜下腫瘍様の肉眼形態を示す胃癌である。X線的には粘膜下腫瘍様隆起（Ⅱa）＋Ⅲ＋Ⅱc類似進行病変と読影した。陥凹由来の20mm以上の隆起＋陥凹病変であり，sm以深癌と推定できよう。

考　察

Ⅱa（SMT様）＋Ⅲ＋Ⅱc類似進行病変において，ニッシェの境界部に濃淡差がみられ，不整形なはみ出し状陰影が認められるような場合，それらの変化所見の読影は，適度なコントラストがみられポジ像がわかりやすい。本例のように凹凸を呈する病変の所見を解析する場合，不整形なバリウム陰影および不整形な淡いはみ出し状陰影は，ネガ像，ポジ像の利点をそれぞれ考慮した読影が大切であろう。

◆**病理組織診断**　Ⅱa＋Ⅲ＋Ⅱc類似進行癌（ul-Ⅱs）　mp　por＞sig　30×25mmである。

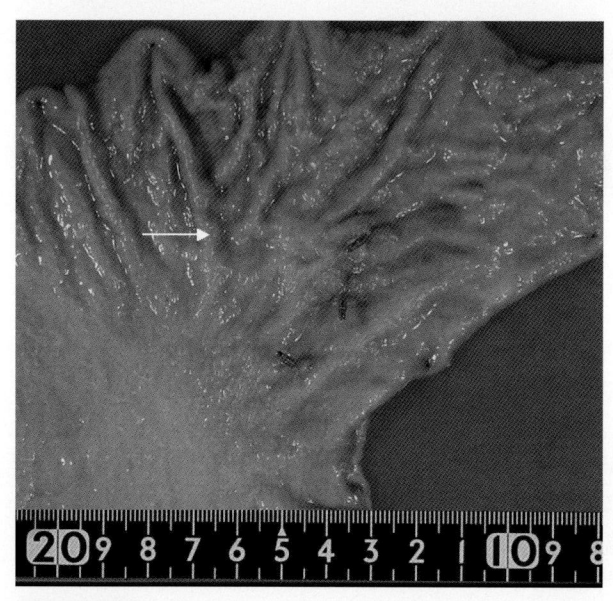

固定切除標本

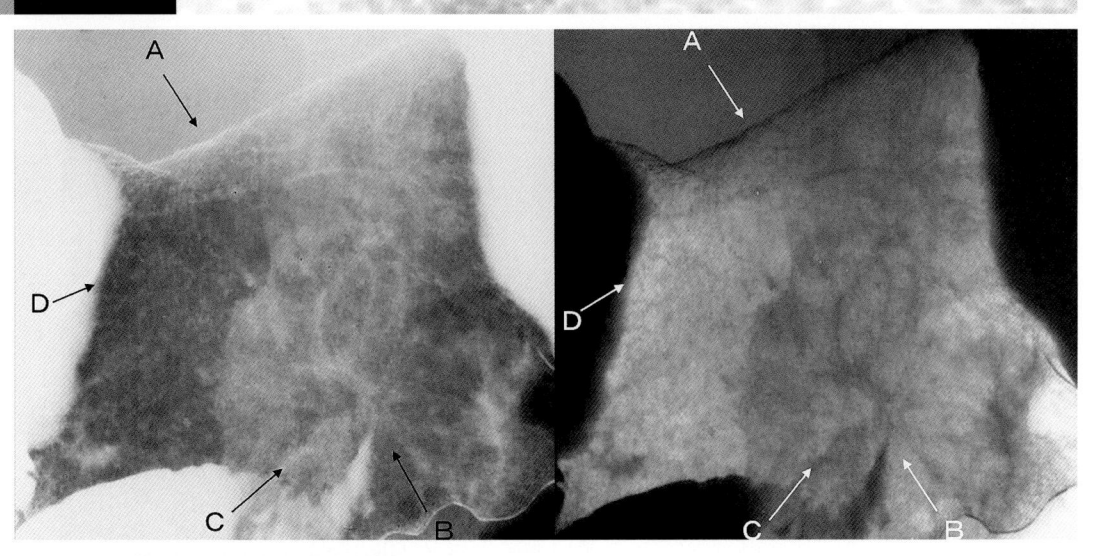

症例 76　Ⅱb＋Ⅱc類似進行胃癌　59歳・男性

Fig.297　背臥位第2斜位二重造影像

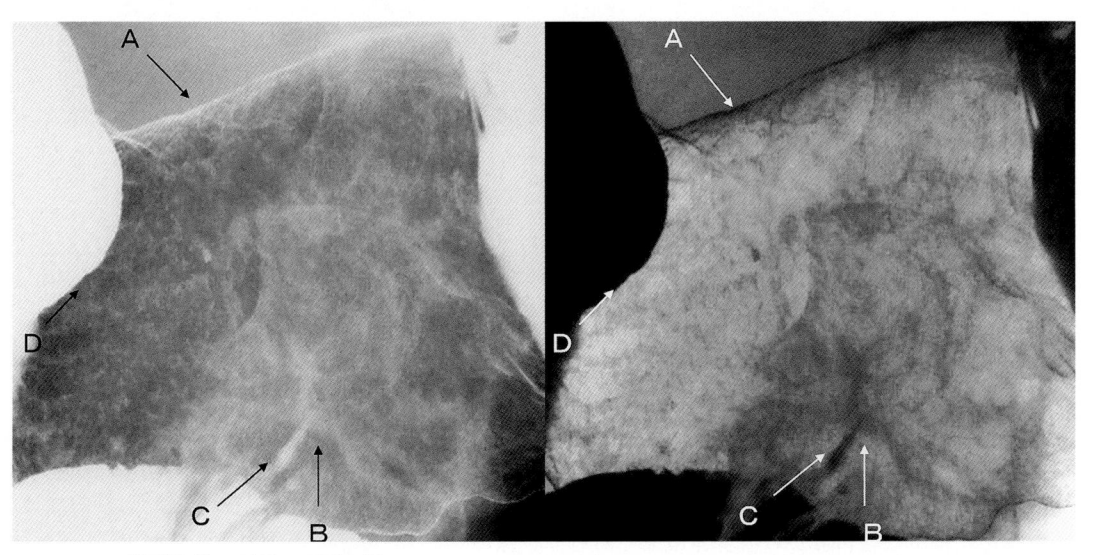

Fig.298　背臥位第2斜位二重造影像

　Fig.297，298，299のネガ像，ポジ像では，体上部小弯前・後壁から胃角部小弯前・後壁に粘膜ひだ集中を伴う不整形な淡い陰影斑（矢印A）がみられる。

　Fig.297のネガ像，ポジ像では，大弯側に粘膜ひだ集中（矢印B）が認められる。粘膜ひだ集中の先端部には中断，先細り，なだらかなヤセなどはみられないが，粘膜ひだ間の線状陰影は狭小化，不整開大，濃淡の差（矢印C）などの所見がみられ，これらの部には癌浸潤が認められる。大弯側の粘膜ひだ集中の先端部には不整形な淡いバリウム斑（矢印B）がみられ，同部位はⅡb病変の浸潤範囲内である。

　大弯側の不整形な浅い陥凹（矢印B）の境界は不明瞭である。陥凹面（底部）は微細顆粒像がみられる。陥凹の辺縁には隆起変化所見は認められない。びらん，萎縮粘膜とⅡc病変との鑑別が難しい。

　胃角部口側後壁小弯寄りの不整形な浅い陥凹（矢印A）の境界は比較的明瞭である。陥凹面（底部）は微細顆粒像がみられるが，大部分は無構造模様である。陥凹の辺縁には小顆粒・顆粒像が認

277

胃癌X線読影法

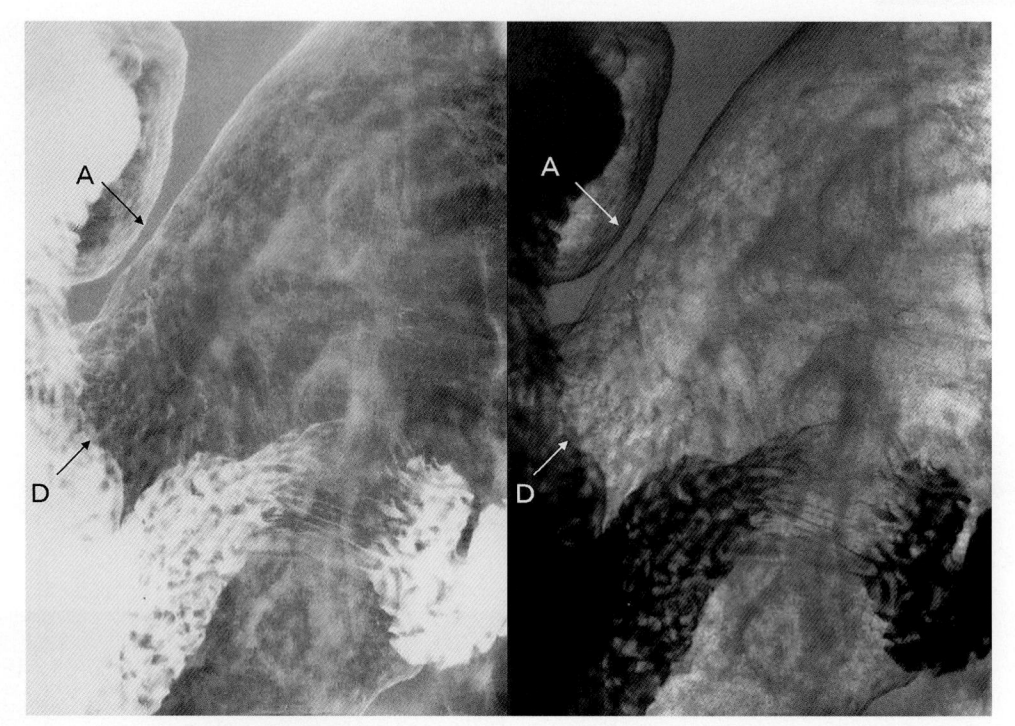

Fig.299　背臥位第2斜位二重造影像

められる。

　Ⅱc病変の大きさは約28×21mmである。Ⅱb病変を含めた癌浸潤範囲の大きさは約100×70mmである。

　Ⅱc病変が読影容易なX線写真は**Fig.298**のネガ像およびポジ像である。不整形な浅い陥凹（矢印A）の境界は比較的明瞭である。陥凹面（底部）は数個の小顆粒像がみられる。

　Ⅱc病変の肛門側の変化所見が明瞭に現れているのは，**Fig.299**のネガ像およびポジ像である。肛門側では濃淡差のある微細なバリウム斑の集合像（矢印D）がみられ，その辺縁には分化型癌のⅡc病変に特徴的な反応性および過形成の微細な小顆粒・顆粒像（矢印D）が認められる。

　背景粘膜は胃底腺領域から腺境界領域であろう。腺境界領域の近傍粘膜であれば，このような領域に存在するⅡc病変の大部分は未分化型癌が推定されるが，本病変は中分化型腺癌（tub 2）である。周囲粘膜は網状陰影がみられず，萎縮変化はみられない。

要　約

　胃角部口側後壁小弯寄りの不整形な浅い陥凹の境界は比較的明瞭，陥凹面（底部）は微細顆粒像，大部分は無構造模様，陥凹の辺縁には小顆粒・顆粒像。大弯側の不整形な浅い陥凹の境界は不明瞭，陥凹面（底部）は微細顆粒像，粘膜ひだ間の線状陰影は狭小化，不整開大，濃淡の差などの所見である。Ⅱc病変は読影できるが，Ⅱb病変は指摘できない。

　これらの境界，面（底部），辺縁，粘膜ひだ間の線状陰影などの所見から分化型癌のⅡc病変と読影した。Ⅱb病変は不明である。

　深達度は厚みと硬さ（凹凸と伸展性）で行うが，癌の粘膜下以深への浸潤によって生じた所見（因果関係に基づく所見）として，陥凹面（底部）の無構造模様，ひだ間の狭小化，癌の深部浸潤と関係がある所見（相関関係に基づく所見），局在部位，癌組織型，肉眼型，大きさ，潰瘍合併の有無などから推定してsm癌と読影できよう。結果的にはsまで癌浸潤が認められる。

考　察

　圧迫像のX線写真がないことが深達度の読影を難しくしている。これほど，進行癌を示唆する変化所見がみられない症例もまれである。

　本例のように，軽微な粘膜模様主体の変化所見を解析する場合，ネガ像で読影できる変化所見はネガ像で読影し，その読影が難しければポジ像を参考にする。逆に，ポジ像で読影できる変化所見はポジ像で読影し，その読影が難しければネガ像を参考にする。それぞれの微細な変化所見の形状・性状を検討することが重要である。

　ポジ像では，低濃度域の低コントラスト部の白くつぶれた部の淡い陰影斑の性状は読影が難しく，ネガ像では比較的わかりやすい。ポジ像では，淡い陰影斑部にわずかな濃淡差がみられれば，その部の性状はわかりやすい。

　また，本例のように病変部が大きい場合，全体的にはネガ像を中心にポジ像をも含めて形状・性状を把握することが大切である。

◆**病理組織診断**　表層拡大型のⅡb＋Ⅱc類似進行癌　se　tub 2　100×70mmである。

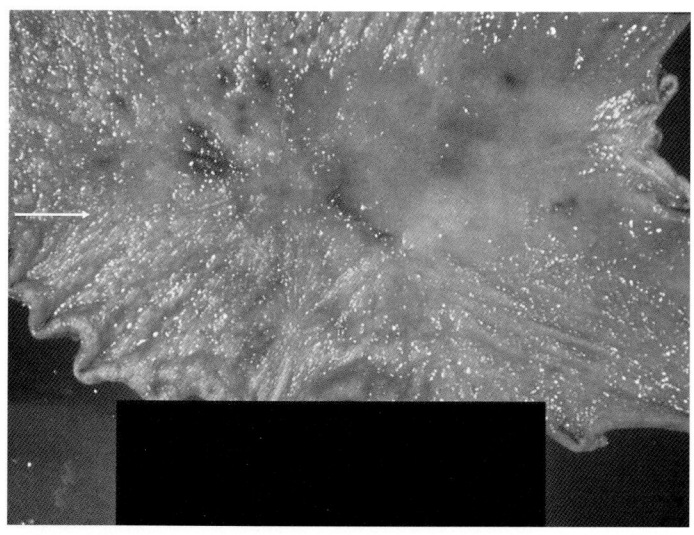

固定切除標本

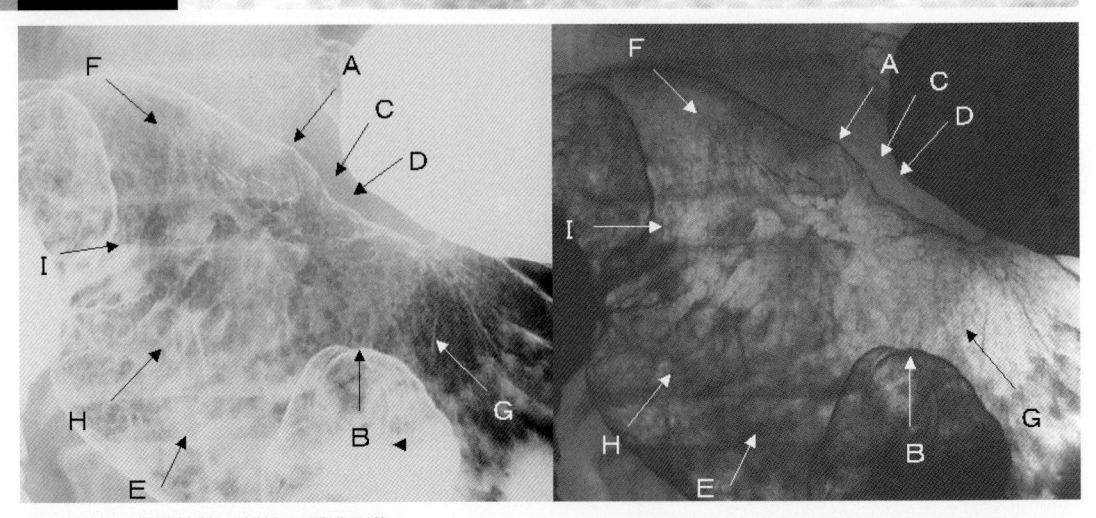

症例 77　Ⅱc＋Ⅱa型早期胃癌　65歳・男性

Fig.300　背臥位第1斜位二重造影像

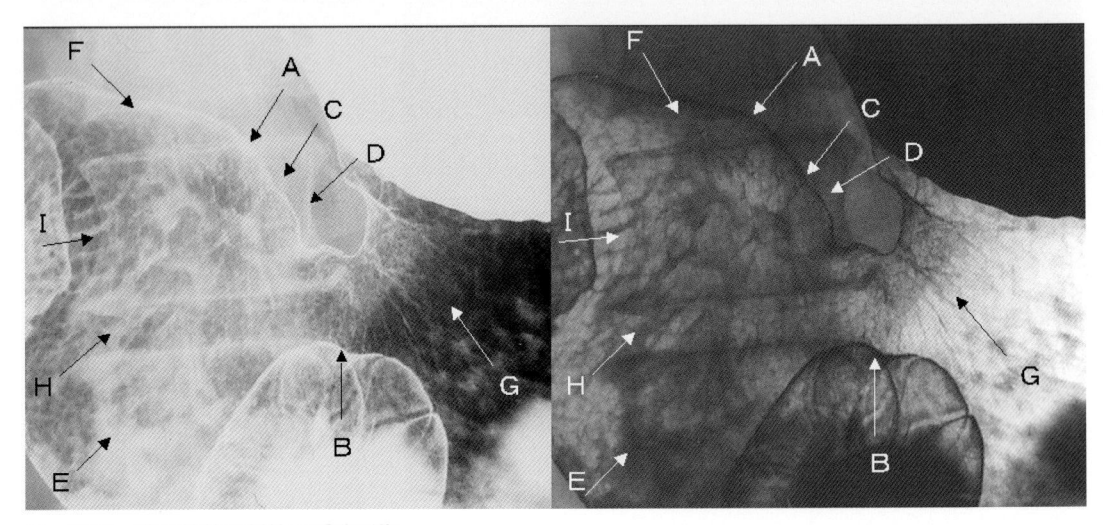

Fig.301　背臥位第1斜位二重造影像

　Fig.300，301，302，303のネガ像，ポジ像では，胃角部後壁から幽門前部後壁を中心に不整形な淡いバリウム斑（矢印A）の辺縁に隆起像（はじき像）がみられ，不整形な隆起＋陥凹病変が認められる。

　Fig.300，301のネガ像，ポジ像では，おおよそどのような形状および性状の病変であるのか，推定する必要があろう。口側には不整形な淡い陰影斑（萎縮粘膜様のⅡc病変，矢印B）がみられ，中央部では不整形な小さく淡いバリウム斑（Ⅱc病変，矢印C）および不整形な隆起像（はじき像）（矢印D，E，H）が認められる。

　肛門側には不整形な類三角形の淡いバリウム斑（矢印F）がみられ，その辺縁には不整形な隆起像（はじき像）（矢印H，I）が認められる。前記した不整形な淡いバリウム斑（矢印A）は，不整形な類三角形の淡いバリウム斑（矢印F）の口側の一部である。

　不整形な浅い萎縮粘膜様の陥凹（矢印B）の境界は軽度にギザギザして，明瞭な部と不明瞭な部がみられる。陥凹面（底部）は微細顆粒像，小顆粒像，散在性の極微小な点状のバリウム斑などがみられ，濃淡差も認められる。陥凹の辺縁には微細顆粒像，小顆粒・顆粒像（矢印G）がみられる。

　不整形な浅い類三角形の陥凹（矢印F）の境界は明瞭な部と不明瞭な部が認められる。陥凹面

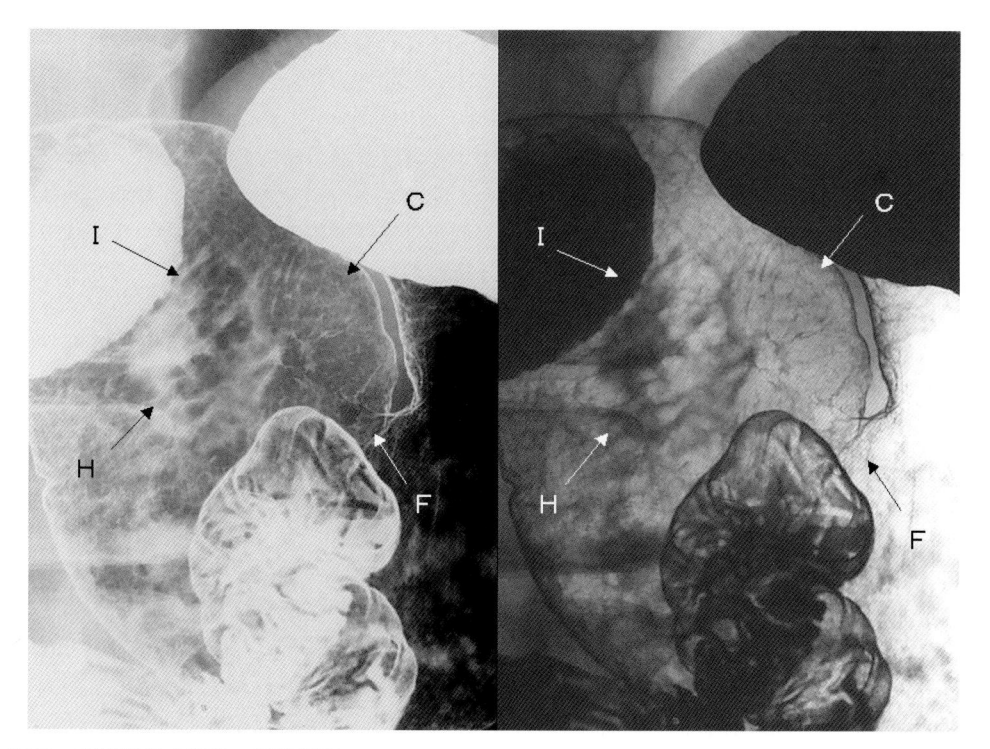

症例77．Ⅱc＋Ⅱa型早期胃癌

Fig.302　背臥位第1斜位二重造影像

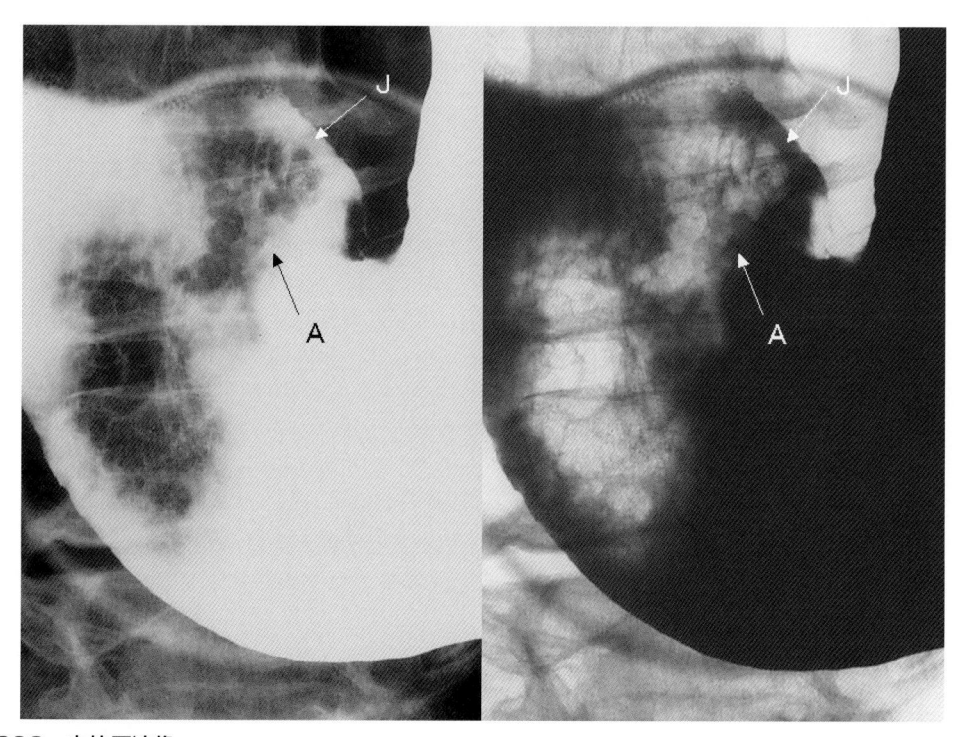

Fig.303　立位圧迫像

281

（底部）は微細顆粒像がみられ，濃淡差も明瞭に認められる．陥凹面（底部）の微細顆粒像，濃淡差は適度なコントラストがみられ，ポジ像がわかりやすい．陥凹の辺縁には立ち上がりの緩やかな隆起像（はじき像）および小顆粒・顆粒像が認められる．

不整形な隆起像（はじき像）（矢印D，E，H）は，隆起起始部の形はⅡ型である．隆起の大きさは約32×25mmである．隆起表面の形態は小顆粒・顆粒像で不揃いである．隆起輪郭の形は中心部から外側へ向かって凸状で不規則である．隆起の高低差は軽度である．すなわち，花弁状の辺縁隆起を伴うⅡc病変であり，Ⅱc病変の面（底部）には微細顆粒像，小顆粒・顆粒像，粗大結節像がみられる．

口側の不整形な淡い陰影斑（矢印B）はⅡc病変で浅い陥凹であり，肛門側の不整形な類三角形の淡いバリウム陰影（矢印F）もⅡc病変であるが，後者は比較的深い陥凹である．X線像からみた相対的な意味合いの陥凹の深さである．

Fig.302のネガ像，ポジ像では，病変部の中央やや肛門側に不整形な隆起像（はじき像）（矢印H，I）がみられ，小弯側には不整形な多数の線状陰影（矢印C）が認められる．

Fig.303ネガ像，ポジ像では，病変部の中央やや肛門側小弯寄りに不整形な透亮像（矢印J）がみられる．

本例は，表層拡大型に近似したⅡc＋Ⅱa病変であり，その全貌が明瞭には現れておらず，個々の陥凹として読影できるのは矢印B部の不整形な萎縮粘膜様の浅い陥凹と，矢印F部の不整形な類三角形の浅い陥凹である．しかし，これらは連続して一塊の病変である．おおよその病変部の大きさを推定すると，約60×40mmである．

背景粘膜は幽門腺領域であろう．周囲粘膜は小顆粒像がみられるが，顆粒間の開大した所見はみられず，軽度から中等度な萎縮変化が推定される．

要　約

不整形な浅い萎縮粘膜様の陥凹の境界は軽度にギザギザ，明瞭な部と不明瞭な部，陥凹面（底部）は微細顆粒像，小顆粒像，散在性の極微小な点状のバリウム斑，濃淡差，陥凹の辺縁には微細顆粒像，小顆粒・顆粒像．

不整形な類三角形の浅い陥凹の境界は明瞭な部と不明瞭な部，陥凹面（底部）は微細顆粒像，濃淡差，陥凹の辺縁には立ち上がりの緩やかな隆起像（はじき像）および小顆粒・顆粒像．

不整形な隆起像（はじき像）は，隆起起始部の形はⅡ型，隆起の大きさは約32×25mm，隆起表面の形態は小顆粒・顆粒像で不揃い，隆起輪郭の形は中心部から外側へ向かって凸状で不規則，隆起の高低差は軽度などの所見である．

これらの境界，面（底部），辺縁，不整形な隆起の性状などの所見から分化型癌のⅡc＋Ⅱa病変と読影した．

深達度は厚みと硬さ（凹凸と伸展性）で行うが，癌の粘膜下以深への浸潤によって生じた所見（因果関係に基づく所見），陥凹辺縁の隆起，癌の深部浸潤と関係がある所見（相関関係に基づく所見），局在部位，癌組織型，肉眼型，大きさ，潰瘍合併の有無などから推定してsm癌と読影できよう．結果的にはm癌である．

考　察

境界，面（底部），辺縁および隆起の性状などの所見からはⅡc＋Ⅱa病変と読影したが，X線写真のみでは十分な検討ができず，新鮮切除標本および固定切除標本も参考にして記述した．

表層拡大型癌に近似したⅡc＋Ⅱa病変では，微細顆粒像，小顆粒像，散在性の極微小な点状のバリウム斑などの変化所見はポジ像がわかりやすく，それらの性状も比較的容易に読影できる．

ポジ像はネガ像に比べると濃度域が広く，コントラストが低い．ネガ像で濃度が高い，低い部で

症例77．Ⅱc＋Ⅱa型早期胃癌

も，ポジ像ではガンマーカーブはねており，濃度差が少ない。ネガ像では濃度が高く，または低くみえにくい部でも，ポジ像ではわずかな濃度差として観察される。しかし，本病変は低濃度域の低コントラスであり，濃度差がみられず，それらの変化所見はネガ像の読影が中心となろう。

◆**病理組織診断**　表層拡大型に近似したⅡc＋Ⅱa型早期癌　m　tub1　57×37mmである。

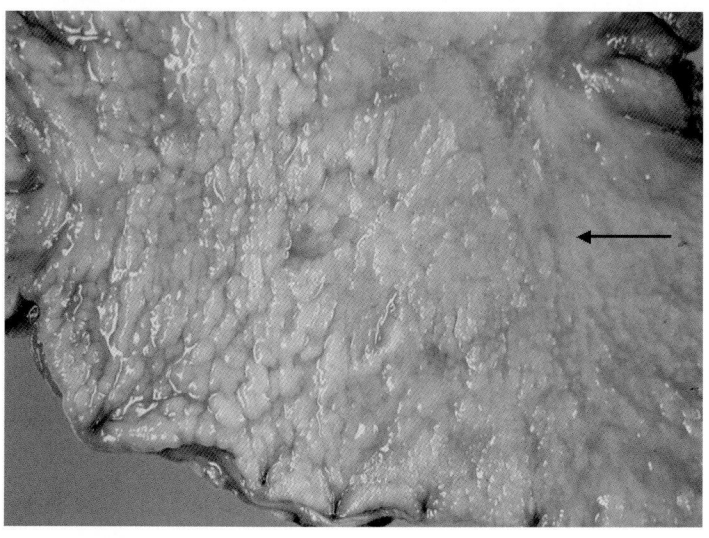

固定切除標本

283

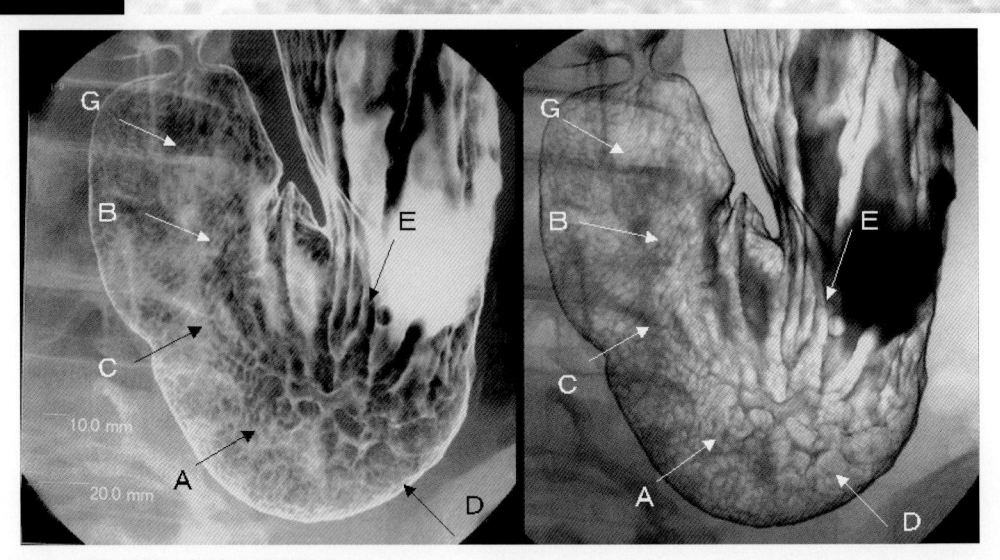

症例 78　Ⅱc＋Ⅱa型早期胃癌　54歳・女性

Fig.304　背臥位第1斜位二重造影像

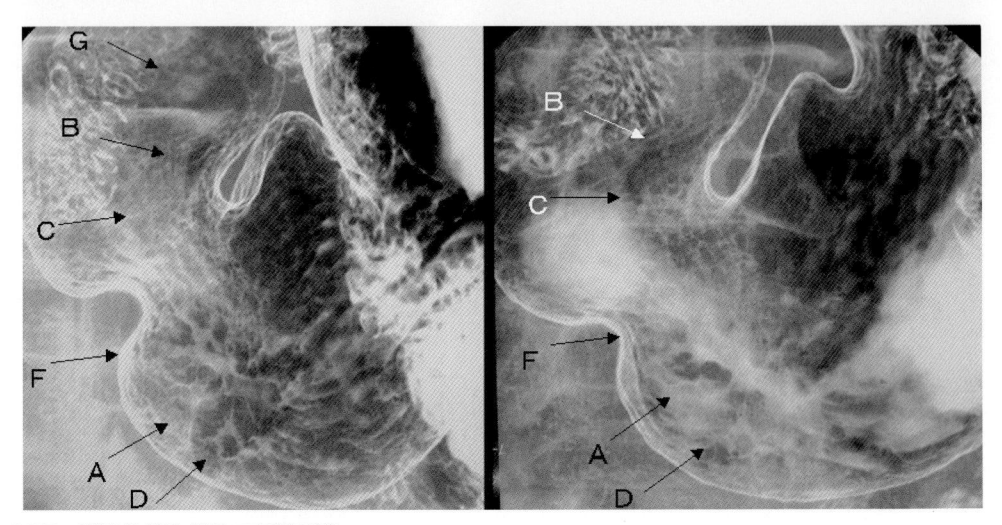

Fig.305　背臥位第1斜位二重造影像

　本例は，約1〜2年前に合志病院・中川好久先生のご厚意で，症例の作成，使用について快諾を受け，大阪胃腸会（銀杏会）において検討された症例である．DR（digital radiography）で撮影されたX線写真である．

　Fig.304，305，306，307，308，309のネガ像，ポジ像では，胃角部後壁大弯寄りから前庭部後壁小弯寄りに粘膜ひだ集中を伴う不整形な淡いバリウム斑（矢印A）および不整形な淡い陰影斑（矢印B，C）がみられる．矢印A，B，C部の陥凹性病変は関連性が一見すると難しい陰影所見である．

　Fig.304，305，306，307のネガ像，ポジ像では，粘膜ひだ集中を伴う不整形な淡いバリウム斑（矢印A）がみられ，肛門側には不整形な淡い陰影斑（矢印B，C）が認められる．

　不整形な淡いバリウム斑（矢印A）の周囲の陥凹および隆起変化所見を読影すると，口側では小顆粒像を伴った約7×6 mmの不整形な小さいバリウム斑（矢印D）がみられ，大弯側には粗大結節像を伴った約8×7 mmの不整形な小さいバリウム斑（矢印F）が認められる．これらの小さい陥凹は中央部の不整形な浅い陥凹（矢印A）に連続している．

症例78．Ⅱc＋Ⅱa型早期胃癌

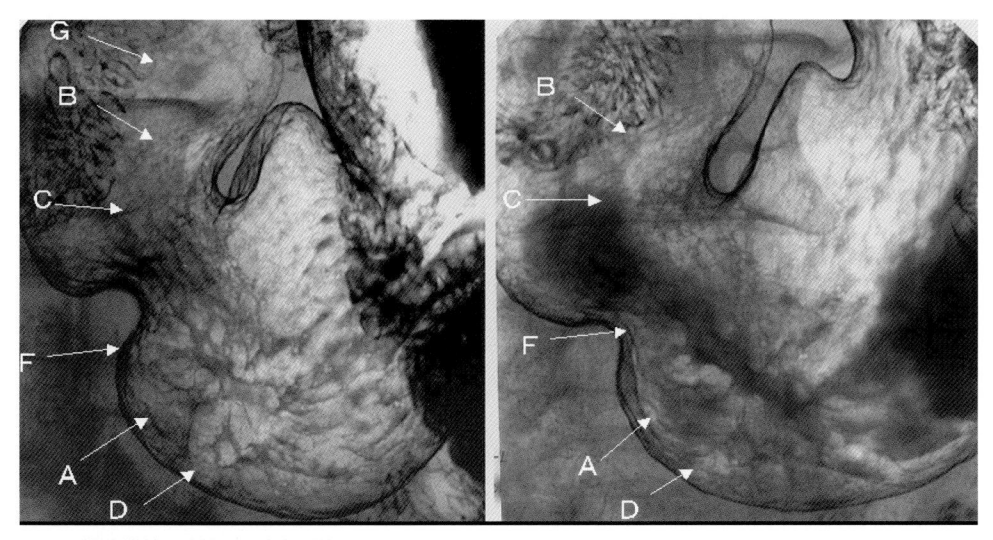

Fig.306　背臥位第1斜位二重造影像

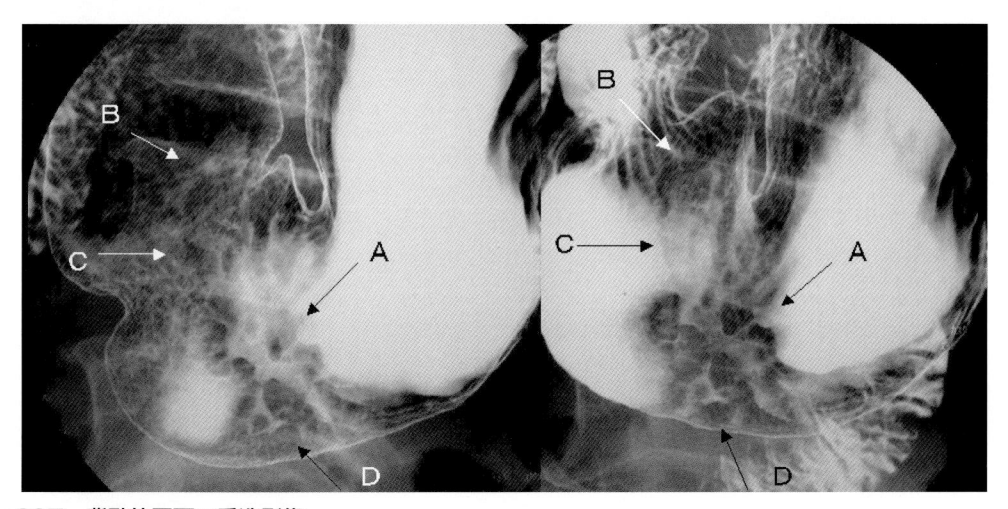

Fig.307　背臥位正面二重造影像

　Fig.305，306のネガ像，ポジ像では，粘膜ひだ集中を伴う不整形な淡いバリウム斑（矢印A）がみられる。
　不整形な浅い陥凹（矢印A）の境界は，口側では大部分が平滑であるが，肛門側では不整形な枝分かれ状の変化所見，ギザギザ，トゲトゲした鋸歯状，棘状陰影および不整形な線状陰影の所見（矢印D，F）がみられる。陥凹面（底部）は小顆粒・顆粒像が認められる。陥凹の辺縁には小顆粒・顆粒像，粗大顆粒像がみられる。不整形な枝分かれ状の変化所見はポジ像がわかりやすい。
　前記した約7×6mmの不整形な小さい陥凹（矢印D）の境界はギザギザした鋸歯状陰影である。陥凹面（底部）は小顆粒像がみられる。陥凹の辺縁には小顆粒像が認められる。
　約8×7mmの不整形な小さい陥凹（矢印F）の境界はトゲトゲした棘状およびギザギザした鋸歯状陰影である。陥凹面（底部）は粗大顆粒像がみられる。陥凹の辺縁には小顆粒像が認められる。そうすると，不整形な浅い陥凹および2つの不整形な小さい陥凹は連続して大きいⅡc病変内に包括されることになる。
　粘膜ひだ集中は口側（矢印E）および大弯側からみられ，その粘膜ひだ集中の先端部は中断，先

胃癌X線読影法

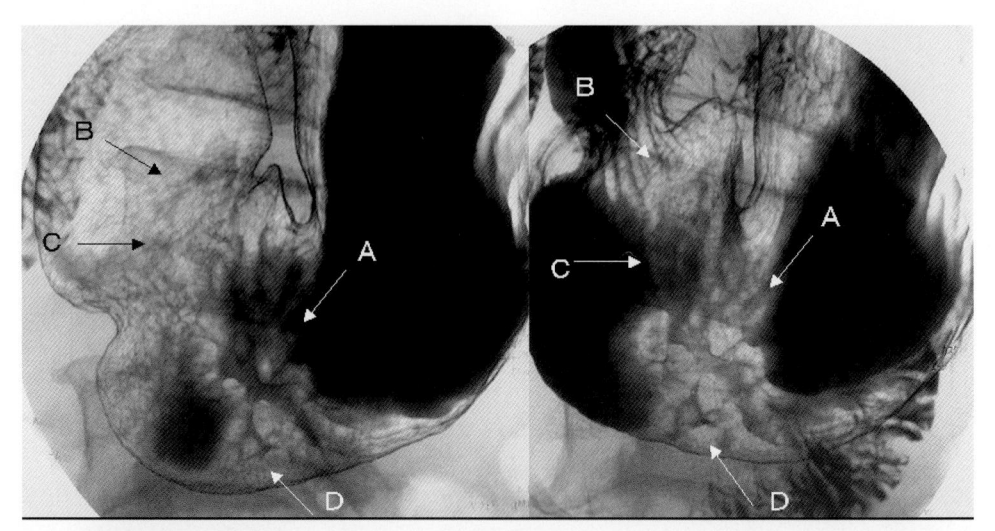

Fig.308　背臥位正面二重造影像

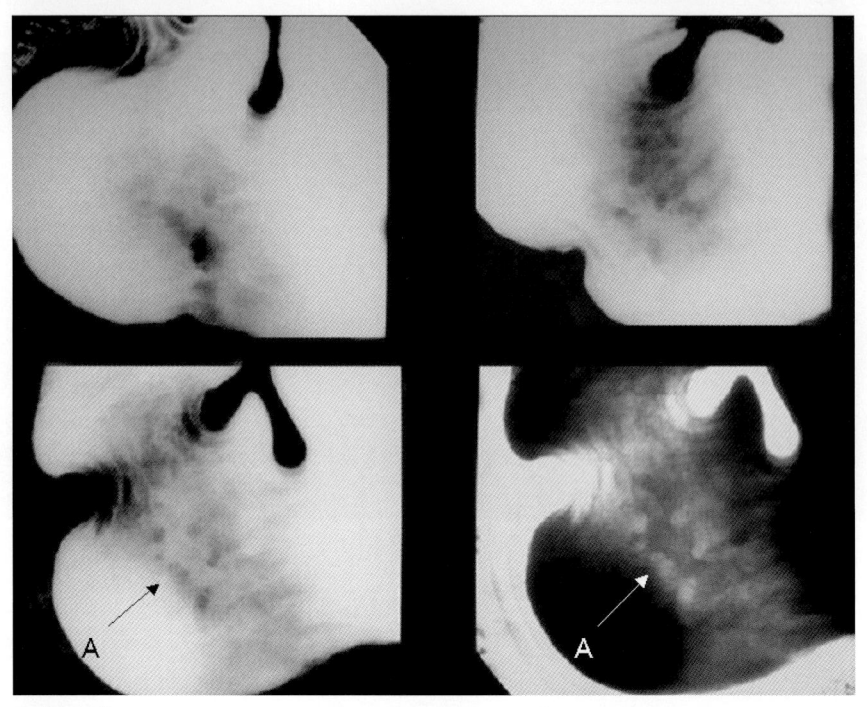

Fig.309　立位圧迫像

細りが認められる．粘膜ひだ間の線状陰影は狭小化，不整開大，濃淡の差などの所見がみられる．

　しかし，本例は上記した変化所見のみでは検討が不十分である．**Fig.304，305，306，307，308**のネガ像，ポジ像では，不整形な淡いバリウム斑（矢印A）の肛門側には不整形な淡い陰影斑（矢印B，C）が認められる．

　不整形な淡い陰影斑の肛門側小弯寄りには，不整形な淡い陰影斑としてみられる萎縮粘膜（矢印G）が認められる．非癌性の萎縮粘膜であろう．

　不整形な淡い陰影斑（矢印B，C）は不整形な淡いバリウム斑（矢印A）に連続してみられる．

　不整形な浅い陥凹（矢印B，C）の境界はギザギザした鋸歯状陰影である．陥凹面（底部）は微細顆粒像および小顆粒像がみられる．陥凹の辺縁には立ち上がりの緩やかな隆起像（はじき像）およ

286

び小顆粒像が認められる。

 Fig.309のネガ像，ポジ像では，不整形な淡いバリウム斑（矢印A）の辺縁には小顆粒・顆粒像，粗大顆粒像などの変化所見が明瞭にみられる。病変の大きさは約43×28mmである。

 本例の所見の成り立ちを簡単に述べると，粘膜ひだ集中を伴う比較的深いⅡc病変（矢印A）があり，その肛門側小弯寄りには浅いⅡc病変（矢印B，C）が認められる。比較的深いⅡc病変の辺縁には粘膜の過形成および粘膜下層の肥厚が顕著である。病理組織学的にはul-Ⅱsの潰瘍瘢痕がみられる。

 背景粘膜は腺境界領域から幽門腺領域であろう。腺境界領域の近傍粘膜であれば，このような領域に存在するⅡc病変の大部分は未分化型癌が推定される。周囲粘膜は網状陰影がみられ，軽度な萎縮変化が推定される。

要 約

 不整形な浅い陥凹（矢印A）の境界は，口側では大部分が平滑，肛門側では不整形な枝分かれ状の変化所見，ギザギザ，トゲトゲした鋸歯状，棘状陰影および不整形な線状陰影，陥凹面（底部）は小顆粒・顆粒像，陥凹の辺縁には小顆粒・顆粒像，粗大顆粒像。

 約7×6mmの不整形な小さい陥凹（矢印D）の境界はギザギザした鋸歯状陰影，陥凹面（底部）は小顆粒像，陥凹の辺縁には小顆粒像。

 約8×7mmの不整形な小さい陥凹（矢印F）の境界はトゲトゲした棘状およびギザギザした鋸歯状陰影，陥凹面（底部）は粗大顆粒像，陥凹の辺縁には小顆粒像。

 粘膜ひだ集中の先端部は中断，先細り，粘膜ひだ間の線状陰影は狭小化，不整開大，濃淡の差。

 不整形な浅い陥凹（矢印B，C）の境界はギザギザした鋸歯状陰影，陥凹面（底部）は微細顆粒像および小顆粒像，陥凹の辺縁には立ち上がりの緩やかな隆起像（はじき像）および小顆粒像などの所見である。

 これらの境界，面（底部），辺縁，多彩な隆起の性状，粘膜ひだ集中の先端部，粘膜ひだ間の線状陰影などの所見から未分化型癌のⅡc＋Ⅱa病変と読影した。

 深達度は厚みと硬さ（凹凸と伸展性）で行うが，癌の粘膜下以深への浸潤によって生じた所見（因果関係に基づく所見）として，陥凹辺縁の隆起，ひだ間の狭小化，局所的な深い陥凹，粗大結節状像，癌の深部浸潤と関係がある所見（相関関係に基づく所見），局在部位，癌組織型，肉眼型，大きさ，潰瘍合併の有無などから推定してsm以深癌と読影できよう。

考 察

 浅い陥凹と深い陥凹の二段陥凹を呈するⅡc＋Ⅱa病変では，濃淡差，高低差がみられ，それらの陰影所見の読影はポジ像がわかりやすい。しかし，淡い陰影斑の性状はネガ像がわかりやすい。本例のように，一見，多彩な病変を読影する場合，一気に肉眼型を推定するより，一つひとつの変化所見を読影し，病変全体の凹凸変化を組み立て，肉眼所見の成り立ちを思考し，肉眼型を想定することが大切であろう。

◆**病理組織診断**　Ⅱc＋Ⅱa型早期癌　sm-3　sig＞por　40×25mmである。

胃癌X線読影法

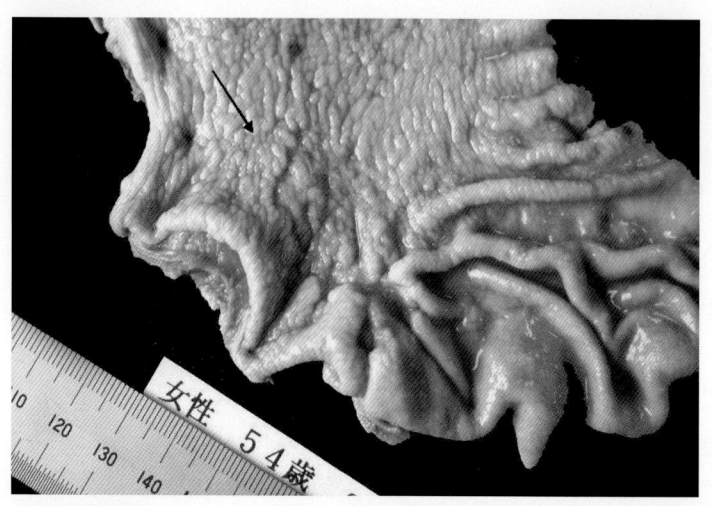

固定切除標本

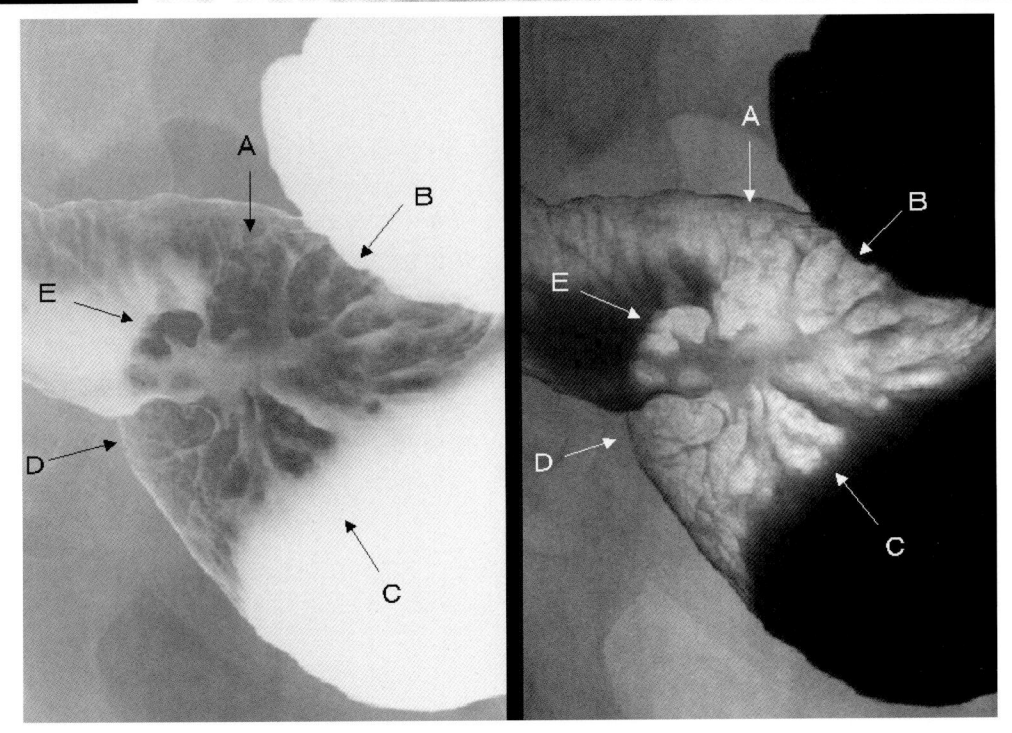

症例 79　Ⅱc+Ⅱa型早期胃癌　62歳・男性

Fig.310　背臥位第1斜位二重造影像

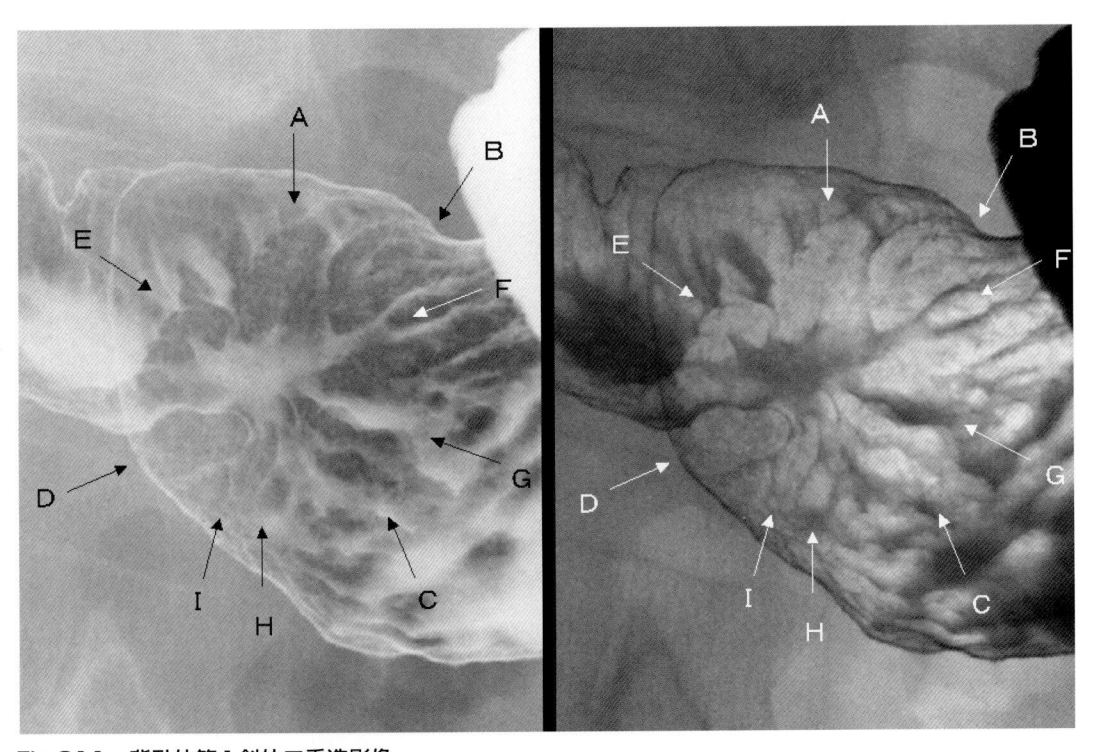

Fig.311　背臥位第1斜位二重造影像

289

胃癌X線読影法

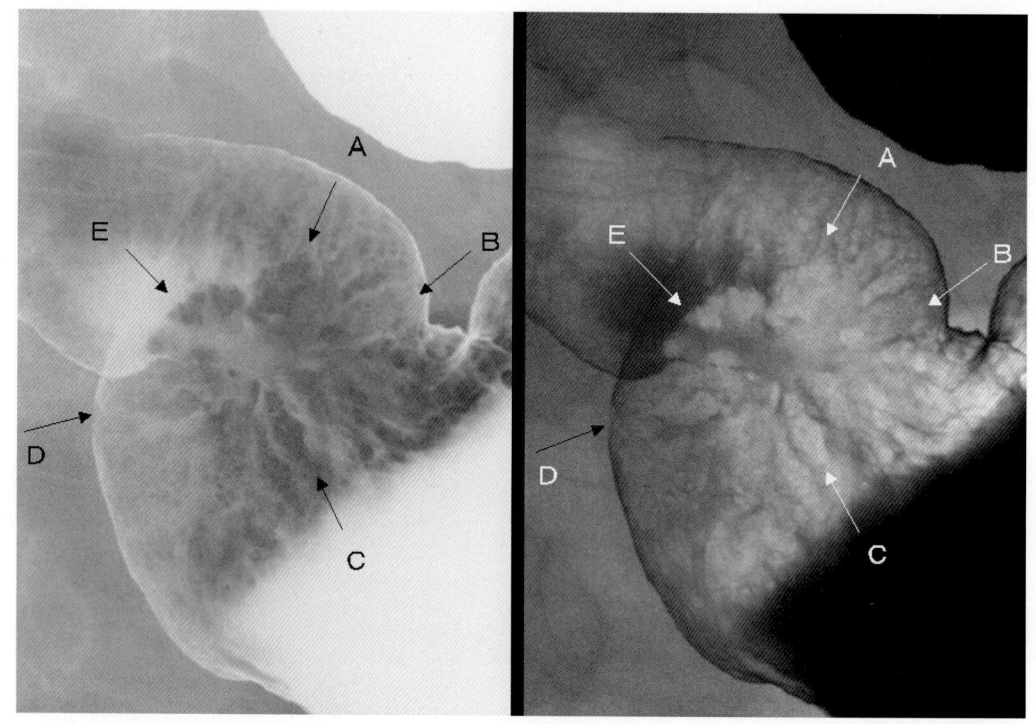

Fig.312 背臥位第1斜位二重造影像

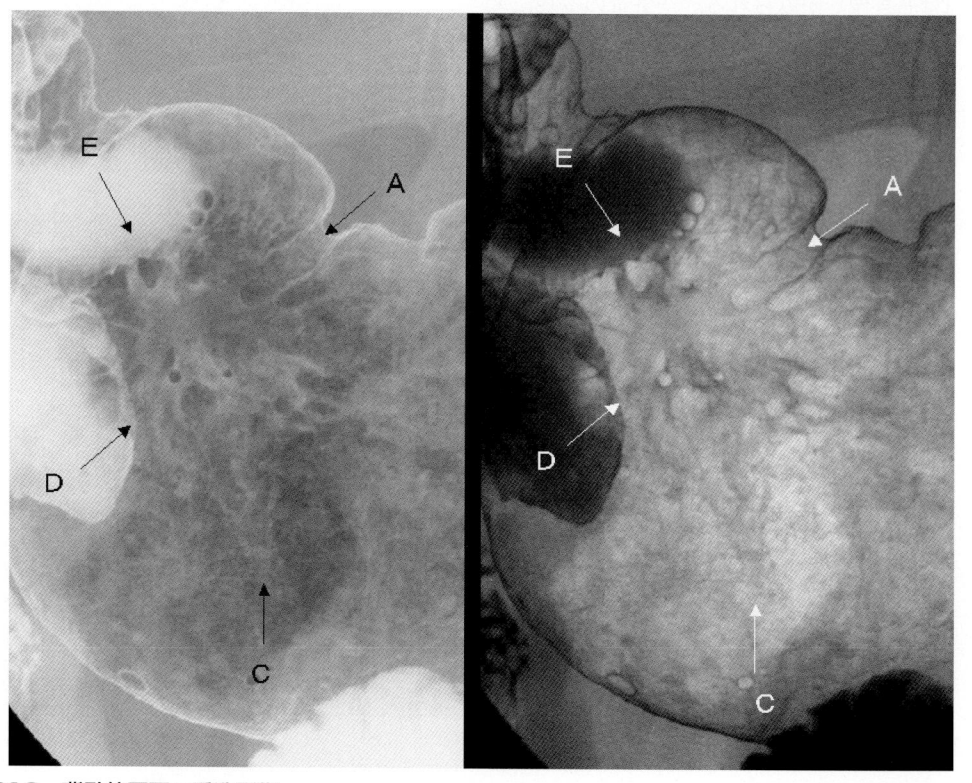

Fig.313 背臥位正面二重造影像

290

症例79．Ⅱc＋Ⅱa型早期胃癌

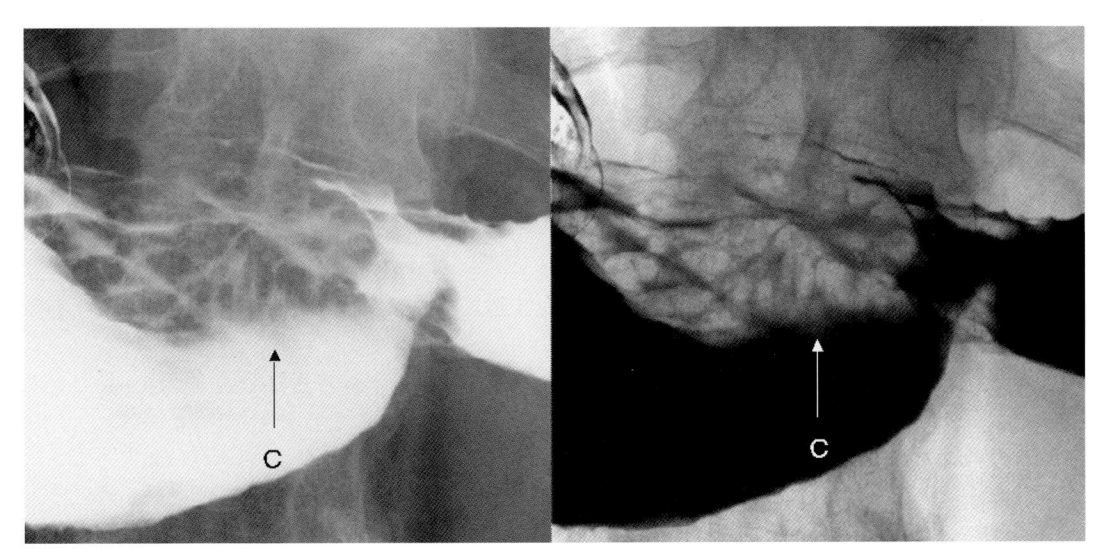

Fig.314　腹臥位圧迫像

　DR（digital radiography）で撮影されたX線写真である．**Fig.310，311，312，313，314**のネガ像，ポジ像では，前庭部後壁を中心に小弯から大弯に粘膜ひだ集中を伴う不整形なバリウム陰影（矢印A）の辺縁に隆起像（はじき像）がみられ，不整形な陥凹＋隆起病変が認められる．

　Fig.310，311のネガ像，ポジ像では，不整形なバリウム陰影の辺縁には，局所的に不整形な隆起像（はじき像）がみられる．空気量の多寡によって変化所見は異なっている．

　不整形なバリウム陰影（矢印A）の小弯側には2個の粗大結節像（矢印A，B）がみられ，肛門側にも粗大結節像（矢印E），大弯側にも粗大結節像（矢印D），口側にも粗大結節像（矢印C）が認められる．しかし，これらの隆起は粘膜ひだ集中の先端部の粗大結節像としてみられる．また，それぞれの粗大結節像を単独にみても，Ⅱa病変あるいは異型上皮巣が考えられるような形状である．このような変化は珍しい陰影所見であろう．

　2個の粗大結節像の口側の隆起（矢印B）は，粘膜ひだ集中の先端部の不規則な形の平盤状隆起であり，表面には不整形な淡いバリウム斑がみられる．

　2個の粗大結節像の肛門側（矢印A）の隆起は，粘膜ひだ集中の先端部の不整形な平盤状隆起であり，隆起表面には不規則な形の小さく淡いバリウム斑が認められる．

　肛門側の隆起（矢印E）は，明らかな粘膜ひだ集中の先端部の不整形な平盤状隆起であり，表面には不規則な形の線状の淡い陰影斑がみられる．大弯側の隆起（矢印D）も前記した所見とほぼ同様である．

　数個の粗大結節状隆起のうち，矢印Aの粗大結節像を読影すると，隆起起始部の形はⅡ型である．隆起の大きさは約14×10mmである．隆起表面の形態は微細顆粒像，不規則な形の小さく淡いバリウム斑が認められる．隆起輪郭の形は中心部から外側へ向かって凸状で不規則である．隆起の高低差は軽度である．

　病変部の口側では明らかな粘膜ひだ集中がみられ，その先端部にはなだらかなヤセが認められる．粘膜ひだ間の線状陰影は狭小化，不整開大，濃淡の差の所見（矢印A〜Iの範囲）が顕著に認められる．

　不整形な陥凹（矢印A）の境界はトゲトゲした棘状陰影である．陥凹面（底部）は微細顆粒像がみられ，濃淡差も認められるが，大部分は上皮模様がみられず，無構造模様である．陥凹の辺縁には口側は著明な粘膜ひだ集中がみられ，小弯側，大弯側，肛門側，口側のやや大弯寄りでは粗大結節像が認められる．

Fig.312, 313のネガ像, ポジ像では, 一見して, 粘膜ひだ集中および辺縁隆起はやや不明瞭となり, 不整形な陥凹部が大きく明瞭に現れている.

Fig.310, 311のネガ像, ポジ像では, 明らかに不整形なバリウム陰影の大きさは約33×18mmであったが, Fig.313のネガ像, ポジ像では, 不整形なバリウム陰影の大きさは約51×42mmである. 陥凹の範囲は矢印A〜E部である. 病変の大きさは約61×55mmである.

不整形な陥凹（矢印A〜E）の境界は口側ではトゲトゲした棘状陰影であり, 肛門側では明瞭である. 陥凹面（底部）は小顆粒像がみられ, 濃淡差もみられるが, 大部分は上皮模様がみられず, 無構造模様である. 陥凹の辺縁には明らかな粘膜ひだ集中および粗大結節像は不明瞭となり, 小顆粒・顆粒像がみられる.

病変部は空気量の多寡により, 粗大結節像, 陥凹の形状および粘膜ひだ集中の先端部, 粘膜ひだ間の線状陰影などの陰影所見が変化するなど, 伸展性が比較的よいことが推定される.

Fig.314のネガ像, ポジ像は, Fig.310, 311のネガ像, ポジ像のX線写真の所見に類似しているが, 肛門側の隆起の立ち上がりは急峻である. しかし, 二重造影像ほど隆起変化所見は明瞭にはみられない.

背景粘膜は幽門腺領域であろう. 周囲粘膜は網状陰影がみられず, 萎縮変化はみられない.

要　約

不整形な陥凹（矢印A〜E）の境界は口側ではトゲトゲした棘状陰影, 肛門側では明瞭, 陥凹面（底部）は小顆粒像, 濃淡差, 無構造模様, 陥凹の辺縁には小顆粒・顆粒像, 粘膜ひだ集中の先端部にはなだらかなヤセ, 粘膜ひだ間の線状陰影は狭小化, 不整開大, 濃淡の差などの所見である.

Fig.310, 311の空気中等量の二重造影像では, 小弯側には2個の粗大結節像, 肛門側にも粗大結節像, 大弯側, 口側やや大弯寄りにも粗大結節像などの所見である.

上記の事柄を考慮し, 境界, 面（底部）, 辺縁, 粘膜ひだ集中の先端部, 粘膜ひだ間の線状陰影, 不整形な多彩な隆起の性状などの所見から, 分化型癌のⅡc＋Ⅱa病変と読影した.

深達度は厚みと硬さ（凹凸と伸展性）で行うが, 癌の粘膜下以深への浸潤によって生じた所見（因果関係に基づく所見）として, 陥凹辺縁の不整形の多彩な隆起, ひだ間の狭小化, 局所的な深い陥凹, 粗大結節状隆起, 陥凹面（底部）の無構造模様, 癌の深部浸潤と関係がある所見（相関関係に基づく所見）, 局在部位, 癌組織型, 肉眼型, 大きさ, 潰瘍合併の有無などから推定してsm以深癌と読影できよう.

考　察

粘膜ひだ集中を伴うⅡc＋Ⅱa病変で, 明瞭な凹凸を呈する変化所見を読影する場合, 凹凸部の濃淡差およびその性状, 凸部表面の不規則な形の淡い陰影斑, 粘膜ひだ間の線状陰影, 小顆粒・顆粒像, 粗大結節像などの性状は一見するとポジ像がわかりやすい. しかし, 微細な陰影所見で構成されている変化所見は, ネガ像を中心にポジ像をも含めた読影が大切である.

また, 本例のように凹凸を呈する病変の所見を解析する場合, 粘膜ひだ間の線状陰影および陥凹部の濃淡差のみられる変化所見はポジ像がわかりやすく, 粗大結節像の表面の性状, すなわち, 淡い陰影斑の微細な陰影所見の性状はネガ像がわかりやすい.

◆**病理組織診断**　Ⅱc＋Ⅱa型早期癌　sm　tub2　58×52mmである.

症例79. Ⅱc＋Ⅱa型早期胃癌

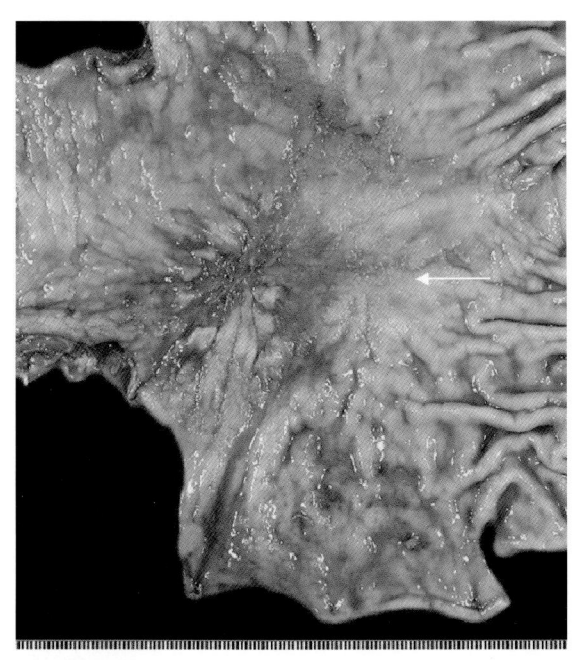

固定切除標本

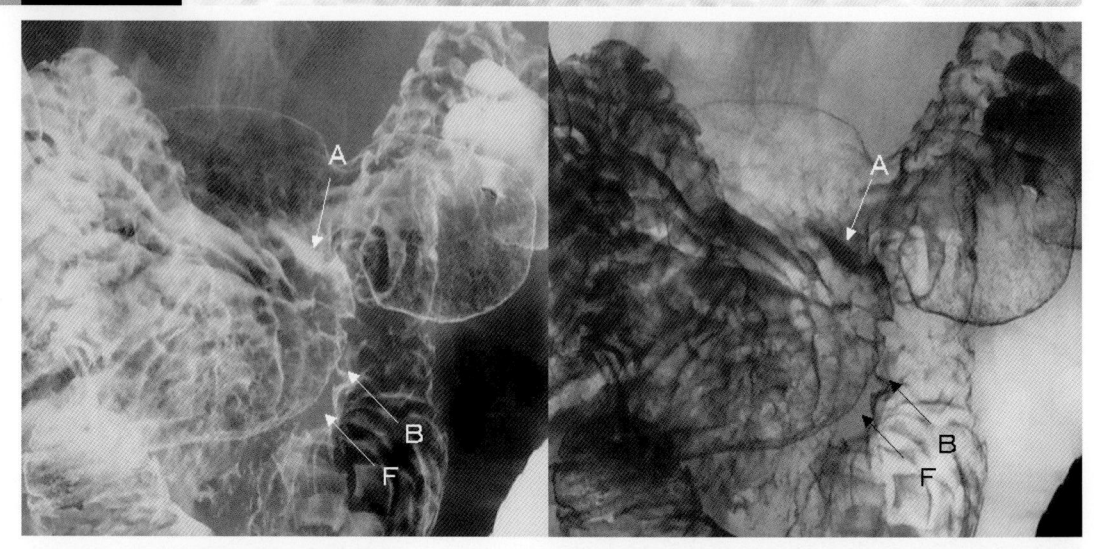

症例 80　IIc＋IIa類似進行胃癌　67歳・男性

Fig.315　腹臥位第2斜位二重造影像

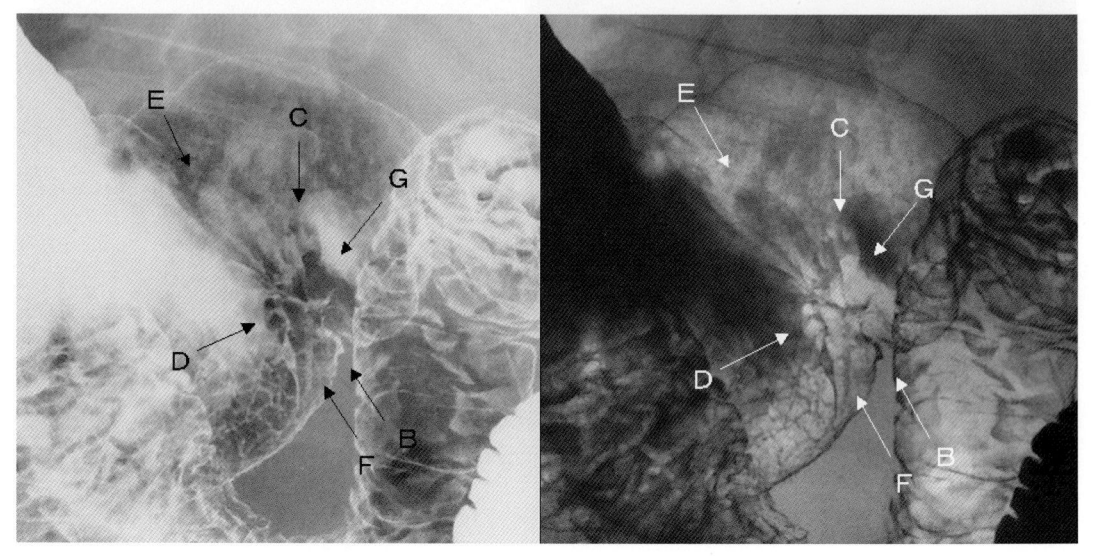

Fig.316　腹臥位第2斜位二重造影像

　Fig.315，316，317，318のネガ像，ポジ像では，前庭部大弯前・後壁に粘膜ひだ集中を伴う不整形な淡いバリウム斑（矢印B）がみられる。不整形な淡いバリウム斑（矢印B）の辺縁に隆起像（はじき像）がみられ，不整形な陥凹＋隆起病変（矢印A，B）が認められる。不整形な淡いバリウム斑（矢印B）は，境界，面（底部），辺縁の変化所見から明らかなIIc病変と読影できる。

　不整形な浅い陥凹（矢印B）の境界はトゲトゲした棘状陰影，ギザギザした鋸歯状陰影および平滑な部もみられ，大弯側にはやや局面をもつ線状の淡いはみ出し状陰影（矢印F）が認められる。陥凹面（底部）は微細顆粒像および顆粒像がみられる。陥凹の辺縁は口側，肛門側では立ち上がりの比較的急峻な隆起像（はじき像）（矢印D，G）がみられ，小弯側は立ち上がりの緩やかな隆起像（はじき像）（矢印C，E）が認められる。

　それらの所見以外を列記すると，
1）**Fig.315，316，317**のネガ像，ポジ像では，明らかなIIc病変（矢印B）の小弯側（矢印C）および口側（矢印D）には不整形な淡いバリウム斑（矢印C）および不整形な局面をもつ線状の淡

症例80．Ⅱc＋Ⅱa類似進行胃癌

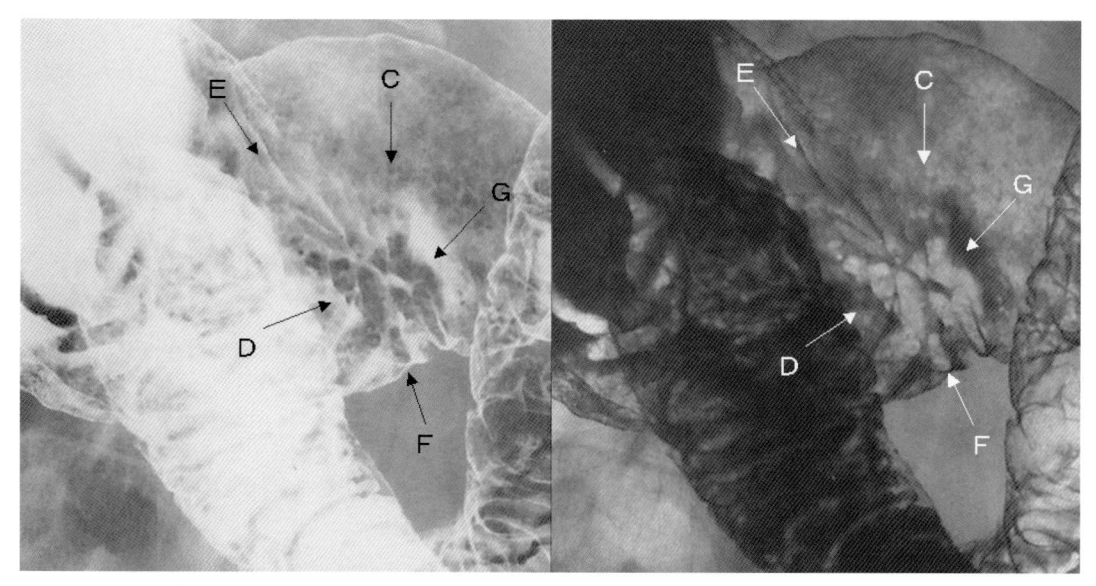

Fig.317　腹臥位第2斜位二重造影像

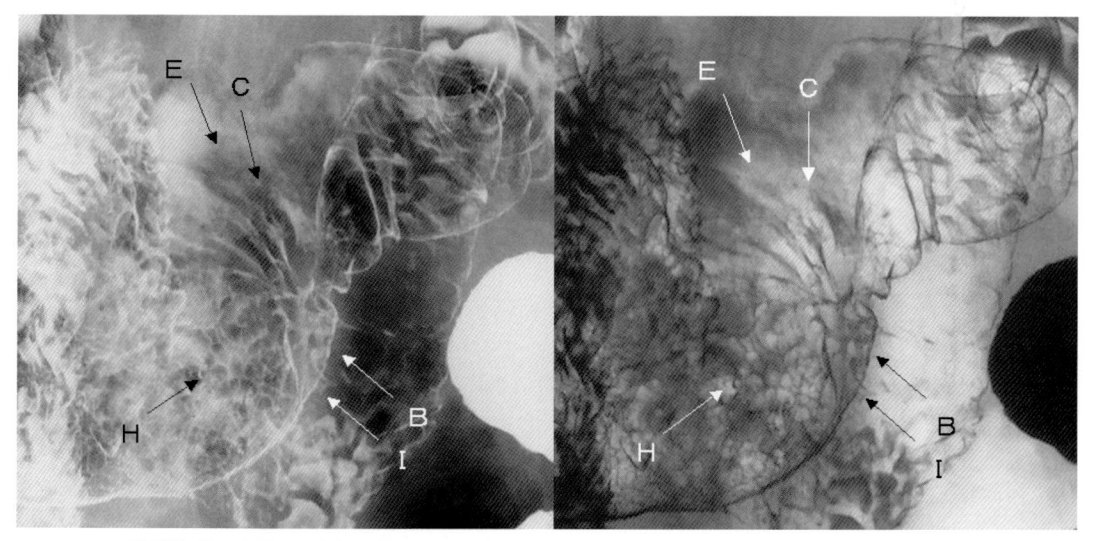

Fig.318　腹臥位第2斜位二重造影像

いバリウム斑（矢印D）がみられる．2個の不整形な淡いバリウム斑，局面をもつ線状の淡いバリウム斑もⅡc病変であろう．
　小弯側（矢印C）の不整形な浅い陥凹の境界はトゲトゲした棘状陰影および平滑な部も認められる．陥凹面（底部）は微細顆粒像がみられる．陥凹の辺縁には小顆粒・顆粒像がみられ，肛門側では立ち上がりの比較的急峻な隆起像（はじき像）が認められる．
　口側（矢印D）の不整形な局面をもつ浅い線状陥凹の境界は，トゲトゲした棘状陰影が認められる．陥凹面（底部）は微細顆粒像がみられる．陥凹の辺縁には小顆粒・顆粒像が認められる．
2）明らかなⅡc病変（矢印B）の口側小弯寄りには，不規則な形の淡い陰影斑（矢印E）がみられる．不規則な形の浅い陥凹（矢印E）の境界は比較的明瞭である．陥凹面（底部）はバリウムが溜まって性状は不明瞭である．陥凹の辺縁には隆起変化所見はみられない．不規則な形の淡い陰影斑は萎縮粘膜様である．

295

3）明らかなⅡc病変（矢印B）の口側大弯寄りには，やや局面をもつ線状の淡いバリウム斑（矢印F）がみられる。やや局面をもつ浅い線状陥凹は明らかなⅡc病変と連続しており，これらの変化所見もⅡc病変であろう。その口側の二重輪郭線は立ち上がりの比較的急峻な隆起像（はじき像）が接線像（矢印I）として現れている。

4）Fig.318のネガ像，ポジ像では，明らかなⅡc病変の口側に異常な胃小区模様（矢印H）がみられるが，Ⅱc病変および萎縮粘膜と胃炎性変化との鑑別が難しい。

検討の途中だが，多発したⅡc病変および萎縮粘膜がみられ，その辺縁には立ち上がりの比較的急峻および緩やかな隆起像（はじき像）と多彩な変化所見である。これだけ多彩な変化所見を呈する早期癌は通常はみられない。

粘膜ひだ集中の先端部には中断，先細り，なだらかなヤセなどがわずかにみられるが，明瞭な変化所見ではない。粘膜ひだ間の線状陰影は狭小化，不整開大，濃淡の差などの所見が認められる。病変の大きさは約38×25mmである。

背景粘膜は幽門腺領域であろう。周囲粘膜は網状陰影がみられ，軽度な萎縮変化が推定される。

要　約

不整形な浅い陥凹（矢印B）の境界はトゲトゲした棘状陰影，ギザギザした鋸歯状陰影および平滑な部，陥凹面（底部）は微細顆粒像および顆粒像，陥凹の辺縁には立ち上がりの比較的急峻な隆起像（はじき像），小弯側は立ち上がりの緩やかな隆起像（はじき像）。

小弯側（矢印C）の不整形な浅い陥凹の境界はトゲトゲした棘状陰影および平滑な部，陥凹面（底部）は微細顆粒像，陥凹の辺縁には小顆粒・顆粒像，肛門側では立ち上がりの比較的急峻な隆起像（はじき像）。

口側（矢印D）の不整形な局面をもつ浅い線状陥凹の境界はトゲトゲした棘状陰影，陥凹面（底部）は微細顆粒像，陥凹の辺縁には小顆粒・顆粒像，粘膜ひだ集中の先端部にはわずかに中断，先細り，なだらかなヤセ，粘膜ひだ間の線状陰影は狭小化，不整開大，濃淡の差などの所見である。

上記の事柄を考慮し，境界，面（底部），辺縁，粘膜ひだ集中の先端部，粘膜ひだ間の線状陰影などの所見から未分化型癌のⅡc＋Ⅱa病変と読影した。

深達度は厚みと硬さ（凹凸と伸展性）で行うが，癌の粘膜下以深への浸潤によって生じた所見（因果関係に基づく所見）として，陥凹辺縁の比較的急峻な隆起，ひだ間の狭小化，局所的な深い陥凹，癌の深部浸潤と関係がある所見（相関関係に基づく所見），局在部位，癌組織型，肉眼型，大きさ，潰瘍合併の有無などから推定してsm以深癌と読影できよう。結果的にはss癌である。

考　察

深達度については，被検者の腹厚および胃の位置の関係で，圧迫撮影できなかったことが読影をより難しくしている。また，二重造影像も描出が不十分である。

ポジ像はネガ像に比べると，濃度域が広く，コントラストが低い。ネガ像で濃度が高い部でも，ポジ像はガンマーカーブはねており，濃度差が少ない。ネガ像で濃度が高くつぶれた部でも，ポジ像ではわずかな濃度差としてみられることが多い。しかし，本例のような濃度域が中間濃度域の部では，むしろポジ像は白くつぶれてわかりにくい。ネガ像とポジ像とを比較するとわかりやすい。高濃度域，中間濃度域，低濃度域といった，それぞれの濃度域によるネガ像とポジ像のさらなる検討が必要であろう。

Ⅱc＋Ⅱa類似進行病変では，二重造影のⅡ法が撮影できていれば，ポジ像では凹凸差が明瞭にみられ，濃淡差のある浅深性のそれぞれの陥凹の性状が読影できるのであろう。

◆**病理組織診断**　　Ⅱc＋Ⅱa類似進行癌　ss　por 1　35×22mmである。

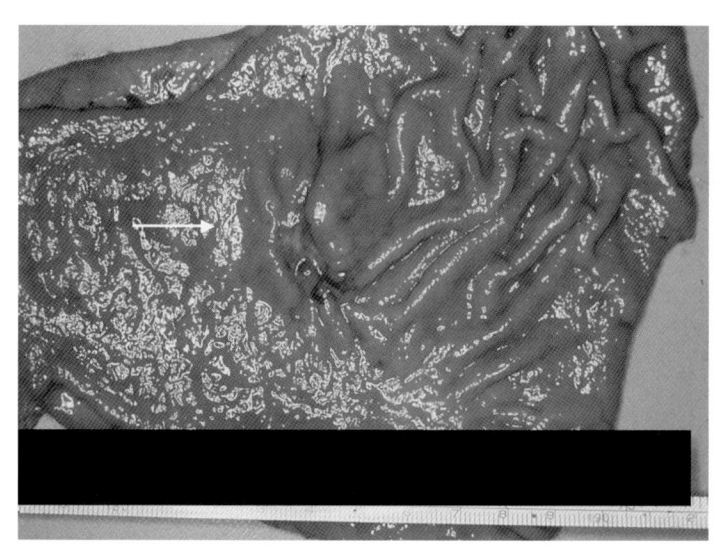

症例80. Ⅱc＋Ⅱa類似進行胃癌

新鮮切除標本

症例 81　Ⅱc＋Ⅱb型早期胃癌　65歳・男性

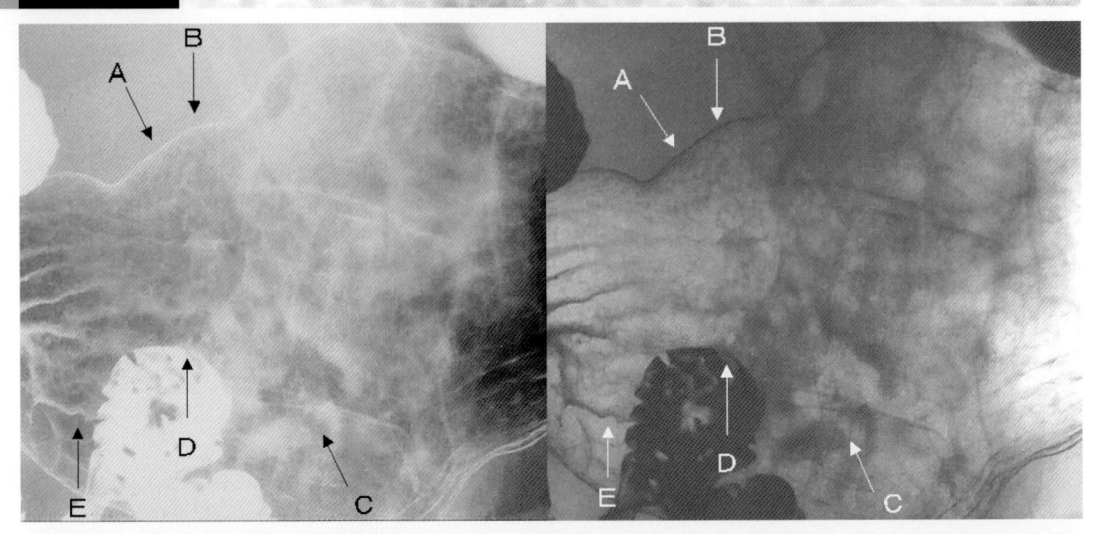

Fig.319　背臥位第2斜位二重造影像

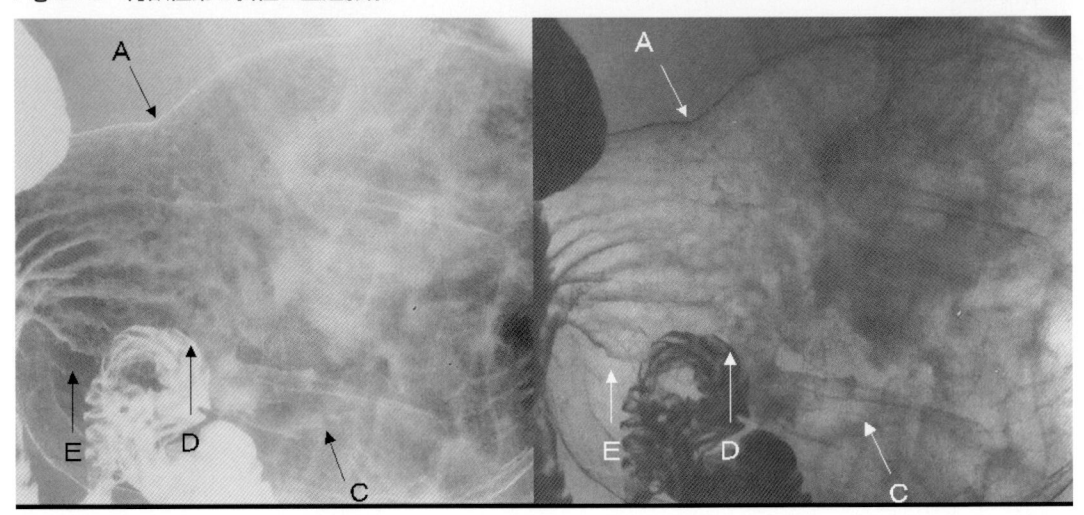

Fig.320　背臥位第2斜位二重造影像

　Fig.319，320，321，322のネガ像，ポジ像では，体上部後壁小弯寄りから胃角部後壁小弯寄りに，粘膜ひだ集中を伴う不整形な小さく淡い陰影斑（矢印B）および不整形な淡い陰影斑（矢印A）がみられる。

　Fig.319のネガ像，ポジ像では，胃角部後壁小弯寄りに不整形な淡い陰影斑（矢印A）が認められる。ポジ像では，不整形な淡い陰影斑の小弯側には数個の不整形な小さく淡い陰影斑（矢印B）が強調されてみられる。そのやや大弯側には，比較的面（領域）をもつ不整形なやや大きく淡い陰影斑（矢印D）が認められる。

　不整形な浅い陥凹（矢印A）の境界は明瞭な部と不明瞭な部がみられる。陥凹面（底部）は数個の微小な浅い点状の陥凹と小顆粒像が認められる。陥凹の辺縁には立ち上がりの緩やかな隆起像（はじき像）がみられる。

　小弯側の数個の不整形な小さく浅い陥凹（矢印B）はⅡc病変の浸潤境界部であろう。小弯側の数個の不整形な小さく浅い陥凹をも含んだ，不整形な浅い陥凹の大きさは約11×11mm（矢印A，B）である。

　胃角部口側後壁大弯寄りには不規則な形の淡いバリウム斑（矢印C）がみられる。不規則な形の

症例81．Ⅱc＋Ⅱb型早期胃癌

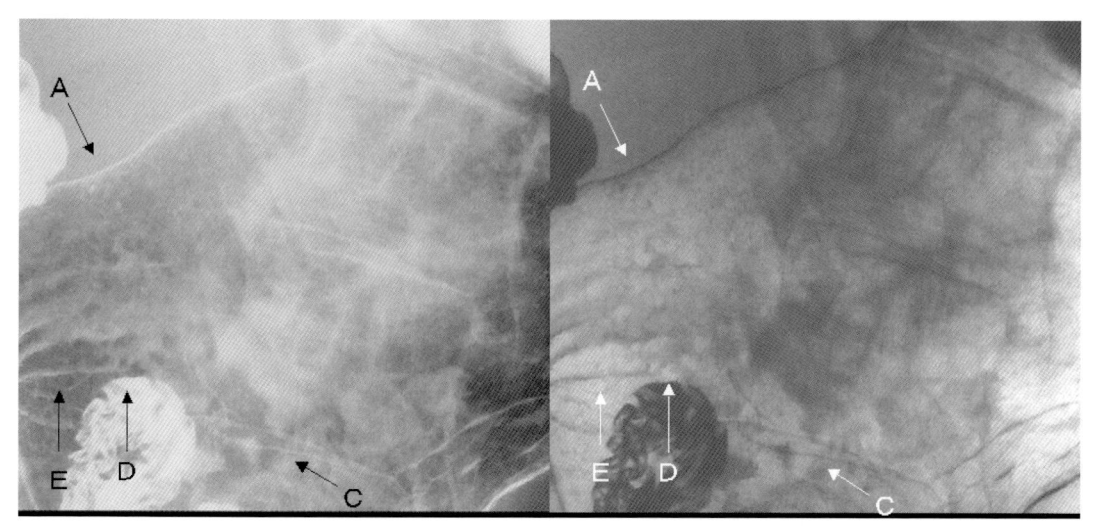

Fig.321　背臥位第2斜位二重造影像

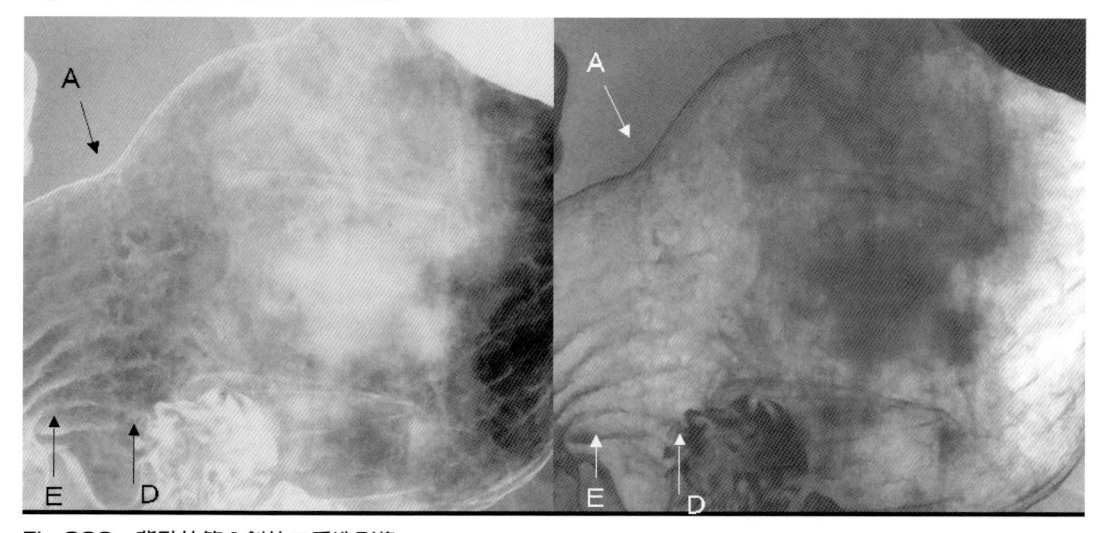

Fig.322　背臥位第2斜位二重造影像

浅い陥凹（矢印C）の境界は明瞭な部と不明瞭な部が認められる．陥凹面（底部）は微細顆粒像がみられる．陥凹の辺縁には，不規則な形の比較的大きい立ち上がりの緩やかな隆起像（はじき像）が認められる．本所見がⅡb病変の浸潤範囲内か否かについては不明である．

　Fig.320，321，322のネガ像，ポジ像では，前記した不整形な淡い陰影斑（矢印A）の大弯側には，不整形な比較的明瞭でやや大きく淡い陰影斑（矢印D）がみられる．前記した不整形な淡い陰影斑（矢印A）および数個の不整形な小さく淡い陰影斑（矢印B）は，不整形な比較的明瞭でやや大きく淡い陰影斑（矢印D）に包括される．不整形な比較的明瞭でやや大きく浅い陥凹の大きさは約32×28mm（矢印D）である．ポジ像では大きさ約32×28mmの不整形な浅い陥凹が強調されてみられるが，濃淡差のある，比較的適度なコントラストがみられるからであろう．

　不整形な比較的明瞭でやや大きく浅い陥凹（矢印D）の境界は粗なトゲトゲした棘状陰影である．陥凹面（底部）は数個の不規則な形の微小な陥凹と数個の小顆粒像が認められる．陥凹の辺縁には，小顆粒・顆粒像および立ち上がりの緩やかな隆起像（はじき像）が認められる．

　Fig.319，320，321，322のネガ像，ポジ像では，粘膜ひだ集中は肛門側から明瞭にみられ，その先端部には中断，先細りはみられないが，なだらかなヤセが認められる．粘膜ひだ間の線状陰

299

影は，ひだ間が崩れて幅の広い面状陰影（局面陰影）（矢印E）へ変化している。粘膜ひだ間の線状陰影の不整開大の所見と表現される。Ⅱb病変はこれらの部には認められる。

背景粘膜は腺境界領域であろう。周囲粘膜は網状陰影がみられず，萎縮変化はみられない。

要　約

不整形な比較的明瞭でやや大きく浅い陥凹の境界は粗なトゲトゲした棘状陰影，陥凹面（底部）は数個の不規則な形の微小な陥凹と数個の小顆粒像，陥凹の辺縁には小顆粒・顆粒像および立ち上がりの緩やかな隆起像（はじき像），粘膜ひだ集中の先端部にはなだらかなヤセ，粘膜ひだ間の線状陰影は不整開大などの所見である。

上記の事柄を考慮し，境界，面（底部），辺縁，粘膜ひだ集中の先端部，粘膜ひだ間の線状陰影などの所見から分化型癌のⅡc病変と読影した。

深達度は厚みと硬さ（凹凸と伸展性）で行うが，癌の粘膜下以深への浸潤によって生じた所見（因果関係に基づく所見）はみられず，癌の深部浸潤と関係がある所見（相関関係に基づく所見）を思考しても，顕微鏡的な微小浸潤を考慮しなければm癌と読影できよう。

考　察

境界，面（底部），辺縁，粘膜ひだ集中の先端部，粘膜ひだ間の線状陰影などの所見からⅡc病変と読影できるが，Ⅱb病変の性状および浸潤範囲は不明である。

ポジ像では，大きさ約32×28mmの不整形な浅い陥凹が強調されてみられるが，濃淡差があり，比較的適度なコントラストがみられるからであろう。しかし，濃淡差のみられない淡い陰影斑部の性状はネガ像がわかりやすい。

◆**病理組織診断**　Ⅱc＋Ⅱb型早期癌　m tub2　60×53mmである。

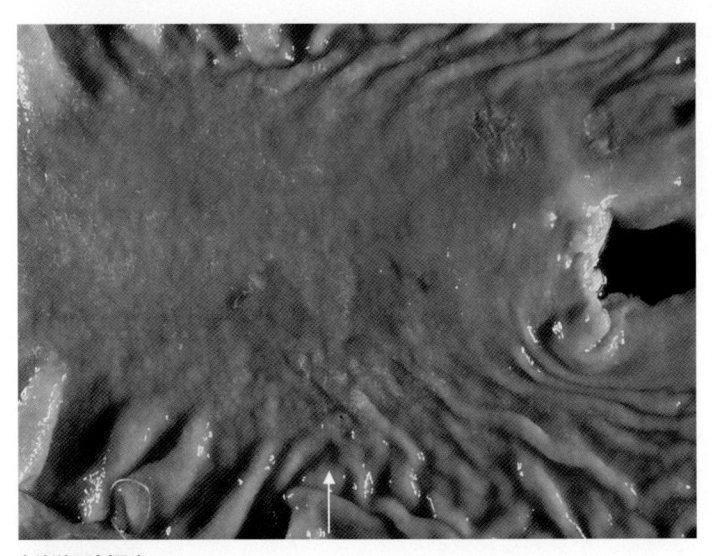

新鮮切除標本

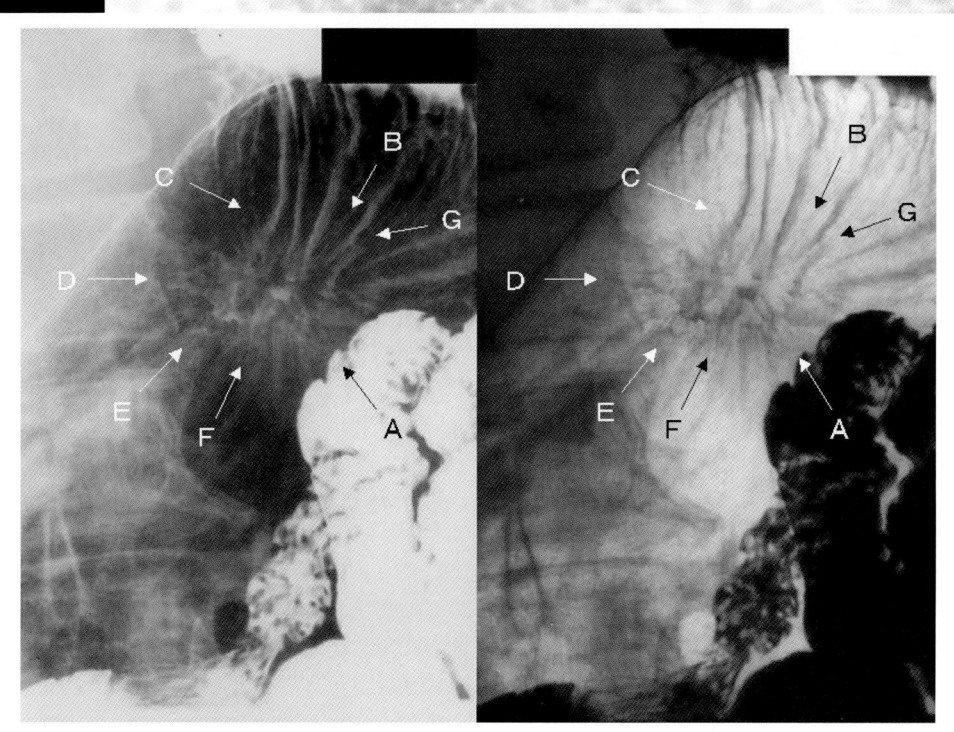

症例 82　IIc＋III型早期胃癌　42歳・男性

Fig.323　背臥位正面二重造影像

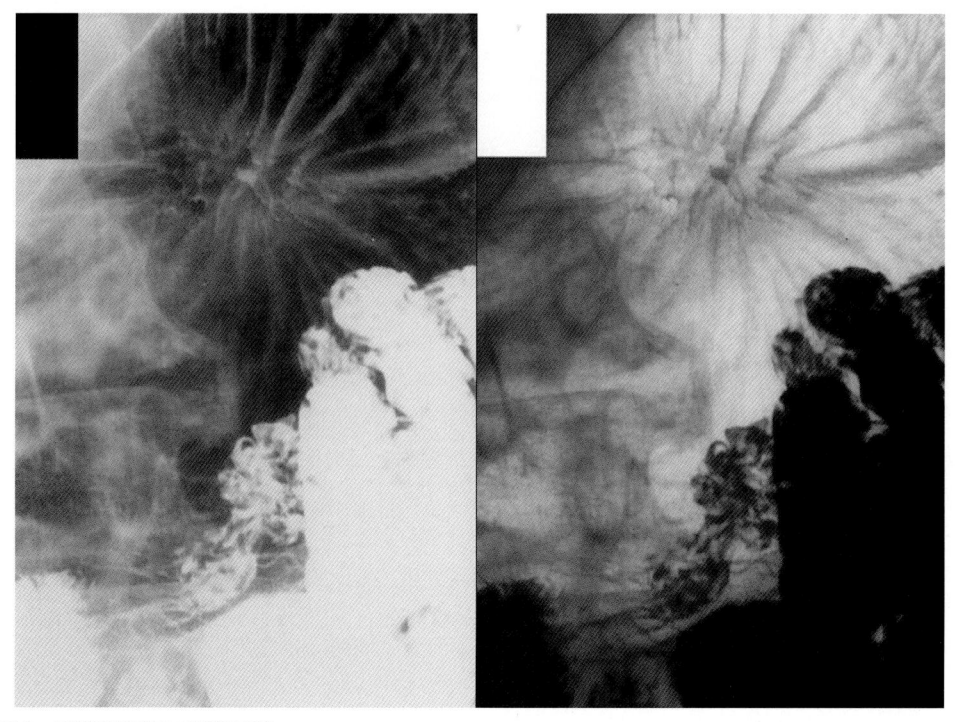

Fig.324　背臥位正面二重造影像

301

Fig.323，324のネガ像のX線写真は濃度がややオーバーであり，ポジ像では濃度域が比較的広いために，視覚的に黒くつぶれた部でもわずかな濃淡差として現れ，それらの異常な陰影所見の粘膜変化を読み取ることができる。

Fig.323，324のネガ像，ポジ像では，体中部後壁小弯寄りに粘膜ひだ集中を伴う不整形な淡い陰影斑（矢印A）がみられる。口側からの粘膜ひだ集中の先端部にはなだらかなヤセ（矢印B）が認められる。粘膜ひだ間の線状陰影は狭小化，不整開大，濃淡の差などの所見（矢印C，G）がみられる。病変の大きさは約38×28mmである。

小弯側には不整形な淡いバリウム斑が比較的鮮明な陥凹境界（矢印D）として認められる。肛門側小弯寄りでは数個の紡錘形な小顆粒像（矢印E）がみられる。肛門側の大弯側寄りではトゲトゲした棘状の陥凹境界（矢印F）が認められる。

陥凹面（底部）は大小不揃いの顆粒状陰影がみられ，不規則な形のバリウム斑（F）および不整形なバリウム斑（矢印E）が認められる。

不整形な浅い陥凹（矢印A）の境界はトゲトゲした棘状陰影がみられる。陥凹面（底部）は大小不揃いの顆粒状陰影および不規則，不整形な数個のバリウム斑（矢印E，F）がみられ，その不規則，不整形な数個のバリウム斑は濃淡差が認められる。Ⅱc病変内にみられる，不規則，不整形な数個の浅い陥凹（矢印E，F）はニッシェ，びらんおよび萎縮粘膜であろう。

陥凹の辺縁には立ち上がりの緩やかな隆起像（はじき像）がみられる。粘膜ひだ集中の先端部にはなだらかなヤセが認められる。口側の粘膜ひだ間の線状陰影は狭小化，不整開大，濃淡の差などの所見がみられる。

背景粘膜は腺境界領域の近傍粘膜が推定され，このような領域に存在するⅡc病変の大部分は未分化型癌が想定されるが，本病変は中分化型腺癌（tub2）である。周囲粘膜は網状陰影がみられず，萎縮変化はみられない。

要 約

不整形な浅い陥凹の境界はトゲトゲした棘状陰影，陥凹面（底部）は大小不揃いの顆粒状陰影および不規則，不整形な数個のバリウム斑，濃淡差，陥凹の辺縁には立ち上がりの緩やかな隆起像（はじき像），粘膜ひだ集中の先端部にはなだらかなヤセ，粘膜ひだ間の線状陰影は狭小化，不整開大，濃淡の差などの所見である。

上記の事柄を考慮し，境界，面（底部），辺縁，粘膜ひだ集中の先端部，粘膜ひだ間の線状陰影などの所見から分化型癌のⅡc＋Ⅲ病変と読影した。

深達度は厚みと硬さ（凹凸と伸展性）で行うが，癌の粘膜下以深への浸潤によって生じた所見（因果関係に基づく所見），ひだ間の狭小化，局所的な深い陥凹，癌の深部浸潤と関係がある所見（相関関係に基づく所見），局在部位，癌組織型，肉眼型，大きさ，潰瘍合併の有無などから推定してsm癌と読影できよう。

考 察

粘膜ひだ間の線状陰影は狭小化，不整開大，濃淡の差などの所見，ことに濃淡の差の所見はポジ像では濃度域が比較的広いため，わかりやすい。陥凹面（底部）の性状である淡い陰影斑の変化所見は，ネガ像がわかりやすい。ネガ像では，低濃度域の淡い陰影斑がみられ，ポジ像では高濃度域，低濃度域の白くつぶれた部はわずかな濃淡差としてみられるが，読み取りが難しい。濃淡差は一見すると，ポジ像のほうがよく現れているようにみえるが，ネガ像を中心にポジ像をも含めて検討することが大切である。

◆**病理組織診断** Ⅱc＋Ⅲ型早期癌　sm　tub2　35×25mmである。

症例82. Ⅱc+Ⅲ型早期胃癌

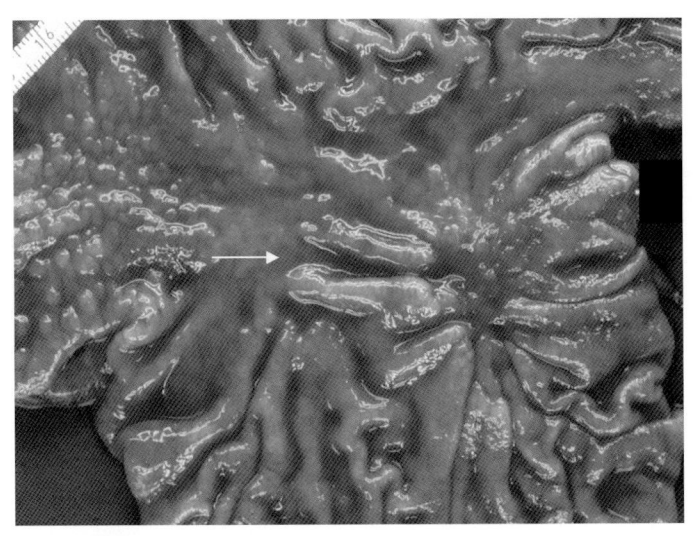

新鮮切除標本

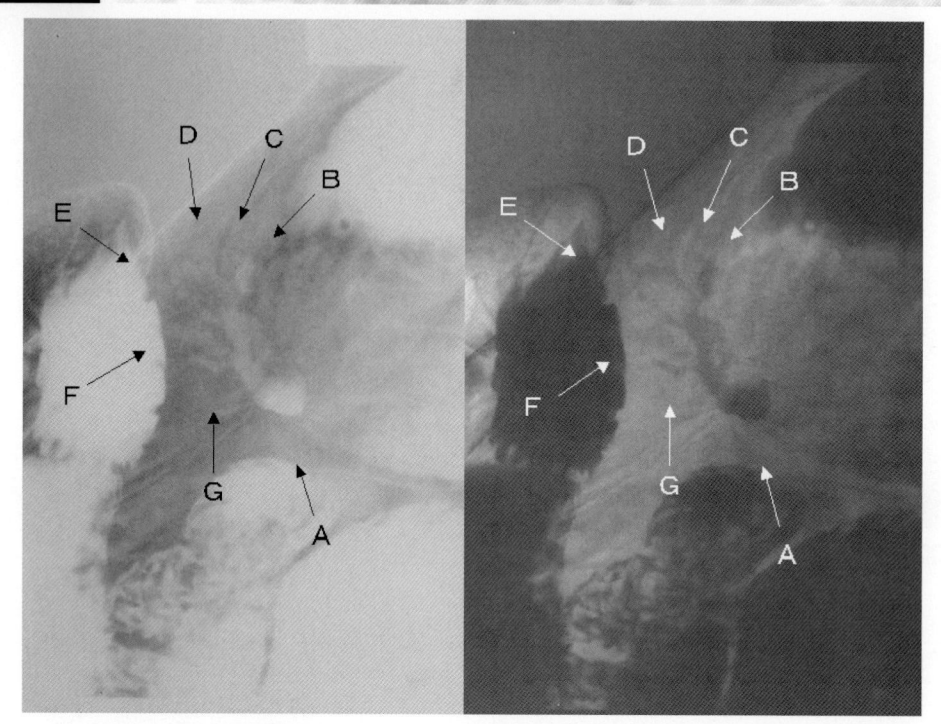

症例 83　Ⅱc＋Ⅲ型早期胃癌　55歳・女性

Fig.325　背臥位第2斜位二重造影像

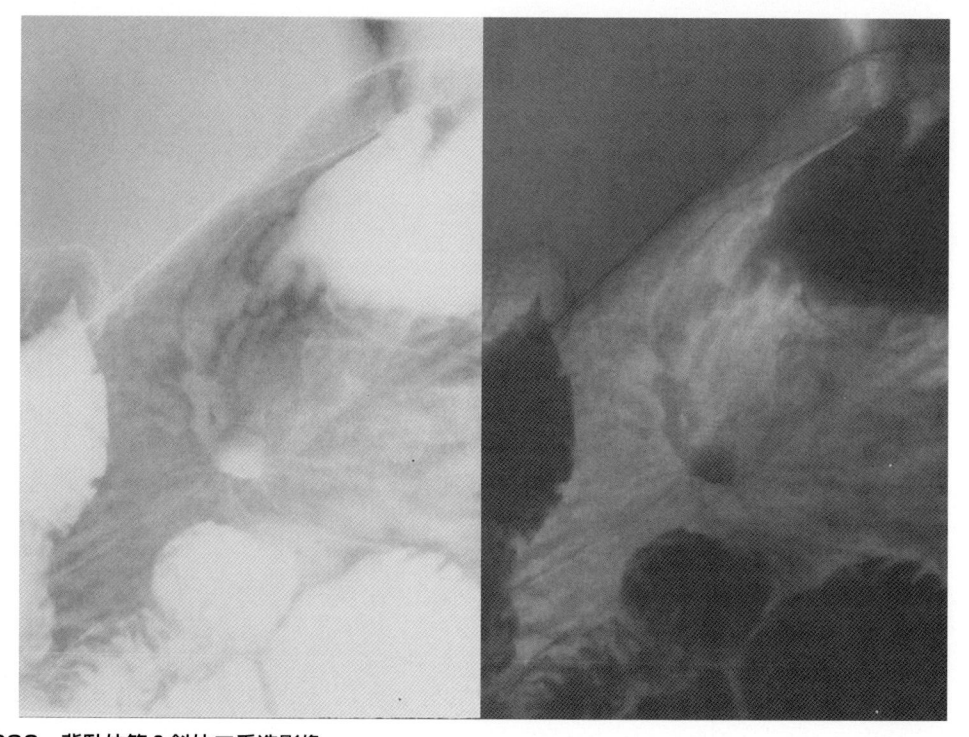

Fig.326　背臥位第2斜位二重造影像

症例83．Ⅱc＋Ⅲ型早期胃癌

　Fig.325，326のネガ像，ポジ像では，体中部後壁小弯寄りに粘膜ひだ集中を伴う不規則な形のやや濃いバリウム陰影（矢印A）がみられる。不規則な形のやや濃いバリウム陰影の小弯側には不整形な淡い陰影斑（矢印C〜G）が認められる。

　不整形な淡い陰影斑は口側，小弯側，肛門側に，濃淡差のある不整形な淡い陰影斑としてみられる。境界部はやや局面をもつ線状のバリウム斑が陥凹部を取り囲むようにみられ，部分的には鮮明な部（矢印G）も認められる。

　それらのやや局面をもつ線状のバリウム斑は，陥凹部では枝分かれ状陰影である。枝分かれ状陰影がみられることから，陥凹部は一様の平坦な陥凹面（底部）ではなく，軽度の丈の低い凹凸差が小弯側（矢印E）および肛門側（矢印F）に認められる。陥凹面（底部）の大弯側には数個の小顆粒像がみられる。陥凹の辺縁には立ち上がりの緩やかな隆起像（はじき像）が認められる。病変の大きさは約38×17mmである。

　やや局面をもつ線状のバリウム斑の口側には，類楕円形の小さく淡いバリウム斑（矢印B）がみられる。不整形な浅い陥凹（矢印C〜G）とは約1mm程度離れた，類楕円形の小さく浅い陥凹部としてみられるが，萎縮粘膜とⅡc病変との鑑別が難しい。

　不整形な淡い陰影斑（矢印C〜G）の大弯側には，不規則な形の濃いバリウム陰影（矢印A）が認められる。不規則な形の濃いバリウム陰影はニッシェである。ニッシェ（矢印A）の境界は小弯側部を除いては平滑である。ニッシェの面（底部）はバリウムが溜まって性状は不明瞭である。ニッシェの辺縁には隆起変化所見はみられず，大弯側および肛門側部には粘膜ひだ集中が認められる。

　粘膜ひだ集中の先端部および粘膜ひだ間の線状陰影の変化所見は不明瞭である。

　背景粘膜は腺境界領域の近傍粘膜と推定され，このような領域に存在するⅡc病変の大部分は未分化型癌が想定される。周囲粘膜は網状陰影がみられず，萎縮変化はみられない。

要　約

　ニッシェの境界は小弯側を除いては平滑，ニッシェの面（底部）はバリウムが溜まって性状は不明瞭，ニッシェの辺縁には隆起変化所見はみられず，大弯側および肛門側部には粘膜ひだ集中，性状は不明瞭。

　不整形な浅い枝分かれ状陥凹の境界は部分的には鮮明，陥凹面（底部）は数個の小顆粒像および軽度の丈の低い凹凸差，陥凹の辺縁には立ち上がりの緩やかな隆起像（はじき像）などの所見である。

　これらの境界，面（底部），辺縁の所見から未分化型癌のⅡc＋Ⅲ病変と読影した。Ⅱc病変の浸潤境界範囲は小弯側に広くみられ，潰瘍（矢印A）の約3倍の範囲の大きさ（矢印C〜G）で認められる。

　深達度は厚みと硬さ（凹凸と伸展性）で行うが，癌の粘膜下以深への浸潤によって生じた所見（因果関係に基づく所見），陥凹面（底部）の丈の低い凹凸差，癌の深部浸潤と関係がある所見（相関関係に基づく所見），局在部位，癌組織型，肉眼型，大きさ，潰瘍合併の有無などから推定してsm癌と読影できよう。

考　察

　Ⅱc病変の境界の淡い陰影斑はネガ像が比較的わかりやすい。ポジ像では低濃度域の白くつぶれた部は軽度の濃淡差としてみられるが，本例では淡い陰影斑に濃淡差がみられず読み取りが難しい。

◆**病理組織診断**　Ⅱc＋Ⅲ型早期癌　sm　por　35×14mmである。

胃癌X線読影法

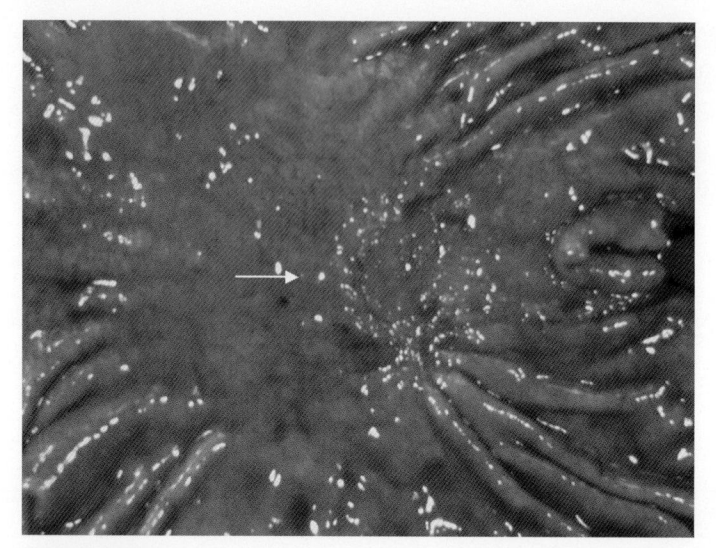

新鮮切除標本

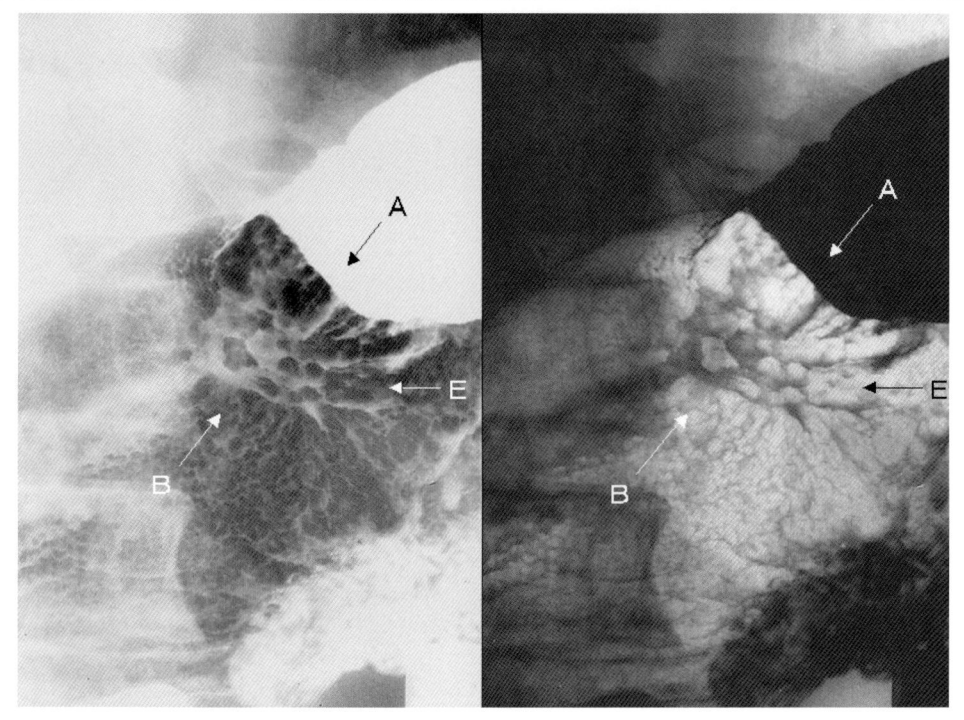

症例 84　Ⅱc＋Ⅲ型早期胃癌　58歳・男性

Fig.327　背臥位第2斜位二重造影像

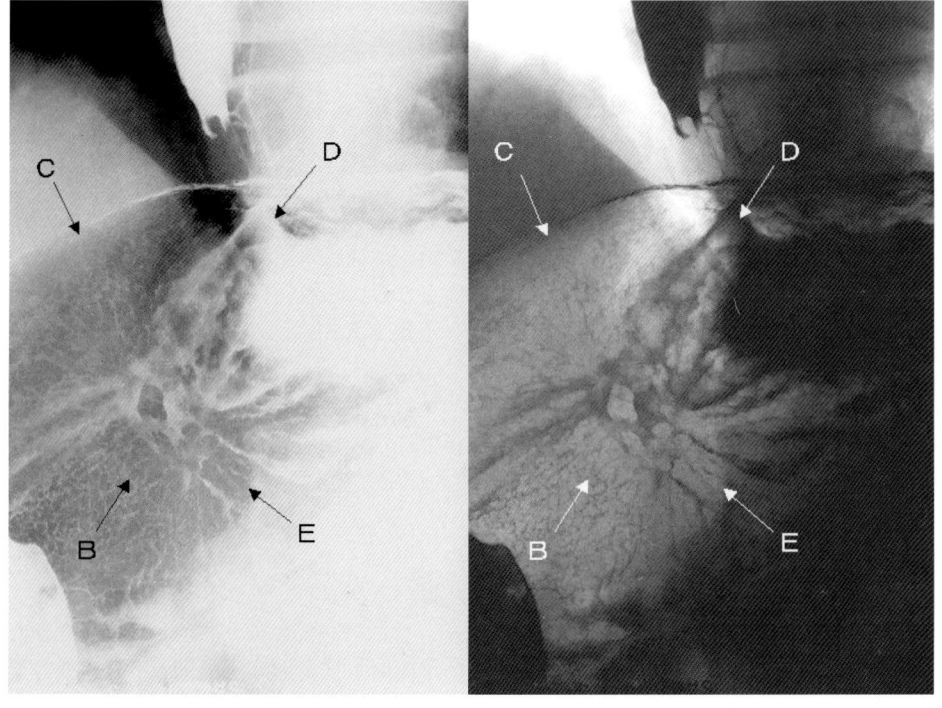

Fig.328　半臥位第2斜位二重造影像

307

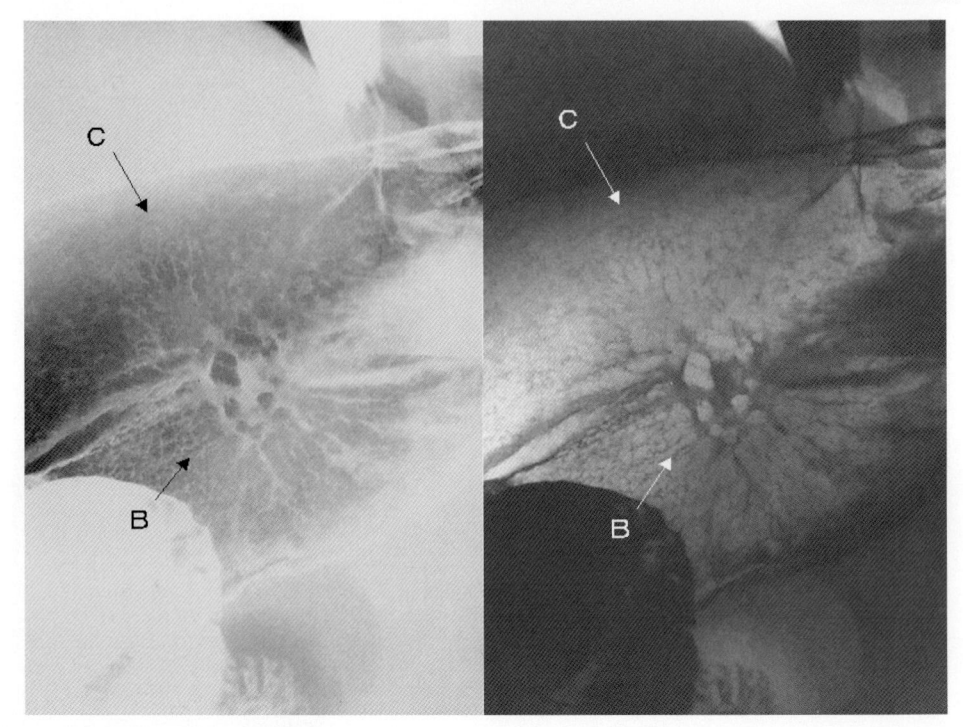

Fig.329　半臥位第2斜位二重造影像

　Fig.327，328，329のネガ像，ポジ像では，体上部後壁小弯寄りに粘膜ひだ集中を伴う不整形な淡い陰影斑（矢印A）がみられる。
　不整形な淡い陰影斑内には大小不揃いの顆粒状陰影および粗大結節像が認められる。一見すると，典型的な未分化型癌のⅡc病変であろう。問題は，陥凹の小弯側の境界変化所見をギザギザした鋸歯状陰影と読むのか，トゲトゲした棘状陰影と読むのかであろう。
　不整形な浅い陥凹（矢印A）の境界はギザギザした鋸歯状陰影および鮮明，トゲトゲした棘状陰影である。陥凹面（底部）は大小不揃いの顆粒状陰影および粗大結節像がみられる。陥凹の辺縁には立ち上がりの緩やかな隆起像（はじき像）が認められる。粘膜ひだ集中の先端部には中断（矢印E）がみられる。粘膜ひだ間の線状陰影は狭小化，不整開大，濃淡の差などの所見が認められる。病変の大きさは約38×37mmである。
　背景粘膜は腺境界領域の近傍粘膜と推定され，このような領域に存在するⅡc病変の大部分は未分化型癌が想定されるが，本病変は高分化型腺癌（tub1）である。周囲粘膜は小顆粒像がみられるが，顆粒間の開大した所見がみられず，軽度から中等度な萎縮変化が推定される。

要　約

　不整形な浅い陥凹の境界はギザギザした鋸歯状陰影および鮮明，トゲトゲした棘状陰影，陥凹面（底部）は大小不揃いの顆粒状陰影および粗大結節像，陥凹の辺縁には立ち上がりの緩やかな隆起像（はじき像），粘膜ひだ集中の先端部は中断，粘膜ひだ間の線状陰影は狭小化，不整開大，濃淡の差などの所見である。
　上記の事柄を考慮し，境界，面（底部），辺縁，粘膜ひだ集中の先端部，粘膜ひだ間の線状陰影などの所見から未分化型癌のⅡc＋Ⅲ病変と読影した。
　深達度は厚みと硬さ（凹凸と伸展性）で行うが，癌の粘膜下以深への浸潤によって生じた所見（因果関係に基づく所見），ひだ間の狭小化，局所的な深い陥凹，粗大結節像，癌の深部浸潤と関係

症例84．Ⅱc＋Ⅲ型早期胃癌

がある所見（相関関係に基づく所見），局在部位，癌組織型，肉眼型，大きさ，潰瘍合併の有無などから推定してsm癌と読影できよう．

考　察

　本病変は陥凹境界，陥凹面（底部），陥凹辺縁，粘膜ひだ集中の先端部，粘膜ひだ間の線状陰影などの所見から読影すると未分化型癌のⅡc病変であろう．しかし，組織学的には高分化型腺癌（tub 1）であり，未分化型癌の要素がみられないとの病理組織報告書である．

　X線的には分化型癌のⅡc病変と疑われる陰影所見は，Fig.328，329のネガ像，ポジ像でみると，Ⅱc病変部の前壁小弯寄りの陥凹境界の変化所見であろう．明らかにトゲトゲした棘状陰影が認められる．

　しかしながら，非癌か癌か，分化型癌か未分化型癌か，粘膜内癌（m癌）か進行癌かを読影する場合，大部分は統計的な確実事象により行われるものと解釈している．

　よって，本病変が分化型癌のⅡc病変であることは素直に受け入れなければならないが，今後，このような病変をみた場合，分化型癌のⅡc病変と読影することは避けなければなるまい．

　Fig.327のネガ像では一見すると，Ⅱc病変の陥凹面（底部）には濃淡差のみられない変化所見である．ポジ像でみると，陥凹のほぼ中心部にはul-Ⅱ程度の浅い潰瘍あるいはⅡc病変の深い部（矢印B）が，不規則な形のやや濃いバリウム斑としてみられる．それらの変化所見はFig.328，329のポジ像でも同様である．適度なコントラストがみられ，濃淡差のある変化所見はポジ像がわかりやすい．

　また，Fig.327のネガ像，ポジ像では，口側および小弯側のⅡc病変の浸潤範囲は明瞭に指摘することが難しい．Fig.328，329のネガ像，ポジ像では，小弯側には不整形な複数の線状陰影（境界部のトゲトゲした棘状所見）（矢印C）がみられ，口側ではバリウムの付着異常（矢印D）が現れている．これら浸潤範囲の変化所見はネガ像を中心にポジ像をも含めて検討することが大切である．

◆**病理組織診断**　　Ⅱc＋Ⅲ型早期癌　sm　tub 1　35×34mmである．

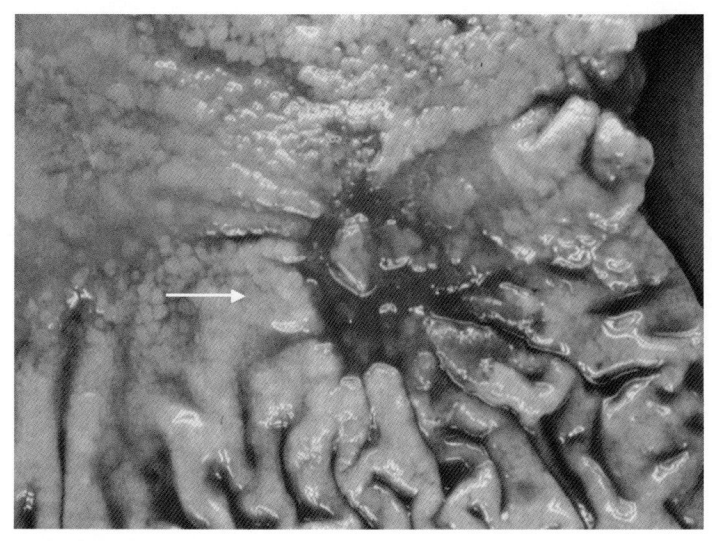

新鮮切除標本

症例 85　IIc＋III型早期胃癌　65歳・女性

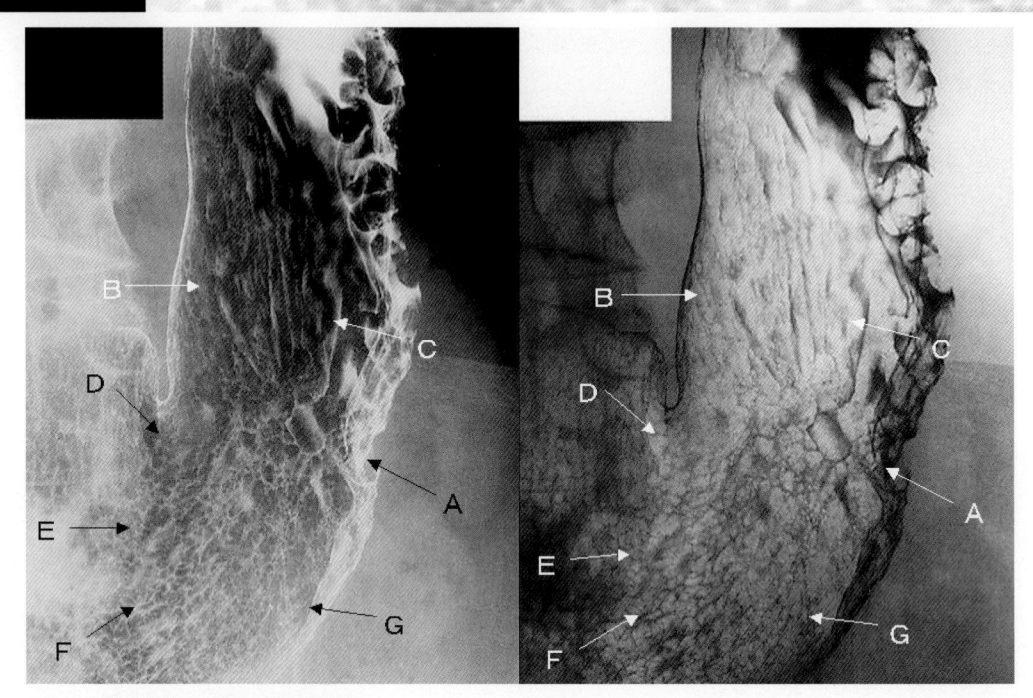

Fig.330　背臥位第1斜位二重造影像

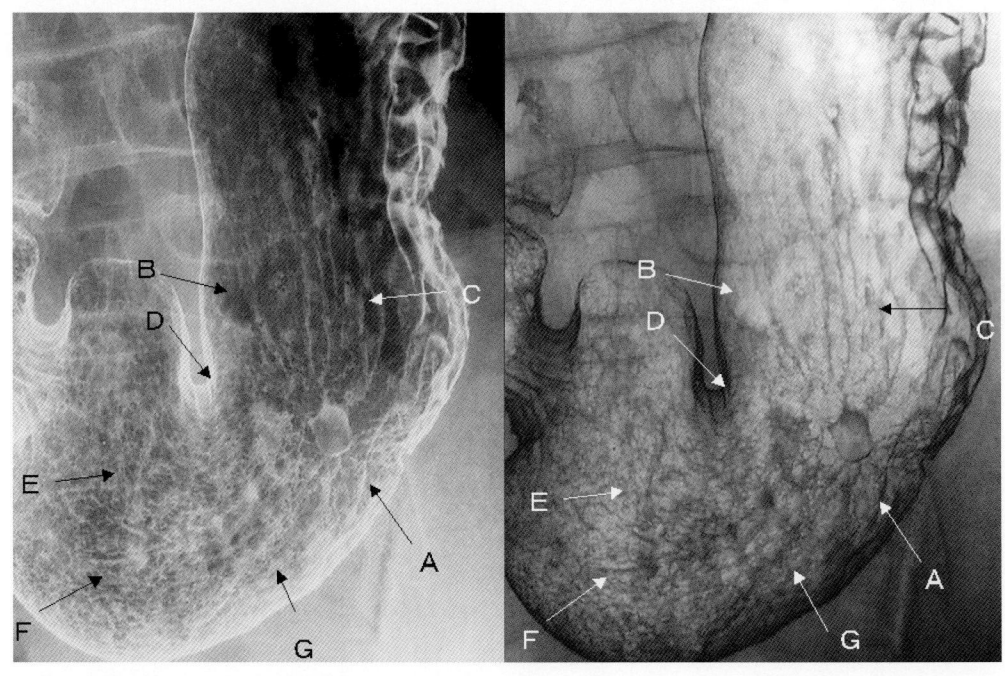

Fig.331　背臥位第1斜位二重造影像

症例85. IIc＋III型早期胃癌

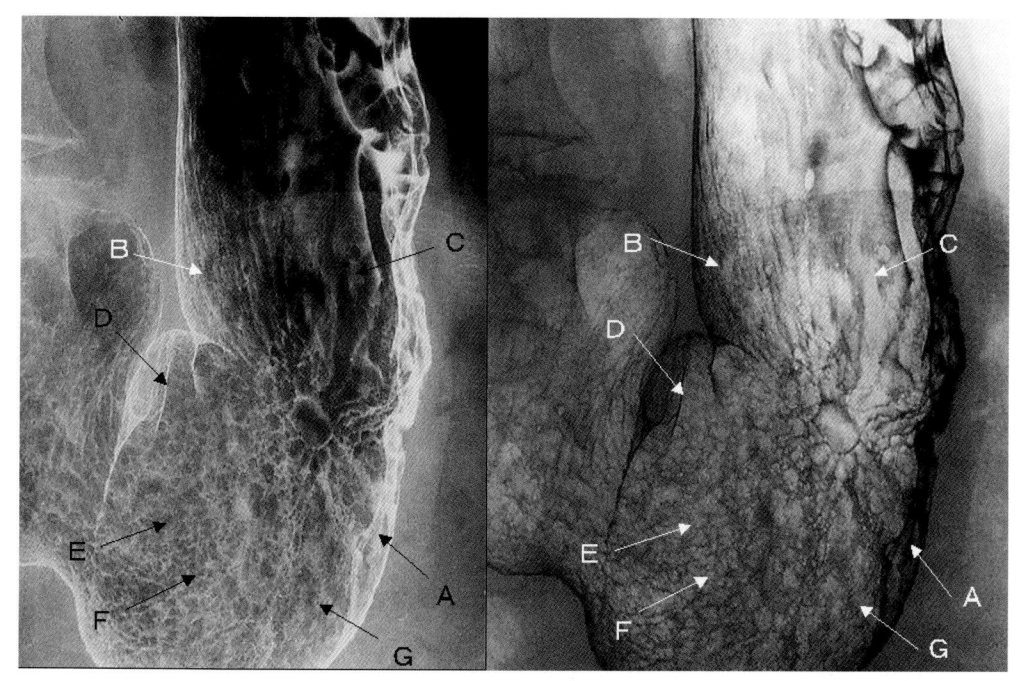

Fig.332 背臥位第1斜位二重造影像

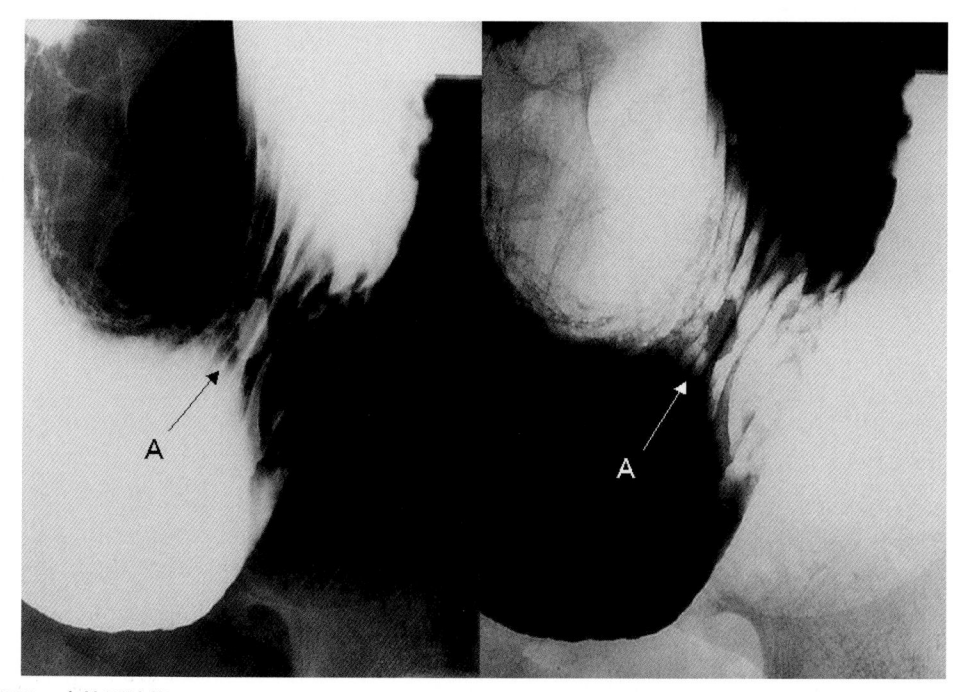

Fig.333 立位圧迫像

311

Fig.330, 331, 332, 333のネガ像, ポジ像では, 体下部後壁中央から胃角部後壁やや大弯寄りに粘膜ひだ集中を伴う類楕円形なバリウム斑（矢印A）がみられ, その肛門側には不整形な小顆粒・顆粒像および網状陰影（矢印D～G）が認められる。
　病変部を面（領域）としてとらえた場合, 周囲粘膜（背景粘膜）の形態と異なる粘膜模様が, ある大きさ（面積）を占めている。上皮性増殖は認められ, 境界は比較的明瞭である。周囲の粘膜模様との形態的な"かけ離れ"の程度は軽度から中等度である。これらの所見は周囲粘膜（背景粘膜）へ漸次移行は認められない。すなわち, 不整形な面（領域）が認められ, 境界は明瞭で, 周囲粘膜（背景粘膜）へ自然な移行が認められない, ということになる。
　類楕円形のバリウム斑（矢印A）はニッシェである。ニッシェ（矢印A）の境界は平滑である。ニッシェの面（底部）は微細顆粒像がみられるが, 大部分が無構造模様である。ニッシェの辺縁には明らかな隆起変化所見はみられない。
　粘膜ひだ集中の先端部には中断, 先細りがみられる。粘膜ひだ間の線状陰影は狭小化, 不整開大, 濃淡の差（矢印B, C）などの所見が認められる。
　癌病変の浸潤範囲を読影するとき, ことに広範囲の微細な粘膜変化を読影する場合, 大切なことは病変部を遠位側から近位側, 近位側から遠位側に読影しないと, 境界範囲（浸潤範囲）ひいては病変の大きさ, 良・悪性鑑別の根拠までが異なる。本例はそれらのことが理解できるよい例である。
　粘膜ひだ間の線状陰影の狭小化, 不整開大, 濃淡の差などの所見をどの部まで指摘するかが, 口側の浸潤範囲の一つのポイントであろう。粘膜ひだ間の線状陰影の狭小化, 不整開大, 濃淡の差などの所見がみられる範囲は矢印B, C部までである。
　Fig.330, 331, 332のネガ像, ポジ像の粘膜変化所見を解析すると, 大きさ, 形, 配列は大小不揃い, 不規則, 乱れのある小顆粒・顆粒像および網状陰影（矢印D～G）がみられる。幅（大小）, 深さ（濃淡）は大小不同, 不均等, 形, 輪郭, 配列が不規則, 乱れのある小顆粒・顆粒間溝および網状間溝（矢印D～G）が認められる。
　また, それら不整形な小顆粒・顆粒像および網状陰影の辺縁には, 小顆粒・顆粒像および立ち上がりの緩やかな隆起像（はじき像）がみられる。病変の大きさは約38×28mmである。
　背景粘膜は腺境界領域であろう。腺境界領域の近傍粘膜であれば, このような領域に存在するⅡc病変の大部分は未分化型癌が推定される。周囲粘膜は小顆粒像がみられるが, 顆粒間の開大した所見がみられず, 軽度から中等度な萎縮変化が推定される。

要　約

　ニッシェの境界は平滑, ニッシェの面（底部）は微細顆粒像, 大部分が無構造模様, ニッシェの辺縁には明らかな隆起変化所見はみられない。
　粘膜ひだ集中の先端部には中断, 先細り, 粘膜ひだ間の線状陰影の狭小化, 不整開大, 濃淡の差。大きさ, 形, 配列は大小不揃い, 不規則, 乱れのある小顆粒・顆粒像および網状陰影, 幅（大小）, 深さ（濃淡）は大小不同, 不均等, 形, 輪郭, 配列が不規則, 乱れのある小顆粒・顆粒間溝および網状間溝。不整形な小顆粒・顆粒像および網状陰影の辺縁には, 小顆粒・顆粒像および立ち上がりの緩やかな隆起像（はじき像）などの所見である。
　上記の事柄を考慮し, 粘膜ひだ集中の先端部, 粘膜ひだ間の線状陰影, 不整形な小顆粒・顆粒像および網状陰影, 不整形な小顆粒・顆粒間溝および網状間溝, 不整形な小顆粒・顆粒像および網状陰影の辺縁には, 小顆粒・顆粒像および立ち上がりの緩やかな隆起像（はじき像）などの所見からⅡc＋Ⅲ病変と読影した。
　深達度は厚みと硬さ（凹凸と伸展性）で行うが, 癌の粘膜下以深への浸潤によって生じた所見（因果関係に基づく所見）はみられず, 癌の深部浸潤と関係がある所見（相関関係に基づく所見）を思考しても, 顕微鏡的な微小浸潤を考慮しなければm癌と読影できよう。

考　察

　Ⅱc病変が不整形な陥凹としてはみられず，不規則な形の小顆粒・顆粒像および網状陰影として現れるような場合，小顆粒・顆粒像および網状陰影，小顆粒・顆粒間溝および網状間溝の形状・性状の変化所見は，適度なコントラストがみられ，わずかな濃淡差があり，ポジ像がわかりやすいが，ポジ像を中心にネガ像をも含めた検討が大切である。

　また，萎縮粘膜様の変化所見の読影はネガ像がわかりやすい。本例のように微細な小顆粒・顆粒像および網状陰影の軽微な変化所見の読影はネガ像，ポジ像ともに比較検討し，わかりやすいと思われる所見をもって肉眼所見の成り立ちを思考することが大切である。

◆**病理組織診断**　　Ⅱc＋Ⅲ型早期癌　m　sig＞por　35×25mmである。

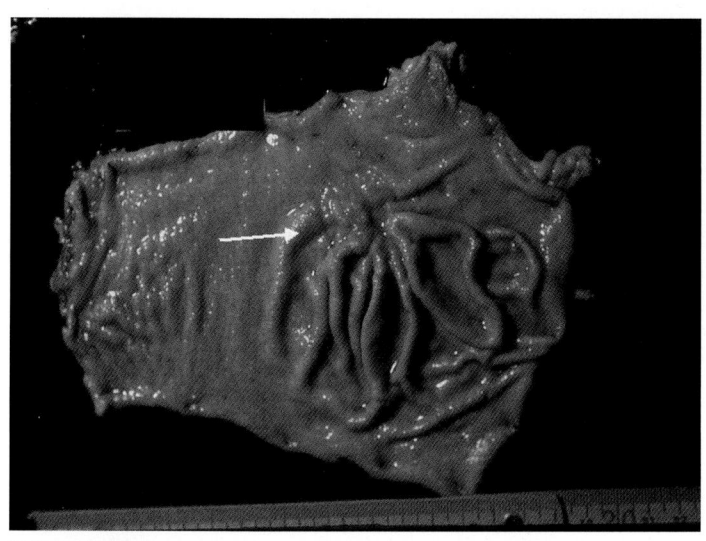

固定切除標本

症例 86　Ⅱc＋Ⅲ型早期胃癌　44歳・女性

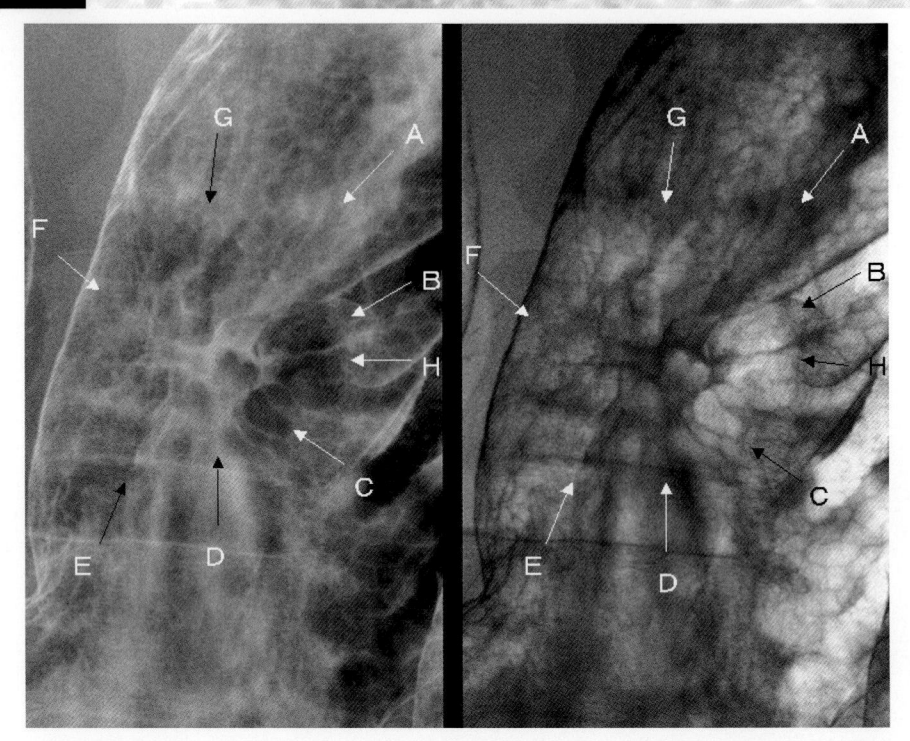

Fig.334　背臥位第2斜位二重造影像

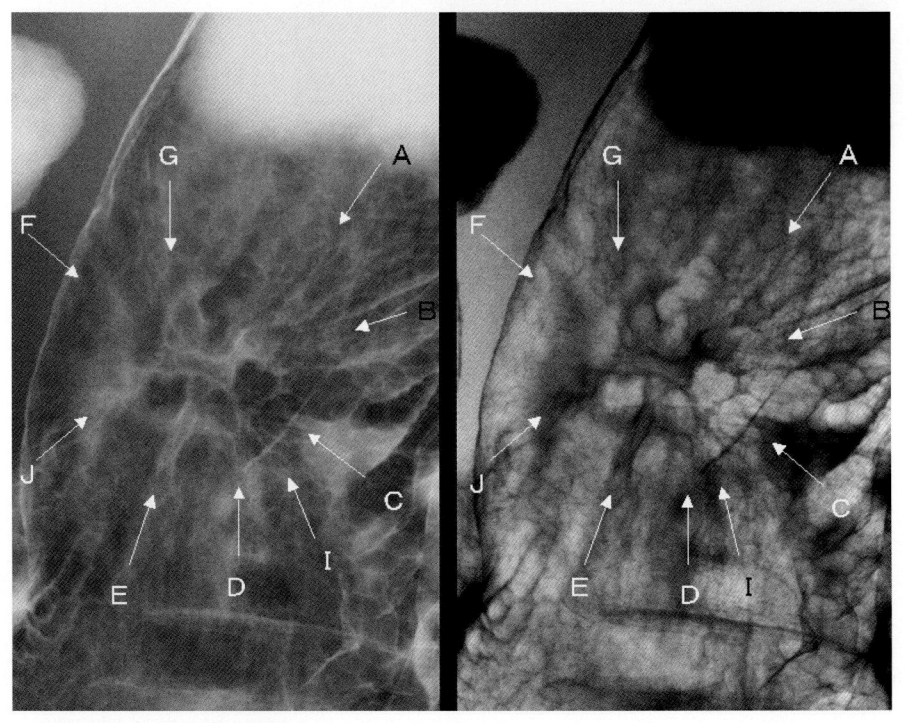

Fig.335　背臥位第2斜位二重造影像

症例86．Ⅱc＋Ⅲ型早期胃癌

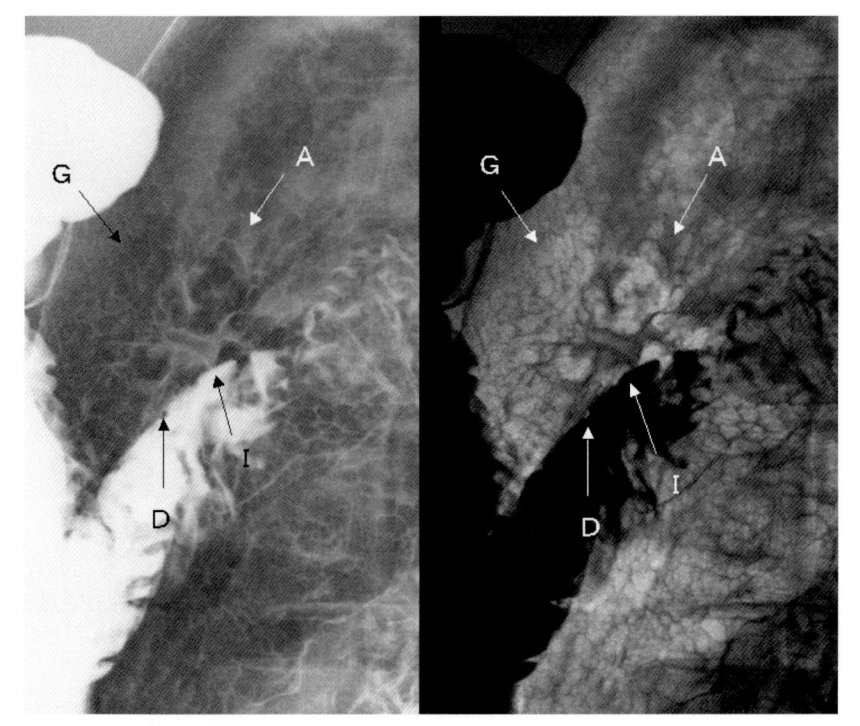

Fig.336　背臥位第2斜位二重造影像

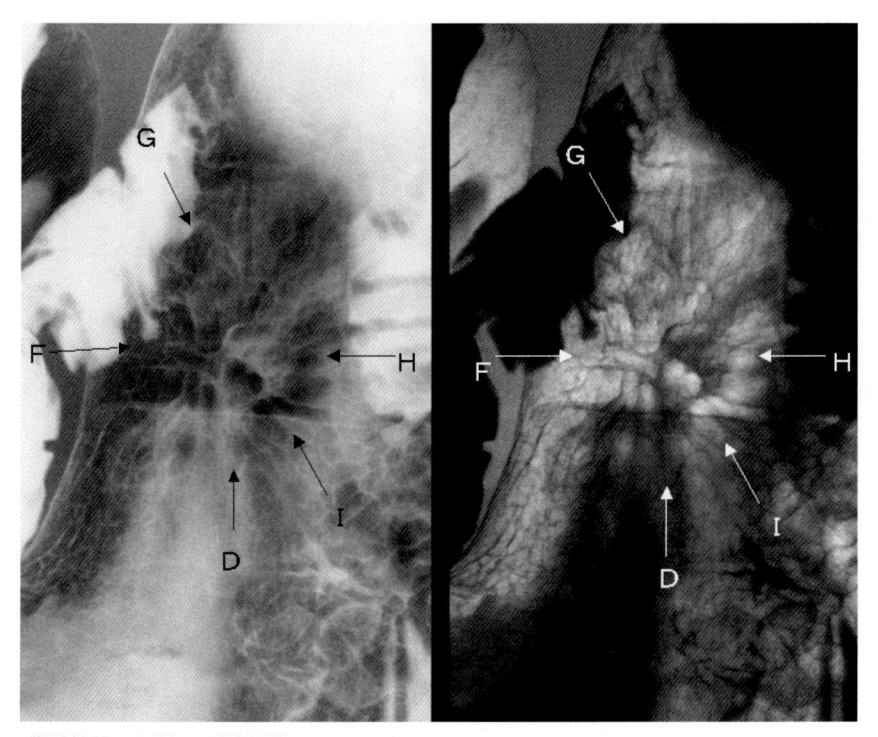

Fig.337　背臥位第2斜位二重造影像

315

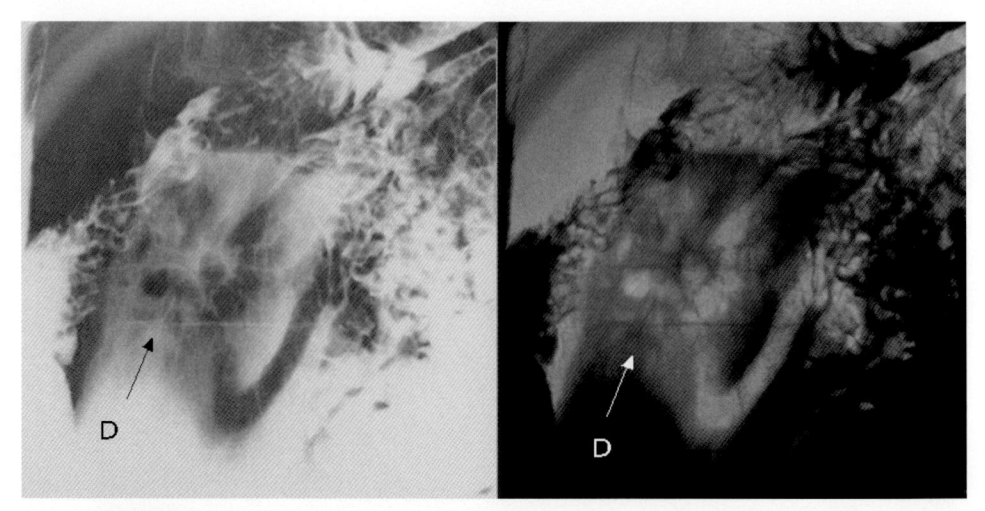

Fig.338 立位圧迫像

　DR（digital radiography）で撮影されたX線写真である。**Fig.334，335，336，337，338**のネガ像，ポジ像では，体中部後壁小弯寄りに粘膜ひだ集中を伴う不規則な形の淡いバリウム斑（矢印A）および不規則な形の淡い陰影斑が面（領域）（矢印B～G）としてみられる。

　Fig.334，335のネガ像，ポジ像では，粘膜ひだ集中を伴う多発した不規則な形の淡いバリウム斑（矢印A）および不規則な形の淡い陰影斑が不規則な形の面（領域）（矢印B～G）として認められる。一見すると，2個のニッシェは小弯側（矢印F）および大弯側（矢印A）にみられるが，よくみると，2個のニッシェは連続している。

　大弯側の粘膜ひだ集中の先端部には中断，先細り（矢印B，C，D）がみられる。粘膜ひだ間の線状陰影は狭小化，不整開大，濃淡の差（矢印B，C，D）などの所見が認められる。しかし，本所見は当時の読影では見逃しており，今回のネガ像，ポジ像の比較検討で読影できたものである。病理組織診断を考慮し，病変の大きさをみると約28×20mmである。

　大弯側の不規則な形の浅い陥凹（矢印A）は，口側部では不規則な形の小さく浅い陥凹（矢印Aの口側部）と二段陥凹の様相が認められる。不規則な形の浅い陥凹（矢印A）の境界は比較的平滑である。陥凹面（底部）は微細顆粒像が認められる。陥凹の辺縁には小顆粒・顆粒像および粗大結節像などがみられる。

　口側部の不規則な形の小さく浅い陥凹（矢印Aの口側部）の境界は比較的明瞭である。陥凹面（底部）は数個の微細顆粒像が認められる。陥凹の辺縁には小顆粒・顆粒像および立ち上がりの緩やかな隆起像（はじき像）などがみられる。陥凹の辺縁には粘膜ひだが集中している。

　しかしよくみると，それぞれの陥凹は，陥凹縁を取り巻くように（縁どりしたように）バリウムが溜まって，潰瘍底の肉芽形成部が緩やかに隆起したような変化所見がみられる。

　小弯側の不規則な形の浅い陥凹（矢印F）の境界は比較的平滑である。陥凹面（底部）は陥凹縁を取り巻くように（縁どりしたように）バリウムが溜まって，潰瘍底の肉芽形成部が緩やかに隆起したような変化所見がみられる。陥凹の辺縁は小顆粒・顆粒像および粗大結節像などがみられる。

　しかし，分化型癌のⅡc病変，未分化型癌のⅡc病変の特徴的な変化所見はみられない。病変部は椎体と重なって読影しにくい部もあるが，矢印のA～H部には不規則な形の隆起像（はじき像）が広範囲に認められる。

　Fig.336のネガ像，ポジ像では，上記した変化所見と大きく異なる所見はみられないが，小弯側の不整形な淡いバリウム斑（矢印I）を中心に読影すると，不整形な浅い陥凹（矢印I）の境界はトゲトゲ，ギザギザした棘状，鋸歯状陰影の変化所見および平滑な部も認められる。陥凹面（底部）

は陥凹縁を取り巻くように（縁どりしたように）バリウムが溜まって，潰瘍底の肉芽形成部が緩やかに隆起したような変化所見がみられる。陥凹の辺縁には口側に明らかな不規則な形の隆起像（はじき像）がみられ，小弯側，大弯側も同様な変化所見である。

　Fig.337のネガ像，ポジ像では，前記した不整形な淡いバリウム斑（矢印I）の大弯側の不整形な淡いバリウム斑（矢印D, H）を中心に読影すると，不整形な浅い陥凹（矢印D, H）の境界は不規則な形の長い線状陰影，ギザギザした鋸歯状陰影の変化所見および平滑な部が認められる。陥凹面（底部）は小顆粒・顆粒像，粗大結節像がみられる。陥凹の辺縁には，大弯側で明らかに不規則な形の隆起像（はじき像）が認められる。

　Fig.338のネガ像，ポジ像では，前記した変化所見に追加する所見はみられない。

　これまで読影しても，病理組織像に相似した変化所見がみられないため，組織像と比較しながら検討した。病変部の組織像を口側からみると，癌と非癌部の境界部には局所的な過形成粘膜，癌の表層部浸潤，癌の中間層浸潤，非腫瘍腺管，再生上皮，固有筋層の錯綜，萎縮，再生顆粒，深いびらん，粘膜筋板の断裂，粘膜固有層と固有筋層の癒着，高度の線維化，肛門側にも癌と非癌部の境界部は局所的な過形成粘膜などがみられる。

　ul-IIsを伴う未分化型癌のIIc病変の組織割面像（ルーペ像）と比較すると，より凹凸の著明なul-IIIsを伴ったIIc病変で，割面ではIIc病変の範囲は広いが，それらの変化所見は直接的な所見として，粘膜表面への影響が少なく，ul-IIIsを中心とした潰瘍性病変の変化所見がみられる。

　背景粘膜は腺境界領域であろう。腺境界領域の近傍粘膜であれば，このような領域に存在するIIc病変の大部分は未分化型癌が推定される。周囲粘膜は網状陰影がみられ，軽度な萎縮変化が推定される。

要　約

　不規則な形の浅い陥凹（矢印A）の境界は比較的平滑，陥凹面（底部）は微細顆粒像，陥凹縁を取り巻くように（縁どりしたように）バリウムが溜まって，潰瘍底の肉芽形成部が緩やかに隆起したような変化所見，陥凹の辺縁には小顆粒・顆粒像および粗大顆粒像。

　不規則な形の小さく浅い陥凹（矢印Aの口側部）の境界は比較的明瞭，陥凹面（底部）は数個の微細顆粒像，陥凹縁を取り巻くように（縁どりしたように）バリウムが溜まって，潰瘍底の肉芽形成部が緩やかに隆起したような変化所見，陥凹の辺縁には小顆粒・顆粒像および立ち上がりの緩やかな隆起像（はじき像）。

　不規則な形の浅い陥凹（矢印F）の境界は比較的平滑，陥凹面（底部）は陥凹縁を取り巻くように（縁どりしたように）バリウムが溜まって，潰瘍底の肉芽形成部が緩やかに隆起したような変化所見，陥凹の辺縁は小顆粒・顆粒像および粗大結節像。

　不整形な浅い陥凹（矢印I）の境界はトゲトゲ，ギザギザした棘状，鋸歯状陰影の変化所見および平滑な部，陥凹面（底部）は陥凹縁を取り巻くように（縁どりしたように）バリウムが溜まって，潰瘍底の肉芽形成部が緩やかに隆起したような変化所見，陥凹の辺縁には口側に明らかな不規則な形の隆起像（はじき像），小弯側，大弯側も同様な変化所見。

　不整形な浅い陥凹（矢印D, H）の境界は不規則な形の長い線状陰影，ギザギザした鋸歯状陰影の変化所見および平滑な部，陥凹面（底部）は小顆粒・顆粒像，粗大結節像，陥凹の辺縁には大弯側に明らかに不規則な形の隆起像（はじき像）。粘膜ひだ集中の先端部には中断，先細り，粘膜ひだ間の線状陰影は狭小化，不整開大，濃淡の差などの所見である。

　上記の事柄を考慮し，境界，面（底部），辺縁，粘膜ひだ集中の先端部，粘膜ひだ間の線状陰影などの所見から未分化型癌のIIc+III病変と読影した。

　深達度は厚みと硬さ（凹凸と伸展性）で行うが，癌の粘膜下以深への浸潤によって生じた所見（因果関係に基づく所見）として，粗大結節像，陥凹の辺縁の不規則な形の隆起，癌の深部浸潤と関

係がある所見（相関関係に基づく所見），局在部位，癌組織型，肉眼型，大きさ，潰瘍合併の有無などから推定してsm癌と読影できよう．結果的にはm癌である．

考　察

　腺境界領域に発生した粘膜ひだ集中を伴う浅いⅡc病変は，潰瘍＋多発性潰瘍瘢痕と鑑別が難しいことがある．そのような場合，粘膜ひだ集中の先端部には中断，先細り，なだらかなヤセの有無や粘膜ひだ間の線状陰影の形状・性状を詳細に読影することが大切である．粘膜ひだ間の線状陰影の狭小化，不整開大，濃淡の差などの所見の読影は，適度なコントラストがみられ，ポジ像がわかりやすい．

　また，潰瘍の周囲の微細な凹凸の解析を要する病変では，濃淡差の所見が読影の重要な要素となり，それらの読影はポジ像を中心にネガ像をも含めた検討が必要である．適度なコントラストがみられ，凹凸差のある病変では，淡い陰影斑はネガ像で，濃淡差のある変化所見はポジ像で解析すれば，両方の利点が発揮され詳細な読影ができる．

◆**病理組織診断**　Ⅱc＋Ⅲ型早期癌（ul-Ⅲs）　m　por 1　25×17mmである．

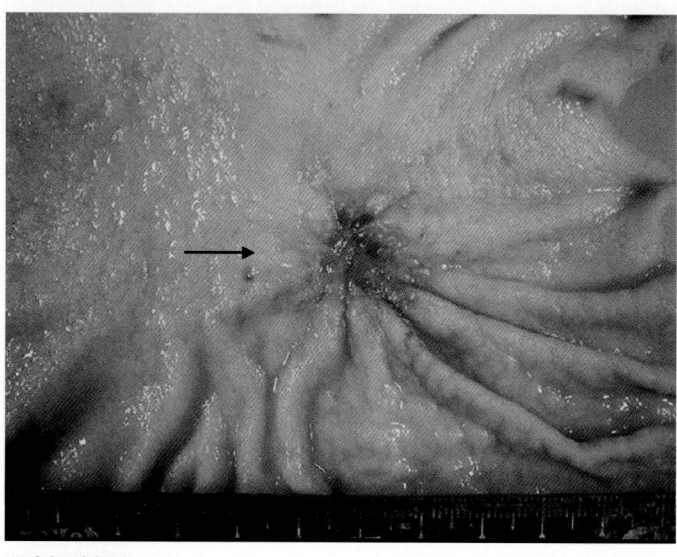

固定切除標本

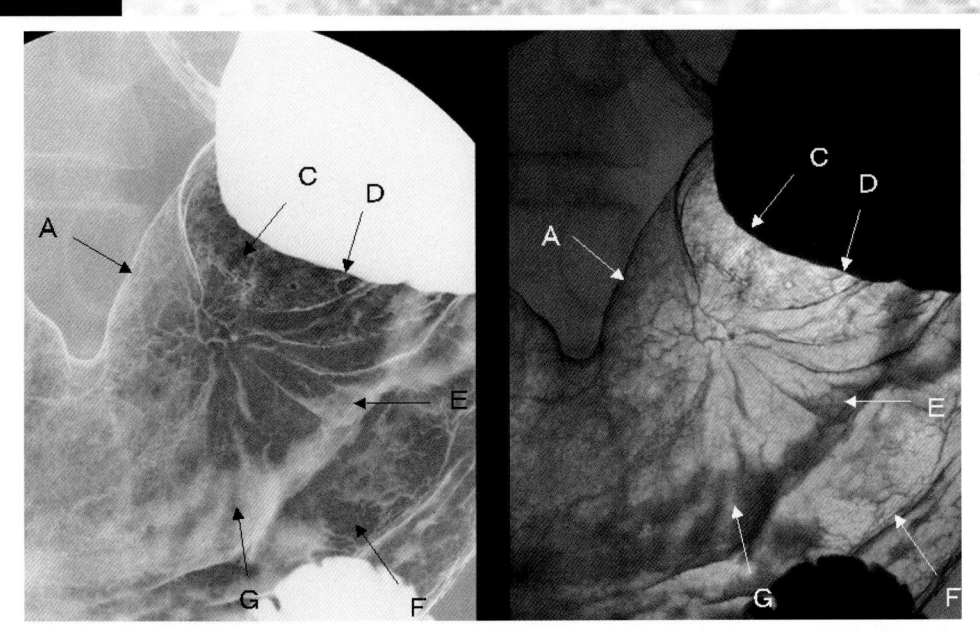

症例 87　Ⅱc＋Ⅲ型早期胃癌，腺腫　53歳・男性

Fig.339　背臥位正面二重造影像

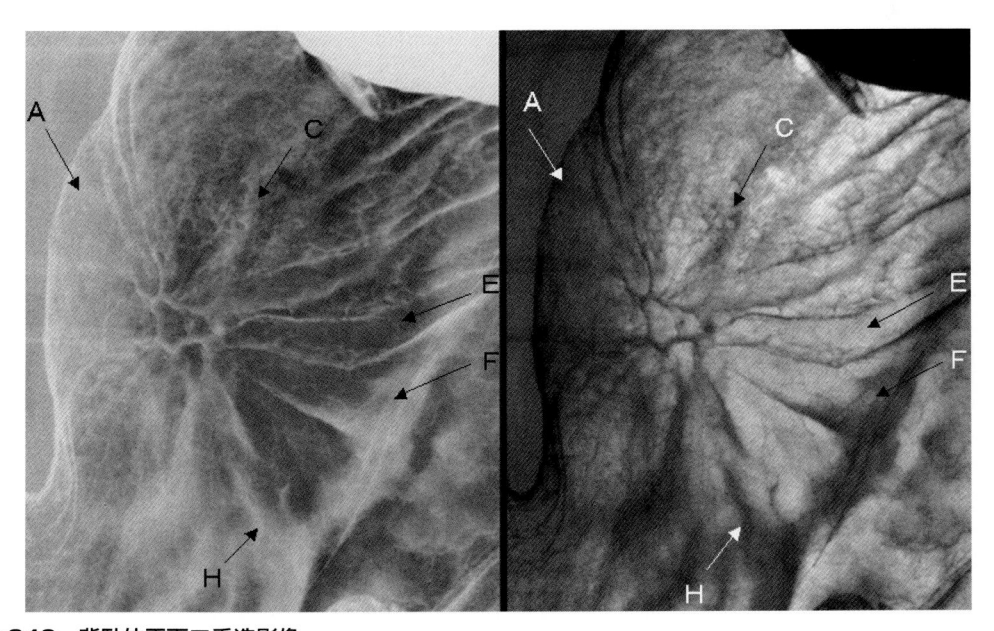

Fig.340　背臥位正面二重造影像

　DR（digital radiography）で撮影されたX線写真である。**Fig.339, 340, 341, 342, 343**のネガ像，ポジ像では，体中部後壁小弯寄りに粘膜ひだ集中を伴う不規則な形の淡い陰影斑（矢印A）がみられる。

　Fig.339, 340のネガ像，ポジ像では，病変部は周囲の粘膜面とわずかに"かけ離れ"の部がみられ，その部の大きさは約45×40mm（矢印A〜Jの範囲であり，**Fig.341**のネガ像，ポジ像も参照）である。粘膜ひだ集中を伴う不規則な形の淡い陰影斑（矢印A）がみられ，その不規則な形の淡い陰影斑の大弯側には明瞭で不規則な形の軽度の隆起像（はじき像）（矢印E, F, G）が認められる。

　Fig.341, 342, 343のネガ像，ポジ像では，粘膜ひだ集中を伴う不規則な形の淡い陰影斑（矢

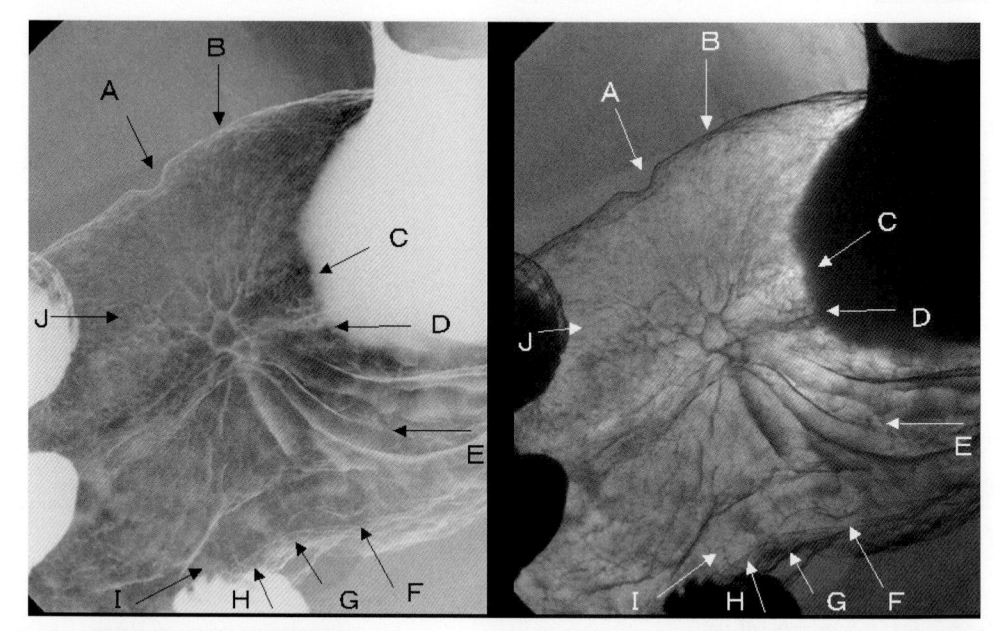

Fig.341　背臥位第2斜位二重造影像

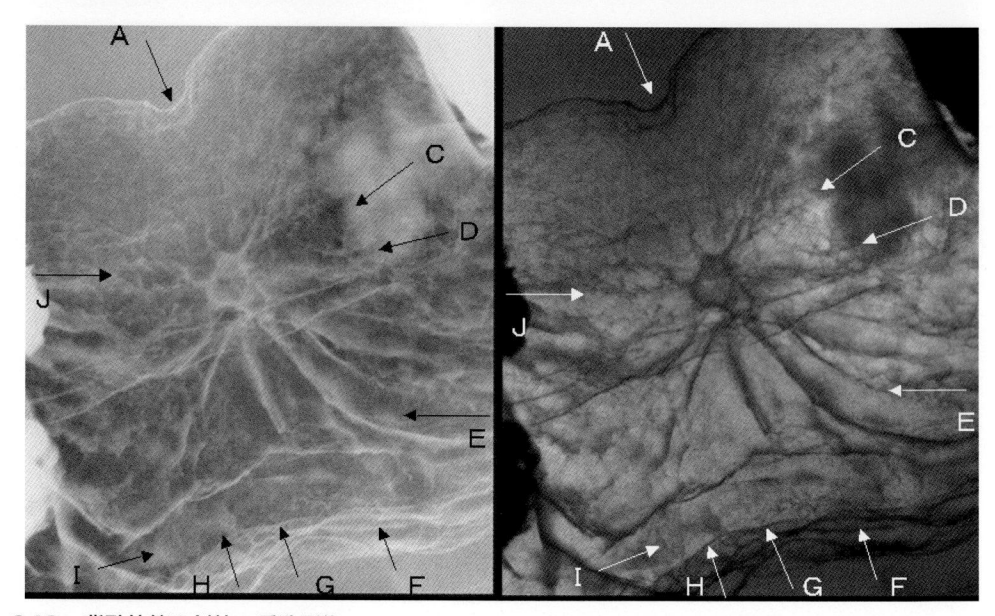

Fig.342　背臥位第2斜位二重造影像

印A）がみられる。その不規則な形の淡い陰影斑の境界はやや幅の広い線状陰影で縁取られている。やや幅の広い線状陰影で縁取られた，不規則な形の淡い陰影斑の表面は周囲の小顆粒像および網状陰影とは異なり，表面模様があまり明瞭ではない。すなわち，無構造模様に近い陰影所見である。これらの所見から，不規則な形の淡い陰影斑は治癒期の潰瘍と読むのに矛盾はなかろう。

　しかし，不規則な形の潰瘍の境界にヒゲのような，棘のように染み出している所見は治癒期の潰瘍の刷毛状（ブラシ状）の変化所見とは異なる。確かに，腺境界領域に発生した多発性潰瘍瘢痕を背景にした治癒期の潰瘍では，はみ出し状陰影が出現することは周知の事実であるが，本境界所見は，治癒期の潰瘍のはみ出し状陰影とは異なる陰影所見であろう。

　結果的には，不規則な形の浅い潰瘍の境界のヒゲのような，棘のように染み出している所見は分

症例87．Ⅱc＋Ⅲ型早期胃癌，腺腫

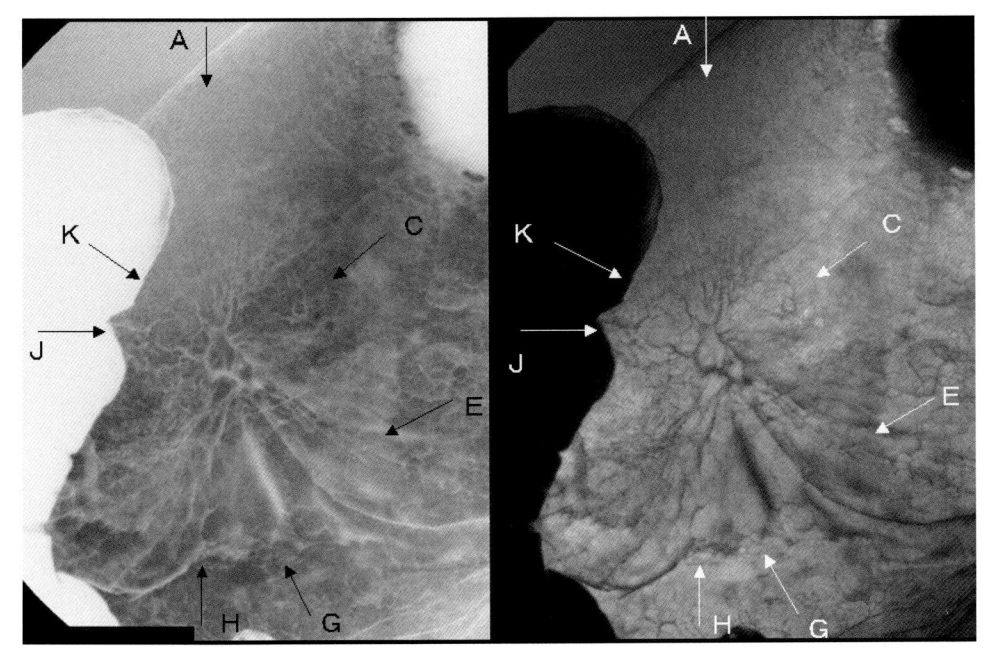

Fig.343　背臥位第2斜位二重造影像

化型癌のⅡc病変の境界陰影所見である。周囲粘膜は，粘膜集中および粘膜ひだ集中が多中心性にみられる。粘膜ひだ集中の先端部には中断，先細りはみられないが，なだらかなヤセが認められる。粘膜ひだ間の線状陰影は狭小化，不整開大，濃淡の差などの所見がみられる。

　粘膜面の変化所見をみると，口側の粘膜面の変化（矢印C，D）と小弯側から肛門側の粘膜面の変化所見（矢印A，B，J）とは異なる。口側は微細顆粒像および小顆粒像が散在性（矢印C）にみられ，局面を呈しているが，境界は不明瞭で漸次移行している。小弯側から肛門側の小顆粒・顆粒像，粗大結節像は集簇性で比較的限局（矢印A，B，J）しており，漸次移行がみられない。

　病変部の小弯側（局在部位は体中部から体下部の小弯前壁寄りから後壁小弯寄り）には，微細な線状陰影による粘膜集中（矢印A，B）がみられ，先端部はニッシェへ向かって集中している。これらの変化所見が小弯前壁寄りから後壁小弯寄りまでみられるということは，小弯側から後壁側部には病変が存在することを示唆しているが，難しい変化所見である。

　病変部の大弯側の不規則な形の軽度の隆起像（はじき像）について検討する。不規則な形の軽度の隆起像（はじき像）および周囲粘膜の性状は肥厚性変化と読影した。

　肥厚性変化には種々の成因がある。①炎症性浮腫性壁肥厚，②腫瘍（癌，肉腫など）の深部浸潤による肥厚，③難治性潰瘍による粘膜下層および漿膜側の壁肥厚，④粘膜下層以深の線維化による肥厚（線維結合織の増生），⑤異物混入による肥厚，などがあろう。

　大弯側の不規則な形の軽度の隆起像（はじき像）および周囲粘膜の性状を読影すると，
1）体下部後壁やや大弯寄りから胃角部後壁やや大弯寄りには短い線状陰影（矢印H）がみられ，その辺縁には軽度の隆起像（はじき像）が認められる。線状びらんの変化所見であろう。
2）その口側では濃淡の差のあるやや局面をもつ線状陰影（粘膜ひだ間の線状陰影，矢印G）がみられ，大弯側では胃の長軸に沿って幅のある軽度の隆起像（はじき像）（大きさ約10〜20mm幅の透亮帯様の陰影所見）（矢印I）が認められる。
3）口側から肛門側の粘膜ひだ間の線状陰影は，遠位側からみると，中間位の部では大部分がニッシェへ向かって小さな屈曲を呈し，走行異常（矢印E）が認められ，中央部に近づくにつれて狭小化，不整開大，濃淡の差などの所見（矢印E，F，G，H）が認められる。

4）ニッシェの大弯側の2本の粘膜ひだ部の表面性状は，粘膜模様の消失化（微細な線状陰影がみられ，無構造模様ではない）（矢印F，G）がみられる。

　上記所見が大弯側の不規則な形の軽度の隆起像（はじき像）および周囲粘膜の変化所見であり，壁肥厚変化が広範囲に認められることが推定される。以下のことは，病理組織報告書を参考にして記載する。

　病変の大きさは約45×35mmである。Ⅱc病変の大きさは不規則な形の浅い陥凹（矢印A）の後壁側を中心に，全周性に約24×16mmの範囲にみられる。また，組織学的にはⅡc病変の小弯側から後壁側部には腺腫がみられ，大きさは約18×16mmである。

　ニッシェの大弯側のX線的に不規則な形の軽度の隆起像（はじき像）すなわち，肥厚性変化と読影した部は，大部分が粘膜の過形成，粘膜下層以深の線維形成による肥厚（癌およびul-Ⅳsによる高度の線維化）である。癌の深部浸潤によって起こった変化所見ではない。癌浸潤は粘膜癌（m癌）である。

　潰瘍を伴う癌では，辺縁部に癌浸潤および線維化によって隆起像（はじき像）が現れることはしばしば経験するが，大弯側を中心に広範囲に偏側的な隆起像（はじき像）がみられる早期癌は少ないと思われる。

　背景粘膜は腺境界領域であろう。腺境界領域の近傍粘膜であれば，このような領域に存在するⅡc病変の大部分は未分化型癌が推定されるが，本病変は中分化型腺癌（tub2）である。周囲粘膜は網状陰影がみられず，萎縮変化はみられない。

要　約

　不規則な形の浅い治癒期の潰瘍，その境界部のヒゲのような，棘のように染み出している所見，陥凹面（底部）は無構造模様に近い陰影所見，陥凹の辺縁は，大弯側に明瞭で不規則な形の軽度の隆起像（はじき像），肥厚性変化，粘膜ひだ集中の先端部にはなだらかなヤセ，粘膜ひだ間の線状陰影は狭小化，不整開大，濃淡の差，体中部および体下部小弯前壁寄りから後壁小弯寄りには，微細な線状陰影による粘膜集中などの所見である。

　これらの境界，辺縁，粘膜ひだ集中の先端部，粘膜ひだ間の線状陰影などの所見から分化型癌のⅡc＋Ⅲ病変と読影した。病理組織学的には小弯側から後壁側部は腺腫と診断されている。

　深達度は厚みと硬さ（凹凸と伸展性）で行うが，癌の粘膜下以深への浸潤によって生じた所見（因果関係に基づく所見）はみられず，癌の深部浸潤と関係がある所見（相関関係に基づく所見）を思考しても，顕微鏡的な微小浸潤を考慮しなければm癌と読影できよう。

考　察

　粘膜ひだ集中を伴う浅いⅡc病変の陥凹の境界部所見であるヒゲのような，棘のように染み出している所見，および壁肥厚の所見である粘膜模様の消失化などの変化所見は，ネガ像，ポジ像ともにわかりやすい。

　それらの大部分の変化所見は少なからず濃淡差が関与している。本例のような凹凸所見を解析する場合，ポジ像における濃淡差のもつ役割が大きいことは前例で示されているが，ネガ像の質が良ければ，ポジ像でわずかな濃淡差がみられ，病変部を三次元的（立体的）にみることができる。

◆**病理組織診断**　Ⅱc＋Ⅲ型早期癌（ul-Ⅳs）　m　tub2　24×16mmおよび腺腫　18×16mmである。

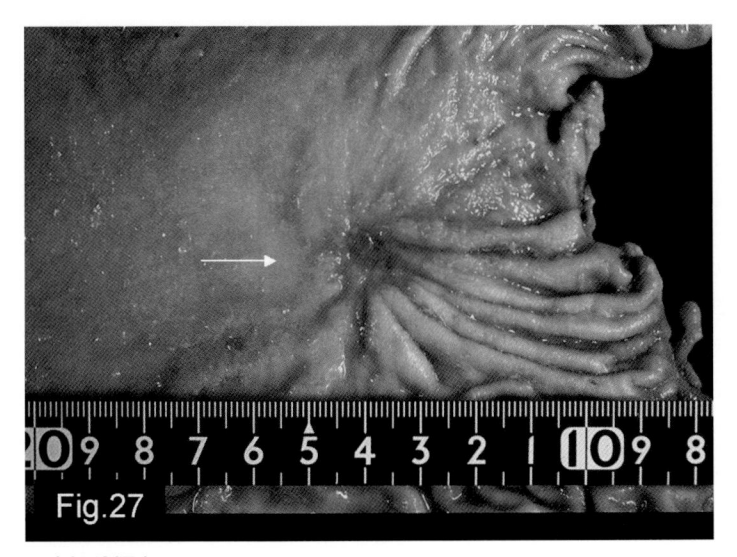

症例87. IIc＋III型早期胃癌, 腺腫

Fig.27 固定切除標本

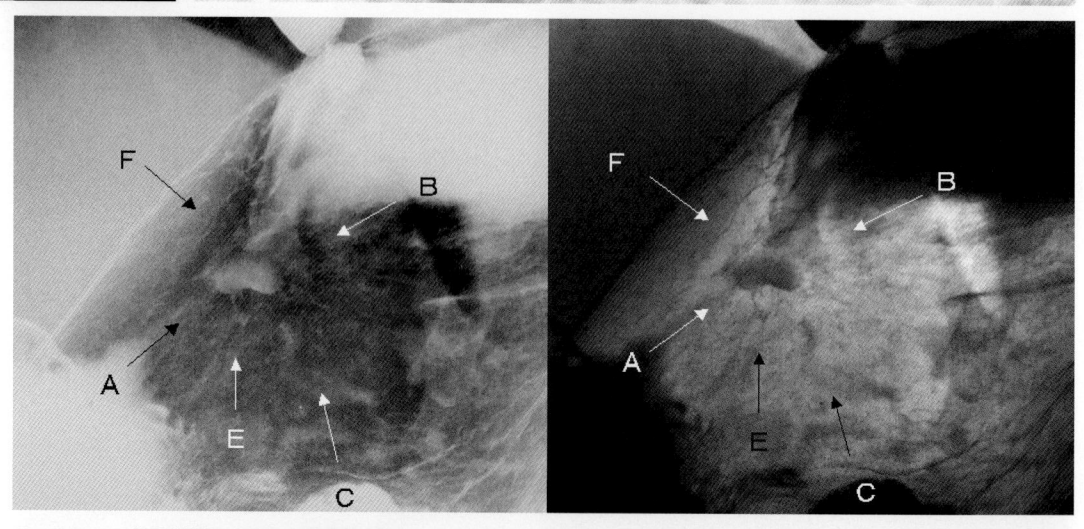

症例 88　IIc＋III類似進行胃癌　56歳・男性

Fig.344　半臥位第2斜位二重造影像

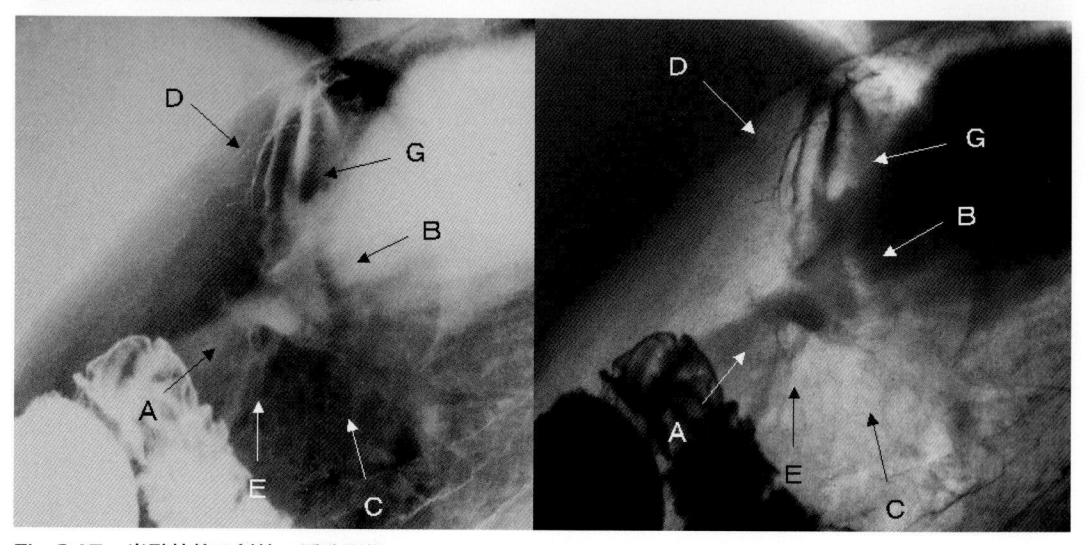

Fig.345　半臥位第2斜位二重造影像

　Fig.344，345のネガ像，ポジ像では，噴門下部後壁小弯寄りに不整形な淡いバリウム斑（矢印B，C，E，F）がみられ，その肛門側には，類楕円形の境界平滑な濃いバリウム陰影（矢印A）が認められる。類楕円形の境界平滑な濃いバリウム陰影はニッシェである。

　ニッシェ（矢印A）の境界は平滑である。ニッシェの面（底部）はバリウムが溜まって性状は不明瞭である。ニッシェの辺縁には軽度の立ち上がりの緩やかな隆起像（はじき像）が認められる。

　不整形な浅い陥凹（矢印B，C，E，F）の境界はトゲトゲした棘状陰影がみられる。陥凹面（底部）は数個の微細顆粒像がみられるが，比較的無構造模様な部も認められる。陥凹の辺縁には立ち上がりの緩やかな隆起像（はじき像）（矢印B）がみられる。

　よくみると，矢印B部のみが立ち上がりの緩やかな隆起像（はじき像）ではなく，ニッシェおよび不整形な浅い陥凹（矢印B，C，E，F）の全周性に不規則な形の透亮帯（矢印A〜F）がみられ，立ち上がりの緩やかな隆起像（はじき像）も認められる。病変の大きさは約31×28mmである。

　ニッシェの肛門側には不整形な局面をもつ線状の淡いはみ出し状陰影（矢印E）がみられる。IIc病変であろうが，微小胃癌，小胃癌と同様に悪性の根拠を述べるのは難しい。

ニッシェの大弯側には不規則な形の淡い陰影斑（矢印C）がみられる。不規則な形の浅い陥凹（矢印C）の境界は比較的明瞭である。陥凹面（底部）は数個の微細顆粒像が認められる。陥凹の辺縁には軽度なはじき像がみられる。Ⅱc病変に連続しているような変化所見であるが、組織像との対比が必要であり、詳細は不明である。本陰影所見は萎縮粘膜とⅡc病変との鑑別が難しい。

背景粘膜は噴門腺領域であろう。周囲粘膜は網状陰影がみられ、軽度な萎縮変化が推定される。

要 約

ニッシェの境界は平滑、ニッシェの面（底部）はバリウムが溜まって性状は不明瞭、ニッシェの辺縁には軽度の立ち上がりの緩やかな隆起像（はじき像）。不整形な浅い陥凹の境界はトゲトゲした棘状陰影、陥凹面（底部）は数個の微細顆粒像、比較的無構造模様な部、陥凹の辺縁には全周性に不規則な形の透亮帯、立ち上がりの緩やかな隆起像（はじき像）などの所見である。

以上の境界、面（底部）、辺縁の所見から分化型癌のⅡc＋Ⅲ病変と読影した。しかし、明らかなⅡc＋Ⅲ類似進行癌と読影することは難しい。

深達度は厚みと硬さ（凹凸と伸展性）で行うが、癌の粘膜下以深への浸潤によって生じた所見（因果関係に基づく所見）、陥凹辺縁の全周性の隆起、局所的な深い陥凹、陥凹面（底部）は比較的無構造模様な部、癌の深部浸潤と関係がある所見（相関関係に基づく所見）、局在部位、癌組織型、肉眼型、大きさ、潰瘍合併の有無などから推定してsm以深癌と読影できよう。

考 察

Fig.344のネガ像、ポジ像では、Ⅱc病変の境界が比較的明瞭な変化所見（矢印C）としてみられ、境界部の変化所見をネガ像とポジ像で比較すると、ポジ像のほうが適度なコントラストがみられ、性状はわかりやすい。

ところで、Fig.344のネガ像、ポジ像では、Ⅱc病変の口側の浸潤範囲は一見、不明瞭である。Fig.345のネガ像、ポジ像を読影すると、入口部からの線状分離像は肛門側で濃淡差（矢印D、G）がみられ、噴門入口部までは浸潤していない変化所見である。口側（食道浸潤）の癌浸潤範囲は詳細かつ正確な読影を行うことがきわめて大切である。そのためには、ネガ像を中心にポジ像をも含めた詳細な読影が重要である。

◆**病理組織診断**　Ⅱc＋Ⅲ類似進行癌　mp tub 2　28×25mmである。

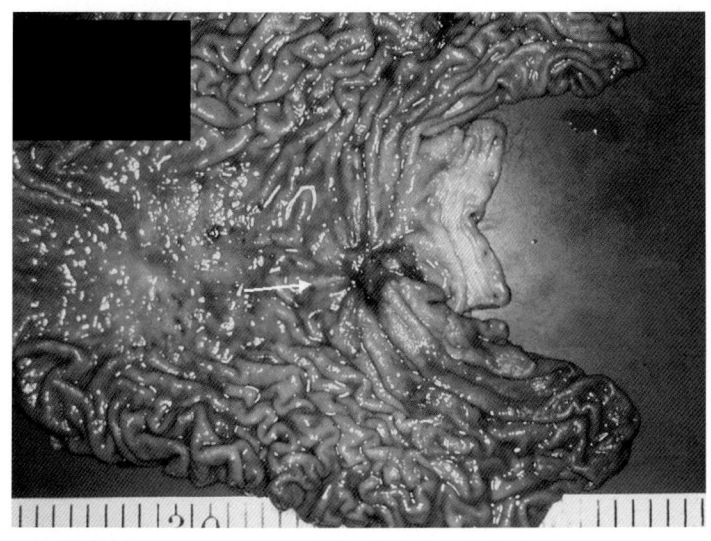

新鮮切除標本

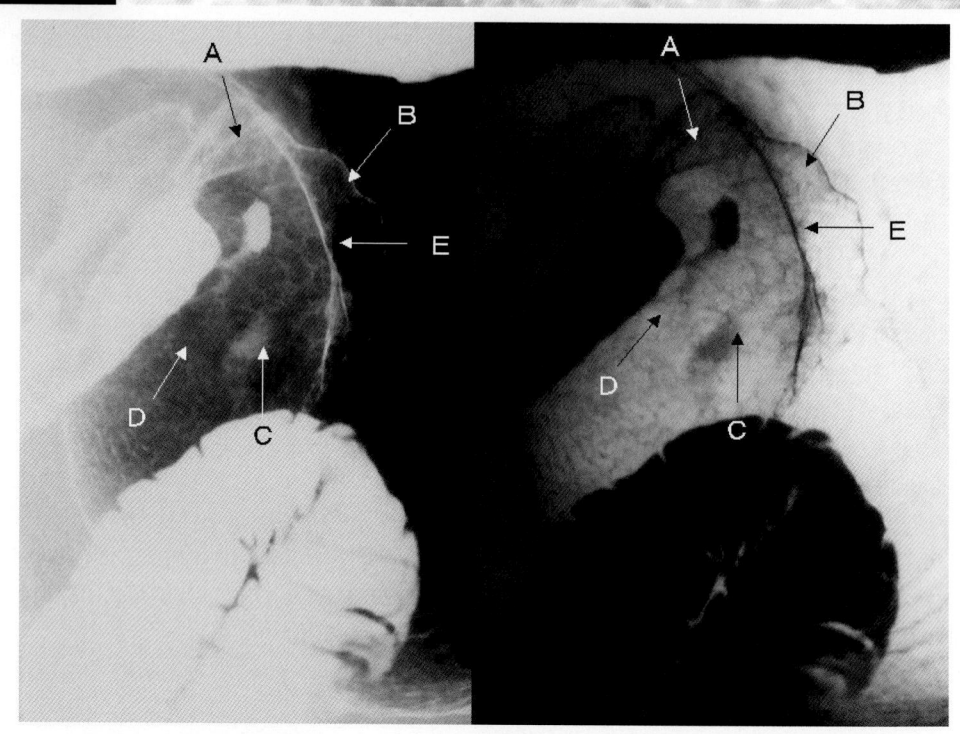

症例 89　Ⅲ＋Ⅱb型早期胃癌　63歳・男性

Fig.346　背臥位第１斜位二重造影像

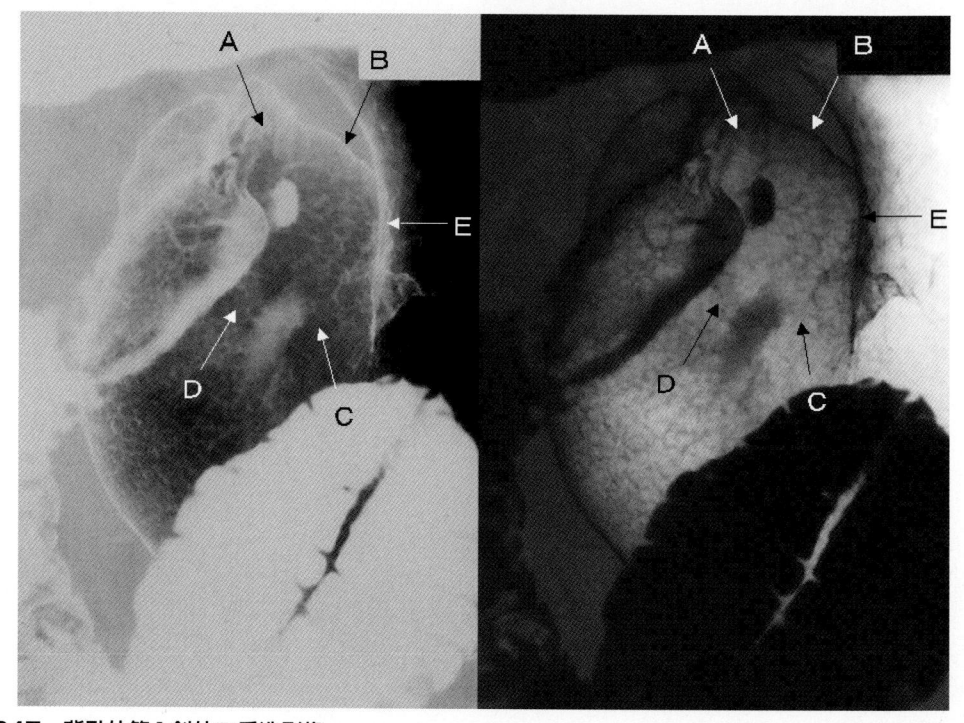

Fig.347　背臥位第１斜位二重造影像

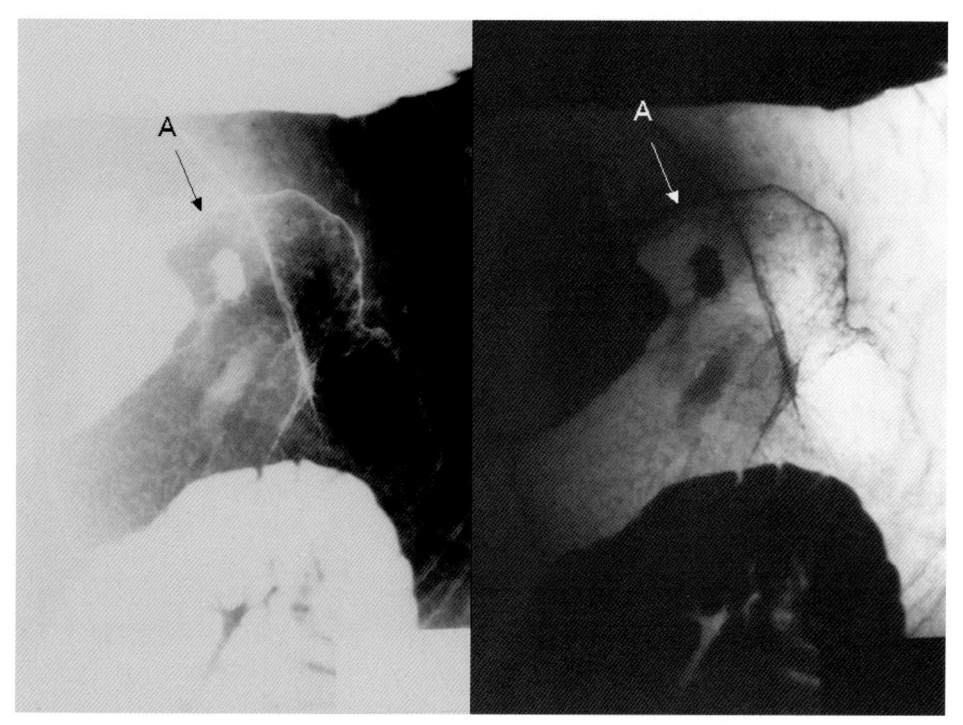

症例89．Ⅲ＋Ⅱb型早期胃癌

Fig.348　背臥位第１斜位二重造影像

　Fig.346，347，348のネガ像，ポジ像では，幽門前部後壁中央に類楕円形の濃いバリウム陰影（矢印A）がみられ，ニッシェである。ニッシェの境界は平滑である。ニッシェの面（底部）はバリウムが溜まって性状は不明瞭である。ニッシェの辺縁には隆起変化所見はみられない。これらの所見から潰瘍と読影した。内視鏡によるbiopsy前の診断は潰瘍である。biopsyの結果はGroup Ⅴであった。ニッシェの大きさは約10×5 mmである。
　しかし，再度よくみると，ニッシェの口側大弯寄りには不整形な局面をもつ線状のはみ出し状陰影（矢印D）が認められる。また，その大弯側には，ボヤーとして染み出したような不整形の小さく淡い陰影斑（矢印D）がみられる。
　不整形な局面をもつ線状のはみ出し状陥凹（矢印D）および不整形な小さく浅い陥凹（矢印D）の境界は比較的明瞭である。不整形な局面をもつ線状のはみ出し状陥凹および不整形な小さく浅い陥凹の面（底部）には，前者は極微細顆粒像，後者には微細顆粒像がみられる。それらの陥凹の辺縁には隆起変化所見はみられない。しかし，これらの部がⅡc病変か否か病理報告書には記載がなく不明である。
　Fig.346，347，348のネガ像，ポジ像の変化所見で解析すると，大きさ，形，配列は大小不揃い，不規則，乱れのある小顆粒・顆粒像（矢印A～E）がみられ，幅（大小），深さ（濃淡）は大小不同，不均等，形，輪郭，配列が不規則，乱れのある小顆粒・顆粒間溝（矢印A～E）が認められる。
　ニッシェの小弯側（矢印B，E）では，大きさ，形，配列は大小不揃い，不規則，乱れのある小顆粒・顆粒像がみられ，幅（大小）は大小不同，濃淡差のある小顆粒・顆粒間溝が認められる。肛門側（矢印C，D）でもほぼ同様の変化所見がみられる。それらの変化所見は不整形な面（領域）としてとらえられる。
　病変部を面（領域）としてとらえた場合，周囲粘膜（背景粘膜）の形態と異なる粘膜模様が，ある大きさ（面積）を占めている。上皮性増殖は認められ，境界は比較的明瞭である。周囲の粘膜模様との形態的な"かけ離れ"の程度は軽度から中等度である。これらの所見は周囲粘膜（背景粘膜）

へ漸次移行は認められない。すなわち，不整形な面（領域）が認められ，境界は明瞭で，周囲粘膜（背景粘膜）へ自然な移行が認められない，ということになる。

しかし，Ⅱb病変の変化所見の特徴は現在でも理解できていないため，詳細は不明である。以下は，内視鏡によるbiopsyの結果，切除標本，病理組織報告書を参考して述べる。

背景粘膜は幽門腺領域であろう。周囲粘膜は小顆粒像がみられ，顆粒間の開大所見が認められることから，中等度から高度な萎縮変化が推定される。

要 約

ニッシェの境界は平滑，ニッシェの面（底部）はバリウムが溜まって性状は不明瞭，ニッシェの辺縁には隆起変化所見はみられない。

不整形な局面をもつ線状のはみ出し状陥凹および不整形な小さく浅い陥凹の境界は比較的明瞭，不整形な局面をもつ線状のはみ出し状陥凹および不整形な小さく浅い陥凹の面（底部）は，前者は極微細顆粒像，後者には微細顆粒像。大きさ，形，配列は大小不揃い，不規則，乱れのある小顆粒・顆粒像，幅（大小），深さ（濃淡）は大小不同，不均等，形，輪郭，配列が不規則，乱れのある小顆粒・顆粒間溝などの所見である。

これらの不整形な局面をもつ線状のはみ出し状陥凹および不整形の小さく浅い陥凹の境界，面（底部），不整形な小顆粒・顆粒像および小顆粒・顆粒間溝などの所見から未分化型癌のⅢ＋Ⅱb病変と読影した。

深達度は厚みと硬さ（凹凸と伸展性）で行うが，癌の粘膜下以深への浸潤によって生じた所見（因果関係に基づく所見）はみられず，癌の深部浸潤と関係がある所見（相関関係に基づく所見）を思考しても，顕微鏡的な微小浸潤を考慮しなければm癌と読影できよう。

考 察

軽微な粘膜模様主体の変化所見を解析する場合，ネガ像では淡い陰影斑を中心に，ポジ像ではわずかな濃淡差を中心に，それぞれの微細な変化所見の形状・性状を検討することが大切である。

◆**病理組織診断** Ⅲ＋Ⅱb型早期癌　m　sig　15×14mmである。

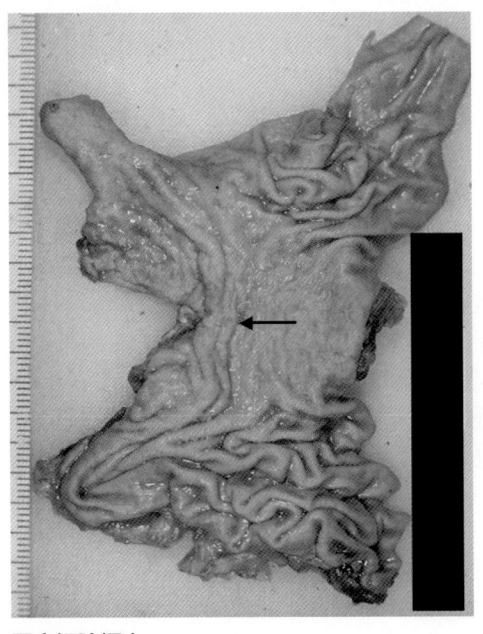

固定切除標本

症例 90　Ⅲ＋Ⅱb型早期胃癌　45歳・男性

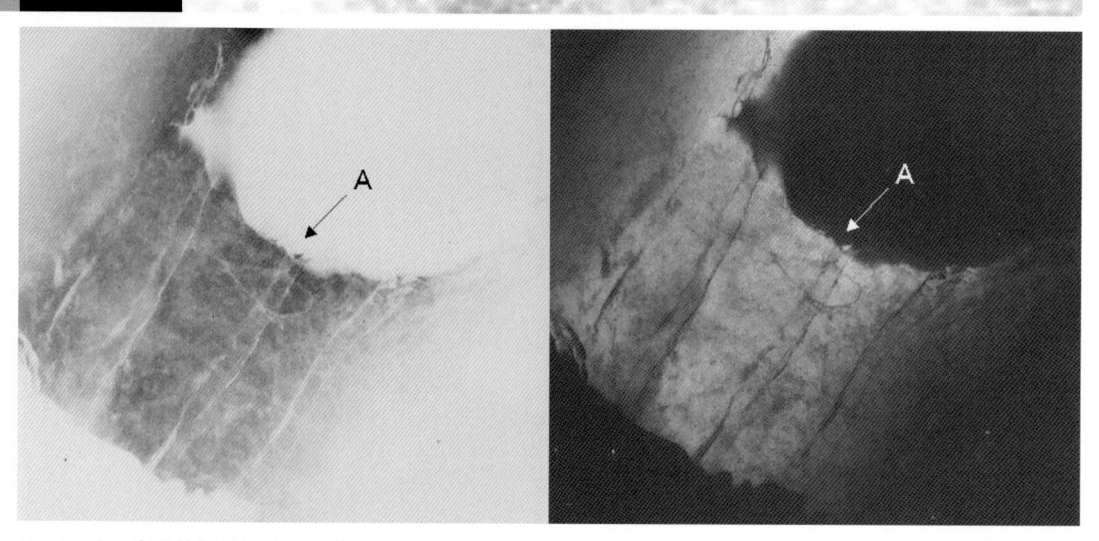

Fig.349　半臥位第2斜位二重造影像

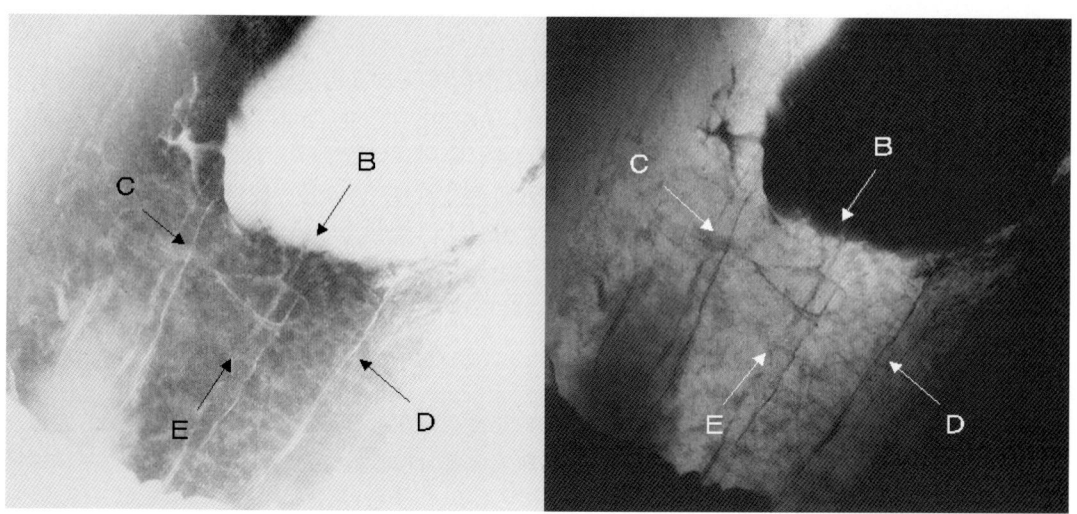

Fig.350　半臥位第2斜位二重造影像

　Fig.349のネガ像，ポジ像では，噴門下部後壁小弯寄りに類楕円形の淡い陰影斑（矢印A）がみられる。造影効果が悪くニッシェと読影する以外はなかろう。

　Fig.350のネガ像，ポジ像では，類楕円形の淡い陰影斑は造影効果が悪くニッシェと読影する以外はないと思っていたが，よくみると，ニッシェの周囲には不整形な淡い陰影斑（矢印B〜E）が認められる。

　ニッシェ（矢印A）の境界は口側，小弯側の一部には不整形なやや幅をもつ線状のはみ出し状陰影がみられるが，大部分は平滑である。ニッシェの面（底部）は微小なバリウム斑がみられるが，大部分は無構造模様である。ニッシェの辺縁には幅の狭い隆起像（はじき像）がみられる。

　不整形な淡い陰影斑の周囲には全周性に幅の狭い透亮帯（矢印B〜E）がみられ，その部にはバリウムのはじき像（矢印A部のニッシェを除いた，幅の狭い透亮帯）が認められる。病変の大きさは約28×24mmである。

　不整形な浅い陥凹の境界はトゲトゲした棘状陰影である。陥凹面（底部）は数個の微細顆粒像が認められる。陥凹の辺縁には立ち上がりの緩やかな幅の狭い隆起像（はじき像）（矢印A部のニッシェを除いた，幅の狭い透亮帯）（矢印B〜E）がみられる。それらの変化所見は全周性に認められる。

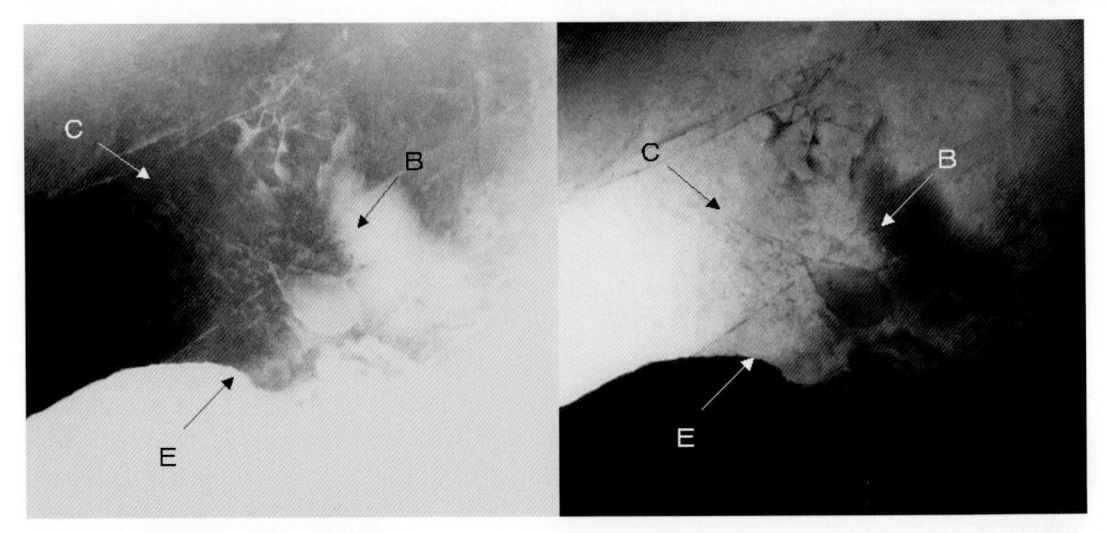

Fig.351　腹臥位第１斜位二重造影像

　Fig.351のネガ像，ポジ像では，ニッシェの周囲に不整形な多数の線状陰影および不規則な形の小さいバリウム斑が集合し，不規則な形の面（領域）（矢印B，C，E）がみられる。
　不規則な形の面（領域）としてみられる不整形な浅い陥凹（矢印B，C，E）の境界はトゲトゲした棘状陰影である。陥凹面（底部）は数個の微細顆粒像，不整形な多数の線状陰影および不規則な形の小さいバリウム斑などが認められる。陥凹の辺縁は，口側で立ち上がりの緩やかな幅の狭い隆起像（はじき像）（矢印B）がみられる。これらのX線写真では小弯側の境界部所見が読影できない。
　背景粘膜は噴門腺領域であろう。周囲粘膜は網状陰影がみられず，萎縮変化はみられない。

要　約

　ニッシェの境界は口側，小弯側の一部には不整形なやや幅をもつ線状のはみ出し状陰影，大部分は平滑，ニッシェの面（底部）は微小なバリウム斑，大部分は無構造模様，ニッシェの辺縁には幅の狭い隆起像（はじき像）。
　不整形な浅い陥凹の境界はトゲトゲした棘状陰影，陥凹面（底部）は数個の微細顆粒像，不整形な多数の線状陰影，不規則な形の小さいバリウム斑，陥凹の辺縁には立ち上がりの緩やかな幅の狭い隆起像（はじき像）などの所見である。
　これらの境界，面（底部），辺縁の所見から分化型癌のⅢ＋Ⅱc病変と読影した。
　深達度は厚みと硬さ（凹凸と伸展性）で行うが，癌の粘膜下以深への浸潤によって生じた所見（因果関係に基づく所見）はみられず，癌の深部浸潤と関係がある所見（相関関係に基づく所見）を思考しても，顕微鏡的な微小浸潤を考慮しなければm癌と読影できよう。

考　察

　以上の変化所見からはⅢ＋Ⅱb病変ではなく，Ⅲ＋Ⅱc病変と読影するほうが妥当であろう。造影効果が悪く，当初は手術した施設の肉眼型に準じⅢ＋Ⅱb病変としていたが，今回のネガ像，ポジ像の比較検討では，Ⅲ＋Ⅱc病変と読影した。
　不整形な淡い陰影斑の周囲には全周性に幅の狭い透亮帯がみられ，その陰影所見は比較的濃度差がみられず，詳細な読影はネガ像のほうがわかりやすい。ポジ像では白くつぶれて低コントラストであり，濃度差がみられず，詳細な変化所見がわかりにくい。
　◆**病理組織診断**　Ⅲ＋Ⅱb型早期癌　m　tub1　25×21mmである。

症例90．Ⅲ＋Ⅱb型早期胃癌

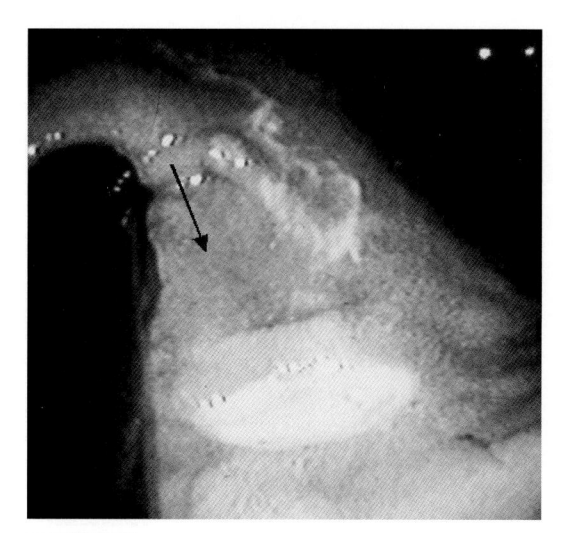

内視鏡写真

331

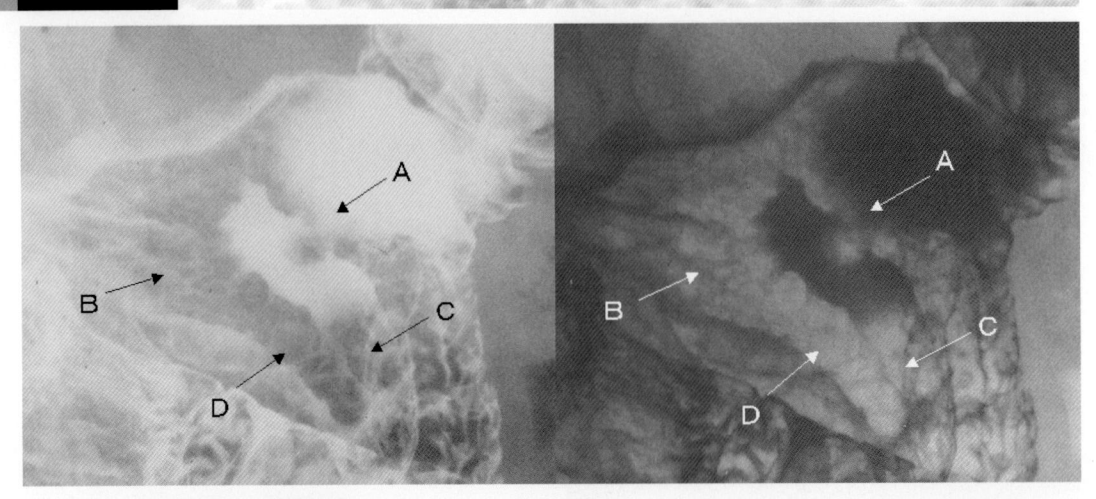

症例 91　Ⅲ＋Ⅱc型早期胃癌　62歳・男性

Fig.352　腹臥位正面二重造影像

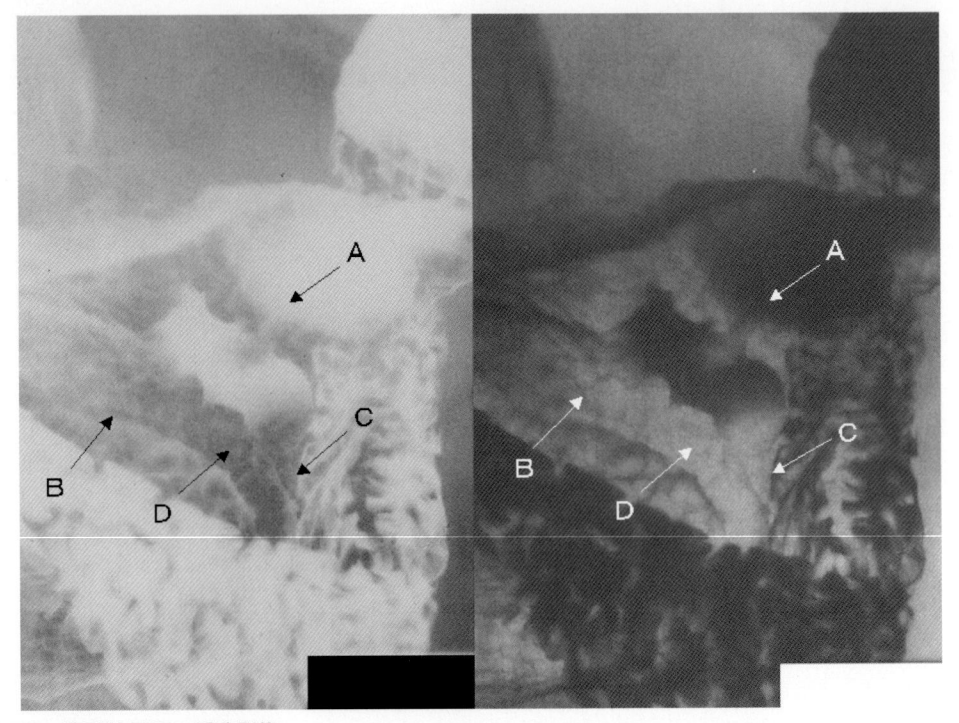

Fig.353　腹臥位正面二重造影像

332

症例91. Ⅲ＋Ⅱc型早期胃癌

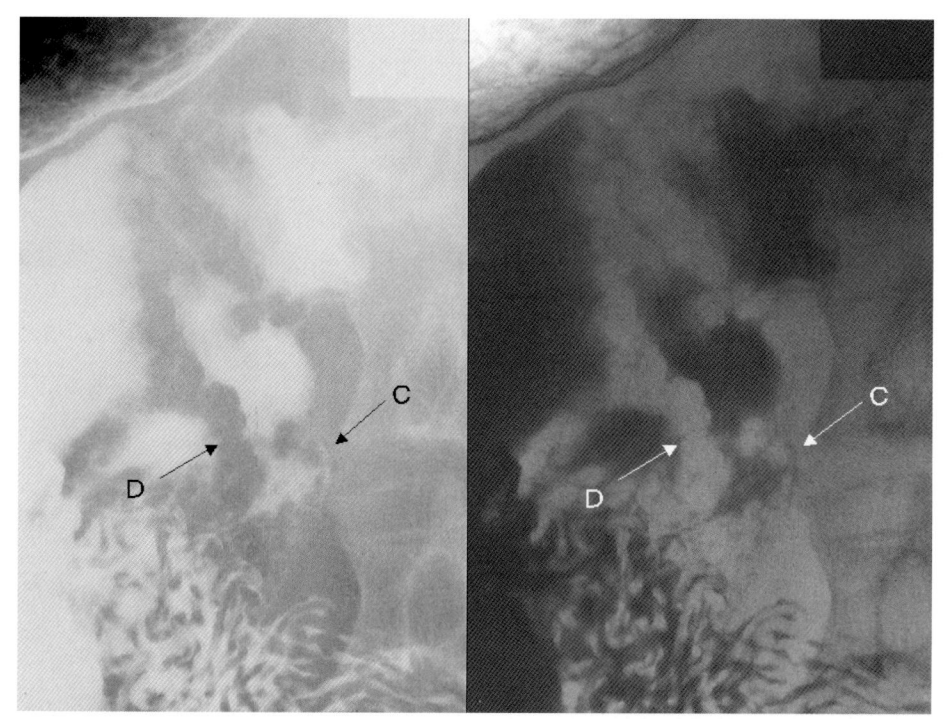

Fig.354　腹臥位圧迫像

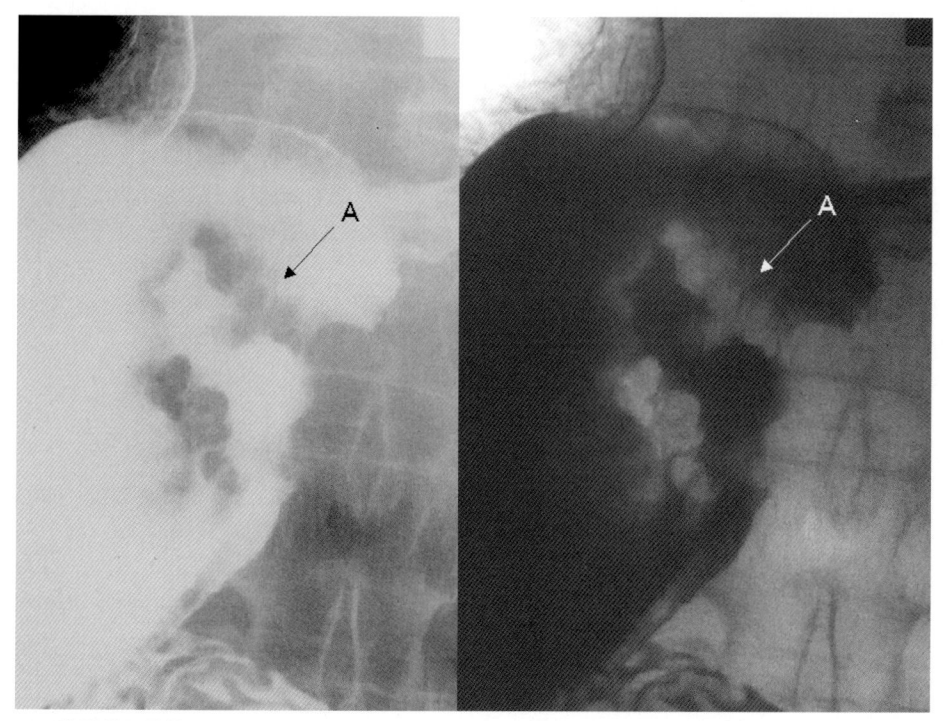

Fig.355　腹臥位圧迫像

333

手術の3週間前のルーチン検査写真である。Fig.352, 353, 354, 355のネガ像，ポジ像では，前庭部前壁やや大弯寄りに不規則な形の濃いバリウム陰影（矢印A）の辺縁に隆起像（はじき像）がみられ，不規則な形の陥凹＋隆起病変が認められる。本例では最初の鑑別は，2型進行癌と潰瘍であろう。

　不規則な形の深い陥凹（矢印A）の境界はギザギザ，トゲトゲした不規則な形状である。陥凹面（底部）は大部分にバリウムが溜まって性状は不明瞭である。陥凹の辺縁には，不規則な形の隆起幅の不均等な高低差の異なる隆起像（はじき像）が認められる。本病変を潰瘍と読影した根拠は，

1）前庭部の潰瘍性病変は他部位に発生した潰瘍とは異なり，不規則な形状で現れることがある。前庭部の急性対称性潰瘍がその代表である。よくみると，進行癌にみられる不整形な噴火口状の陥凹（クレーター）および不整形の鮮明なギザギザ，トゲトゲした濃淡差のある陥凹境界とは異なる。これらの所見から進行癌は否定できよう。

2）陥凹の辺縁には，不規則な形の隆起幅の不均等な高低差の異なる隆起像（はじき像）がみられる。これから先はX線写真上でどのように表現できているか，術者の技術の問題でもあるが，筆者は撮影中に柔らかい隆起と読影した。すなわち，辺縁隆起を炎症性浮腫性壁肥厚と読影した。X線写真上でそれらの変化所見が現れていなければ技術不足である。

　今回のネガ像，ポジ像の比較検討では，いくつか上記所見と異なる変化所見が現れている。潰瘍の口側小弯寄りには，不規則な形の淡い陰影斑（矢印B）がみられる。また，潰瘍の大弯側では不整形な淡いバリウム斑（矢印C）が認められる。

　潰瘍の口側小弯寄りの不規則な形の浅い陥凹（矢印B）の境界は，ややギザギザした部と平滑な部がみられる。陥凹面（底部）は小顆粒・顆粒像がみられるが，周囲粘膜にも類似した変化所見が認められる。陥凹の辺縁には小顆粒・顆粒像はみられず，周囲粘膜に類似した陰影所見であり，それらの所見は漸次移行のみられる変化所見である。組織学的な裏付けはないが，萎縮粘膜が考えられる。

　潰瘍の大弯側の不整形な浅い陥凹（矢印C）の境界は，ギザギザ，トゲトゲした鋸歯状および棘状陰影である。陥凹面（底部）は数個の微細顆粒像，小顆粒・顆粒像などが認められる。陥凹の辺縁には小顆粒・顆粒像がみられる。また，潰瘍部と不整形な浅い陥凹部との移行部には明らかな濃淡差（矢印D）がみられる。結果からみると，同部がⅡc病変である可能性がきわめて高いことが推定される。病変の大きさは約23×13mmである。

　読影の実際では，進行癌と潰瘍との鑑別を行うことのみに主眼をおいたために，潰瘍周囲のⅡc病変の存在を読影できなかったことが問題である。

　背景粘膜は幽門腺領域であろう。周囲粘膜は網状陰影がみられず，萎縮変化はみられない。

要　約

　不規則な形の深い陥凹（矢印A）の境界は，ギザギザ，トゲトゲした不規則な形状，陥凹面（底部）は大部分にバリウムが溜まって性状は不明瞭，陥凹の辺縁には不規則な形の隆起幅の不均等な高低差の異なる隆起像（はじき像）。

　口側小弯寄りの不規則な形の浅い陥凹（矢印B）の境界は，ややギザギザした部と平滑な部，陥凹面（底部）は小顆粒・顆粒像，陥凹の辺縁には小顆粒・顆粒像はみられず，周囲粘膜に類似した陰影所見。

　大弯側の不整形な浅い陥凹（矢印C）の境界は，ギザギザ，トゲトゲした鋸歯状および棘状陰影，陥凹面（底部）は数個の微細顆粒像，小顆粒・顆粒像，陥凹の辺縁には小顆粒・顆粒像，潰瘍部と不整形な浅い陥凹部との移行部には明らかな濃淡差などの所見である。

　上記の事柄を考慮し，大弯側の不整形な浅い陥凹の境界，面（底部），辺縁，潰瘍部と不整形な浅い陥凹部との移行部には明らかな濃淡差などの所見から未分化型癌のⅢ＋Ⅱc病変と読影した。

深達度は厚みと硬さ（凹凸と伸展性）で行うが，大弯側の不整形な浅い陥凹は，癌の粘膜下以深への浸潤によって生じた所見（因果関係に基づく所見）はみられず，癌の深部浸潤と関係がある所見（相関関係に基づく所見）を思考しても，顕微鏡的な微小浸潤を考慮しなければm癌と読影できよう。

考　察
　潰瘍の大弯側の不整形な淡いバリウム斑は，ネガ像では比較的わかりやすいが，ポジ像では低濃度域の低コントラスト部であり，白くつぶれた部に濃淡差がみられず，わかりにくい。

◆**病理組織診断**　Ⅲ＋Ⅱc型早期癌　m　por　20×10mmである。

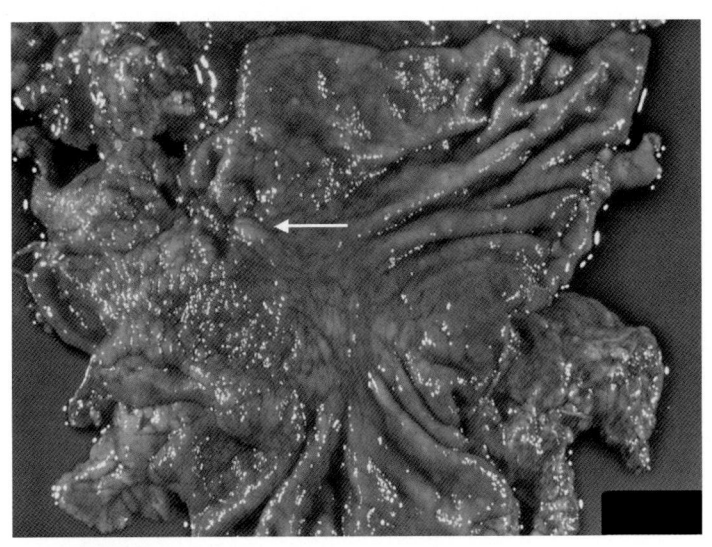

新鮮切除標本

症例 92 Ⅲ＋Ⅱc型早期胃癌　45歳・男性

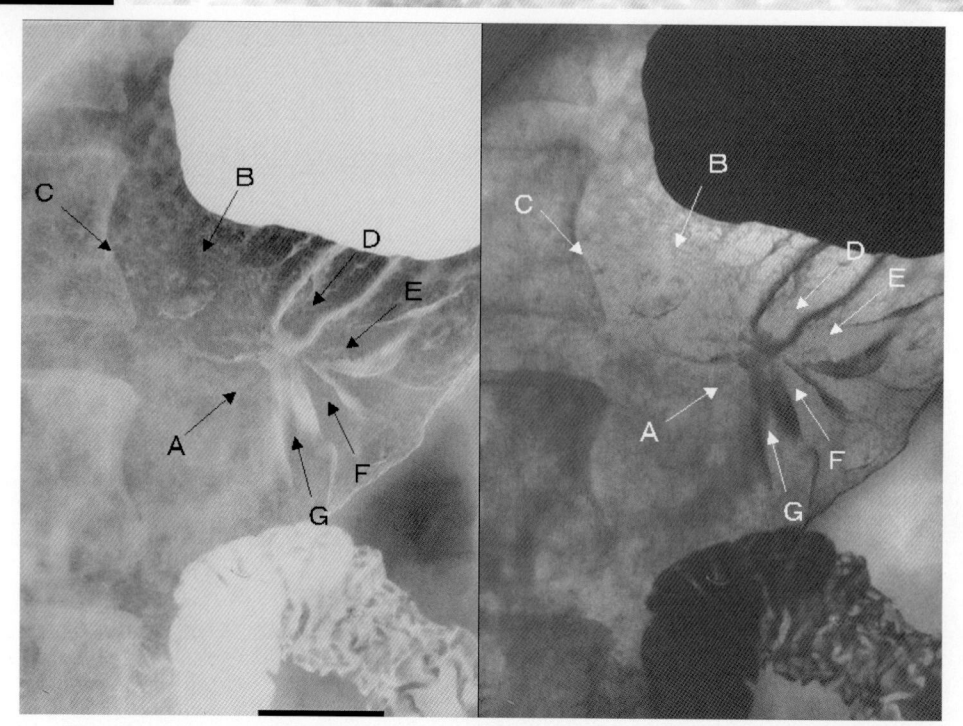

Fig.356　背臥位第2斜位二重造影像

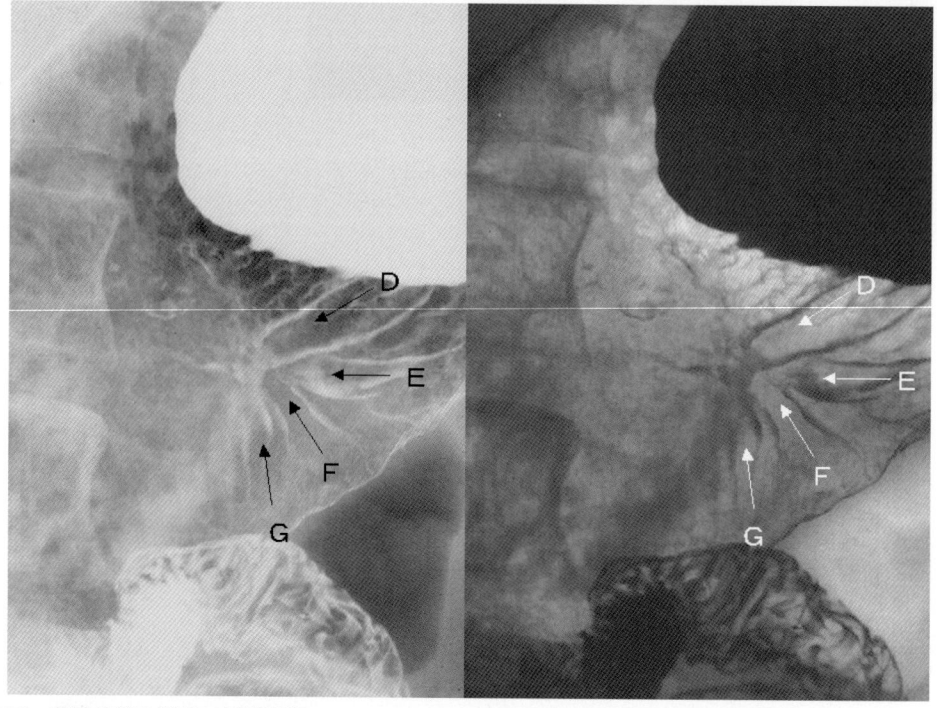

Fig.357　背臥位第2斜位二重造影像

症例92．Ⅲ+Ⅱc型早期胃癌

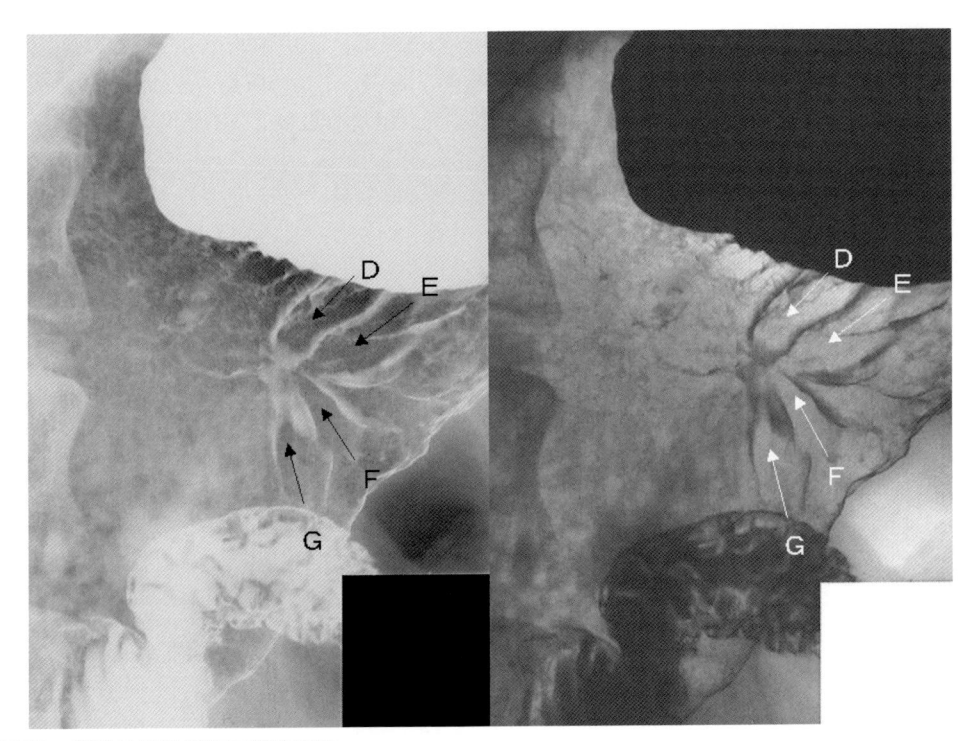

Fig.358　背臥位第2斜位二重造影像

　Fig.356，357，358のネガ像，ポジ像では，体中部後壁大弯寄りに粘膜ひだ集中を伴う不整形な淡いバリウム陰影（矢印A）がみられる．その小弯側には不規則な形の淡い陰影斑（矢印B）および不規則な形の小さく淡いバリウム斑（矢印C）が認められる．不規則な形の淡い陰影斑（矢印B）はニッシェである．不規則な形の小さく淡いバリウム斑（矢印C）はびらんである．

　不規則な形の浅いニッシェ（矢印B）の境界は微細にギザギザした刷毛状（ブラシ状）の変化所見である．陥凹面（底部）は微細顆粒像および不規則な形の微小なバリウム斑がみられる．陥凹の辺縁に明らかな隆起変化所見は認められない．

　不規則な形の小さく浅いびらん（矢印C）の境界は比較的平滑である．陥凹面（底部）は小さくて性状は不明瞭である．陥凹の辺縁に明らかな隆起変化所見は認められない．ニッシェ，びらんはX線像からみた相対的な意味合いの陥凹の深さから推定したものである．

　病変（矢印A）は，口側および大弯側の粘膜ひだ集中の先端部のみに癌浸潤（矢印D〜G）がみられ，小弯側，肛門側には癌浸潤は認められない．粘膜ひだ集中の先端部の約5〜6mmの範囲にⅡc病変がみられ，大きさは約11×3mmである．

　Fig.356，357，358のネガ像，ポジ像では，粘膜ひだ集中を伴う不整形なバリウム陰影（矢印A）がみられ，ニッシェである．

　ニッシェ（矢印A）の境界部には粘膜ひだ集中の先端部が接着して，先端部の性状は読影が難しい．口側の粘膜ひだ集中の先端部は中断（矢印D）であろうが，ニッシェの境界部とも読影できる．大弯側の粘膜ひだ集中の先端部にはなだらかなヤセ（矢印E，F，G）が認められる．これらの所見は軽微な変化所見であり，Ⅱc病変と読影する根拠にはやや乏しい変化所見である．上記したことから，ニッシェの境界部の所見は不明瞭である．

　このような例では，粘膜ひだ間の線状陰影を読影するとよい．ネガ像，ポジ像で検討すると以下のようになる．

　Fig.356，357，358のネガ像，ポジ像では，口側の粘膜ひだ間の2本の線状陰影は，太い線状

陰影（矢印D）であり，潰瘍部との境界部にはわずかな濃淡の差（矢印D）の所見がみられる。大弯側の粘膜ひだ間の線状陰影は，狭小化および濃淡の差（矢印E，F）の所見が認められる。大弯側およびやや肛門側寄りの粘膜ひだ間の線状陰影は，狭小化，濃淡の差および不整開大（矢印F，G）などの所見がみられる。病変の大きさは約14×6mmである。

Ⅱc病変は境界，面（底部），辺縁の所見から読影できれば容易だが，粘膜ひだ集中の先端部および粘膜ひだ間の線状陰影の変化所見で読影する場合，難しいことが多い。

背景粘膜は腺境界領域であろう。周囲粘膜は網状陰影がみられず，萎縮変化はみられない。

要　約

不規則な形の浅いニッシェの境界は微細にギザギザした刷毛状（ブラシ状）の変化所見，陥凹面（底部）は微細顆粒像および不規則な形の微小なバリウム斑，陥凹の辺縁に明らかな隆起変化所見は認められない。

不規則な形の小さく浅いびらんの境界は比較的平滑，陥凹面（底部）は小さくて性状は不明瞭，陥凹の辺縁に明らかな隆起変化所見は認められない。

ニッシェの境界は不明瞭，粘膜ひだ集中の先端部は中断，なだらかなヤセ，粘膜ひだ間の線状陰影は狭小化，不整開大，濃淡の差などの所見である。

これらの粘膜ひだ集中の先端部，粘膜ひだ間の線状陰影の所見から，分化型癌のⅡc病変と読影した。

深達度は厚みと硬さ（凹凸と伸展性）で行うが，癌の粘膜下以深への浸潤によって生じた所見（因果関係に基づく所見）はみられず，癌の深部浸潤と関係がある所見（相関関係に基づく所見）を思考しても，顕微鏡的な微小浸潤を考慮しなければm癌と読影できよう。

考　察

粘膜ひだ間の線状陰影の変化所見である，狭小化，不整開大，濃淡の差などの所見をネガ像とポジ像で比較すると，適度なコントラストがみられ，ポジ像がわかりやすい。

◆病理組織診断　Ⅲ＋Ⅱc型早期癌　m　tub2　11×3mm（Ⅱc部は5×3mm）である。

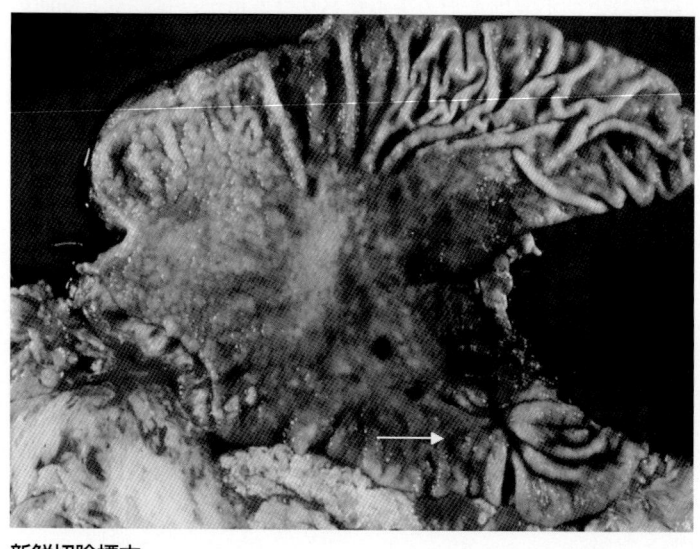

新鮮切除標本

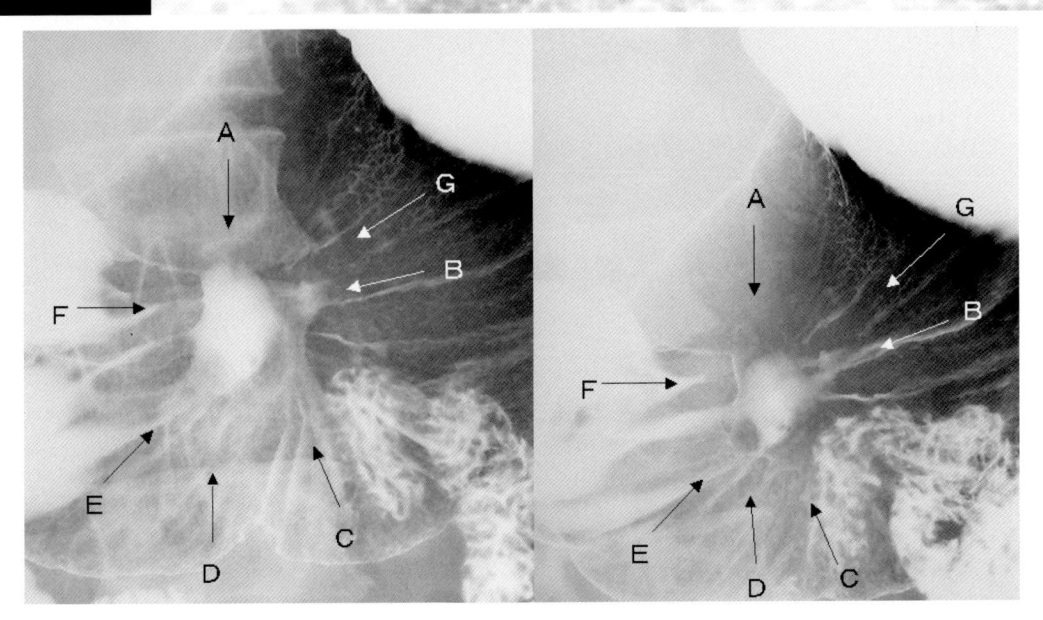

症例 93　Ⅲ＋Ⅱc型早期胃癌　53歳・男性

Fig.359　背臥位第2斜位二重造影像

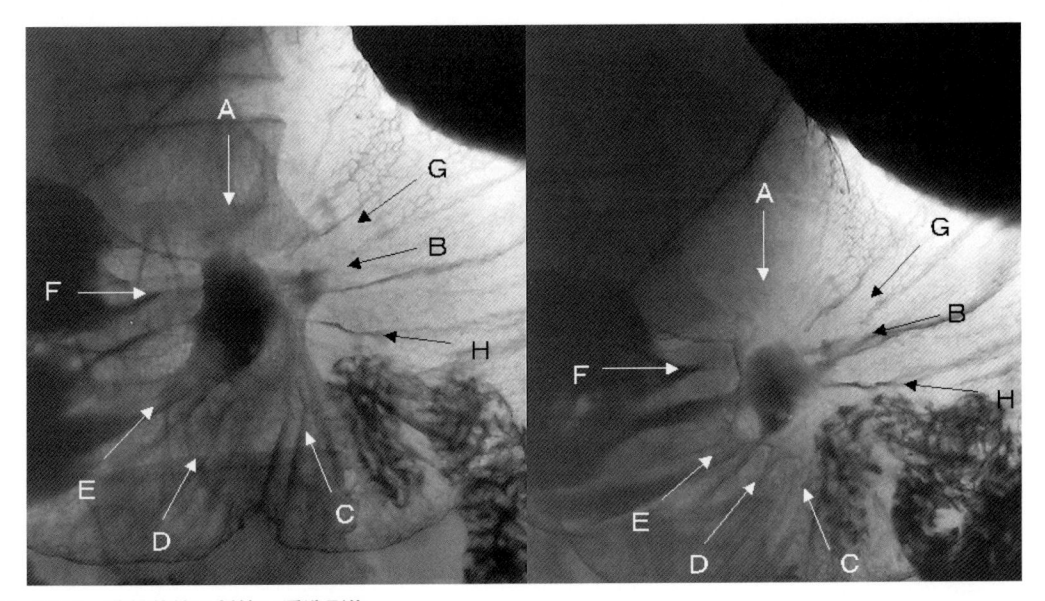

Fig.360　背臥位第2斜位二重造影像

　本例は，約1～2年前に恵生会病院・芳野克洋先生のご厚意で，症例の作成，使用について快諾を受け，大阪胃腸会（銀杏会）において検討された症例である。
　Fig.359，360，361，362のネガ像，ポジ像では，体下部後壁中央に粘膜ひだ集中を伴う不規則な形の大きく濃いバリウム陰影（矢印A）がみられる。
　不規則な形の大きく濃いバリウム陰影（矢印A）はニッシェである。ニッシェの全周性には不整形な淡いバリウム斑が不整形なはみ出し状陰影として認められる。ニッシェと不整形な淡いバリウム斑のⅡc病変は二段陥凹を呈している。病変の大きさは約38×31mmである。
　Fig.359，360のネガ像，ポジ像では，不規則な形の大きく濃いバリウム陰影（矢印A）がみられ，ニッシェの口側（矢印B），小弯側（矢印A）および大弯側（矢印C，D），肛門側（矢印E，F）

339

胃癌X線読影法

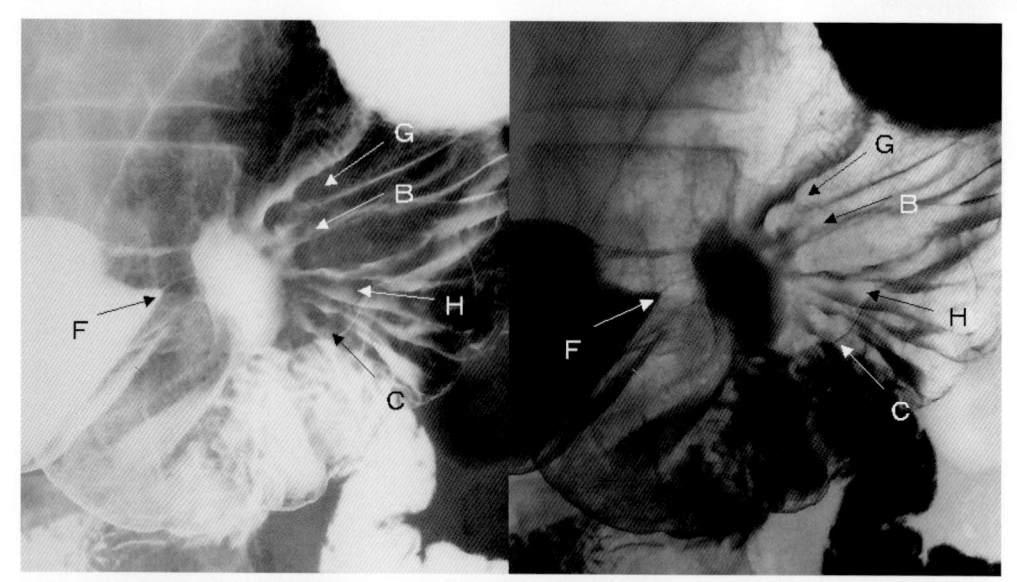

Fig.361 背臥位第2斜位二重造影像

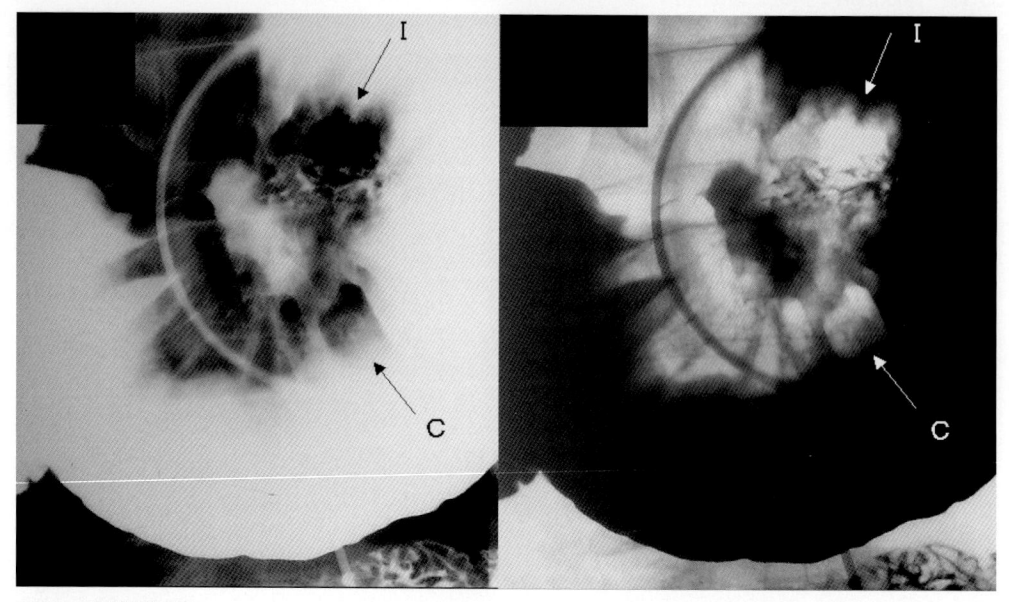

Fig.362 立位圧迫像

には不整形な淡いバリウム斑がはみ出し状陰影として認められ，Ⅲ＋Ⅱc病変の形状変化である。

　口側（矢印B），小弯側（矢印A）の不整形な浅い陥凹の境界は不鮮明である。陥凹面（底部）および陥凹の辺縁には明らかな小顆粒・顆粒状変化はみられない。

　大弯側（矢印C，D）の不整形な陥凹の境界は不明瞭である。陥凹面（底部）は小顆粒像が認められる。陥凹の辺縁には粘膜ひだ集中がみられる。

　肛門側（矢印E，F）の不整形な浅い陥凹の境界は比較的鮮明である。陥凹面（底部）および陥凹の辺縁には明らかな小顆粒・顆粒状変化はみられない。

　粘膜ひだ集中は小弯側を除いて明瞭にみられ，口側では粘膜ひだ集中の先端部には先細り（矢印G）がみられ，大弯側では先端部に先細りと走行異常（矢印C，H）が認められる。また，粘膜ひだ集中は多中心性にみられ，大弯側では不整形な浅い陥凹部に向かって集中し（矢印C，D），肛門側

では粘膜ひだ集中の先端部は明瞭な中断（矢印E，F）と軽度に肥厚している。粘膜ひだ間の線状陰影は狭小化，不整開大，濃淡の差などの所見がみられる。

　Fig.361のネガ像，ポジ像では，口側（矢印G，B，H）から数本の粘膜ひだ集中がみられ，その先端部には先細りが明瞭に認められる。また，ニッシェの小弯側（矢印A）および口側（矢印B）には不整形な淡いバリウム斑がみられる。不整形な浅い陥凹の境界は鮮明である。小弯側の不整形な浅い陥凹面（底部）および陥凹の辺縁には小顆粒・顆粒状変化はみられず，口側の不整形な浅い陥凹面（底部）および陥凹の辺縁には小顆粒像が認められる。

　Fig.362のネガ像，ポジ像では，口側の粘膜ひだ集中の先端部には明らかに肥厚した部に，立ち上がりの比較的急峻な透亮像（矢印I）がみられ，大弯側および肛門側には立ち上がりの緩やかな透亮像（矢印D）が認められる。大弯側の粘膜ひだ集中の先端部には明らかな中断と肥厚所見（矢印C）がみられる。粘膜ひだ間の線状陰影は狭小化，不整開大，濃淡の差などの所見が認められる。

　これらの多彩で不整形な透亮像の変化所見は，大きいニッシェがみられ，炎症性浮腫性壁肥厚と癌浸潤による壁肥厚との鑑別が難しい。

　背景粘膜は腺境界領域であろう。腺境界領域の近傍粘膜であれば，このような領域に存在するⅡc病変の大部分は未分化型癌が推定される。周囲粘膜は網状陰影がみられず，萎縮変化はみられない。

要　約

　Fig.359，360のネガ像，ポジ像では，口側，小弯側の不整形な浅い陥凹の境界は不鮮明，**Fig.361**のネガ像，ポジ像では，不整形な陥凹の境界は鮮明，口側の陥凹面（底部）および陥凹の辺縁には小顆粒像。

　大弯側の不整形な陥凹の境界は不明瞭，陥凹面（底部）は小顆粒像，陥凹の辺縁には粘膜ひだ集中。

　肛門側の不整形な浅い陥凹の境界は比較的鮮明，陥凹面（底部）および陥凹の辺縁には小顆粒・顆粒状変化はみられない。

　口側では粘膜ひだ集中の先端部には先細り，大弯側では先端部に先細りと走行異常，肛門側では粘膜ひだ集中の先端部には明瞭な中断と軽度に肥厚，粘膜ひだ間の線状陰影は狭小化，不整開大，濃淡の差。

　口側の粘膜ひだ集中の先端部には先細りが明瞭，明らかに肥厚した部に，立ち上がりの比較的急峻な透亮像，大弯側および肛門側には，立ち上がりの緩やかな透亮像などの所見である。

　上記の事柄を考慮し，境界，面（底部），辺縁，粘膜ひだ集中の先端部，粘膜ひだ間の線状陰影などの所見から，未分化型癌のⅢ＋Ⅱc病変と読影した。

　深達度は厚みと硬さ（凹凸と伸展性）で行うが，癌の粘膜下以深への浸潤によって生じた所見（因果関係に基づく所見）として，粘膜ひだ集中の先端部の明らかな肥厚，陥凹辺縁の隆起，ひだの走行異常，ひだ間の狭小化，癌の深部浸潤と関係がある所見（相関関係に基づく所見），局在部位，癌組織型，肉眼型，大きさ，潰瘍合併の有無などから推定してsm以深癌と読影できよう。

考　察

　Ⅲ＋Ⅱc病変で，不規則な形の大きく深い陥凹と，不整形な小さく浅い陥凹の二段陥凹を呈する所見を解析する場合，濃淡差による微細な変化所見の読影はポジ像がわかりやすい。

1）潰瘍の境界部に不整形な陰影所見および明瞭な濃淡差がみられ，不整形な変化所見が認められれば，再度組織像を検討し，Ⅱc病変の有無を検証することが大切である。そのような例では，Ⅲ＋Ⅱc病変を疑うことが重要である。

2）潰瘍の境界部に濃淡差がみられ，多彩で不整形な浅いはみ出し状陰影の境界部が鮮明な変化所見であれば，Ⅲ＋Ⅱc病変を疑うことが大切である。

3) 良性潰瘍にも線状および面状のはみ出し状陰影がみられることはあるが，不整形な局面をもつはみ出し状陰影がみられ，濃淡差のある境界部であり，その境界部所見が明瞭であれば，良性潰瘍よりⅢ＋Ⅱc病変を疑うことが大切である。

微細で微小な陰影所見の読影は，ポジ像を中心にネガ像をも含めて検討することが重要である。

◆**病理組織診断**　Ⅲ＋Ⅱc型早期癌　sm　por　35×28mmである。

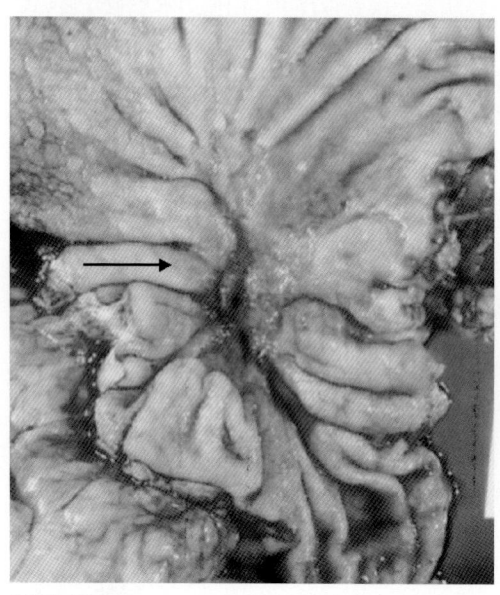

新鮮切除標本

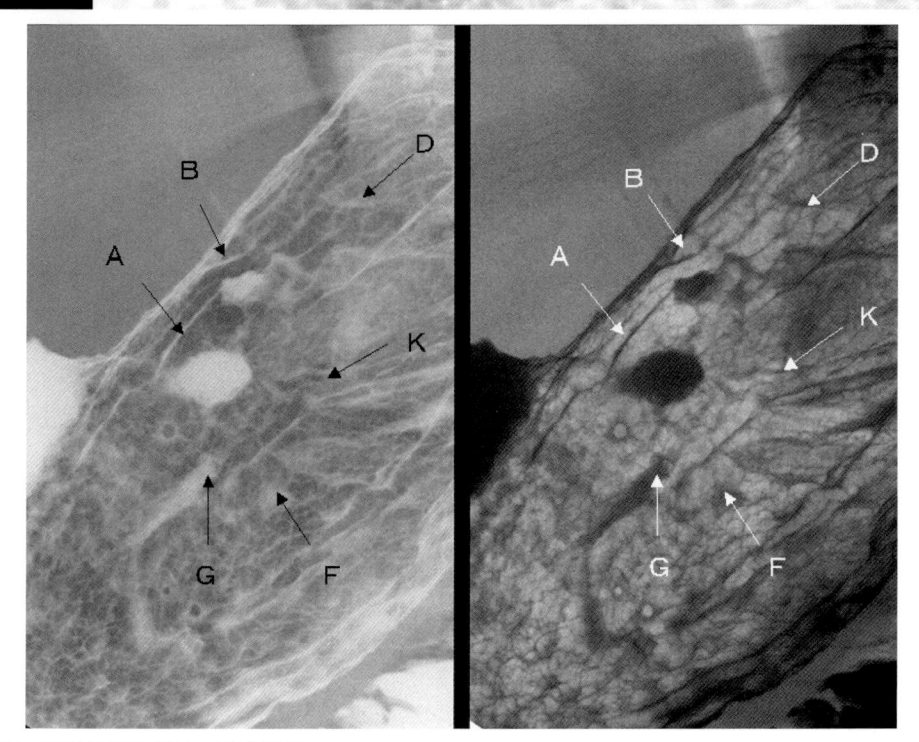

症例 94　Ⅲ＋Ⅱc型早期胃癌　55歳・男性

Fig.363　背臥位第2斜位二重造影像

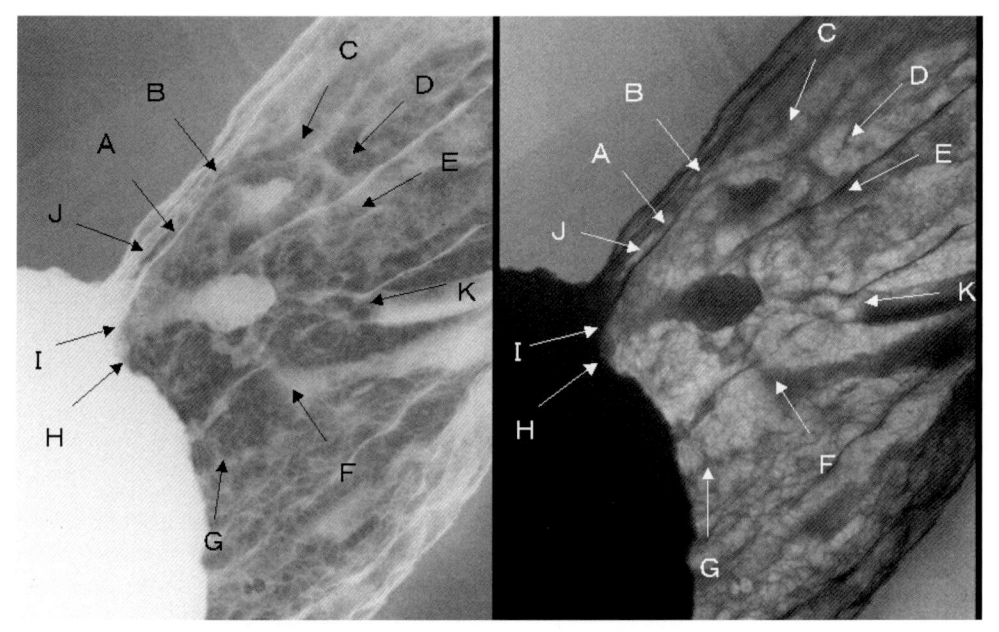

Fig.364　背臥位第2斜位二重造影像

胃癌X線読影法

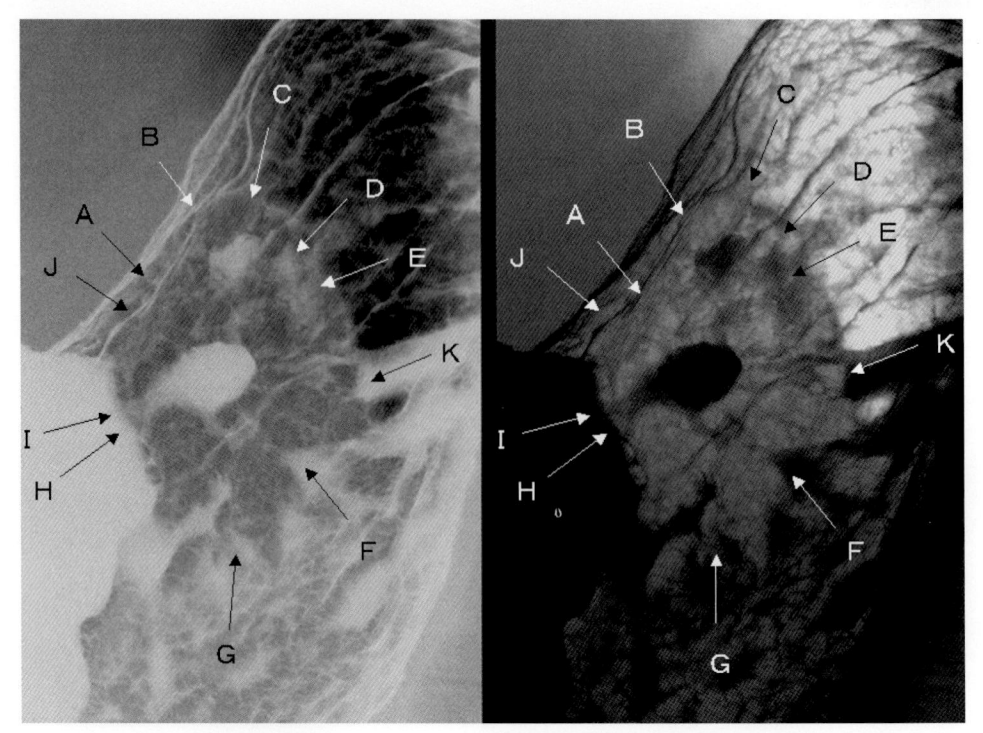

Fig.365　背臥位第2斜位二重造影像

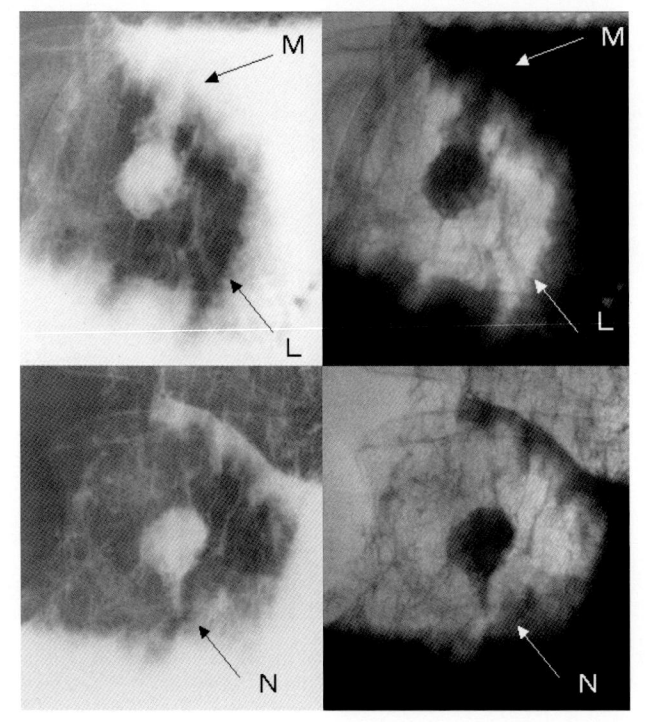

Fig.366　立位圧迫像

344

症例94．Ⅲ＋Ⅱc型早期胃癌

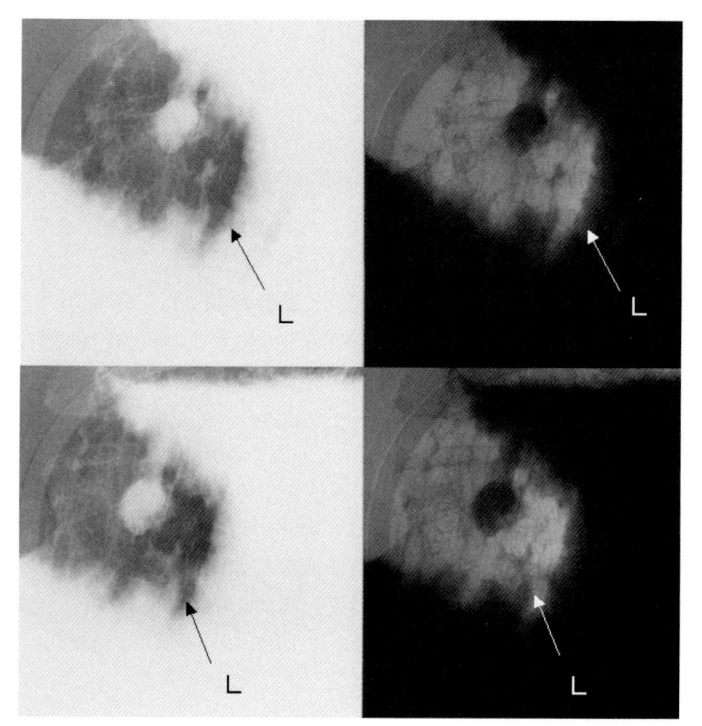

Fig.367　立位圧迫像

　DR（digital radiography）で撮影されたX線写真である。**Fig.363，364，365，366，367**のネガ像，ポジ像では，体下部後壁小弯寄りに粘膜ひだ集中を伴う類楕円形の大きいバリウム陰影（矢印A）および不規則な形の小さいバリウム斑（矢印B）がみられ，ともにニッシェである。

　類楕円形の大きいニッシェ（矢印A）の境界は大部分が平滑である。ニッシェの面（底部）はバリウムが溜まって性状は不明瞭である。ニッシェの辺縁には立ち上がりの緩やかな隆起像（はじき像）が認められる。

　不規則な形の小さいニッシェ（矢印B）の境界は大部分が平滑である。ニッシェの面（底部）はバリウムが溜まって性状は不明瞭である。ニッシェの辺縁には立ち上がりの緩やかな隆起像（はじき像）が認められる。

　2つのニッシェの辺縁には約50×33mmの不規則な形の隆起像（はじき像）（矢印A～Hの範囲）が認められる。

　隆起の立ち上がりは緩やかな隆起像（はじき像）であることから，炎症性浮腫性壁肥厚が推定される。

　粘膜ひだ集中の先端部には中断，先細り，なだらかなヤセなどはみられないが，粘膜ひだ間の線状陰影は狭小化，不整開大，濃淡の差などの所見が認められる。

　2つのニッシェの境界部を詳細に検討する。類楕円形の大きいニッシェの全周性に不整形な淡いバリウム斑（矢印A，E～J）および不整形な淡い陰影斑（矢印A，E～J）がみられる。類楕円形の大きいニッシェの口側には不整形な淡い陰影斑（矢印E，K）がみられ，小弯側にも不整形な淡いバリウム斑（矢印A，J）が認められる。大弯側には明らかに不整形な淡いバリウム斑（矢印F）がみられ，肛門側には，やや局面をもつ帯状の淡いバリウム斑（矢印H，I）が，はみ出し状陰影として認められる。

　口側および小弯側の不整形な浅い陥凹（矢印A，E，J，K）の境界は不明瞭である。陥凹面（底部）は微細顆粒像がみられる。陥凹の辺縁には立ち上がりの緩やかな隆起像（はじき像）が認めら

345

れる。
　大弯側の明らかに不整形な浅い陥凹（矢印F）の境界は比較的鮮明である。陥凹面（底部）は顆粒像および微細顆粒像がみられる。陥凹の辺縁には立ち上がりの緩やかな隆起像（はじき像）が認められる。
　肛門側のはみ出し状陰影のやや浅い局面をもつ帯状陥凹（矢印H，I）の境界は不明瞭である。陥凹面（底部）は微細顆粒像がみられる。陥凹の辺縁には立ち上がりの緩やかな隆起像（はじき像）が認められる。
　不規則な形の小さいニッシェの口側から大弯側および肛門側では，不整形な淡いバリウム斑（矢印B，C，D）がみられる。それぞれの不整形な浅い陥凹の境界は比較的明瞭である。陥凹面（底部）は微細顆粒像および小顆粒像がみられる。陥凹の辺縁には立ち上がりの緩やかな隆起像（はじき像）が認められる。
　Fig.366，367のネガ像，ポジ像では，ニッシェのほぼ全周に立ち上がりの緩やかな透亮像（矢印L）がみられる。大部分の変化所見は炎症性浮腫性壁肥厚であろう。ニッシェの口側（矢印M），大弯側（矢印L），肛門側（矢印N）には不整形なはみ出し状陰影が認められる。
　本例は腺境界領域に生じた多発性潰瘍＋多発性潰瘍瘢痕が主たる変化所見であり，病理組織報告書では類楕円形の大きいニッシェ（矢印A）の後壁大弯側を中心に，全周性に範囲の狭い粘膜内癌（m癌）がみられる。不規則な形の小さいニッシェ（矢印B）の周囲には癌浸潤はみられない。
　しかし，潰瘍部の大きさが約15×12mmの大きさであることを考慮すれば，粘膜内癌の大きさは約7×3mmであり，その一部がsmへ微小浸潤している。
　X線的には，類楕円形の大きいニッシェの大弯側の不整形な浅い陥凹の境界，面（底部），辺縁からⅡc病変と読影したが，粘膜内癌（m癌）は口側，小弯側，肛門側にもみられる。しかし，大弯側以外はⅡc病変と読影することが難しい。
　背景粘膜は腺境界領域であろう。腺境界領域の近傍粘膜であれば，このような領域に存在するⅡc病変の大部分は未分化型癌が推定される。周囲粘膜は網状陰影がみられ，軽度な萎縮変化が推定される。

要　約

　類楕円形の大きいニッシェの境界は大部分が平滑，ニッシェの面（底部）はバリウムが溜まって性状は不明瞭，ニッシェの辺縁には立ち上がりの緩やかな隆起像（はじき像）。不規則な形の小さいニッシェの境界は大部分が平滑，ニッシェの面（底部）はバリウムが溜まって性状は不明瞭，ニッシェの辺縁には立ち上がりの緩やかな隆起像（はじき像）。
　類楕円形の大きいニッシェの口側（矢印E，K）および小弯側（矢印A，J）の不整形な浅い陥凹の境界は不明瞭，陥凹面（底部）は微細顆粒像，陥凹の辺縁には立ち上がりの緩やかな隆起像（はじき像）。
　大弯側（矢印F）の明らかに不整形な浅い陥凹の境界は比較的鮮明，陥凹面（底部）は顆粒像および微細顆粒像，陥凹の辺縁には立ち上がりの緩やかな隆起像（はじき像）。
　肛門側（矢印H，I）のはみ出し状陰影のやや浅い局面をもつ帯状陥凹の境界は不明瞭，陥凹面（底部）は微細顆粒像，陥凹の辺縁には立ち上がりの緩やかな隆起像（はじき像）。粘膜ひだ間の線状陰影は狭小化，不整開大，濃淡の差などの所見である。
　以上の病理組織報告書をも参考にした，類楕円形の大きいニッシェのはみ出し状陰影である陥凹の境界，面（底部），辺縁，粘膜ひだ間の線状陰影などの所見から，未分化型癌のⅢ＋Ⅱc病変と読影した。
　深達度は厚みと硬さ（凹凸と伸展性）で行うが，癌の粘膜下以深への浸潤によって生じた所見（因果関係に基づく所見）はみられず，癌の深部浸潤と関係がある所見（相関関係に基づく所見）を

思考しても，顕微鏡的な微小浸潤を考慮しなければm癌と読影できよう。結果的にはsmへ一部微小浸潤している。

考　察
　Ⅲ＋Ⅱc病変では，潰瘍の全周に浅い陥凹性病変がみられ，その不整形な浅い陥凹の性状は適度なコントラストがみられ，ポジ像がわかりやすい。そのような場合，わずかな濃淡差のある陰影所見を中心に読影することが重要であり，それらの変化所見の読影もポジ像がわかりやすい。
　しかし，本例のように潰瘍の全周性に浅い陥凹性病変がみられるような場合，不整形な淡いバリウム斑および不整形な淡いはみ出し状陰影は，ネガ像，ポジ像の利点をそれぞれ考慮した読影が大切であろう。

◆**病理組織診断**　　Ⅲ＋Ⅱc型早期癌（ul-Ⅲ）　sm-1　sig　20×17mmと良性潰瘍である。

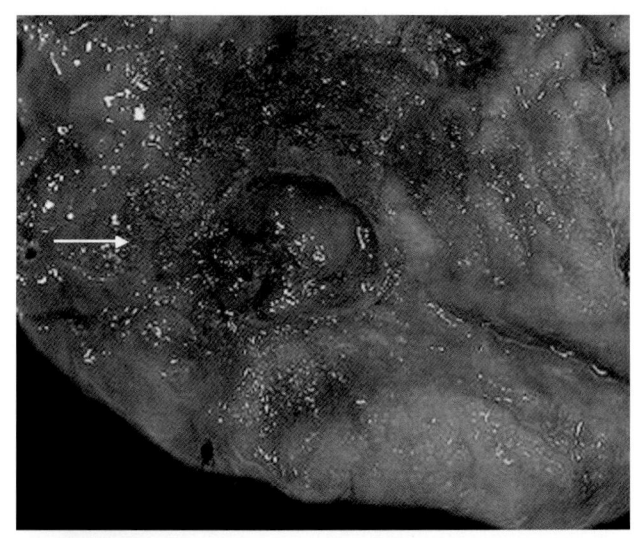

新鮮切除標本

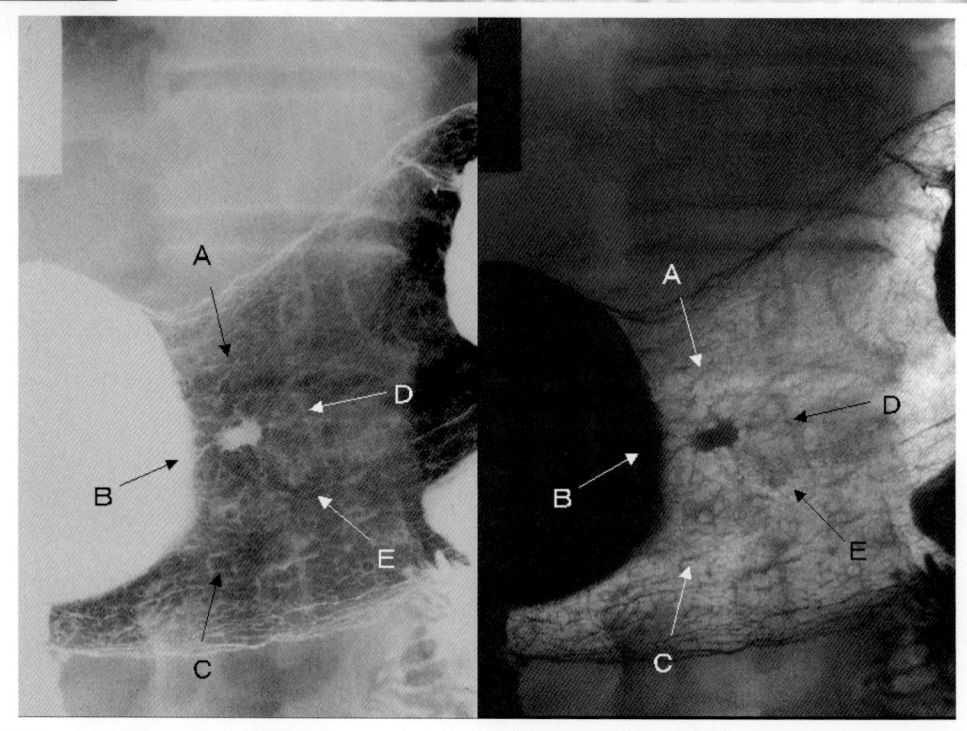

症例 95 　Ⅲ＋Ⅱc類似進行胃癌　55歳・女性

Fig.368　背臥位第2斜位二重造影像

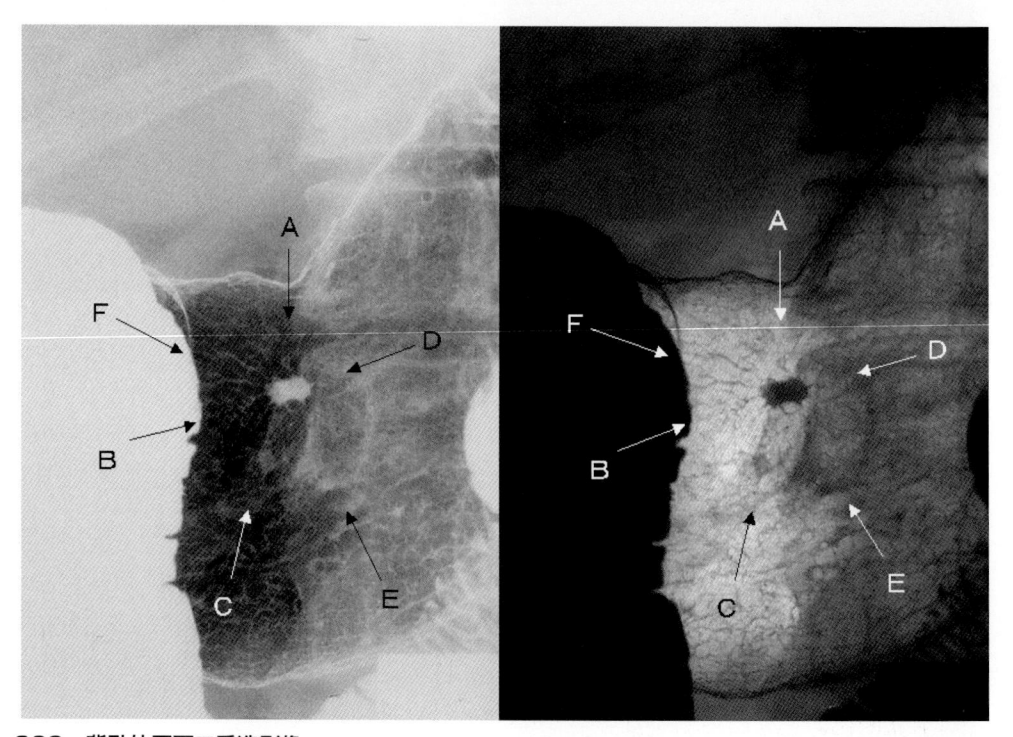

Fig.369　背臥位正面二重造影像

症例95. Ⅲ＋Ⅱc類似進行胃癌

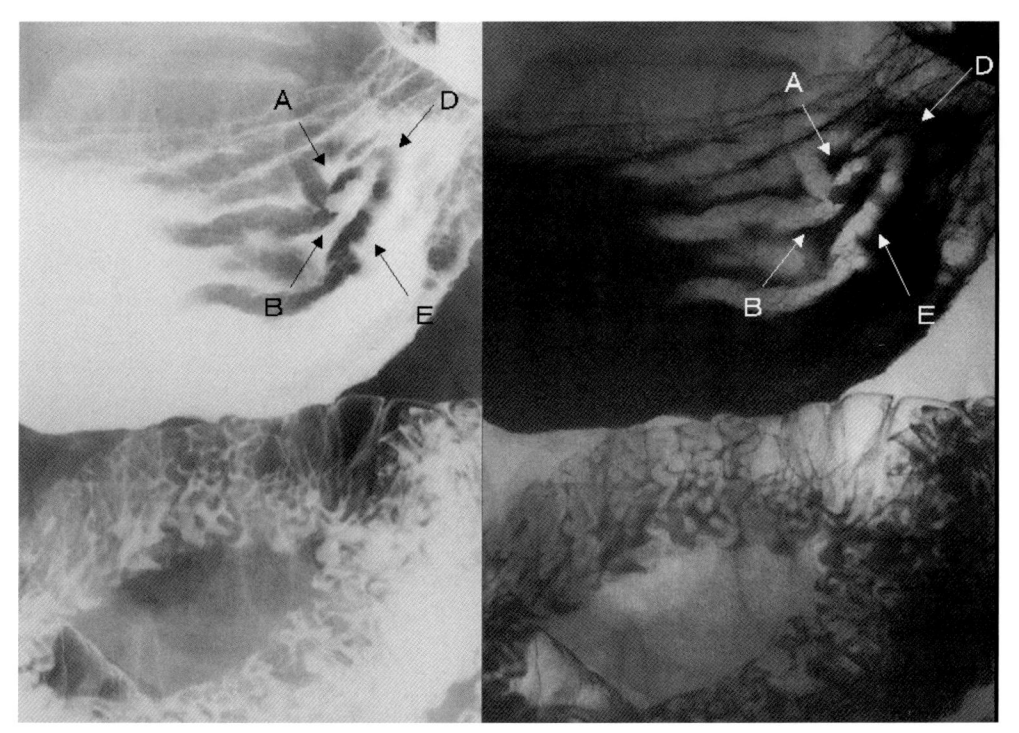

Fig.370 立位圧迫像

　Fig.368，369，370のネガ像，ポジ像では，胃角部後壁中央に粘膜ひだ集中を伴う不整形な濃いバリウム陰影（矢印A）がみられる。

　本例では，不規則な形の濃いバリウム陰影がニッシェなのかⅡc病変なのか，その鑑別が重要なポイントである。通常，これだけ不規則な形の濃いバリウム陰影をみればニッシェである。ところが，陥凹の境界がギザギザしている所見をみると，ニッシェにしては不整形な陰影所見である。それらの変化所見が明確に読影できないために，御蔵入りしていた症例である。

　Fig.368のネガ像，ポジ像では，粘膜ひだ集中を伴う不整形な濃いバリウム陰影（矢印A）がみられ，大部分が治癒期の潰瘍であるため，境界が平滑ではない。しかし，詳細にみると，潰瘍の小弯側には不整形な小さく淡いはみ出し状陰影（矢印A）がみられる。口側（矢印D），肛門側（矢印B），肛門側大弯寄り（矢印C），大弯側（矢印E）も同様である。

　それぞれの不整形な小さく浅いはみ出し状陥凹（矢印A〜E）の境界は比較的明瞭である。陥凹面（底部）は潰瘍部にバリウムが溜まって性状は不明瞭であるが，小弯側では潰瘍部と不整形な小さく浅いはみ出し状陥凹との境には小顆粒像が認められる。陥凹の辺縁には明らかな隆起変化所見はみられない。

　また，ニッシェの肛門側大弯寄りにはバリウムが軽度にせき止められ，立ち上がりの緩やかな隆起像（はじき像）（矢印C）がみられ，大弯側（矢印E）には不規則な形の淡い陰影斑が認められる。大弯側の不規則な形の浅い陥凹（矢印E）の境界は不明瞭である。陥凹面（底部）は小顆粒・顆粒像がみられる。陥凹の辺縁には隆起変化所見は認められない。結果からみると萎縮粘膜（非癌部）であろうが，見逃してはならない陰影所見であろう。

　Fig.369のネガ像，ポジ像では，肛門側から粘膜ひだ集中（矢印F）がみられる。粘膜ひだ集中の先端部および粘膜ひだ間の線状陰影の変化所見は不明瞭である。ニッシェの小弯側には不整形な小さく淡いはみ出し状陰影（矢印A）がみられる。口側（矢印D），大弯側（矢印E），肛門側（矢印B），肛門側大弯寄り（矢印C）も同様である。

それぞれの不整形な小さく浅いはみ出し状陥凹（矢印A～E）の境界は比較的明瞭である。不整形な小さく浅いはみ出し状陥凹の面（底部）には微細顆粒像が認められる。陥凹の辺縁には明らかな隆起変化所見はみられない。

また，ニッシェの大弯側には粗大顆粒像（矢印E）がみられ，肛門側大弯寄りでは不規則な形の淡い陰影斑（矢印C）が認められ，その口側には，不規則な形の線状のはみ出し状陰影がみられる。

不規則な形の浅い陥凹（矢印C）の境界は明瞭である。陥凹面（底部）には微細顆粒像がみられる。陥凹の辺縁には小顆粒・顆粒像，微細顆粒像が認められる。本陥凹は萎縮粘膜とⅡc病変との鑑別が難しい。構築図ではニッシェの肛門側大弯寄りの離れた部に粘膜癌（m癌）がみられることが記載されているが，本陥凹か否か不明である。病理組織診断を考慮し，病変の大きさをみると約28×14mmである。

Fig.370のネガ像，ポジ像は，立位圧迫像であるが，二重造影像ではニッシェの辺縁に明らかな隆起変化所見は大弯側を除いてみられなかったが，圧迫像では大部分が粘膜ひだに取り囲まれ，不規則な形の透亮像がみられる。よくみると，その透亮像はニッシェ部から外側へ向かって（近位側から遠位側）凸状で，不規則な形の変化所見（矢印A，E）である。

背景粘膜は腺境界領域であろう。周囲粘膜は小顆粒像がみられるが，顆粒間の開大した所見がみられず，軽度から中等度な萎縮変化が推定される。

要　約

Fig.368のネガ像，ポジ像では，それぞれの不整形な小さく浅いはみ出し状陥凹の境界は比較的明瞭，陥凹面（底部）は潰瘍部にバリウムが溜まって性状は不明瞭，潰瘍部と不整形な小さく淡いはみ出し状陰影との境には小顆粒。

Fig.369のネガ像，ポジ像では，それぞれの不整形な小さく浅いはみ出し状陥凹の境界は比較的明瞭，不整形な小さく浅いはみ出し状陥凹の面（底部）には微細顆粒像，Fig.370のネガ像，ポジ像の圧迫像では不規則な形の透亮像などの所見である。

以上の境界，面（底部），辺縁の所見から，組織型は不明だがⅢ+Ⅱc病変と読影した。これらの所見からは進行癌と読影するには難しい変化所見である。

深達度は厚みと硬さ（凹凸と伸展性）で行うが，癌の粘膜下以深への浸潤によって生じた所見（因果関係に基づく所見）として，陥凹辺縁の不規則な形の透亮像，癌の深部浸潤と関係がある所見（相関関係に基づく所見），局在部位，癌組織型，肉眼型，大きさ，潰瘍合併の有無などから推定してsm癌と読影できよう。結果的にはss癌である。

考　察

病理組織報告書の内容を記載しておくと，深達度は潰瘍部の小弯側ではsmから一部ss部に浸潤している。潰瘍部の大弯側はsmから一部mp部に浸潤している。潰瘍から少し離れた小弯側部および潰瘍から比較的離れた肛門側大弯寄り部ではm浸潤である。潰瘍の深さはul-Ⅲの開放性潰瘍である。これらの所見から推定すると，開放性潰瘍の底部に浸潤したss部およびmp部はX線的には読影が難しい。開放性潰瘍がみられ，X線的にはsm浸潤主体の癌病変を思考することになろう。

新鮮切除標本と対比すると，標本では立ち上がりの緩やかな隆起が約25×20mmの大きさでみられるが，X線的には明らかに現れていないことが，深達度の読影を難しくしたものと推定される。

Ⅲ+Ⅱc類似進行病変において，二重造影像では，ニッシェの境界部には不整形なはみ出し状陰影がみられ，それらの淡い陰影所見はネガ像がわかりやすいが，濃淡差のみられる変化所見の読影はポジ像がわかりやすい。圧迫像では，陥凹辺縁の不規則な形の透亮像の変化所見はネガ像，ポジ像ともにわかりやすい陰影所見である。

◆**病理組織診断**　Ⅲ+Ⅱc類似進行癌　ssβ　pap　25×11mmである。

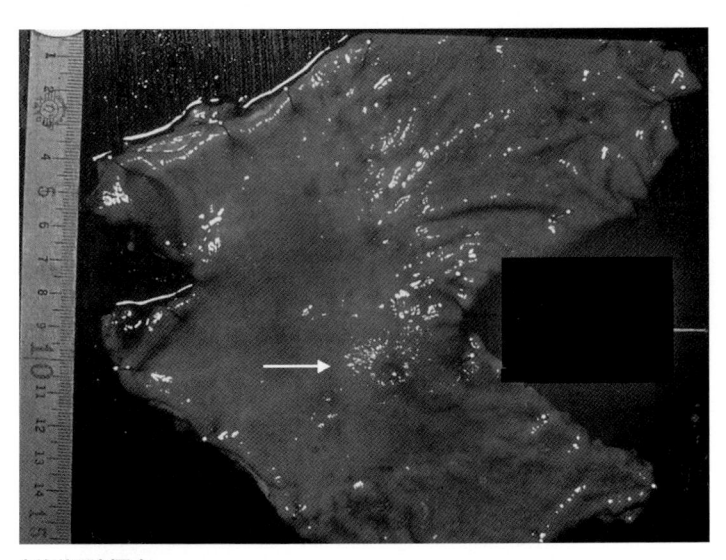

症例95．Ⅲ＋Ⅱc類似進行胃癌

新鮮切除標本

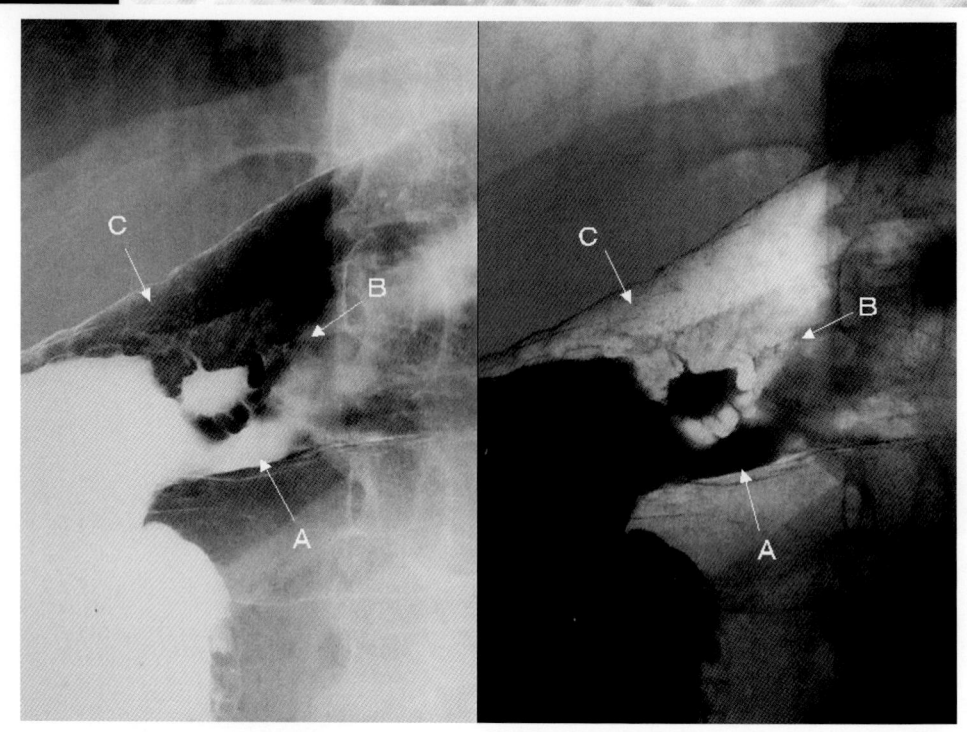

症例 96　2型進行胃癌　54歳・男性

Fig.371　背臥位第2斜位二重造影像

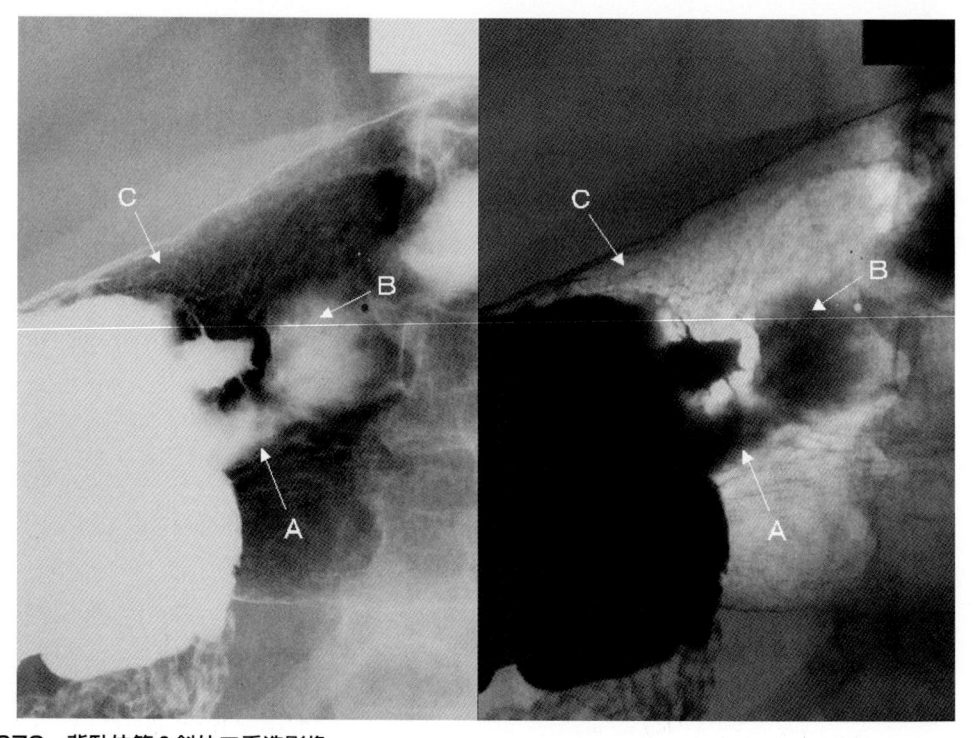

Fig.372　背臥位第2斜位二重造影像

症例96．2型進行胃癌

　Fig.371, 372のネガ像，ポジ像では，体下部小弯前・後壁に，不整形な濃いバリウム陰影の辺縁に隆起像（はじき像）（矢印A）がみられ，不整形な隆起＋陥凹病変が認められる。
　不整形な深い陥凹（矢印A）の境界は鮮明であり，バリウム陰影濃度は濃いトゲトゲした棘状陰影である。陥凹面（底部）はバリウムが溜まって性状は不明瞭である。陥凹の辺縁には立ち上がりの急峻な隆起像（はじき像），すなわち周提隆起が認められる。病変の大きさは約24×21mmである。
　不整形な深い陥凹（矢印A）の境界はトゲトゲした棘状，すなわちバリウム陰影濃度が濃い鋭利なトゲトゲした棘状陰影であり，このような形状変化を進行癌による不整形な噴火口状の陥凹（クレーター）および陥凹境界と考えている。Ⅲ＋ⅡcおよびⅡc＋Ⅲ病変のⅢ病変の陥凹境界（陥凹部の性状）とは識別している。
　背景粘膜は腺境界領域であろう。周囲粘膜は網状陰影がみられず，萎縮変化はみられない。

要　約
　不整形な噴火口状の陥凹（クレーター），不整形な深い陥凹の境界はトゲトゲした棘状，すなわちバリウム陰影濃度が濃い鋭利なトゲトゲした棘状陰影，陥凹の辺縁には立ち上がりの急峻な周提隆起などの所見である。
　これらの境界，面（底部），辺縁の所見から分化型癌の2型進行癌と読影した。
　深達度は厚みと硬さ（凹凸と伸展性）で行うが，癌の粘膜下以深への浸潤によって生じた所見（因果関係に基づく所見），不整形な噴火口状の陥凹（クレーター），陥凹辺縁の周提隆起から推定してmp以深癌と読影できよう。

考　察
　Fig.371, 372のネガ像，ポジ像では，2型進行癌は容易に読影でき，読影をここで終了すれば，本例は単なる進行癌でそれ以上の意味はなく，不適切な症例提示ということになろう。
　そこでもう少し読影を続けると，不整形な深い陥凹の辺縁である周提隆起の口側には，不整形な小さく淡いバリウム斑（矢印B）および小弯側には不規則な形の淡い陰影斑（矢印C）がみられ，それらの変化所見はネガ像およびポジ像でみられる。
　口側の不整形な小さく浅い陥凹の境界は明瞭である。陥凹面（底部）は微細顆粒像が認められる。陥凹の辺縁には立ち上がりの緩やかな幅の狭い隆起像（はじき像）がみられる。
　小弯側の不規則な形の浅い陥凹の境界は明瞭である。陥凹面（底部）は小顆粒像，微細顆粒像が認められる。陥凹の辺縁には小顆粒像がみられる。
　組織学的な検索が不十分なため，不整形な小さく淡いバリウム斑および不規則な形の淡い陰影斑はびらん，萎縮粘膜とⅡc病変との識別が難しいが，これらの変化所見は見逃してはならない陰影所見であろう。
　不整形な小さく淡いバリウム斑および不規則な形の淡い陰影斑は，ネガ像では濃度が高く，黒くつぶれている。ポジ像は濃度域が広く，黒くつぶれた部でもわずかな濃度差として観察され，それらの性状はポジ像がわかりやすい。

◆**病理組織診断**　2型進行癌　mp tub 2　21×18mmである。

胃癌X線読影法

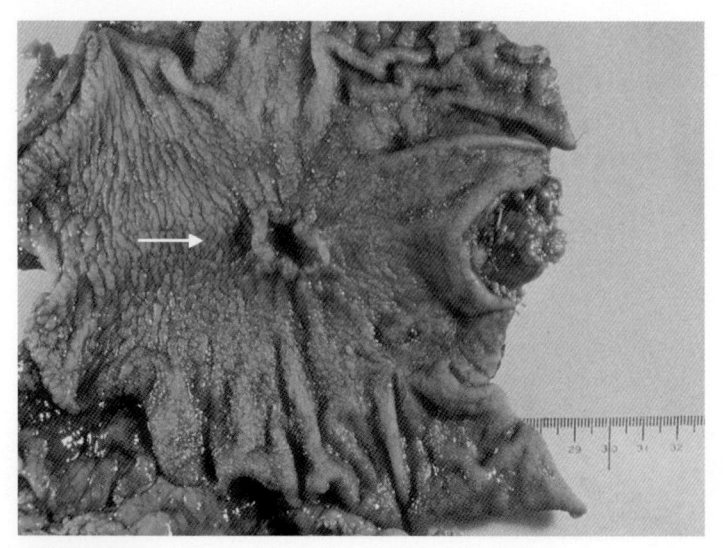

新鮮切除標本

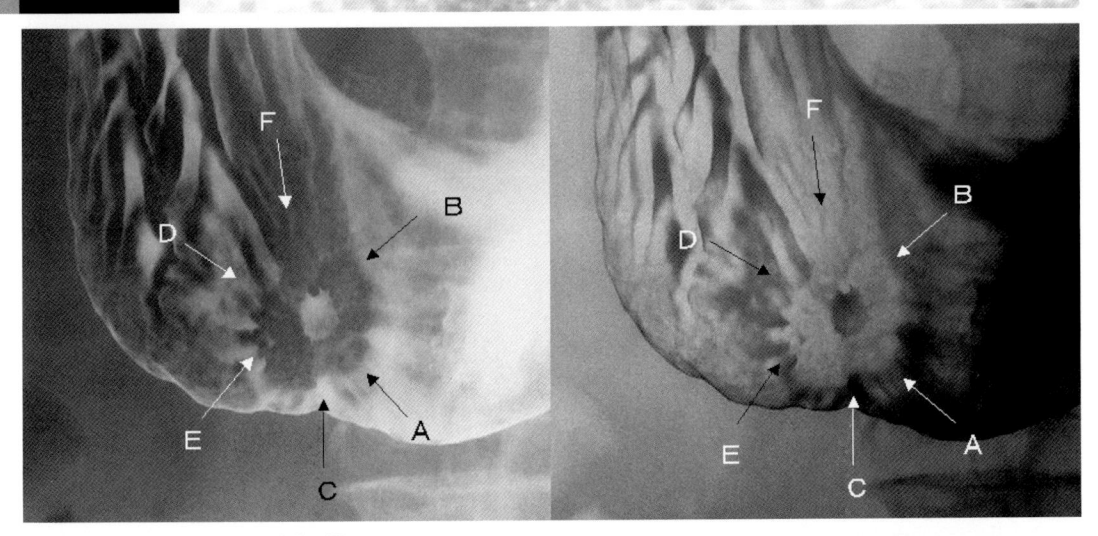

| 症 例 97 | 2型進行胃癌　82歳・男性 |

Fig.373　腹臥位正面二重造影像

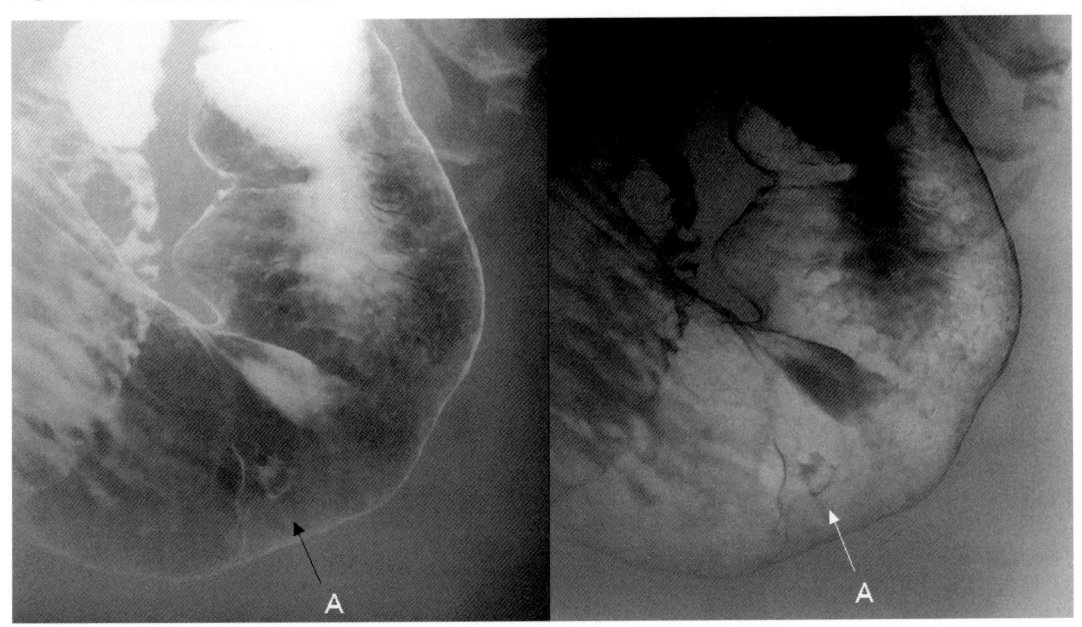

Fig.374　腹臥位第2斜位二重造影像

　Fig.373, 374, 375, 376のネガ像, ポジ像では, 胃角部前壁やや大弯寄りに粘膜ひだ集中を伴う類円形のバリウム陰影（矢印A）の辺縁に隆起像（はじき像）がみられ, 不規則な形の隆起＋陥凹病変が認められる。病変の大きさは約38×28mmである。

　Fig.373, 374のネガ像, ポジ像では, 粘膜ひだ集中を伴う類円形なバリウム陰影（矢印A）がみられ, その辺縁には立ち上がりの急峻および緩やかな隆起像（はじき像）（矢印B～E）が認められる。

　類円形なバリウム陰影はニッシェである。2型進行癌にみられる不整形な噴火口状の陥凹（クレーター）とは異なる変化所見である。

　詳細にみると, ニッシェ（矢印A）の境界は数か所にギザギザした部がみられ, ニッシェの面（底部）には濃淡差が認められる。

　肉眼的にはニッシェであろう。しかし, 肉眼的にニッシェのようにみえても, 組織学的にはニッ

355

胃癌X線読影法

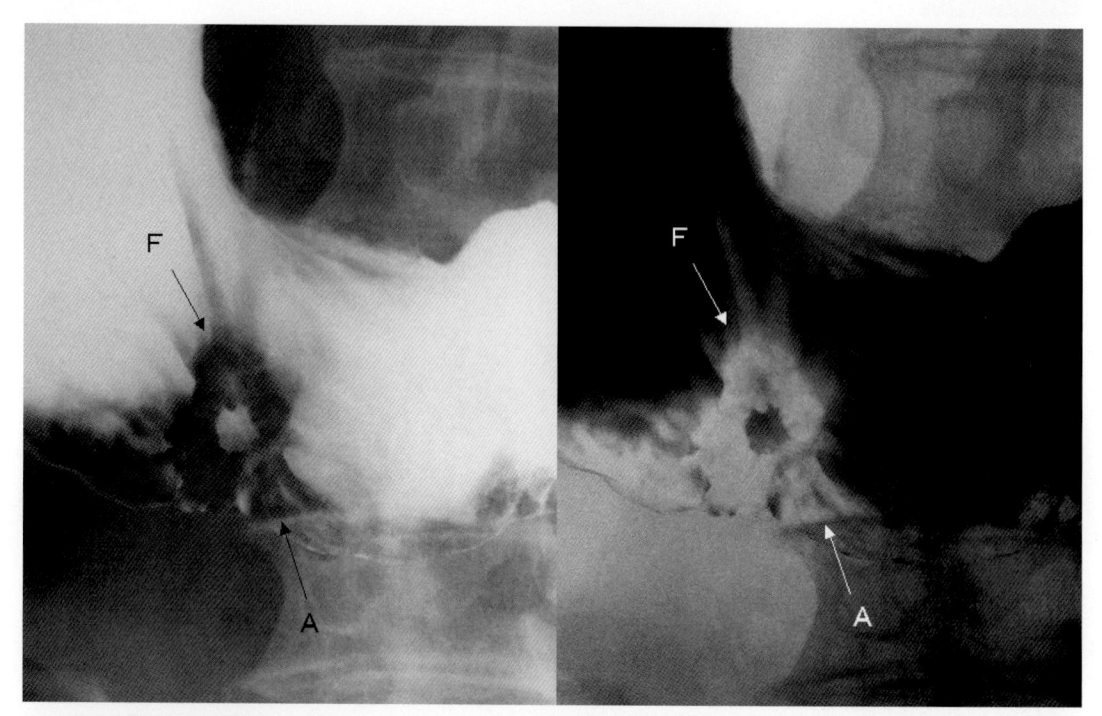

Fig.375　腹臥位圧迫像

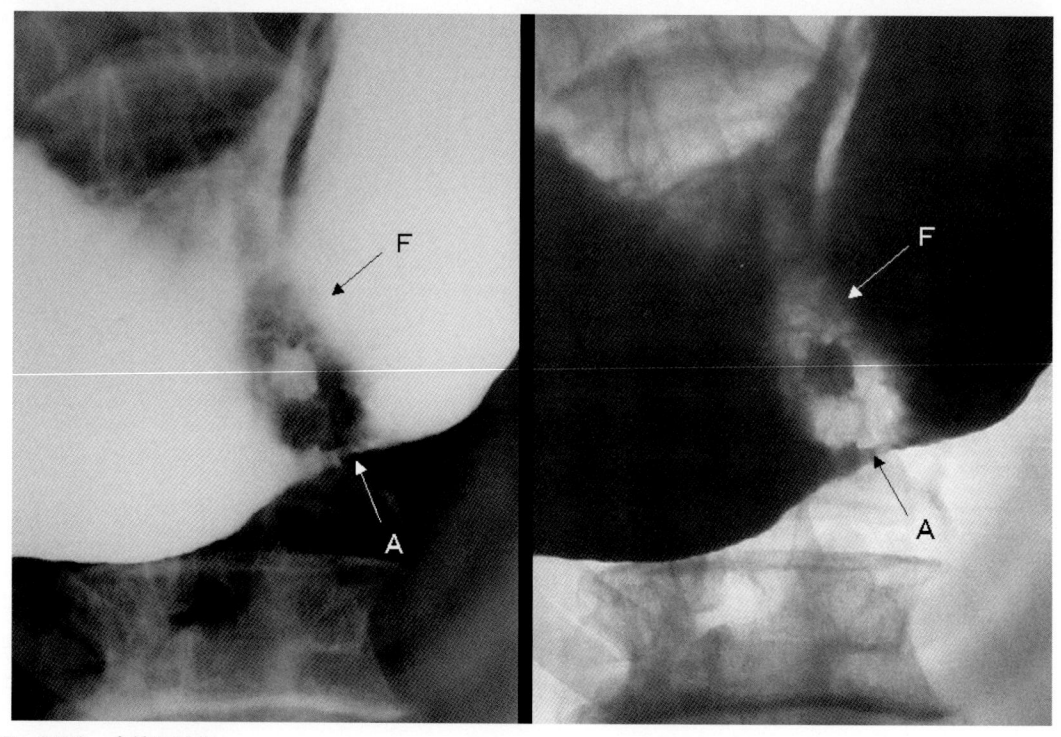

Fig.376　立位圧迫像

356

シェの面（底部）にはすでに癌浸潤がみられるのであろう．ニッシェの面（底部）に癌浸潤が明らかに認められれば，その大部分は進行癌である．進行癌であれば，不整形な噴火口状の陥凹（クレーター）と読影することが適正とみるむきもあろう．その点がすべて曖昧のままで現在に至っている．

進行癌による不整形な噴火口状の陥凹（クレーター）と，肉眼的にみたニッシェとはX線的には異なることが多い．進行癌による不整形な噴火口状の陥凹（2～3型進行癌の不整形陥凹，クレーター）と肉眼的にみたニッシェ（消化性潰瘍）とは分けて考えることが妥当であろう．本例のように肉眼的にニッシェのようにみえて，組織学的には癌浸潤が認められても，それはそれで表現すればよい問題である．ただし，ニッシェを広い意味で"オランダ坂などにある，聖像などを飾った凹み"と解釈すればとの考え方もあろうが，それはまた別問題である．読影は基本的にはブレないことが大切であろう．

また，ニッシェの口側小弯寄りには不整形な淡い陰影斑（矢印F）がみられ，小弯側（矢印B）および大弯側（矢印C）にも不整形な淡い陰影斑が認められる．

ニッシェの口側大弯寄りには点状および極微小なバリウム斑（矢印D，E）がみられる．すなわち，ニッシェの大部分は潰瘍の特徴を呈しているが，口側小弯寄り，小弯側，大弯側には不整形で萎縮粘膜様な，不明瞭ではあるがIIc病変に類似した変化所見が認められる．

口側小弯寄り（矢印F）の不整形な萎縮粘膜様の陰影斑を，Fig.373のネガ像，ポジ像で検討すると，不整形な浅い陥凹（矢印F）の境界は不明瞭であり，Fig.375のネガ像，ポジ像では，比較的明瞭である．陥凹面（底部）は小顆粒像，微細顆粒像がみられる．陥凹の辺縁には口側から粘膜ひだ集中がみられ，その他の部では小顆粒像が認められる．

小弯側（矢印B）および大弯側（矢印C）の不整形で萎縮粘膜様な陥凹の性状は，不整形な浅い陥凹（矢印B，C）の境界は不明瞭およびやや明瞭である．陥凹面（底部）は微細顆粒像および小顆粒像がみられる．陥凹の辺縁には幅の狭い立ち上がりの緩やかなはじき像および顆粒像が認められる．粘膜ひだ集中の先端部は中断，先細り，なだらかなヤセなどはみられないが，粘膜ひだ間の線状陰影は狭小化の所見が認められる．粘膜ひだ集中の先端部は，同心円状に求心状（性）収束に向かう上皮の修復再生と求心状（性）の壁収縮とは異なり，架橋皺襞（bridging fold）（矢印Fから矢印Dの間の粘膜ひだ）のような変化所見である．

Fig.375，376のネガ像，ポジ像では，陥凹の辺縁には立ち上がりの急峻（矢印A）および緩やかな（矢印F），隆起幅の不均等な高低差の異なる不規則な形の透亮像が認められる．

上記所見をまとめると，粘膜下腫瘍様隆起＋III＋IIc病変の形態，すなわち，粘膜下腫瘍様の肉眼形態を示す胃癌ということになろう．深達度は陥凹由来の隆起＋陥凹病変であり，進行癌と読影するに矛盾はなかろう．

背景粘膜は腺境界領域であろう．周囲粘膜は網状陰影がみられず，萎縮変化はみられない．

要　約

ニッシェの境界は数か所にギザギザした部，ニッシェの面（底部）には濃淡差．口側小弯寄り（矢印F）の不整形な浅い陥凹の境界は不明瞭，陥凹面（底部）は小顆粒像，微細顆粒像，陥凹の辺縁には立ち上がりの急峻および緩やかな透亮像．

不整形な浅い陥凹（矢印B，C）の境界は不明瞭およびやや明瞭，陥凹面（底部）は微細顆粒像および小顆粒像，陥凹の辺縁には幅の狭い立ち上がりの緩やかなはじき像および顆粒像，隆起幅の不均等な高低差の異なる不規則な形の透亮像，粘膜ひだ間の線状陰影は狭小化などの所見である．

以上の境界，面（底部），辺縁，粘膜ひだ間の線状陰影などの所見から，分化型癌の2型進行癌と読影した．

深達度は厚みと硬さ（凹凸と伸展性）で行うが，癌の粘膜下以深への浸潤によって生じた所見（因果関係に基づく所見）として，陥凹辺縁の周提様隆起，ひだ間の狭小化，輪郭が不明瞭な粘膜下

腫瘍様の隆起像（はじき像），癌の深部浸潤と関係がある所見（相関関係に基づく所見），局在部位，癌組織型，肉眼型，大きさ，潰瘍合併の有無などから推定してmp以深癌と読影できよう。

考　察

　粘膜下腫瘍様の形態を示す2型進行病変では，萎縮粘膜様の変化所見の読影はポジ像が比較的わかりやすい。ポジ像ではネガ像に比べると濃度域が広く，コントラストが低い。ネガ像で濃度の高い部でも，ポジ像ではガンマーカーブはねており，濃度差が少ない。ネガ像で濃度が黒くつぶれた部でも，ポジ像ではわずかな濃度差として観察される。このようなことから濃度差のみられる所見はポジ像がわかりやすい。

　しかし，本例は詳細にみると，淡い微細な陰影斑が変化所見の中心であり，濃淡差が比較的みられない。このような萎縮粘膜様変化の性状はネガ像がわかりやすい。

◆**病理組織診断**　2型進行癌　se　tub1　35×25mmである。

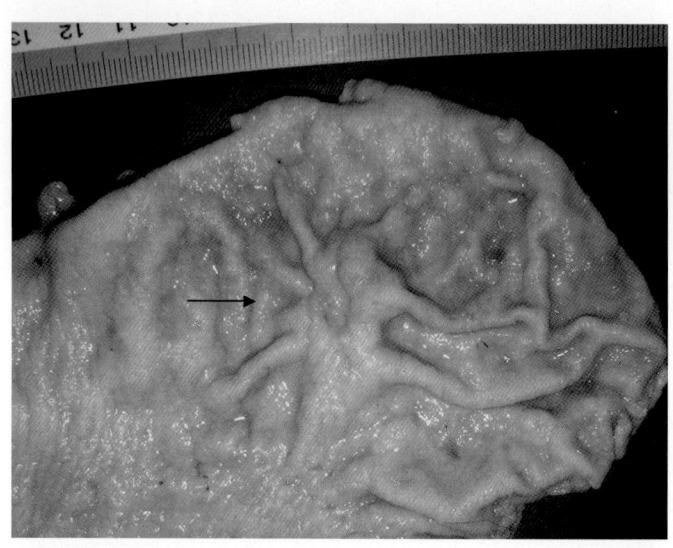

固定切除標本

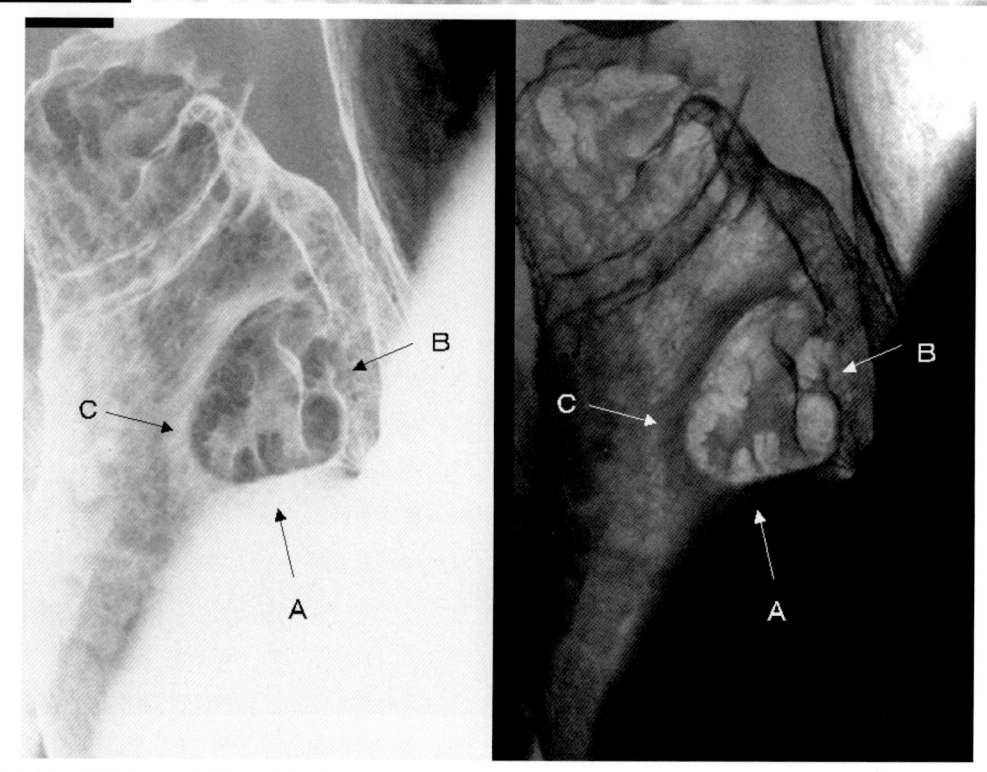

症例 98   2型進行胃癌　70歳・男性

Fig.377　半臥位第1斜位二重造影像

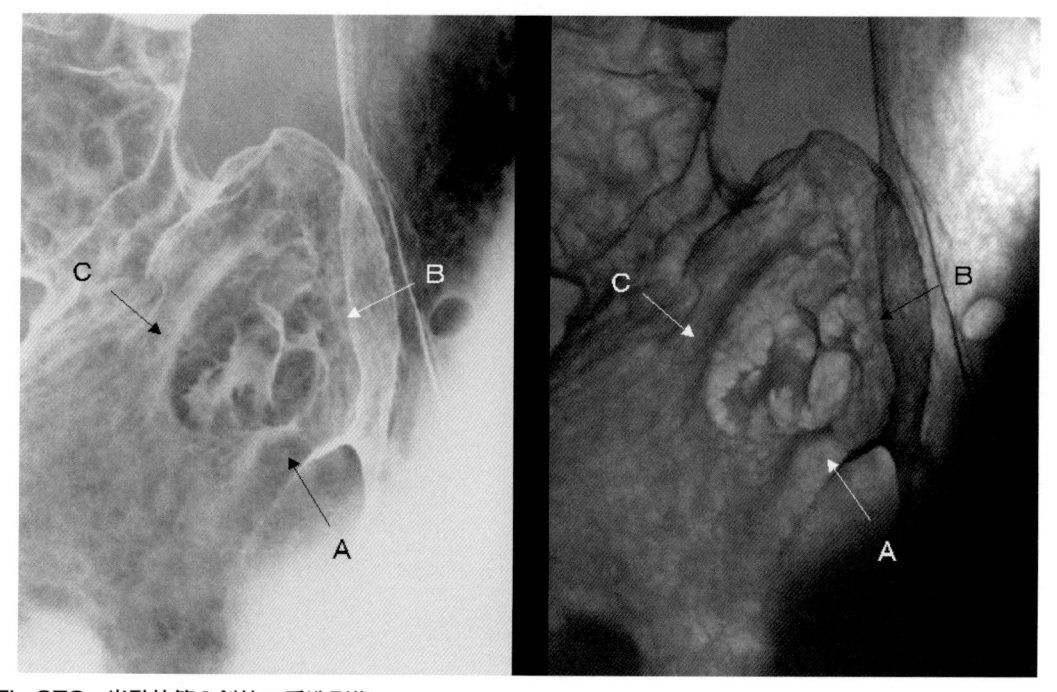

Fig.378　半臥位第1斜位二重造影像

胃癌X線読影法

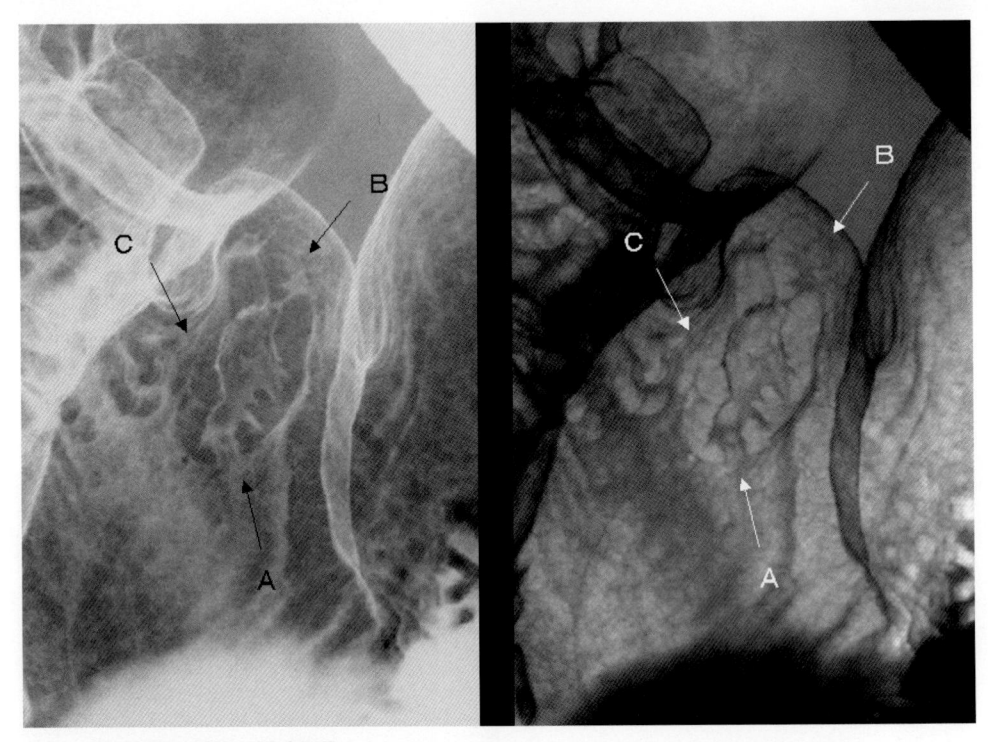

Fig.379　半臥位第1斜位二重造影像

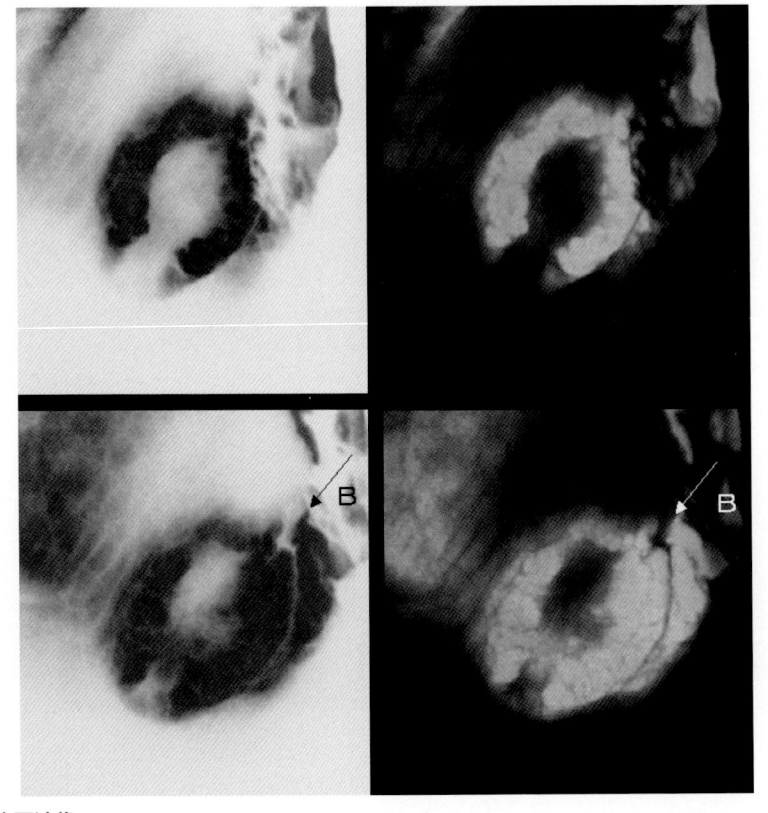

Fig.380　立位圧迫像

360

DR（digital radiography）で撮影されたX線写真である。Fig.377，378，379，380のネガ像，ポジ像では，前庭部後壁小弯寄りに不整形なバリウム陰影（矢印A）の辺縁には隆起像（はじき像）がみられ，不整形な隆起＋陥凹病変が認められる。

Fig.377，378，379のネガ像，ポジ像では，不整形な隆起＋陥凹病変がみられ，その隆起の性状をみると，小弯側の一部を除いて隆起の立ち上がりは急峻（矢印A〜C）である。Ⅰ，Ⅱa型の隆起の性状を呈している部はみられず，陥凹由来の隆起＋陥凹病変であろう。病変の大きさは約28×13mmである。

不整形な陥凹（矢印A）（クレーター）の境界は大部分が鮮明であるが，局所的にはギザギザした鋸歯状陰影（矢印C）およびトゲトゲした棘状陰影（矢印A）がみられる。陥凹の小弯側では不整形なバリウム陰影に連続して，不整形な小さく淡いバリウム斑（矢印B）がみられ，Ⅱc病変としての特徴を備えている。

不整形な陥凹面（底部）は無構造模様のようにみえるが，よくみると微細顆粒像，小顆粒像が認められる。また，濃淡差もみられる。陥凹の辺縁には小弯側の一部を除いて，立ち上がりの急峻な隆起像（はじき像）が認められる。

不整形な小さく浅い陥凹（矢印B）の境界はトゲトゲした棘状陰影である。陥凹面（底部）は微細顆粒像がみられる。陥凹の辺縁には小顆粒・顆粒像が認められる。

Fig.380のネガ像，ポジ像では，不整形なバリウム陰影がみられる。二重造影像ほど不整形な陥凹の性状は現れていないが，濃淡差や小顆粒像および陥凹の境界がギザギザした部などがみられる。辺縁隆起の表面は，不整形な濃淡差のある線状陰影および枝分かれ状陰影，微細な網状陰影などの所見が多彩に認められる。

組織像をみると，口側では隆起の立ち上がり部は非癌上皮がみられ，表面に近づくにつれて癌上皮が認められ，隆起部表面のやや陥凹側部では非癌上皮がみられる。肛門側では隆起の立ち上がり部から表面の大部分は非癌上皮がみられ，隆起部表面から陥凹側部の一部で癌上皮が認められる。

背景粘膜は幽門腺領域であろう。周囲粘膜は網状陰影がみられず，萎縮変化はみられない。

要 約

不整形な陥凹（クレーター）の境界は大部分が鮮明，局所的にはギザギザした鋸歯状陰影およびトゲトゲした棘状陰影，陥凹面（底部）は大部分が無構造模様様，詳細には微細顆粒像，小顆粒像，濃淡差，陥凹の辺縁には小弯側の一部を除いて，立ち上がりの急峻な隆起像（はじき像），不整形な小さく浅い陥凹の境界はトゲトゲした棘状陰影，陥凹面（底部）は微細顆粒像，陥凹の辺縁には小顆粒・顆粒像などの所見である。

以上の境界，面（底部），辺縁の所見から，分化型癌の2型進行癌と読影した。結果的には低分化腺癌（por）である。

深達度は厚みと硬さ（凹凸と伸展性）で行うが，癌の粘膜下以深への浸潤によって生じた所見（因果関係に基づく所見）として，不整形な深い陥凹（クレーター），陥凹辺縁の周提隆起，癌の深部浸潤と関係がある所見（相関関係に基づく所見），局在部位，癌組織型，肉眼型，大きさ，潰瘍合併の有無などから推定してmp以深癌と読影できよう。

考 察

早期癌では各組織型別特徴がみられるが，本例のように大部分がsm massiveで一部mpへ浸潤した例では，組織型別特徴が失われる傾向にある。

2型進行病変のように明瞭な凹凸を呈する変化所見を読影する場合，凹部の濃淡差，凸部表面の不整形な線状陰影および枝分かれ状陰影，微細な網状陰影，小顆粒・顆粒像などの性状はポジ像がわかりやすい。また，本例のように凹凸を呈する病変の所見を解析する場合，不整形の微細な淡

い陰影斑はネガ像がわかりやすく，濃淡差のある小顆粒・顆粒像の性状はポジ像がわかりやすい．

◆**病理組織診断**　2型進行癌　mp por　25×10mmである．組織学的には，大部分がsm massiveで一部mpへ浸潤している．組織型はporと診断されているが，tub 1，tub 2，papの部もみられる．

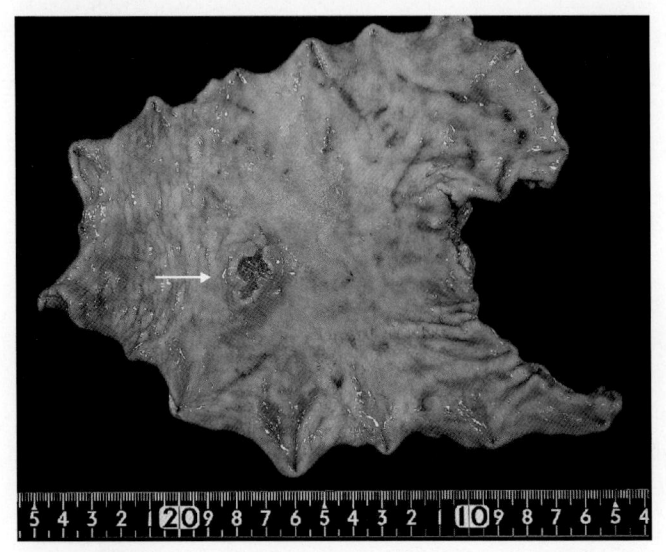

固定切除標本

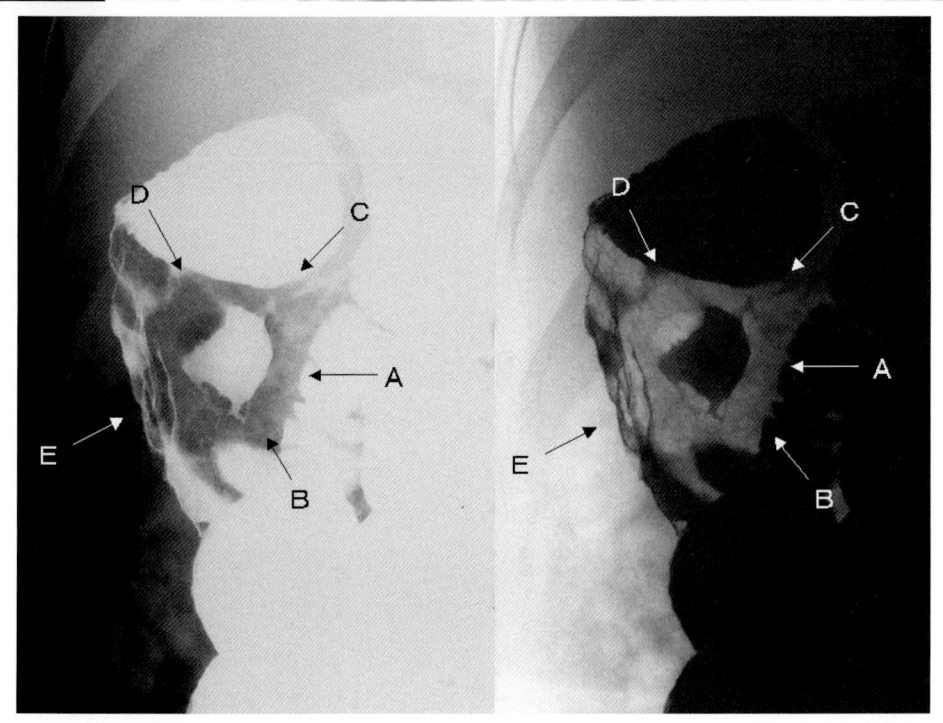

症例 99　3型進行胃癌　45歳・女性

Fig.381　背臥位第2斜位二重造影像

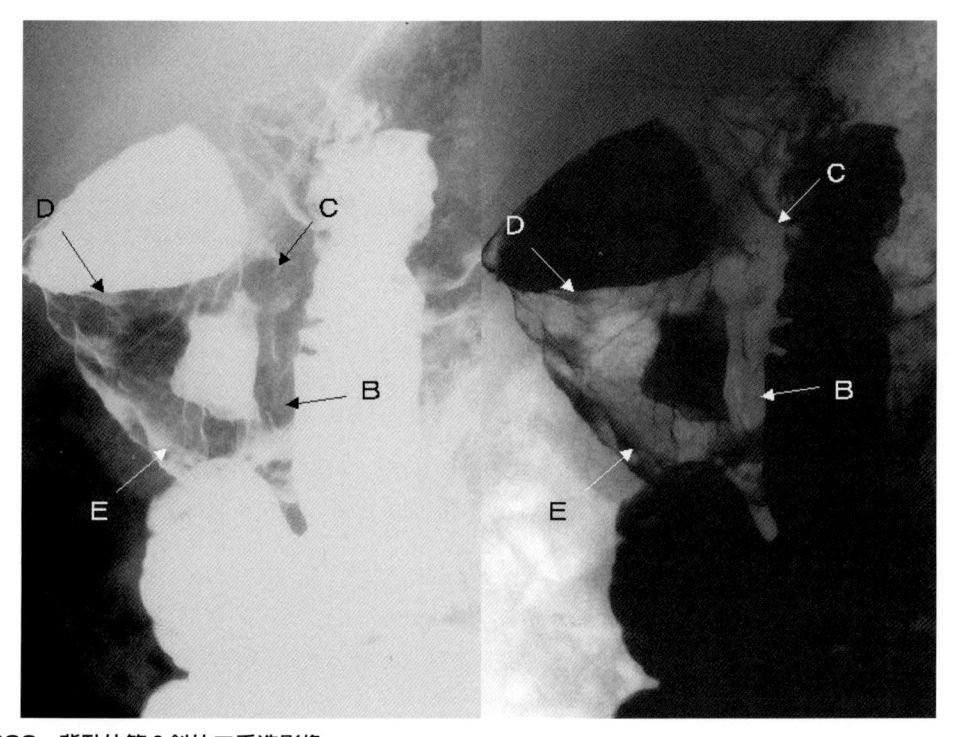

Fig.382　背臥位第2斜位二重造影像

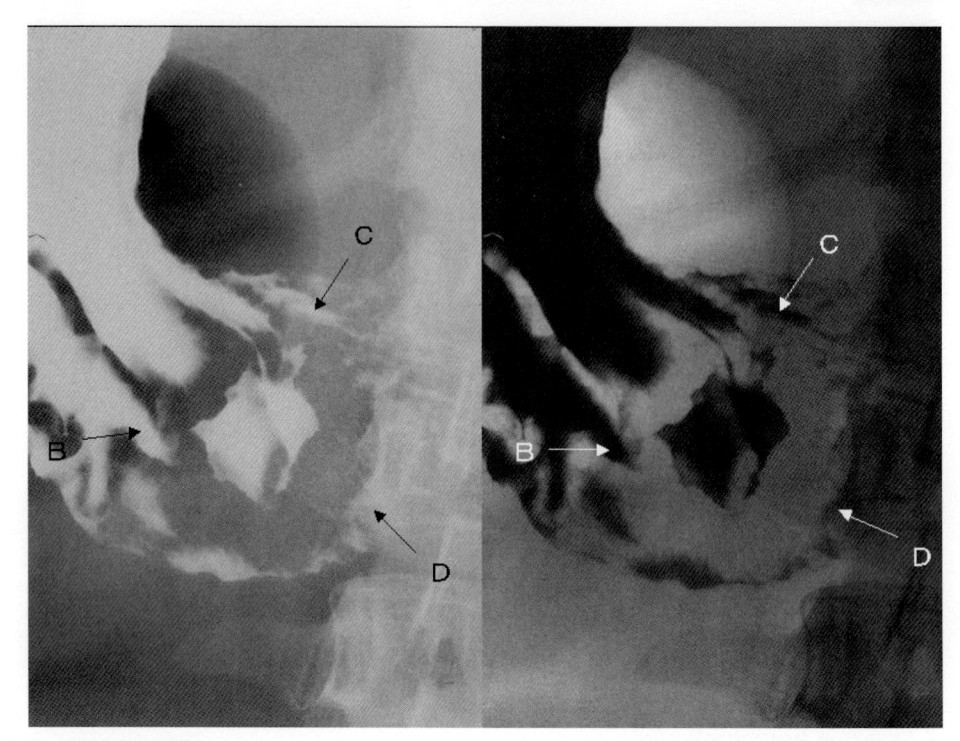

Fig.383 腹臥位圧迫像

　Fig.381, 382, 383のネガ像，ポジ像では，胃角部肛門側後壁中央から前庭部後壁中央に不規則な形の濃いバリウム陰影の辺縁に隆起像（はじき像）（矢印A）がみられ，不整形な隆起＋陥凹病変が認められる。
　圧迫像を無視すればⅢ＋Ⅱc病変の形態である。境界が比較的鮮明な部と平滑な部がみられ，不規則な形の濃いバリウム陰影（矢印A）が認められる。不規則な形の濃いバリウム陰影のほぼ全周性に，不整形な淡いバリウム斑（矢印B～E）がみられる。
　不規則な形の濃いバリウム陰影（矢印A）の小弯側（矢印C）および肛門側（矢印D）には，不整形なはみ出し状陰影が認められる。大弯側（矢印E）では類楕円形の丈の低い隆起部にバリウムのはじき像がみられ，そのはじき像の大弯側にはやや局面をもつ線状のはみ出し状陰影が認められる。
　口側大弯寄り（矢印B）では，不規則な形の濃いバリウム陰影と濃度差の異なる不整形な淡いバリウム斑がみられる。
　浅深な不整形の陥凹（矢印A）の境界は比較的鮮明な部と平滑な部が認められる。浅深な陥凹面（底部）はバリウムが溜まって性状は不明瞭である。陥凹の辺縁には立ち上がりの緩やかおよび比較的急峻な隆起像（はじき像）がみられる。腹臥位圧迫像では不規則な形の濃いバリウム陰影のほぼ全周性に，立ち上がりの急峻および緩やかな透亮像がみられ，隆起幅の不均等な高低差の異なる不整形な大きい透亮像（矢印B～D）が認められる。
　陥凹の口側，小弯側，肛門側，大弯側（矢印B～E）には，不整形な淡いはみ出し状陰影がみられ，潰瘍部との関係をみると，Fig.381のネガ像，ポジ像では，潰瘍の大弯側の1/3の変化所見は，潰瘍部の濃いバリウム陰影濃度とは異なった（矢印E）不整形な淡い陰影所見がみられる。その不整形な淡い陰影所見は，Ⅱc病変が浸潤増殖して，周囲のⅡc部とは連続性のみられる変化所見である。
　また，小弯側の不整形な淡いはみ出し状陰影は，Fig.382のネガ像，ポジ像では，Ⅱc病変の大きさが明らかに異なって（矢印C），大きく現れている。X線写真によってⅡc部の大きさが異なることはなく，バリウムの溜め方に問題があろう。

それぞれの不整形な浅いはみ出し状陥凹（矢印B～E）の境界は比較的鮮明である。陥凹面（底部）には小顆粒・顆粒像の変化所見はみられない。陥凹の辺縁には立ち上がりの急峻および緩やかな透亮像がみられ，隆起幅の不均等な高低差の異なる不整形な大きい透亮像が認められる。病変の大きさは約38×35mmである。

背景粘膜は腺境界領域の近傍粘膜と推定され，このような領域に存在するⅡc病変の大部分は未分化型癌が想定される。進行癌もほぼ同様であろう。周囲粘膜は網状陰影がみられず，萎縮変化はみられない。

要　約

浅深な不整形の陥凹の境界は比較的鮮明な部と平滑な部，浅深な陥凹面（底部）はバリウムが溜まって性状は不明瞭，陥凹の辺縁には立ち上がりの緩やかおよび比較的急峻な隆起像（はじき像）。

そのほぼ全周性に不整形な浅いはみ出し状陥凹，それぞれの不整形な浅いはみ出し状陥凹の境界は比較的鮮明，陥凹面（底部）には小顆粒・顆粒像の変化所見はみられず，陥凹の辺縁には立ち上がりの急峻および緩やかで隆起幅の不均等な高低差の異なる不整形な大きい透亮像などの所見である。

上記の事柄を考慮し，境界，面（底部），辺縁の所見から，未分化型癌の3型進行癌と読影した。

深達度は厚みと硬さ（凹凸と伸展性）で行うが，癌の粘膜下以深への浸潤によって生じた所見（因果関係に基づく所見），浅深な不整形の陥凹，陥凹辺縁の周堤隆起から推定してmp以深癌と読影できよう。

考　察

陥凹内の明らかな濃淡差のある，不規則な形の濃いバリウム陰影および不整形な淡いバリウム斑の変化所見は，ネガ像よりポジ像のほうがわかりやすい。また，圧迫像では陥凹面（底部）の明瞭な濃淡差もポジ像がよく現れている。コントラストが明瞭な変化所見はポジ像がわかりやすく，淡い陰影斑部の変化所見はネガ像がわかりやすい。

◆**病理組織診断**　3型進行癌　s por　35×32mmである。

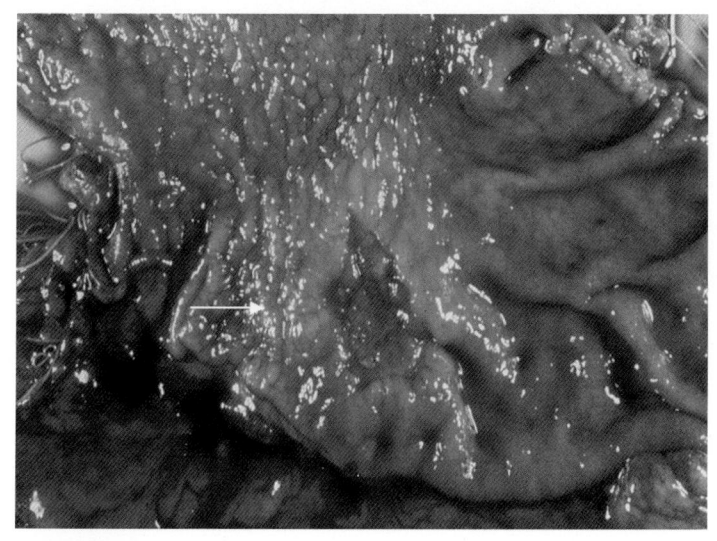

新鮮切除標本

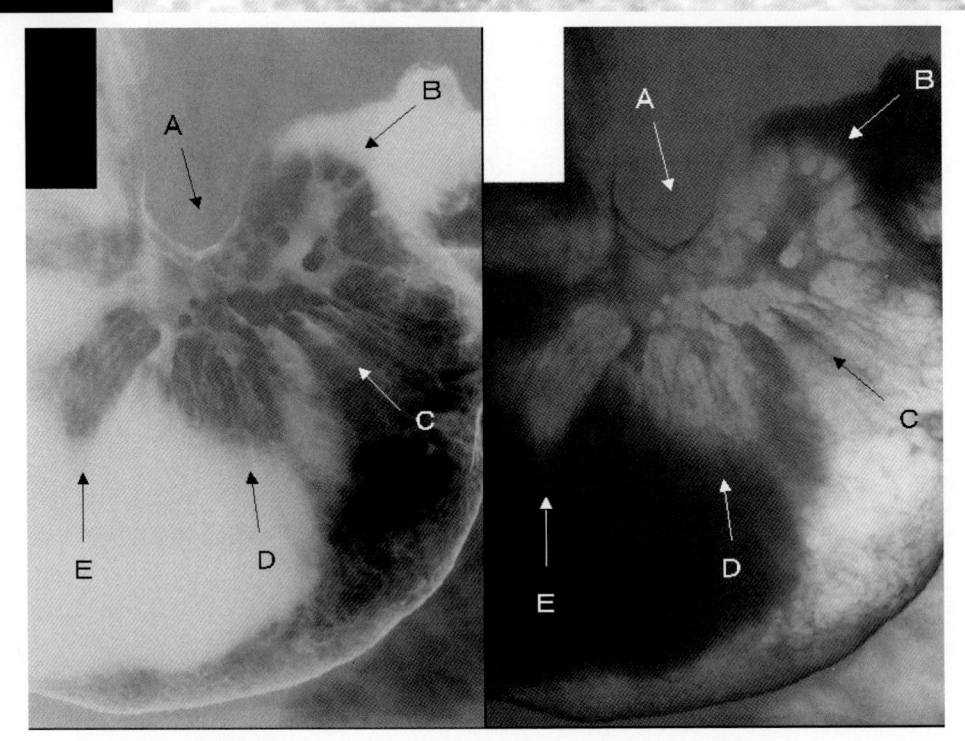

症例 100　3型進行胃癌　52歳・男性

Fig.384　腹臥位正面二重造影像

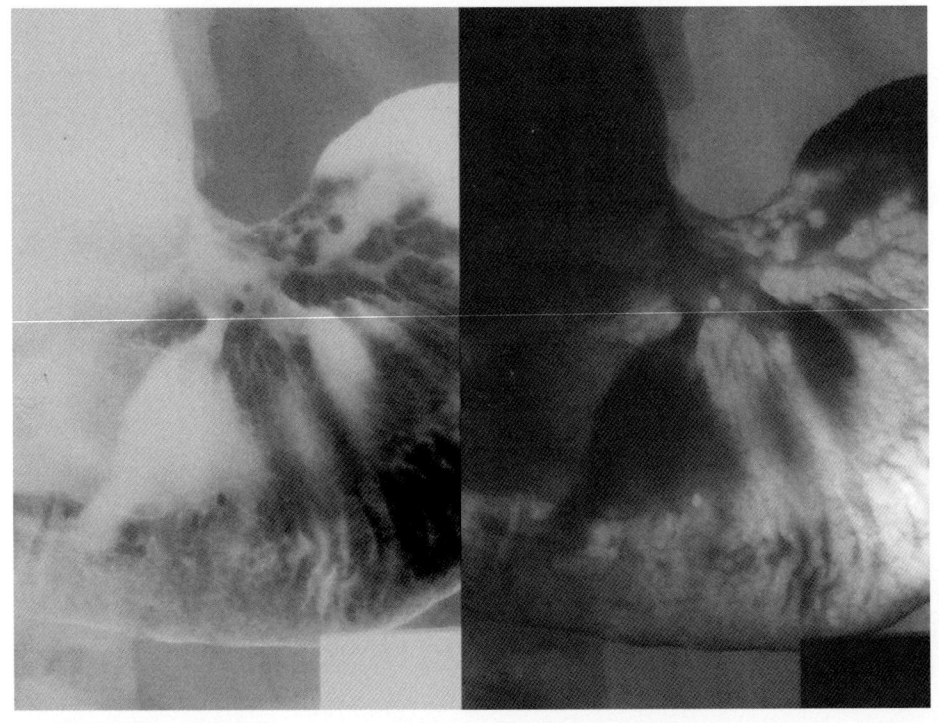

Fig.385　腹臥位正面二重造影像

症例100．3型進行胃癌

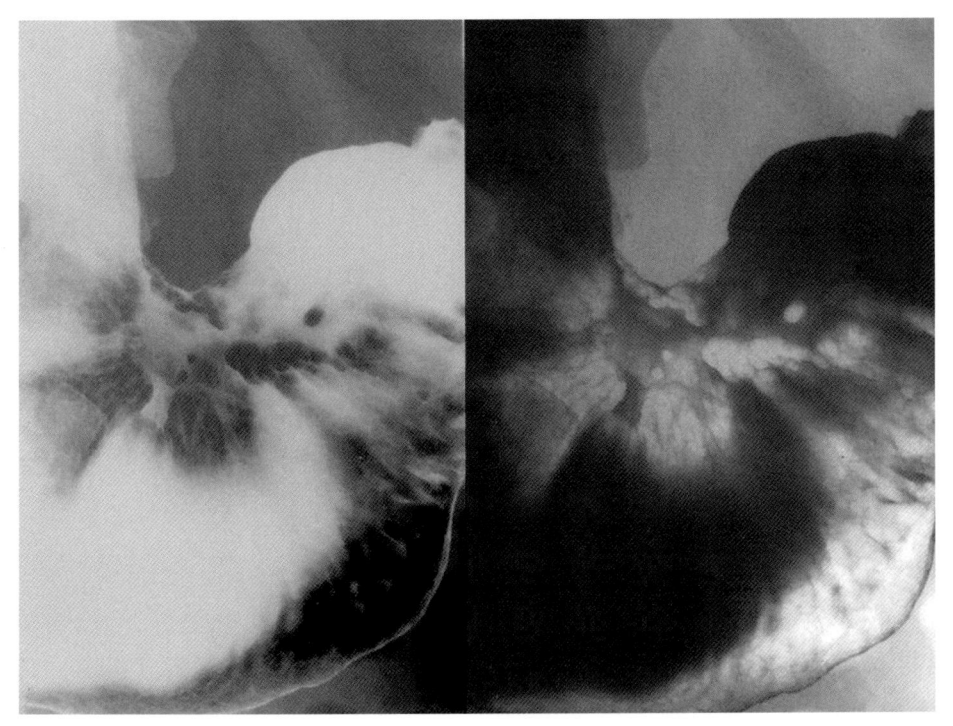

Fig.386　腹臥位正面二重造影像

　Fig.384，385，386のネガ像，ポジ像では，胃角部小弯前・後壁から前庭部小弯前・後壁に粘膜ひだ集中を伴う不整形な濃淡差のある大きいバリウム陰影（矢印A）がみられる。病変の大きさは約55×43mmである。
　粘膜ひだ集中の性状は，粘膜ひだは幅が広く肥厚して，先端部には明らかな中断（矢印B）がみられ，肛門側（矢印C）では，隆起像（はじき像）部で消失している。
　不整形な濃淡差のある浅深な陥凹（矢印A）の境界はギザギザした鋸歯状，鮮明およびトゲトゲした棘状陰影がみられる。陥凹面（底部）には明らかな濃淡差がみられ，数個の小顆粒・顆粒像が認められるが，大部分は無構造模様である。
　陥凹の辺縁には立ち上がりの緩やかで隆起幅の不均等な高低差の異なる隆起像（はじき像）（矢印B〜E）および粗大結節像がみられる。粘膜ひだ集中の性状は，粘膜ひだは幅が広く，先端部には中断，先細り（矢印C，D）が認められる。粘膜ひだ間の線状陰影は狭小化，不整開大，濃淡の差などの所見が認められる。
　背景粘膜は幽門腺領域から腺境界領域であろう。周囲粘膜は網状陰影がみられ，軽度な萎縮変化が推定される。

要約
　不整形な濃淡差のある浅深な陥凹の境界はギザギザした鋸歯状，鮮明およびトゲトゲした棘状陰影，陥凹面（底部）は明らかな濃淡差，数個の小顆粒・顆粒像，大部分は無構造模様，陥凹の辺縁は立ち上がりの緩やかで隆起幅の不均等な高低差の異なる隆起像（はじき像），粘膜ひだ集中の性状である，粘膜ひだは幅が広く肥厚し，先端部には中断，先細り，粘膜ひだ間の線状陰影は狭小化，不整開大，濃淡の差などの所見である。
　上記の事柄を考慮し，境界，面（底部），辺縁，粘膜ひだ集中の先端部，粘膜ひだ間の線状陰影などの所見から，未分化型癌の3型進行癌と読影した。

深達度は厚みと硬さ（凹凸と伸展性）で行うが，癌の粘膜下以深への浸潤によって生じた所見（因果関係に基づく所見），粘膜ひだ集中の性状である．粘膜ひだは幅が広く肥厚，陥凹辺縁の周堤隆起，ひだ間の狭小化，不整形の浅深な陥凹，陥凹面（底部）の無構造模様，癌の深部浸潤と関係がある所見（相関関係に基づく所見），局在部位，癌組織型，肉眼型，大きさ，潰瘍合併の有無などから推定してmp以深癌と読影できよう．

考　察

本例のように多彩で明瞭な凹凸を呈する進行癌は，ポジ像では，低濃度域の低コントラスト部の白くつぶれた部の淡い陰影斑の性状は読影が難しい．適度なコントラストのみられる部ではポジ像がわかりやすい．ネガ像では，低濃度域の低コントラスト部の淡い陰影斑の性状は比較的わかりやすい．わずかに濃淡差（コントラスト）のみられる部では，ポジ像がわかりやすい．本例のように病変部が大きい場合，全体的にはネガ像を中心にポジ像をも含めて検討することが大切である．

◆**病理組織診断**　3型進行癌　ss　por　52×40mmである．

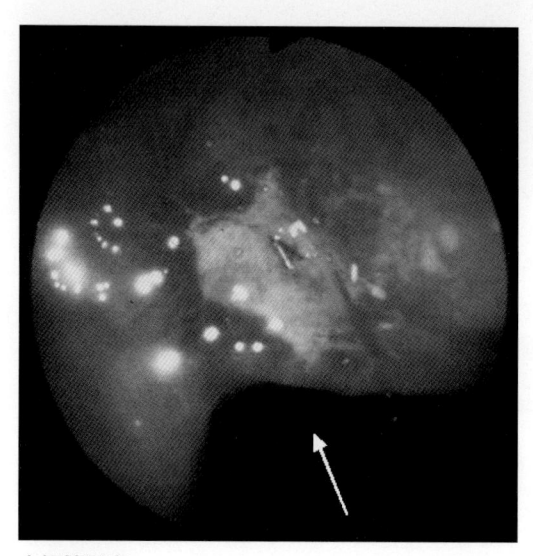

内視鏡写真

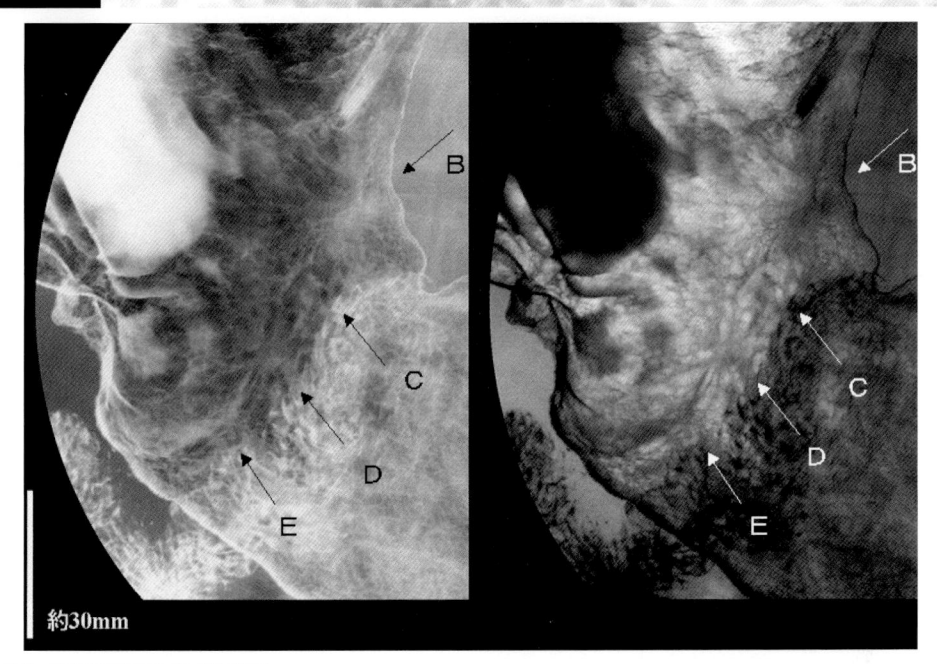

症例 101　3型進行胃癌　42歳・男性

Fig.387　腹臥位正面二重造影像

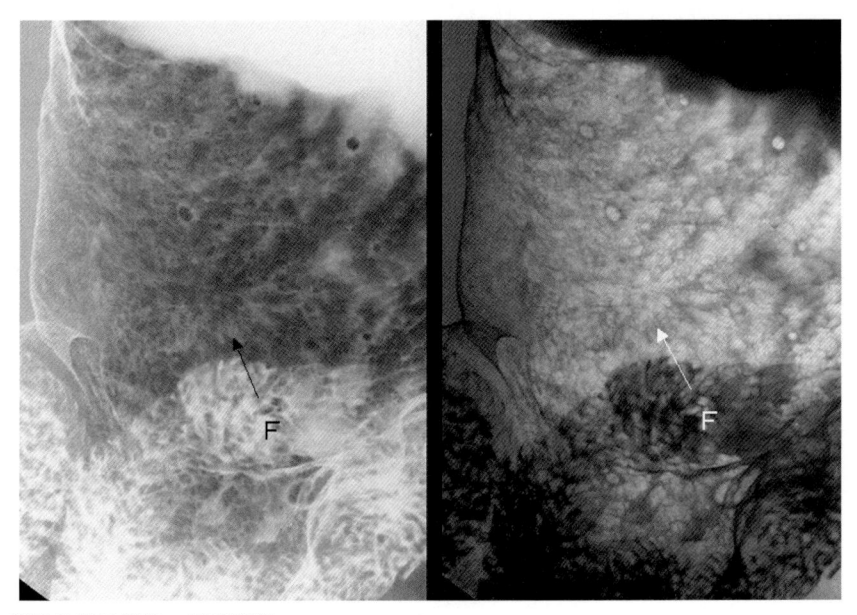

Fig.388　背臥位第1斜位二重造影像

胃癌X線読影法

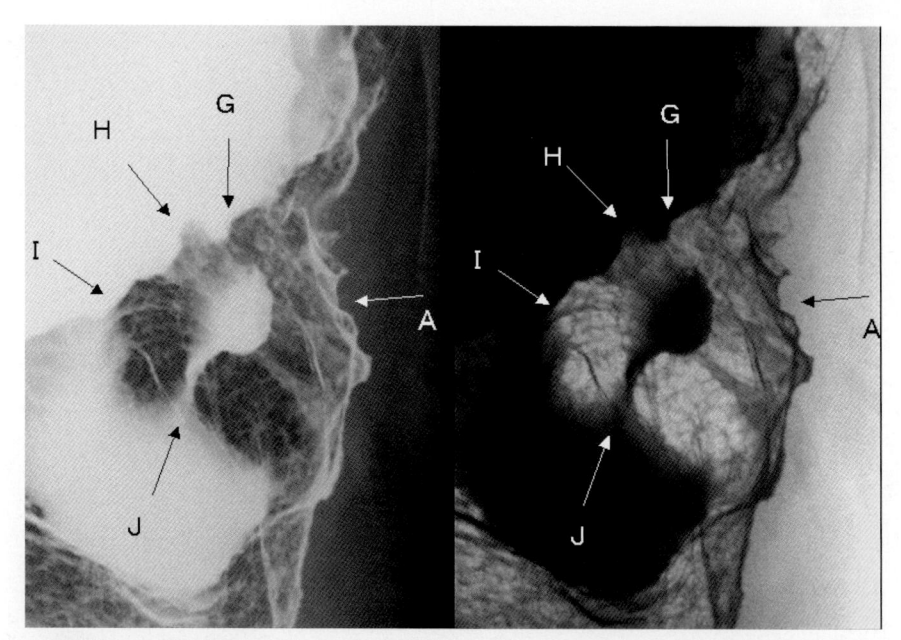

Fig.389　左側臥位二重造影像

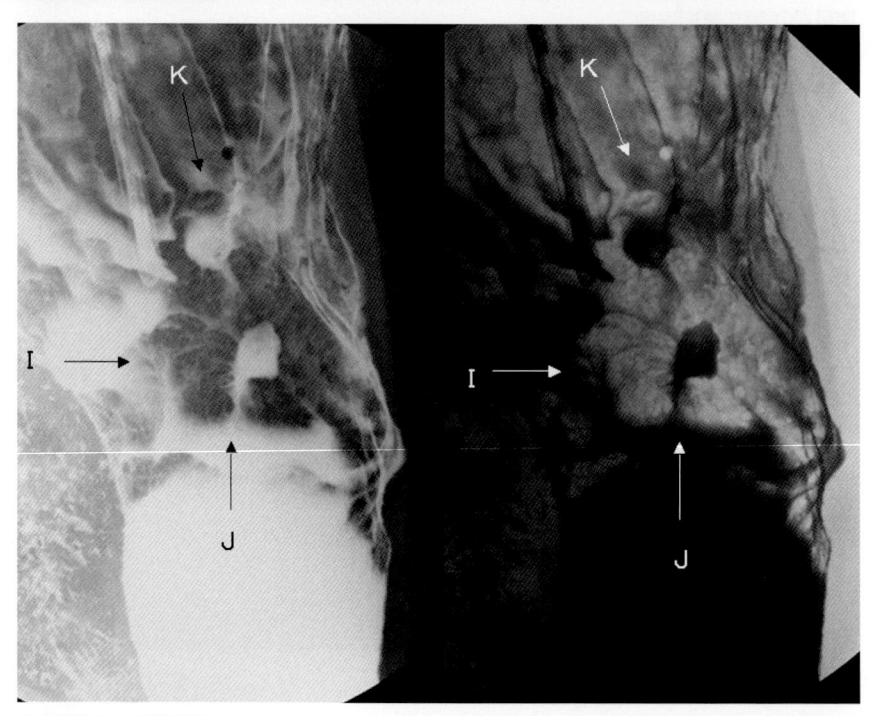

Fig.390　左側臥位二重造影像

370

症例101．3型進行胃癌

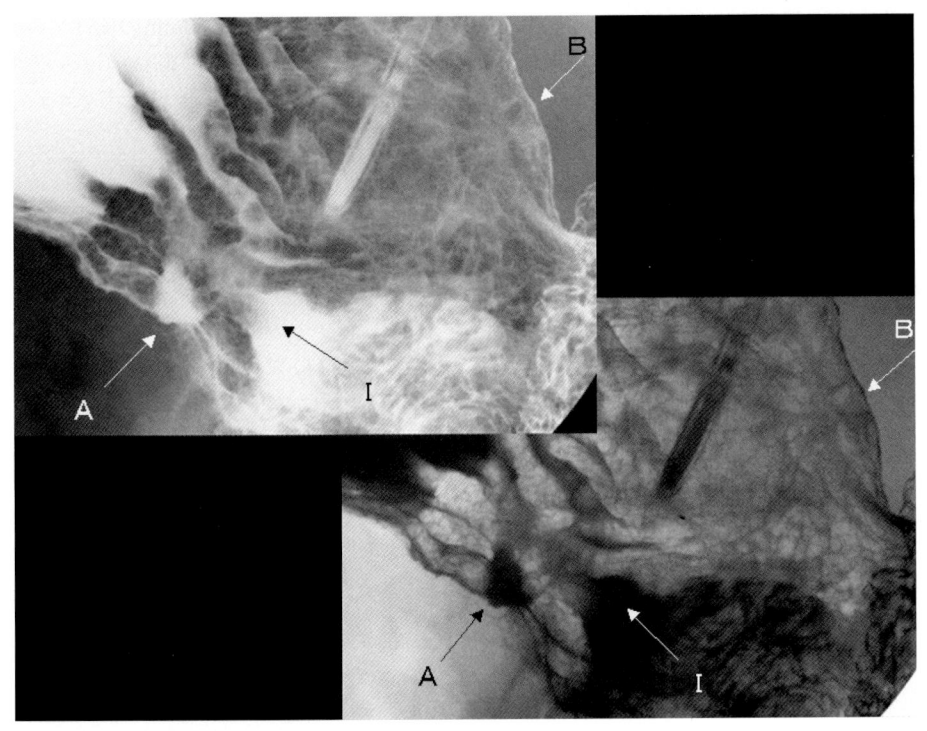

Fig.391　腹臥位第2斜位二重造影像

　DR（digital radiography）で撮影されたX線写真である。**Fig.387，388，389，390，391**のネガ像，ポジ像では，体中部大弯および体中部小弯前・後壁から体下部小弯前・後壁に，粘膜ひだ集中を伴う不整形なバリウム陰影（矢印A）の辺縁に不整形な隆起像（はじき像）がみられ，不整形な隆起＋陥凹病変および多中心性の粘膜ひだ集中（矢印C，D，E，F，K）が認められる。

　Fig.387，388のネガ像，ポジ像では，体下部前壁大弯寄り（矢印E）には粘膜ひだ集中がみられ，体下部前壁中央（矢D印）にも粘膜ひだ集中が認められる。それらの粘膜ひだ集中間には磁力線様粘膜ひだがみられる。

　体下部前壁小弯寄り（矢印D）には粘膜ひだ集中がみられ，体中部前壁小弯寄り（矢印C）には粘膜ひだ集中を伴う不規則な形の面（領域）（矢印B）が認められる。それらの粘膜ひだ集中間には磁力線様粘膜ひだがみられる。体下部後壁小弯寄り（矢印F）にも粘膜ひだ集中が認められる。

　これらの多彩な粘膜ひだ集中のみられるなかで，体中部前壁小弯寄り（矢印C）の粘膜ひだ集中を伴う不規則な形の面（領域）（矢印B）を呈する変化所見が問題であろう。その根拠は，不規則な形の浅い陥凹（矢印B）の境界は，不規則な形の線状陰影およびトゲトゲした棘状陰影類似の陰影所見であり，陥凹面（底部）は微細顆粒像がみられ，陥凹の辺縁には微細顆粒像，小顆粒・顆粒像などが認められるからである。しかし，生検の結果はGroup II である。

　それぞれの粘膜ひだ集中の先端部には中断，先細り，なだらかなヤセなどはみられない。粘膜ひだ間の線状陰影は狭小化の所見がみられるが，不整開大，濃淡の差の所見は認められない。ML（malignant lymphoma）も疑われるが，確定的な根拠に乏しい。

　Fig.389，390のネガ像，ポジ像では，体中部大弯に粘膜ひだ集中を伴う不整形なバリウム陰影（矢印A）の辺縁に不整形な隆起像（はじき像）がみられ，不整形な隆起＋陥凹病変が認められる。

　不整形な陥凹（矢印A）の境界の大部分は平滑であるが，口側（矢印G）および小弯側（矢印H，Iの範囲）にはギザギザした鋸歯状陰影がみられる。

　不整形な陥凹（矢印A）の面（底部）はバリウムが溜まって性状は不明瞭である。陥凹の辺縁に

は立ち上がりの急峻および緩やかな隆起像（はじき像）が，大きさ約58×43mmの範囲にみられる．

不整形なバリウム陰影（矢印A）の肛門側には不整形なやや局面をもつ帯状のはみ出し状陰影（矢印J）が認められる．不整形なやや局面をもつ帯状のはみ出し状陥凹の境界はギザギザした変化所見および線状の陰影所見である．陥凹面（底部）は微細顆粒像がみられる．陥凹の辺縁には微細顆粒像，小顆粒・顆粒像が認められる．

粘膜ひだ集中の先端部は中断，先細りがみられ，粘膜ひだ間の線状陰影は狭小化，不整開大，濃淡の差などの所見が認められる．

Fig.391のネガ像，ポジ像では，不整形なバリウム陰影の辺縁には立ち上がりの急峻および緩やかな，大きさ約58×43mmの隆起像（はじき像）がみられ，その中央部には不整形なバリウム陰影（矢印A）が認められる．不整形なバリウム陰影の小弯側には不整形な淡い陰影斑（矢印I）が約25×11mmの範囲にみられる．

不整形な浅い陥凹（矢印I）の境界はトゲトゲ，ギザギザした棘状および鋸歯状陰影が認められる．陥凹面（底部）は小顆粒・顆粒像がみられる．陥凹の辺縁には微細顆粒像，小顆粒像が認められる．Ⅱc病変と萎縮粘膜との鑑別が難しい．

粘膜ひだ集中の先端部には中断，先細りがみられ，粘膜ひだ間の線状陰影は狭小化，不整開大，濃淡の差などの所見が認められる．

背景粘膜は胃底腺領域であろう．胃底腺領域であれば，このような領域に存在するⅡc病変の大部分は未分化型癌が推定される．進行癌でも同様であろう．周囲粘膜は小顆粒像がみられるが，顆粒間の開大した所見がみられず，軽度から中等度な萎縮変化が推定される．

要　約

体下部前壁大弯寄り，体下部前壁中央，体下部前壁小弯寄り，体下部後壁小弯寄りには粘膜ひだ集中，体中部前壁小弯寄りには粘膜ひだ集中を伴う不規則な形の面（領域），不規則な形の浅い陥凹の境界は不規則な形の線状陰影およびトゲトゲした棘状陰影類似の陰影所見，陥凹面（底部）は微細顆粒像，陥凹の辺縁には微細顆粒像，小顆粒・顆粒像．

不整形な陥凹の境界の大部分は平滑，口側，小弯側にはギザギザした鋸歯状陰影，陥凹面（底部）はバリウムが溜まって性状は不明瞭，陥凹の辺縁には立ち上がりの急峻および緩やかな隆起像（はじき像）．

不整形なやや局面をもつ帯状のはみ出し状陥凹の境界はギザギザした変化所見および線状の陰影所見，陥凹面（底部）は微細顆粒像，陥凹の辺縁には微細顆粒像，小顆粒・顆粒像．

粘膜ひだ集中の先端部は中断，先細り，粘膜ひだ間の線状陰影は狭小化，不整開大，濃淡の差などの所見である．

上記の事柄を考慮し，境界，面（底部），辺縁，粘膜ひだ集中の先端部，粘膜ひだ間の線状陰影などの所見から，未分化型癌の3型進行癌および多発性潰瘍瘢痕と読影した．

深達度は厚みと硬さ（凹凸と伸展性）で行うが，癌の粘膜下以深への浸潤によって生じた所見（因果関係に基づく所見）として，陥凹の辺縁の周提隆起，ひだ間の狭小化，癌の深部浸潤と関係がある所見（相関関係に基づく所見），局在部位，癌組織型，肉眼型，大きさ，潰瘍合併の有無などから推定してmp以深癌と読影できよう．

考　察

3型進行病変では，3型進行病変のみの読影では検討の意義が薄く，その周囲のⅡc病変および萎縮粘膜も詳細に検討するとその意義は大きい．それらの不整形な淡い陰影斑の性状の読影は，適度なコントラストがみられ，ポジ像がわかりやすい．また，不整形な淡い陰影斑の濃淡差の変化所見はポジ像を中心にネガ像をも含めた読影が大切である．

本例では，不整形な淡い陰影斑の性状はネガ像がわかりやすく，不整形な淡い陰影斑に濃淡差がみられる変化所見は，ポジ像がわかりやすい。

◆**病理組織診断**　3型進行癌（ul-Ⅳ）　se　por　55×40mmと多発性潰瘍瘢痕例である。

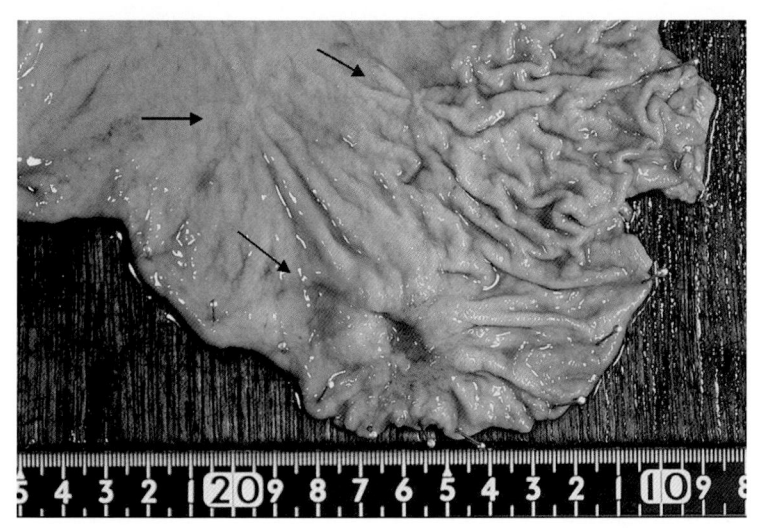

半固定切除標本

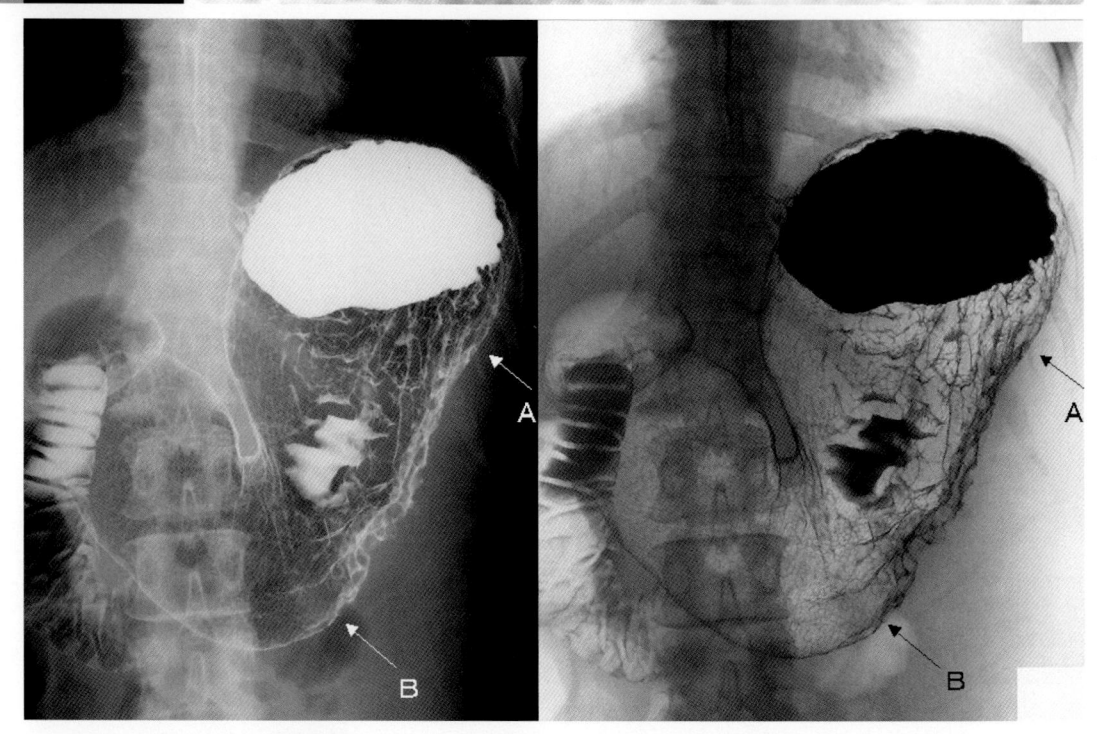

症例 102　4型進行胃癌　42歳・女性

Fig.392　背臥位正面二重造影像

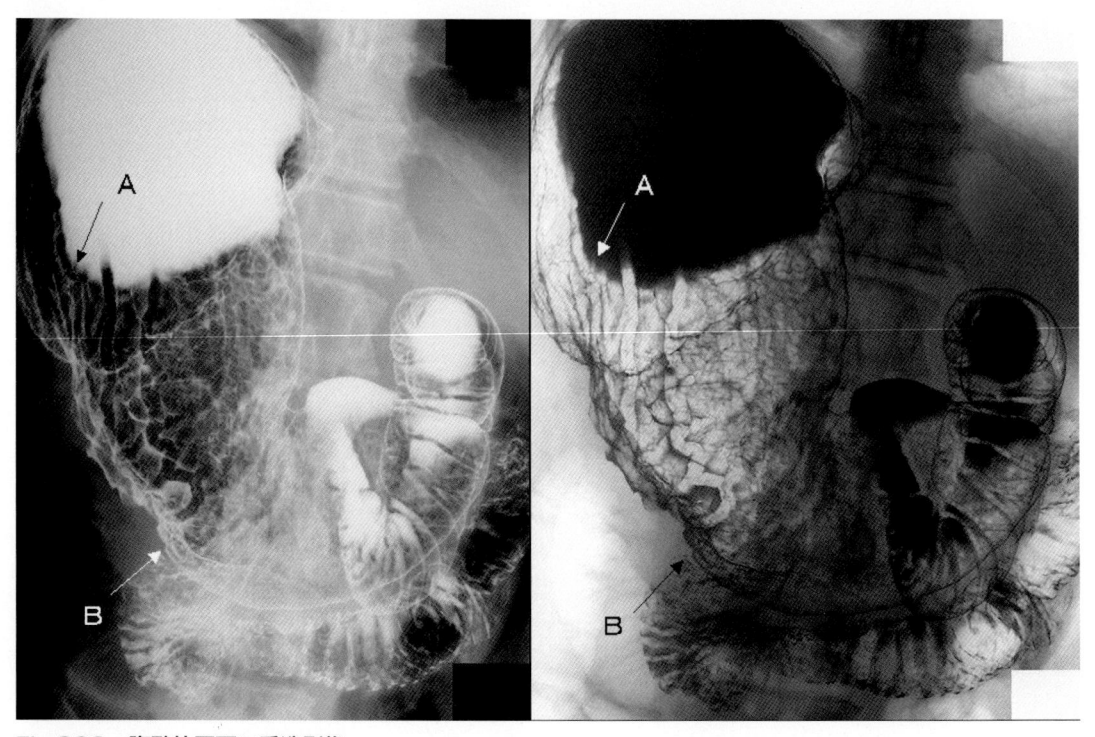

Fig.393　腹臥位正面二重造影像

症例102. 4型進行胃癌

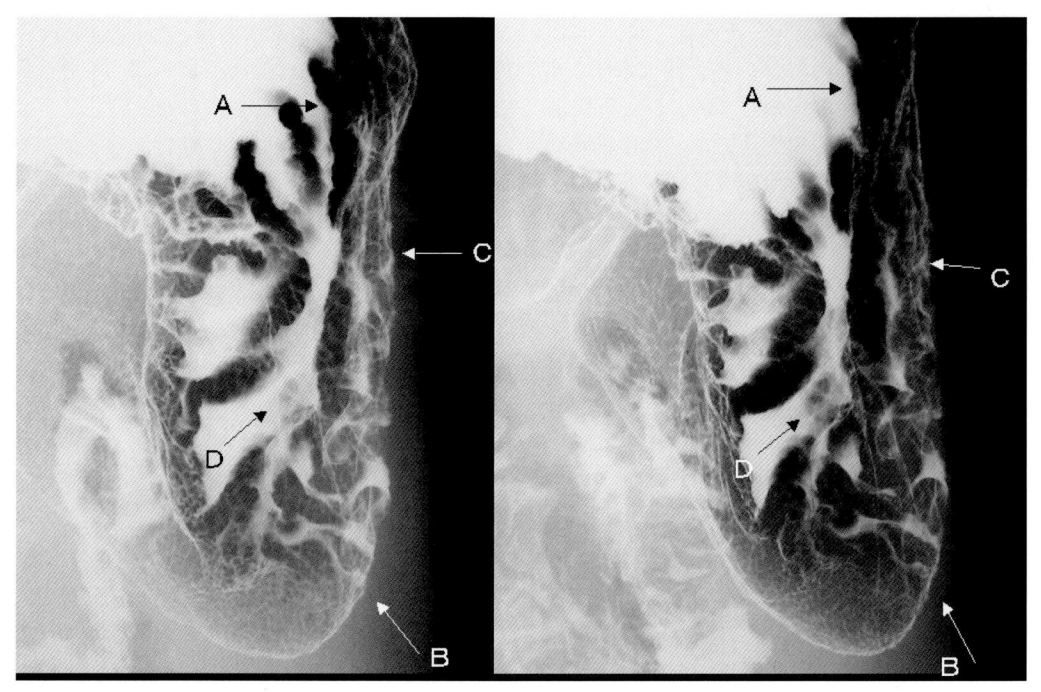

Fig.394　左側臥位二重造影像

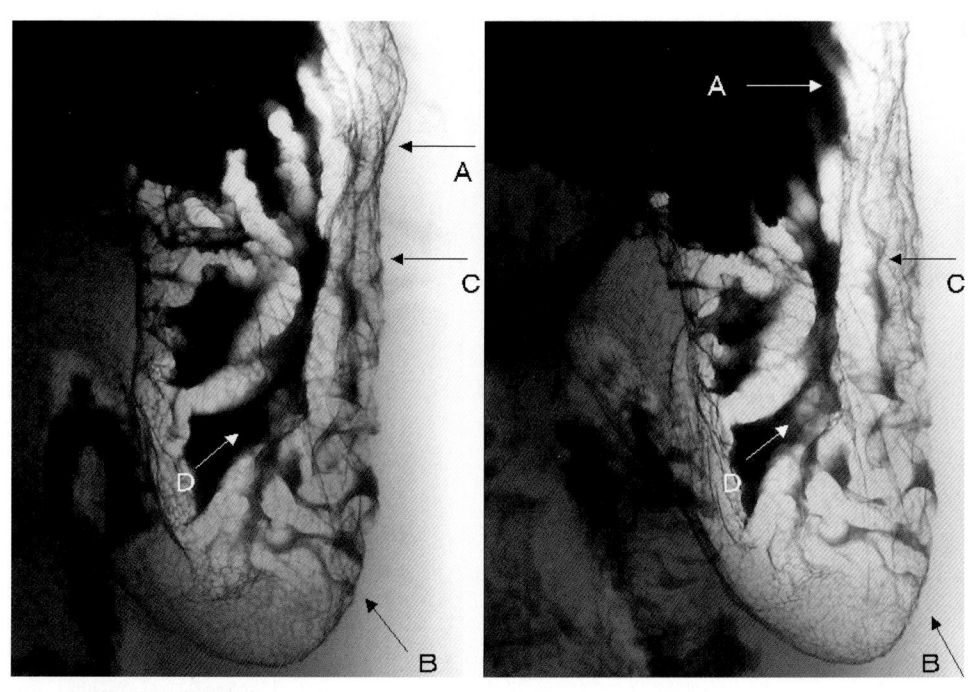

Fig.395　左側臥位二重造影像

375

Fig.392，393のネガ像，ポジ像では，体上部大弯前・後壁から胃角部大弯前・後壁を両方のX線写真を比較しながらみれば，体上部大弯側から胃角部大弯側の広範囲に伸展不良，凹凸不整，陰影欠損像，粘膜ひだの軽度の肥厚および走行異常（矢印のA～Bの範囲）が認められる。

Fig.392のネガ像，ポジ像では，体中部後壁から体下部後壁には粘膜ひだの走行異常と，粘膜ひだが軽度にモコモコして伸びの悪さ（矢印のA～B範囲）がみられる。

Fig.393のネガ像，ポジ像では，軽度に肥厚した直線的な粘膜ひだの表面には"横じわ模様"が現れている。

Fig.394，395のネガ像，ポジ像では，肥厚および走行異常の直線的な粘膜ひだ集中および不規則な形のバリウム陰影（矢印C）がみられる。不規則な形のバリウム陰影はニッシェである。読影上よく問題になるのは，ニッシェと2～3型進行癌の不整形な噴火口状の陥凹（クレーター）との識別である。

例外を除いて，ニッシェは通常，大部分は消化性潰瘍を意味し，2～3型進行癌の不整形な噴火口状の陥凹（クレーター）は，陥凹部の大部分がすでに癌浸潤によって置き換わった不整形な噴火口状の陥凹（クレーター）の形態変化を意味している，と考えている。しかし，X線的にはニッシェのようにみえても，本例のような場合，組織学的には潰瘍底には癌浸潤のあることが推定される。

不規則な形のニッシェの境界は，口側では不整形な帯状のはみ出し状陰影がみられ，肛門側にも不整形な淡い帯状のはみ出し状陰影が認められる。小弯側および大弯側では，数か所にトゲトゲした部，ギザギザした部，鮮明な部と多彩な変化所見がみられる。

ニッシェの面（底部）はバリウムが溜まって，性状は不明瞭であるが，不整形な帯状のはみ出し状部では濃淡差が認められる。ニッシェの辺縁には粘膜ひだの肥厚所見が明瞭にみられる。

粘膜ひだ集中の先端部は中断，先細りが認められる。粘膜ひだ間の線状陰影は狭小化，不整開大，濃淡の差などの所見がみられる。粘膜ひだ集中の肥厚は原発巣（陥凹部）に近づくにつれて顕著に現れている。

本例のような4型進行癌は，進行癌としてのみ扱うとここで検討が終わることになる。もう少し読影を続けると，ニッシェの肛門側には不整形な小さく淡いバリウム斑（矢印D）が認められる。

不整形な小さく浅い陥凹（矢印D）の境界は鮮明である。陥凹面（底部）は小顆粒・顆粒像がみられる。陥凹の辺縁には幅の狭い立ち上がりの緩やかな隆起像（はじき像）が認められる。このような不整形で小さく浅い陥凹が，粘膜ひだの豊富な領域（胃底腺領域）に存在すれば，未分化型癌のⅡc病変と読影して間違う確率は低いものと思われる。

背景粘膜は胃底腺領域であろう。粘膜ひだの豊富な領域である，胃底腺領域であれば，このような領域に存在する4型進行癌およびⅡc病変の大部分は未分化型癌が推定される。周囲粘膜は網状陰影がみられず，萎縮変化はみられない。

要　約

体上部大弯側から胃角部大弯側の広範囲に伸展不良，凹凸不整，陰影欠損像，粘膜ひだの軽度の肥厚および走行異常，粘膜ひだ集中の先端部は中断，先細り，粘膜ひだ間の線状陰影は狭小化，不整開大，濃淡の差。

不規則な形のニッシェの境界は口側では不整形な帯状のはみ出し状陰影，肛門側にも不整形な淡い帯状のはみ出し状陰影，小弯側および大弯側では数か所にトゲトゲした部，ギザギザした部，鮮明な部と多彩な変化所見，ニッシェの面（底部）はバリウムが溜まって，性状は不明瞭，不整形な帯状のはみ出し状部では濃淡差，ニッシェの辺縁には粘膜ひだの肥厚所見が明瞭。

不整形な小さく浅い陥凹の境界は鮮明，陥凹面（底部）は小顆粒・顆粒像，陥凹の辺縁には幅の狭い立ち上がりの緩やかな隆起像（はじき像）などの所見である。

上記の事柄を考慮し，広範囲な大弯線の伸展不良，凹凸不整および陰影欠損像，粘膜ひだの肥厚

と走行異常，不規則な形のニッシェの境界は不整形な帯状のはみ出し状陰影，数か所にトゲトゲした部およびギザギザした部，鮮明な部と多彩な変化所見，不整形な帯状のはみ出し状部では濃淡差，ニッシェの辺縁には粘膜ひだの肥厚所見が明瞭。

不整形な小さく浅い陥凹の境界，面（底部），辺縁，粘膜ひだ集中の先端部，粘膜ひだ間の線状陰影などの所見から，未分化型癌の4型進行癌と読影した。

深達度は厚みと硬さ（凹凸と伸展性）で行うが，癌の粘膜下以深への浸潤によって生じた所見（因果関係に基づく所見）として，粘膜ひだ先端部の肥厚・融合，陥凹辺縁の隆起，胃辺縁の硬化像，陰影欠損像，ひだの走行や形状変化の異常，ひだ間の狭小化，局所的な深い陥凹，癌の深部浸潤と関係がある所見（相関関係に基づく所見），局在部位，癌組織型，肉眼型，大きさ，潰瘍合併の有無などから推定してmp以深癌と読影できよう。

考　察

4型進行癌では口側の浸潤範囲の判定が大切であり，詳細な読影はネガ像，ポジ像ともに検討することが必要であろう．最近このような症例は激減している．

◆**病理組織診断**　4型進行癌　por例である．試験開復が行われ，体上部大弯では漿膜浸潤がみられ，大網および腸間膜，ダグラス窩に転移が認められ，摘出不能と判断された例である．

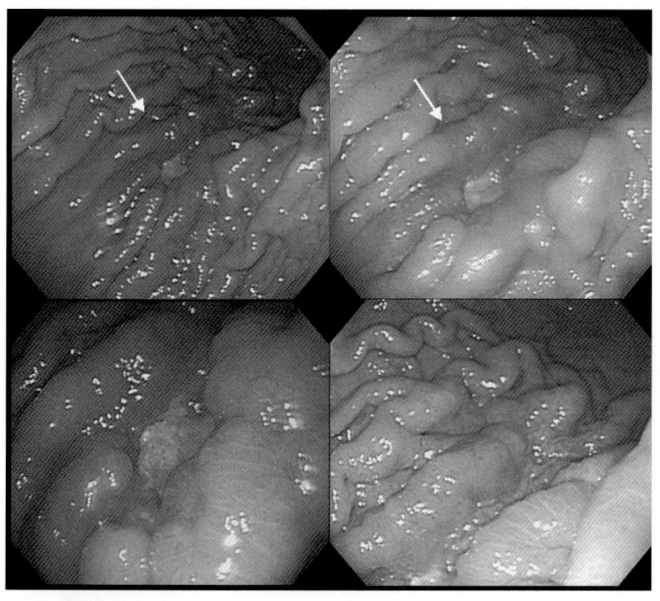

内視鏡写真

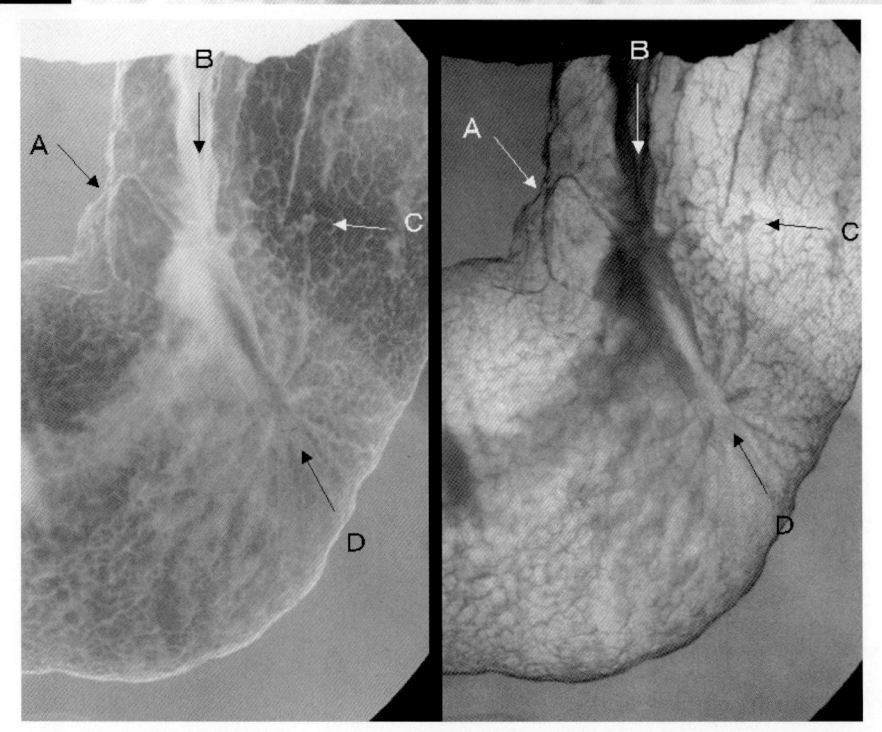

症例 103　多発性潰瘍＋多発性潰瘍瘢痕例　40歳・男性

Fig.396　背臥位第1斜位二重造影像

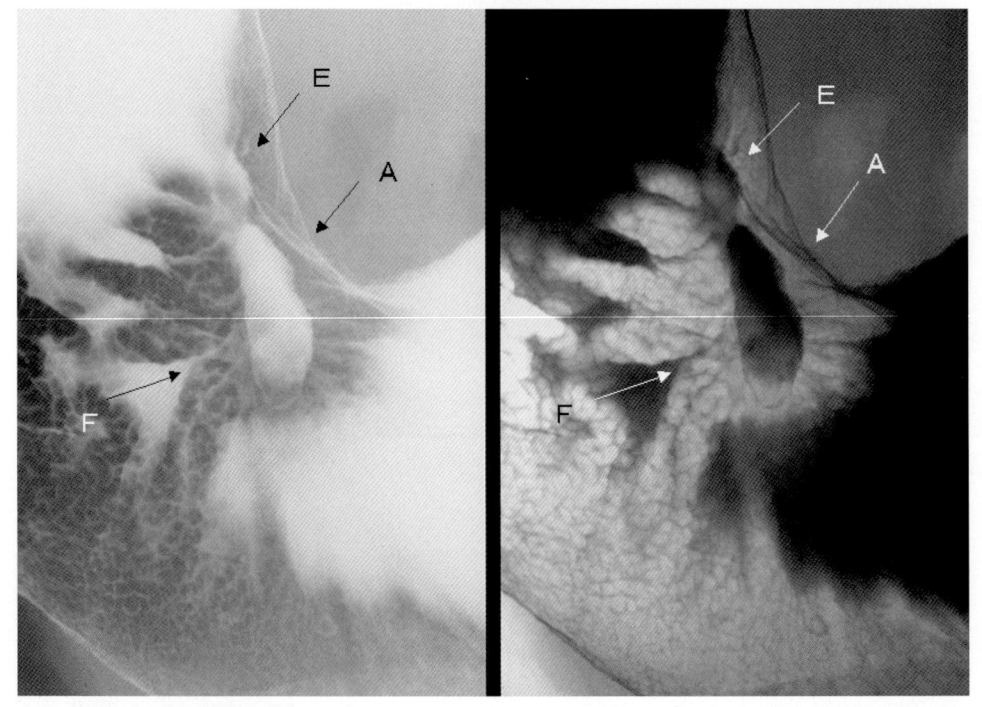

Fig.397　腹臥位正面二重造影像

378

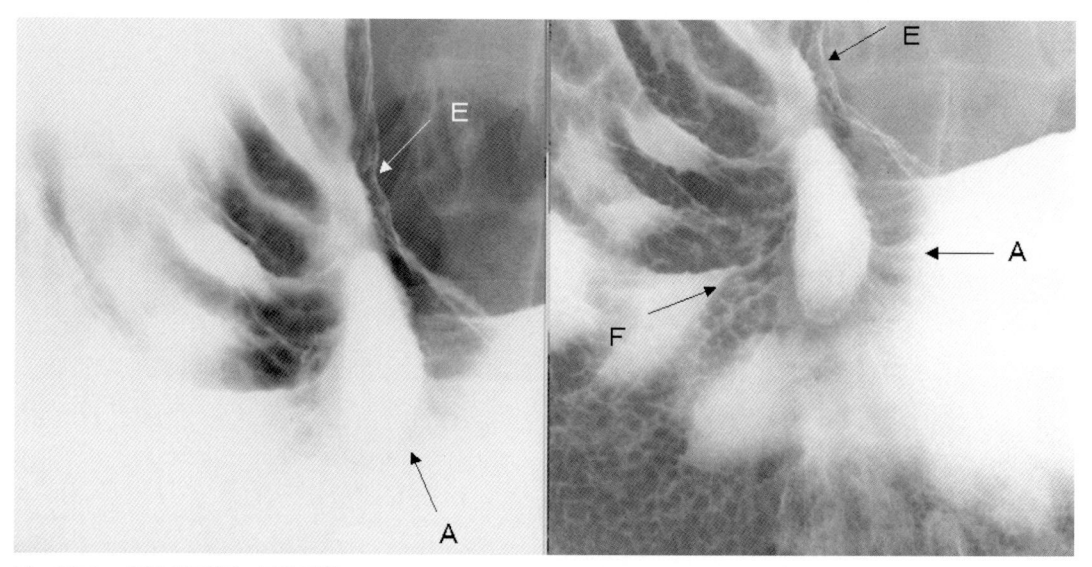

症例103．多発性潰瘍＋多発性潰瘍瘢痕例

Fig.398　腹臥位正面二重造影像

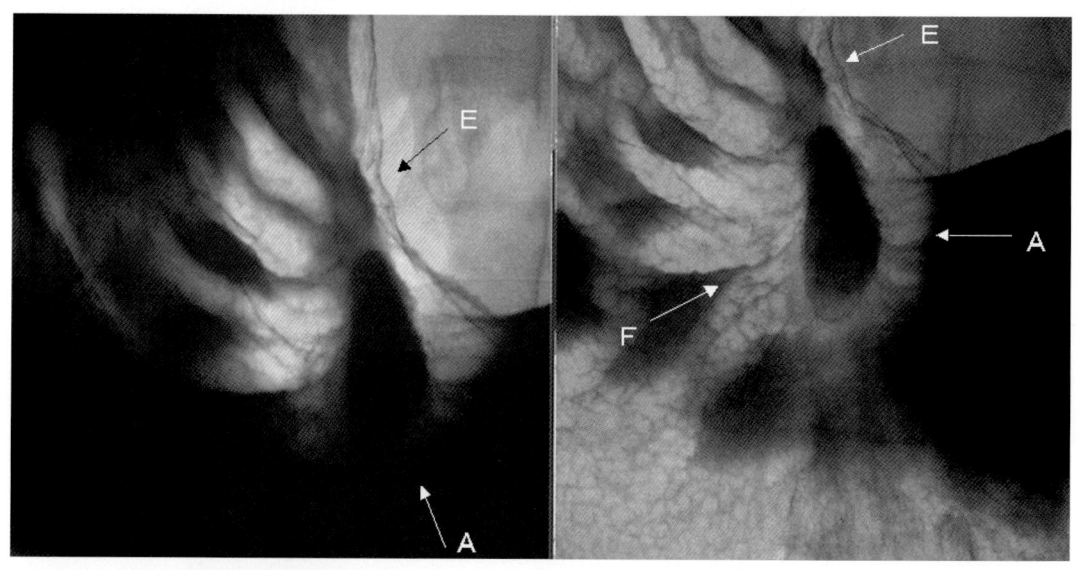

Fig.399　腹臥位正面二重造影像

　DR（digital radiography）で撮影されたX線写真である．Fig.396，397，398，399，400，401のネガ像，ポジ像では，体下部小弯前・後壁から胃角部小弯前・後壁に，多発した粘膜ひだ集中を伴う類楕円形の大きく濃いバリウム陰影（矢印A）および不規則な形の小さいバリウム斑（矢印E）がみられる．類楕円形の大きいバリウム陰影および不規則な形の小さいバリウム斑はニッシェである．

　Fig.396のネガ像，ポジ像では，類楕円形の大きいバリウム陰影は接線像でみられ，不規則な形の小さいバリウム斑は側面ニッシェで認められる．

　小弯線は複線化，濃淡差，軽度のヘコミ，フクラミ，膨隆形のフクラミなどの多彩な変化所見である．小弯近傍の粘膜面には粘膜集中および数個の不規則な形の小さいバリウム斑が認められる．

　類楕円形のニッシェの大弯側には粘膜ひだ集中（矢印B）がみられ，その肛門側やや大弯寄りにも粘膜ひだ集中（矢印D）が認められる．粘膜ひだ集中間には磁力線様粘膜ひだがみられる．

胃癌X線読影法

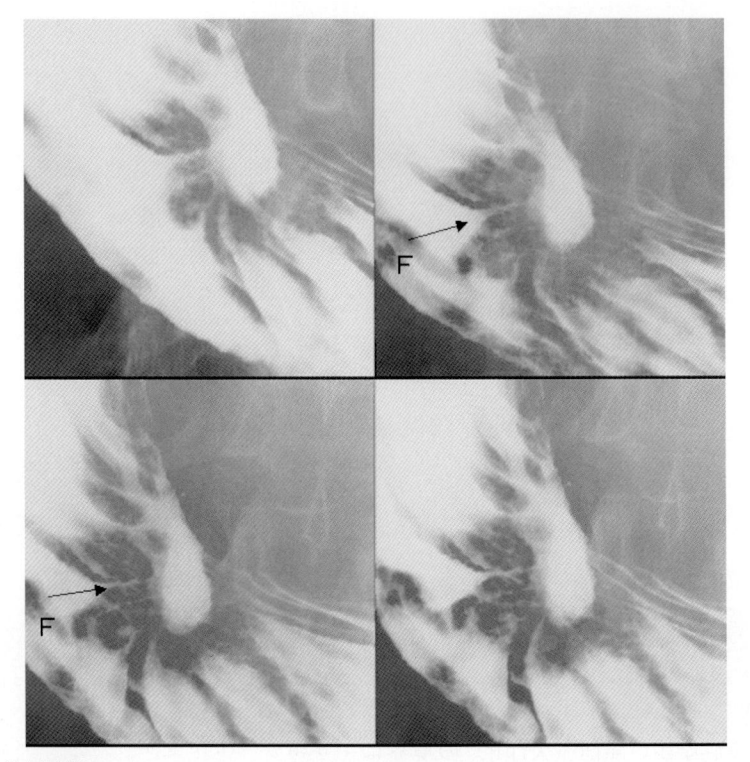

Fig.400　腹臥位圧迫像

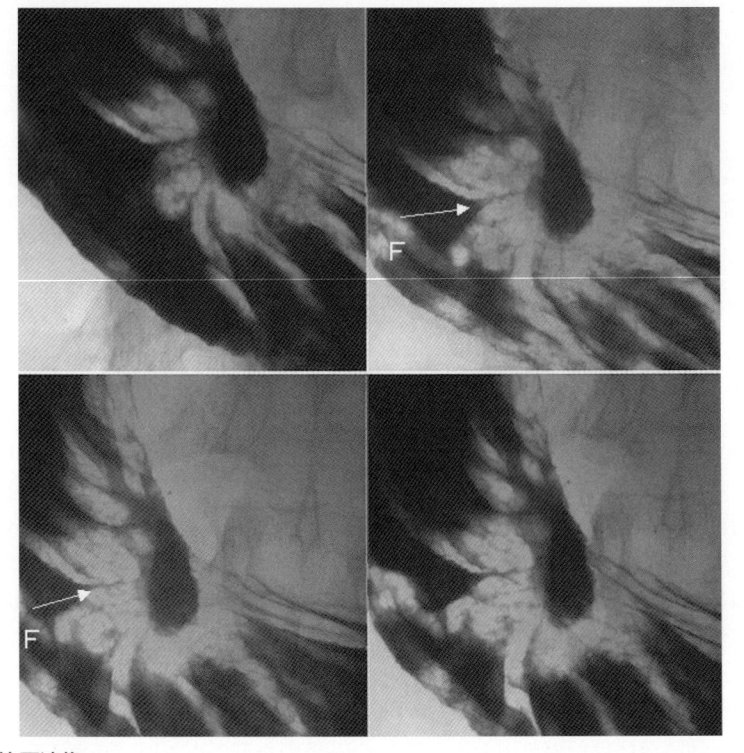

Fig.401　腹臥位圧迫像

症例103．多発性潰瘍＋多発性潰瘍瘢痕例

体下部肛門側後壁中央には不規則な形の小さく淡いバリウム斑（矢印C）がみられ，萎縮粘膜とびらんとの鑑別が難しいが，微細顆粒像の上皮模様がみられ，辺縁隆起を伴わないことから萎縮粘膜が推定される．

2つの粘膜ひだ集中と萎縮粘膜は三角形の面（領域）としてみられ，その面（領域）内にはわずかな大小不揃いの顆粒状陰影がみられ，顆粒間溝は幅に大小不同，深さは濃淡差が認められる．しかし，それらわずかな大小不揃いの顆粒状陰影部は口側の粘膜面へ漸次移行している．随伴性の胃炎性変化であろう．

Fig.397，398，399のネガ像，ポジ像では，粘膜ひだ集中を伴う類楕円形の大きく濃いバリウム陰影（矢印A）および不規則な形の小さいバリウム斑（矢印E）がみられる．

類楕円形のニッシェの大きさは約20×10mmである．ニッシェの境界は比較的平滑である．ニッシェの面（底部）は無構造模様である．ニッシェの辺縁には，隆起幅の不均等な高低差の異なる隆起像（はじき像）が小弯側を除いて認められる．

不規則な形の小さいニッシェ（矢印E）の大きさは約8×3mmである．その境界はややギザギザしているが，大部分は平滑である．ニッシェの面（底部）はバリウムが溜まって性状は不明瞭である．ニッシェの辺縁には，幅の狭い立ち上がりの緩やかな隆起像（はじき像）が小弯側を除いて認められる．

粘膜ひだ集中の先端部には肥大，肥厚，中断などの所見がみられる．粘膜ひだ間の線状陰影は狭小化の所見が明瞭にみられ，不整開大，濃淡の差の所見も認められる．また，大弯側には不整形な淡い陰影斑（矢印F）が認められる．

大弯側の不整形な浅い陥凹（矢印F）の境界はギザギザ，トゲトゲして不規則である．陥凹面（底部）は微細顆粒像がみられる．陥凹の辺縁には小顆粒・顆粒像が認められる．その部に向かって粘膜ひだ集中がみられる．

粘膜ひだ集中の先端部には中断，先細りが認められる．粘膜ひだ間の線状陰影は軽度の狭小化，不整開大，濃淡の差などの所見が認められる．しかし，良・悪性の鑑別は難しい．

Fig.400，401のネガ像，ポジ像では，類楕円形のニッシェの大弯側には不整形な淡い陰影斑（矢印F）がみられる．その辺縁には，隆起幅の不均等な高低差の異なる不規則な形の透亮像が認められる．

不規則な形の透亮像は粘膜，粘膜下層および漿膜側の肥厚が推定される．腺境界領域に長期間，再燃，再発を繰り返した潰瘍辺縁の変化所見であり，特殊な潰瘍壁を有する潰瘍であろう．

ここでは，不整形な淡い陰影斑（矢印F）を解析する必要があろう．潰瘍瘢痕にはIIc病変に類似した帯状瘢痕がある．なぜなら，再生粘膜とすればul-IVの潰瘍でも瘢痕区域の大きさは約6mmとされている．不整形な淡い陰影斑は大きさ約12×5mmである．

帯状瘢痕[6]の肉眼所見，X線所見は，ひと口にいうと，粘膜ひだ中断範囲が帯状に広い，という所見である．

円形瘢痕のひだ集中中断型の規模の大きいものである．ただし，一つの円形潰瘍の瘢痕でないことは確かである．その成り立ちは今のところ不明であるが，潰瘍の隣接発生が帯状の範囲に起こったものと考えられる．

帯状瘢痕は組織学的には粘膜筋板の断裂幅（2.0cm以上）が広く，瘢痕区域が帯状に拡がるものであり，粘膜下層に幅の広い線維化が著明である．

X線的な所見は，境界は比較的明瞭であり，面（底部）は胃小区単位の凹凸像が認められ，辺縁に隆起変化所見は認められない，などの陰影所見である．

これらのことから，粘膜ひだ集中の先端部の性状および粘膜ひだ間の線状陰影の性状のみでは，良・悪性の鑑別が難しい，と考えている根拠はこの一例でもみられよう．結果からみると，本例は，疑陽性例の早期癌類似症例として貴重な一例であろう．

背景粘膜は腺境界領域であろう。周囲粘膜は網状陰影がみられ，軽度な萎縮変化が推定される。

考　察

本例のように潰瘍の周囲の浅い陥凹性病変がみられるような場合，不整形な淡い陰影斑に濃度差がみられ，性状の解析はポジ像がわかりやすい。ポジ像はネガ像に比べると濃度域が広く，コントラストが低い。このようなことから，不整形な淡い陰影斑の濃淡差はポジ像を中心にネガ像をも含めた検討が大切である。

◆**病理組織診断**　多発性潰瘍＋多発性潰瘍瘢痕例である。

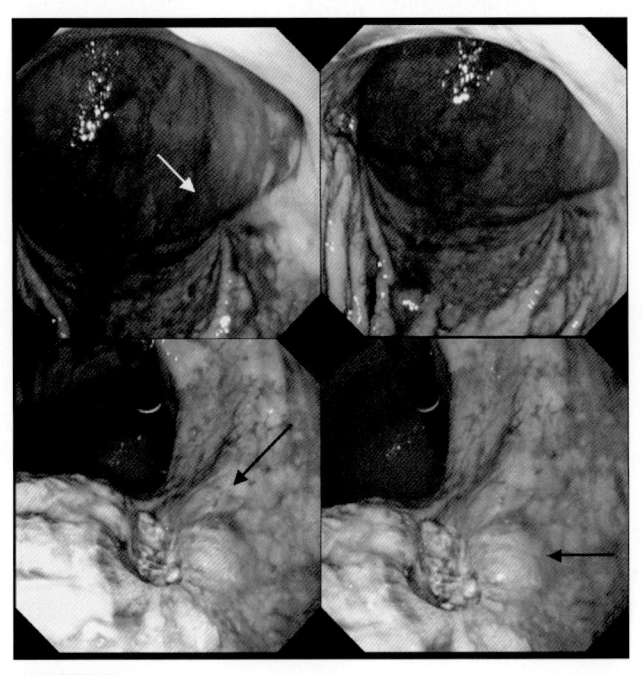

内視鏡写真

　最終的には，ネガ像，ポジ像を問わず，情報のある像を詳細に読影し，病変を見逃さないように，また，良・悪性の鑑別を行い，病変（肉眼像）の成り立ちを構築できるように，日頃からネガ像，ポジ像の読影に慣れておくことが大切である。

参考文献

1) 中村恭一．胃癌の構造—第3版．医学書院．2005．
2) 中村恭一．胃癌の三角—病理学的にみた胃癌診断の考え方．胃と腸．1993；28：161-170．
3) 馬場保昌，中原慶太，森田秀祐，他．X線的胃小区像からみた背景粘膜の質的診断．胃と腸．1995；30：1315-1324．
4) 馬場保昌，杉山憲義，丸山雅一，他．陥凹性早期胃癌のX線所見と組織所見の対比．胃と腸．1975；10：37-49．
5) 馬場保昌，田尻祐二，清水 宏，他．微小胃癌のX線診断 肉眼所見との対比から．胃と腸．1988；23：725-739．
6) 五十嵐勤，栗原陽一，小原勝敏，他．胃潰瘍の治癒判定．胃と腸．1984；19：959-978．
7) 中村信美．胃X線撮影法—初めて胃の撮影をされる方の為に．メディカルインデックス アンダーライン．1987．
8) 中村信美．胃X線撮影法Ⅱ—初めて胃の症例検討をされる方の為に．アンダーライン メディカルインデックス部．1989．
9) 中村信美．胃X線撮影法Ⅲ—初めて早期胃癌類似症例を検討される方の為に．アンダーライン メディカルインデックス部．1993．
10) 中村信美．症例からみた胃X線読影法 上巻 良性病変，下巻 良性・悪性．医療科学社．2004．

索　引

【い】

胃癌の三角 …………………………………57
異型上皮巣 …………………………22，25
萎縮粘膜 ……………………………………13
胃底腺領域 …………………………………28
胃辺縁の硬化像 ……………………………3
陰影欠損像 …………………………………3
陰影欠損中の陰影附加像 ………………255
印環細胞癌（sig）………………………105

【え】

炎症性浮腫性壁肥厚 ……………………321

【お】

凹凸不整 …………………………………376
帯状瘢痕 …………………………………381

【か】

潰瘍合併 ……………………………………3
架橋皺襞様 ………………………………270
陥凹縁 ……………………………………66
陥凹型癌 ……………………………………3
陥凹内のSMT様所見 ………………………3
陥凹の境界 ……………………………124，174
陥凹辺縁の隆起 ……………………………3
陥凹由来 ……………………………357，361
癌組織型 ……………………………………3
癌の深部浸潤と関係がある所見
　（相関関係に基づく所見）………………6
癌の粘膜下以深への浸潤によって生じた所見
　（因果関係に基づく所見）………………3

【き】

ギザギザした鋸歯状陰影 ………………35
狭小化 ……………………………………43
局所的な深い陥凹 …………………………3
局在部位 ……………………………………3

【く】

響並び状 …………………………………270

【け】

軽度から中等度な萎縮変化 ………………6
原発巣 ……………………………………376

【こ】

高分化型腺癌（tub 1）…………………86
極微細顆粒像 ……………………………15

【さ】

再生顆粒 …………………………………90
先細り ……………………………………90
蚕喰像 ……………………………………43
残存粘膜島 ………………………………90

【し】

周囲粘膜 ……………………………………2
周提様の隆起 ………………………………3
小胃癌 ……………………………………66
小顆粒・顆粒間溝 ………………………32
小顆粒・顆粒像 ……………………………3
小Ⅱc型早期癌 …………………………150
漿膜浸潤 …………………………………377
磁力線様粘膜ひだ ………………………379
浸潤範囲 …………………………………39
深達度 ………………………………………3
伸展不良 …………………………………376

【せ】

接線像 ……………………………………379
腺境界領域 …………………………………6
腺腫 ………………………………………322
線状分離像 ………………………………325

【そ】

造影効果 …………………………………72
粗大結節状隆起 ……………………………3

粗大結節像 …………………………………10

【た】
大網…………………………………………377
ダグラス窩…………………………………377
多発性潰瘍瘢痕……………………………372

【ち】
中断 …………………………………………90
中等度から高度な萎縮変化 …………24，38
中分化型腺癌（tub 2）……………………54
腸間膜………………………………………377
腸上皮化生 …………………………………57

【て】
低分化腺癌（por）………………………361

【と】
透亮像 ………………………………………21
透亮帯 ………………………………………69
トゲトゲした棘状陰影 ……………………38

【な】
なだらかなヤセ ……………………………48

【に】
肉眼型…………………………………3，39
二重造影のⅠ法，二重造影のⅡ法…………247

【ね】
ネガ像 ………………………………………3
粘膜下腫瘍様の肉眼形態を示す胃癌………255
粘膜ひだ先端の肥厚・融合 ………………3

【の】
濃淡の差 ……………………………………43

【は】
背景粘膜………………………………………2

【ひ】
肥厚性変化…………………………………321
微細顆粒像 …………………………………10
微小胃癌 ……………………………………66

微小Ⅱc型早期癌 …………………………182
ひだ間の狭小化………………………………3
ひだの走行や形状変化の異常………………3
表層拡大型 …………………………………33

【ふ】
複線化………………………………………169
不整開大 ……………………………………48
分化型癌………………………………………3
分化型癌の微小Ⅱc型癌 …………………139
噴火口状の陥凹（クレーター）…………353
噴門腺領域 …………………………………28

【ほ】
膨隆形………………………………………379
保護色（隠蔽色）……………………14，39
ポジ像…………………………………………3

【ま】
未分化型癌 …………………………………35

【む】
無構造模様…………………………………277

【も】
網状陰影………………………………………2
網状間溝 ……………………………………32

【ゆ】
幽門腺領域……………………………………2

【り】
隆起型癌………………………………………3
隆起起始部……………………………………3
隆起性病変……………………………………5
隆起の大きさ…………………………………3
隆起の高低差…………………………………3
隆起表面の形態………………………………3
隆起輪郭の形…………………………………3
輪郭が不明瞭な粘膜下腫瘍様の隆起像
　（はじき像）………………………………3

【数字】

Ⅰ型早期癌 …………………………………3
Ⅰ＋Ⅱa＋Ⅱc型早期癌 ………………232
Ⅰ＋Ⅱc型早期癌 …………………………6
Ⅱa型早期癌 ………………………………14
Ⅱa集簇型早期癌 …………………………22
Ⅱa＋Ⅱc型早期癌 ………………………235
Ⅱa＋Ⅱc病変 ……………………………16
Ⅱa＋Ⅱc＋Ⅲ型早期癌 …………264, 272
Ⅱa＋Ⅲ＋Ⅱc類似進行癌 ………………276
Ⅱb類似Ⅱa型早期癌 ……………………33
Ⅱb＋Ⅱc類似進行癌 ……………………279
Ⅱc型早期癌 ………………………………35
Ⅱc類似進行癌 ……………………………212
Ⅱc＋Ⅱa型早期癌 ………………………283
Ⅱc＋Ⅱa類似進行癌 ……………………296
Ⅱc＋Ⅱb型早期癌 ………………………300
Ⅱc＋Ⅲ型早期癌 …………………………302
Ⅱc＋Ⅲ類似進行癌 ………………………325
2型進行癌 …………………………………353
Ⅲ型早期癌 ………………………………225
Ⅲ＋Ⅱb型早期癌 …………………………328
Ⅲ＋Ⅱc型早期癌 …………………………335
Ⅲ＋Ⅱc類似進行癌 ………………………350
3型進行癌 …………………………………365
4型進行癌 …………………………………377

【欧文】

DR …………………………………………134
EMR ……………………………………22, 194
ESD ……………………………………16, 194
FPD ………………………………………229
medullary carcinoma with lymphoid stroma
　リンパ球浸潤性髄様癌 …………………255
ML（malignant lymphoma）……………371
schattenplus im schattenminus …………255
sm以深癌 …………………………………264

おわりに

　最初に胃X線読影をご教授頂いたのは，約33年前，桜橋武田診療所の内科医であった林陸生先生である．当時，諺にはないが"見えども見えず"ということを感じていたことを思い出す．小生はシャウカステンの前でX線写真を見る，先生は後方で写真を見られる．

　そのX線写真の読み方は徹底していた．立位充盈像は小弯線から大弯線を読影する，二重造影像も小弯線から大弯線を読影し，次に，口側から肛門側へ向かって粘膜模様を読影する，それを"経"のように声を出して読影する．声が小さくなると，"今日はこの辺で辞めようか"と終わりを告げられる．毎日がその繰り返しであった．

　後方で見られている先生から"ニッシェがありますね"と言われる，視力に自信があった小生は，どこにニッシェがあるのかよくわからない．そのような時期，月日が経つにつれて思ったのが"見えども見えず"ということである．読影は視力の良さのみで見るのではなく，陰影を見て，読む．読んでは，また見る，その反復作業である．

　また，当時，読影は"コロンブスの卵"と考えた時期でもある．先生に病変部を指摘していただいた後は，あたかも，その陰影を自分が読影したかの如くよく見えるのである．他人が読まれた後，"それなら見えていたのに"が読影にはつきものであろう．類似したことでは，"言うは易く行うは難し"とも考えていた．また，自分にとって心地よい難しく格好のよい所見用語で読影する．それは個人の自由で許されるかもしれないが，その言葉の裏付けとなる根拠となると，そこまでは理解していない，もしくは説明できないことが多かった．そこに読影の多くの問題が含まれている．

　最近は，1症例を解析するとき，シャウカステンにフィルムをかけて数時間，2～3日見て思考する．納得いかない限り，先には進まない．わからないからといって逃げない．納得いくまでX線写真を見て考える．X線写真から何らかの"語りかけ"があるまで辛抱する．そのうちX線写真が何らかのヒントを教えてくれる．そのときまで耐えて待つ，その繰り返しである．内視鏡写真や組織標本に頼らないで，まず見て，考えることを徹底している．

　間違ってもよいから，自分なりに所見の成り立ちを思考する．その思考過程が後の最終病理結果と一致せずとも，それはそれで学問である．間違った読影を修正すれば，それが財産となる．間違いから得る学問こそが，小生の基本的な学ぶ姿勢であり，考え方である．

　正確に読影できることは少ないが，たとえそれができたとしても，その症例およびその変化所見は早い時期に脳裏から消えてゆく．小生のように高齢になるとその傾向は顕著である．

　ではどうするか．高齢でも若い術者と対等に胃X線読影をするには，どうするか．記憶では勝てない．知識ではすぐに追いつかれる．どちらにしても，勝つ必要はないのである．勝つのは己であろう．では，経験豊富な術者がどうして若い術者と対等に議論できるか，それは経験と継続および直向きな学問の積み重ねである．多くの術者はそのような気持ちで日々，切磋琢磨をされていると思われる．

　今回，ネガ像，ポジ像のそれぞれの優位性について記述したが，終わってみると読影時の集中力の問題が大部分ではなかろうか．すなわち，集中力をトレーニングすることで撮影も読影も少しずつ向上することが，理解できたような気がしたのは錯覚であろうか．

　いずれにせよ，"自序"でも述べたように，本書作成について，きっかけとなったことは必ずや存在する．小生の場合，恩師の馬場保昌先生が塾長をされている"馬場塾"が大きな撮影・読影の好機となったことは間違いない．X線写真と切除標本の対比，X線写真と組織像の対比を行えば読影力は少なからず向上することを，恩師自らが長期間にわたって実践されている．その実践どおりに指導を受ければ必ずや好転すると信じている．

ネガ像，ポジ像の優位性について記述しているうちに，それぞれの優位性は確認できたものの，基本的にはこれまで学んできた読影法の視点，着眼点，思考力，構成力などが少しずつ変化し，わずかながら進歩したことに他ならない。また，今回の仕事の中で感ずることは，ネガ像であろうとポジ像であろうと，基本的には質の良いX線写真と執拗なまでの読影であることを再確認したのも事実であろう。

　今回の症例検討で，不十分と思われる多くの症例の中で最も目を引いたのが小胃癌および微小胃癌の存在である。5 mm前後の病変は発見することが難しく，ことに精密検査での微小胃癌の撮影・読影は不十分なことが多かった。

　その不十分な症例を今回，大部分提示して検討したが，透視下観察の重要性を意識した撮影が大切であることを再認識した。最近の検討会では，小胃癌および微小胃癌があまり見られなくなったことを危惧しているのは，小生だけだろうか。

　症例検討を終えて感ずることは，約33年間ネガ像のみを読影してきた小生にとって，ポジ像を初めて取り入れて検討を行ったことで，"ポジ像がわかりやすい"という用語を頻発していることである。従来，行っていなかったことを取り入れることによって，少し誇張して表現している可能性がある。この点については，今後の検討課題であろう。

　稿を終わるにあたり，ご指導賜った馬場保昌先生（早期胃癌検診協会所長），大橋秀一先生（大阪中央病院院長），川上晉先生（川上医院院長），荒木克明先生（あらき内科院長），曽和正先生（曽和医院院長）に深謝致します。

　大阪胃腸会（銀杏会）の幹事，中園直幸先生（明石医療センター），芳野克洋先生（恵生会病院），平定一郎先生（倉敷中央病院），桑田英樹先生（弘生会病院），中川好久先生（合志病院），村上渡先生（大阪中央病院），川本幸一先生（日本予防医学協会），山本賢一先生（ガラシア病院），井戸昌之先生（恵生会アプローズタワークリニック），奥畠匠先生（大阪中央病院），小豆誠先生（育和会記念病院），浦上浩之先生（松永外科・内科），中川政代先生（恵生会アプローズタワークリニック）に感謝致します。

　大阪中央病院（中村塾）の幹事，佐藤聰浩先生（大阪中央病院），中村亮太先生（千船病院）に感謝致します。

　症例提供していただいた，吉田健吾先生（元，岸和田徳州会病院），藤井要先生（大阪中央病院），中園直幸先生（明石医療センター），芳野克洋先生（恵生会病院），桑田英樹先生（弘生会病院），中川好久先生（合志病院），山本賢一先生（ガラシア病院），小豆誠先生（育和会記念病院）に感謝致します。

　最後に，本書の出版にご尽力いただきました（株）医療科学社に深謝致します。

大阪中央病院　大阪胃腸会（銀杏会）
中村　信美

中村　信美（なかむら　のぶみ）
　　1948年10月20日生
　　1974年　　　　　診療エックス線技師免許取得
　　1976年　　　　　大阪物療専門学校卒
　　1976年　　　　　診療放射線技師免許取得
　　1971～1977年　　北野病院放射線科勤務
　　1977～1996年　　桜橋武田診療所勤務
　　1996～1999年　　蒼龍会井上病院勤務
　　2000～2005年　　阪本胃腸・外科クリニック勤務
　　2006年～　　　　健康保険組合連合会　大阪中央病院

著書　『胃X線撮影法―初めて胃の撮影をされる方のために―』
　　　（医療科学社　1987年）
　　　『実地医家のための胃X線読影のワンポイントアドバイス』
　　　（編集共著，金原出版　1988年）
　　　『改訂版 胃X線撮影法-Ⅱ―初めて胃の症例検討をされる方のために―』
　　　（医療科学社　1993年）
　　　『胃X線撮影法-Ⅲ―初めて早期胃癌類似症例を検討される方のために―』
　　　（医療科学社　1993年）
　　　『大腸X線撮影法―はじめて大腸X線撮影をする方のために―』
　　　（メディカ出版　2001年）
　　　『症例からみた胃X線読影法　上巻 良性病変』（医療科学社　2004年）
　　　『症例からみた胃X線読影法　下巻 良性・悪性病変』（医療科学社　2004年）

胃癌X線読影法
―ネガ像，ポジ像の対比による難読影103症例の解析―

価格はカバーに表示してあります

2009年8月17日　第一版 第1刷 発行

　　編　者　　中村　信美 ⓒ
　　　　　　　なかむら　のぶみ
　　発行人　　古屋敷　信一
　　発行所　　株式会社 医療科学社
　　　　　　〒113-0033　東京都文京区本郷3－11－9
　　　　　　TEL 03(3818)9821　　FAX 03(3818)9371
　　　　　　ホームページ　http://www.iryokagaku.co.jp
　　　　　　郵便振替　00170-7-656570

ISBN978-4-86003-401-6　　　　　（乱丁・落丁はお取り替えいたします）

本書の複製権・翻訳権・上映権・譲渡権・公衆送信権（送信可能化権を含む）は（株）医療科学社が保有します。

JCOPY　＜(社)出版者著作権管理機構 委託出版物＞

本書の無断複写は著作権法上での例外を除き，禁じられています。複写される場合は，そのつど事前に（社）出版者著作権管理機構（電話 03-3513-6969，FAX 03-3513-6979，e-mail: info@jcopy.or.jp）の許諾を得てください。

症例からみた胃X線読影法

初心者から上級者まで必携の読影法の実際を集大成。
胃X線写真の像から癌組織型別のX線的相違を解析したいという
著者畢生の目標をもとに，30年間にわたるX線写真を示し，
日常遭遇する242症例を詳細に解説。

上巻　良性病変
A4判／280頁／定価（本体8,500円＋税）
ISBN4-86003-330-2

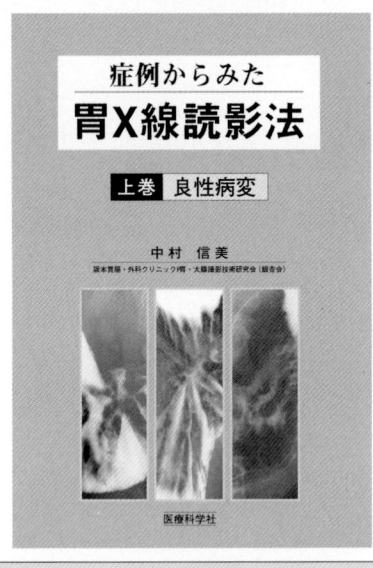

下巻　良性・悪性病変
A4判／275頁／定価（本体8,500円＋税）
ISBN4-86003-331-0

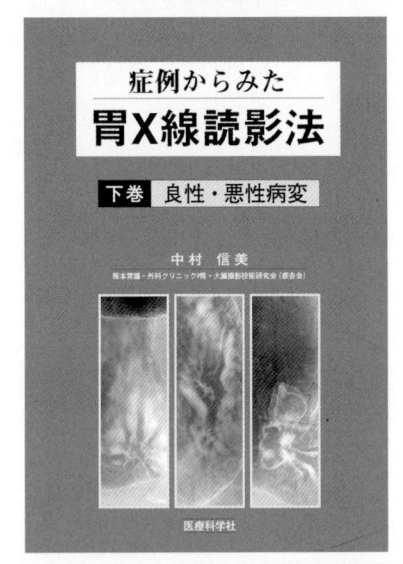

【著者】中村　信美　[阪本胃腸・外科クリニック／胃・大腸撮影技術研究会（銀杏会）]

「胃X線撮影法」シリーズ 3部作

胃X線撮影法　—初めて胃の撮影をされる方の為に—
A4判上製／132頁／定価（本体5,800円＋税）　ISBN4-86003-811-8　（1987年10月20日発行）

改訂版 胃X線撮影法-Ⅱ　—初めて胃の症例検討をされる方の為に—
A4判上製／160頁／定価（本体6,320円＋税）　ISBN4-86003-812-6　（1993年9月20日発行）

胃X線撮影法-Ⅲ　—初めて早期胃癌類似症例を検討される方の為に—
A4判上製／230頁／定価（本体9,710円＋税）　ISBN4-86003-813-4　（1993年2月20日発行）

著者：中村　信美　[阪本胃腸・外科クリニック／胃・大腸撮影技術研究会（銀杏会）]　　発売元：医療科学社

医療科学社　〒113-0033　東京都文京区本郷 3-11-9　TEL 03-3818-9821　FAX 03-3818-9371
http://www.iryokagaku.co.jp

本の内容はホームページでご覧いただけます